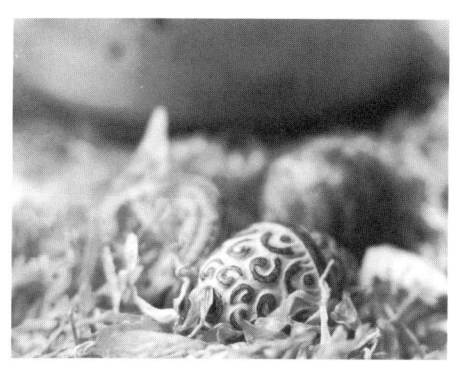

2000 Jahre
fernöstliche Heilkunst

Traditionelle Chinesische Medizin

GesundheitsRatgeber

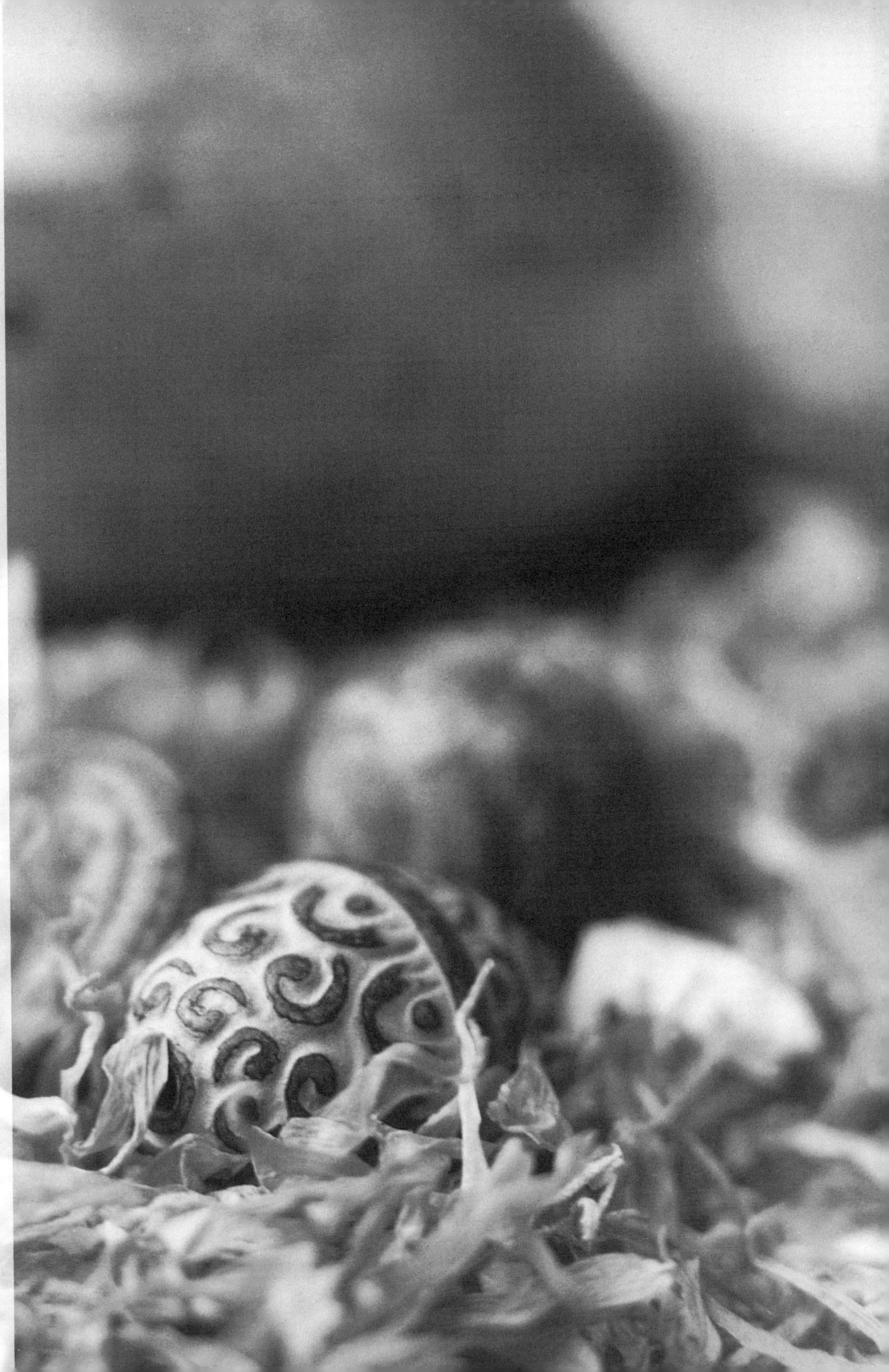

Dylana Accolla mit Peter Yates

2000 Jahre fernöstliche Heilkunst

Traditionelle Chinesische Medizin

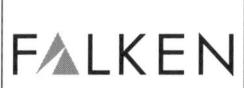

Inhalt

Danksagung 8

Vorwort 9

Einführung 12

Zum Gebrauch dieses Buches 19

**Teil I: Die Grundlagen
des gesundheitlichen
Gleichgewichts** 22

**Kapitel 1: Gesundheit und
Krankheit aus fernöstlicher Sicht** . . . 24

Gleichgewicht –
Das Gesundheitsideal 24

Ungleichgewicht als Ursache
von Krankheit 27

Die Lebensweise unter
die Lupe nehmen 30

Das Gleichgewicht wiederfinden 31

**Kapitel 2: Die Elemente des
energetischen Ungleichgewichts** . . . 35

Organe sind Energiezonen 35

Lunge/Dickdarm 36

Milz/Magen 37

Herz/Dünndarm 38

Nieren/Blase 39

Leber/Gallenblase 40

Flüssigkeiten, Qi und Blut 41

Die Theorie der fünf Elemente 42

Die vier Lebensphasen 45

Körpertypen 45

Formen des gesundheitlichen
Ungleichgewichts 47

Äußere Einflüsse 49

Gefühle und Ungleichgewicht 51

**Kapitel 3: Wohlbefinden
durch gesunde Ernährung** 54

Chinesische Volksweisheiten über
gesunde Ernährung 54

Richtlinien für eine
gesunde Ernährung 57

Ernährung in den
vier Lebensphasen 58

Die Bedeutung der Ernährung
für die Wiederherstellung des
Gleichgewichts 60

Einfluss und Energetik
der Nahrung 63

Kapitel 4: Die Therapien 72

Akupunktur 72

Moxibustion 74

Massage 75

Akupressur 76

Behandlung mit Heilkräutern 76

Volksheilmittel 78

Ernährungstherapie 79

Selbsthilfe-Techniken selbst gemacht . . 80

**Kapitel 5: Leben im Rhythmus
der Jahreszeiten** 88

Die Ernährung abstimmen auf
die Jahreszeiten 89

Gut gerüstet für den Frühling 91

Gesund über den Sommer
kommen 92

Gesund durch Herbst und Winter 93

Kapitel 6: Schmerz und Vitalität 95

Schmerzen 96

Was Schmerz in der

chinesischen Medizin bedeutet 97

Anerkannte Methoden zur

Schmerzlinderung 98

Selbstbehandlung 99

Vitalität und was sie ist 105

Elemente der Vitalität 107

Bewegung erzeugt Vitalität 108

Akupressur und Vitalität 110

Regelmäßigkeit und

Entspannungsphasen 111

Gleichgewicht im Schlafzimmer 111

Erste Hilfe bei Verletzungen 112

Vergeudung von Vitalität 113

Eine positive Lebenseinstellung

aufbauen 114

Kapitel 7: Der richtige Heiler

und die richtige Methode 116

Welcher Therapeut ist der richtige? . . 116

Den richtigen Weg finden 118

Teil II: Die Selbstbehandlung

Teil II: Die Selbstbehandlung 122

Allergien 124

Heuschnupfen 125

Allergischer Juckreiz 128

Nesselsucht (Urtikaria) 128

Anämie 132

Rheumatische Arthritis 137

Probleme der Atemwege 141

Augen 146

Depressionen 148

Erkältungen, Husten,

Halsentzündung 152

Gewöhnliche Erkältung 152

Husten 155

Halsentzündung 160

Kloß im Hals 162

Fieber. 162

Schleim 163

Erschöpfung und Chronisches

Erschöpfungssyndrom 165

Füße 171

Fußpilzerkrankungen 172

Wunde, juckende, müde Füße 172

Reflexzonen-Massage 173

Leistungsfähigkeit von

Gedächtnis und Gehirn 174

Gewichtsschwankungen und

Gewichtsprobleme 178

Gynäkologische Probleme 185

Dysmenorrhoe 185

Dunkle Klumpen im
Menstruationsblut 187
Schleppender Zyklus 188
Starke Menstruationsblutung 189
Stimmungsschwankungen –
Gereiztheit, Wutausbrüche oder
Depressionen 189
Selbsthilferichtlinien 190
Unfruchtbarkeit 193
Endometriose 197
Leukorrhoe 198
Hefepilzinfektion, Candida Albicans,
Vaginitis 199
Fibroma und Zysten 200
Menopause 201
Haare 206
Schütteres Haar und Haarausfall ... 208
Hämorrhoiden 209
Hautprobleme 213
Akne 214
Furunkel und andere
Hautunreinheiten 216
Ekzeme 218
Ausschlag 221
Hautirritation durch
Reinigungsmittel 222
Warzen 223
Tipps für reine, glatte Haut 224
Sommersprossen und Leberflecke ... 225
**Herz- und
Kreislauferkrankungen** 227
Was das Herz in der chinesischen
Medizin bedeutet 227
Hypoglykämie 227
Herzgefäßerkrankungen –
Bluthochdruck, Atheriosklerose,
Angina 230
Kopfschmerzen 239
**Körpergeruch und
schlechter Atem** 242

Krampfadern 245
Leberprobleme 247
Hepatitis 248
Leberträgheit, Fettleber,
Leberzirrhose 251
Gallensteine 252
Was Leberungleichgewicht in
der chinesischen Medizin bedeutet .. 252
**Gesundheitsprobleme
bei Männern** 255
Prostatitis 257
Prostatavergrößerung 259
**Erkrankungen der Nieren und
des Harnsystems** 260
Nierensteine 264
Ödeme 265
Ohrenprobleme 267
Reisekrankheit 269
Rückenschmerzen 270
Ischias 275
Schlaflosigkeit 277
Sexualität 280
Chinesische Aphrodisiaka 282
Anmerkung zu Ginseng 285
**Steifer Nacken und
steife Schultern** 287
**Umgang mit Stress und Stärkung
des Immunsystems** 290
Das Erschöpfungssyndrom 290
Die Stressreaktion 294
Die Lebensweise den erhöhten
Anforderungen anpassen 295
Anpassungsfähigkeit
trainieren 295
Innere Anwendungen: Stärkung
des Immunsystems 297
Positive äußere Einflüsse 303
Verdauungsstörungen 304
Verstopfung 305
Durchfall 308

Blähungen 311

Magenverstimmung,

Bauchschmerzen, Stomatitis 312

Übelkeit und Erbrechen 314

Lebensmittelvergiftung 314

Magen- und

Zwölffingerdarmgeschwüre 315

Sodbrennen,

Säurerückfluss,

Schleimhautentzündung 316

Appetitverlust 317

Völlegefühl durch Überessen 317

Zwanghafte,

suchtähnliche Störungen 318

Körperkarte 323

Anhang 330

I. Hausapotheke für Notfälle 330

II. Zubereitung von Innereien 331

III. Beschwerden, die mit

Akupunktur zu behandeln sind 332

IV. Warnung 333

V. Rezepte 334

Glossar 340

Einkaufsmöglichkeiten 350

Empfohlene Lektüre 353

Adressen 356

Bibliographie 357

Register 361

Danksagung

Ich möchte all jenen meinen Dank aussprechen, die mich beim Schreiben dieses Buches unterstützt haben:
meiner Mutter Diane Lembitz; Heather Moden Jones und David Jones für ihre hilfreiche Kritik in Bezug auf Stil und Inhalt. Allen Lektoren, die mit ihrem Wissen und konstruktiven Vorschlägen dieses Werk begleitet haben: Meagan Calogeras von Kodansha, der meine Arbeit durch viele wechselhafte Zeiten hindurch unterstützte; Meg Seaker, die all ihre Erfahrung in dieses Projekt einfließen ließ. Ich möchte den chinesischen Heilern danken, deren Ratschläge dieses Buch bereichert haben, sowie Jacqueline Young und Anne Harper Kubota für ihre Lektoratsbeiträge. Lisa Dale Miller für ihre Illustrationen; Nigel Dawes für seine wertvollen inhaltlichen Beiträge; den Redakteuren Ethne Ashizawa, ehemals *Mainichi Daily News,* und Fukushima Kazuhiko sowie dem Redaktionsteam der *Asahi Evening News* für ihre Unterstützung bei unserer Gesundheitskolumne. Ferner danken wir dem Fotografen und unserem Freund Richard White und dem Team des Solid Grounds Café in Buffalo, New York, wo wir uns häufig trafen und die Wandsteckdose des Lokals über Gebühr in Anspruch nahmen. Ich möchte auch Hatanaka Nobusuke danke sagen, weil er so viel Lebensfreude in die Arbeit einbrachte und meine japanischen Kochrezepte getestet hat. Ich danke Hua Guo Luo, Dearbhaile Bradley, Takeuchi Nobuyuki und Wakabayashi Akihiko von der Akahigedo-Klinik in Yoyogi, Tokio, sowie Rajay Mahtani aus Tokio, dessen Schreiben dieses Projekt überhaupt möglich machte und der mein Leben durch seinen Yoga-Unterricht veränderte. Ferner danke ich Liane Grunberg, Michal Mugrage und Barbara Seymour, Andy Boerger, David Brickler und Yukio Fujimi. Paolino Accolla stand mir in schwierigen Zeiten bei, und Scott, Amy und Laurie Lembitz danke ich, weil sie mich wieder in ihre Arme schlossen. Schließlich möchte ich auch Roland Legiardi-Laura meinen Dank aussprechen.

D.A.

Ein Dankeschön auch an meine Lehrer, Schüler und all meine Patienten. Dank ferner an Nigel Dawes, Jackie Young und allen Mitgliedern von Kodansha International.

P.Y.

Vorwort

Das asiatische Verständnis von Gesundheit in die westliche Begriffswelt zu übertragen, ist nicht leicht. Ja, mehr noch, es stellt eine Herausforderung dar, bei der man sich davor hüten muss, die alten Weisheiten allzu schnell über einen Kamm zu scheren und so in unzulässiger Weise zu vereinfachen. Der ganzheitliche Ansatz ist der erste Schritt zu einer langsamen Annäherung. Das westliche Gesundheitsmodell steht diesbezüglich in krassem Gegensatz zu den alten asiatischen Modellen, weil es auf streng naturwissenschaftlichen Grundsätzen beruht, die nur das gelten lassen, was unter dem Mikroskop nachweisbar ist. Die Weltgesundheitsorganisation (WHO) hat Gesundheit als einen Zustand definiert, der „nicht durch Krankheit gestört ist". In Asien versteht man unter Krankheit einen Zustand, bei dem sich der Körper nicht in ausreichendem Maße gegen Krankheitserreger wehren kann. Nach westlichem Verständnis gilt es in einem solchen Fall, die „Eindringlinge" unschädlich zu machen und, wenn nötig, auch schwere „Geschütze" aufzubieten. Es ist die Aufgabe des Arztes, aktiv gegen Krankheit vorzugehen und die entsprechenden Mittel auszuwählen. Der Patient erduldet gewöhnlich, was immer mit ihm geschieht: Er erträgt die Krankheit und lässt die Behandlung über sich ergehen. Natürlich hat auch die fernöstliche Medizin, wie jedes andere Heilverfahren, die Wiederherstellung der Gesundheit zum Ziel. Doch statt alles daranzusetzen, die Symptome der Krankheit möglichst schnell zu bekämpfen, vertraut die asiatische Medizin mehr darauf, das gesundheitliche Gleichgewicht wiederherzustellen – oder anders gesagt: die Selbstheilungskräfte des Körpers zu aktivieren. Dafür bedarf es mehr als eines tüchtigen Arztes und eines geduldigen Patienten. Beide Seiten – Mediziner und Patient – müssen kooperieren, um das bestmögliche Ergebnis zu erzielen. Diese Art der Behandlung erfordert einen fachkundigen Arzt, der bereit ist, die Beschwerden seines Patienten in einem ganzheitlichen Ansatz zu betrachten und davon ausgehend die notwendigen Maßnahmen zu treffen. Der Patient wiederum muss bereit sein, seinen Lebensstil und seine psychische Grundstruktur zu überdenken und nötigenfalls zu ändern.

Was verbirgt sich hinter dem Satz: „Heile dich selbst!", den Dylana Accolla dem Einführungsteil dieses Buches voranstellt? Der Sinn dieser Worte ist leicht nachzuvollziehen, wenn man an das Verhältnis Arzt/Patient denkt: Hinter diesem Satz steckt die Aufforderung an den Körper, sich selbst zu helfen, wozu der Arzt oder Heiler die Anleitung gibt. Was noch? Nun, dieses Buch ist, wie gesagt, ein Ratgeber, doch mit einer entscheidenden Besonderheit: Es unternimmt den schwierigen und mutigen Versuch, die wesentlichen Voraussetzungen für einen erfolgreichen Heilungsprozess verständlich darzulegen. Dem Leser ist so ein „Werkzeug" an die Hand gegeben, mit dem er seine Selbstheilungskräfte beeinflussen und mit dem er den fachkundigen Rat eines anderen nutzen kann. Dieser Ratgeber kann jedoch keine Schritt-für-Schritt-Anleitung zur Erlangung einer besseren Gesundheit sein. Schnelle Lösungen sind in diesem Zusammenhang aber auch nicht gefragt. Ein verantwortungsbewusster Umgang mit der eigenen Gesundheit verlangt nach einem ausgewogenen und individuell auf den Patienten abgestimmten Verfahren, das nur in einem Vertrauensverhältnis zwischen Behandler und Patient gewährleistet ist.

Dieses Buch bietet darüber hinaus eine weitere Besonderheit: Es basiert auf der persönlichen Krankengeschichte der Autorin, die ihren eigenen Erfahrungen Fakten, Informationen und Ratschläge hinzufügt, die dem Leser sehr dienlich sein können. Die Fülle an Informationen verdankt sie dem einzigarten Verhältnis zu Peter Yates, der sie heilte und ihr Lehrer wurde. Deshalb ist dieser Ratgeber nicht nur der Erlebnisbericht einer Einzelperson, sondern die Zusammenfassung eines reichen heilkundlichen Erfahrungsschatzes. Der Leser ist dabei aufgefordert, aktiv seine eigenen Erlebnisse und Erfahrungen mit einzubeziehen oder die der Autorin nachzuvollziehen. Das Buch ist gegliedert in einen praktischen und einen theoretischen Teil. Der umfangreichere praktische Teil enthält umfassende Erläuterungen zu Selbstheilungsverfahren, die sich aus klassischen Hausmitteln sowie aus traditionellen asiatischen Mitteln zusammensetzen, welche Heilkundige seit

Menschengedenken „verschreiben" und die sich für die innere wie äußere Anwendung eignen. Im ersten Teil erfährt der Leser alles Wissenswerte über den theoretischen Hintergrund der fernöstlichen Ganzheitsmedizin. Peter Yates erklärt, was es mit dem Begriff „Wiedererlangung des gesundheitlichen Gleichgewichts" auf sich hat und was man in der fernöstlichen Philosophie darunter versteht. Der Autor erläutert, wie richtige Ernährung und körperliche Betätigung zur Erhaltung der Gesundheit beitragen. Darüber hinaus hat der Leser Gelegenheit, in die fernöstliche Gedankenwelt einzutauchen, beispielsweise wenn es um das taoistische Prinzip der Harmonisierung von Yin und Yang geht. Denn ein harmonisches Ganzes kann nur hergestellt werden, wenn auch Aspekte berücksichtigt werden, an die der westlich geprägte Mensch nicht so schnell denkt, zum Beispiel der Einfluss der Jahreszeiten oder dass Schmerz und Lebenskraft in einer Wechselbeziehung stehen – und nicht zuletzt, welchen Stellenwert der richtige Heiler hat.

Die Botschaft des Buches lässt sich daher auch mit folgenden Worten zusammenfassen: Die Erlangung des gesundheitlichen Gleichgewichts ist ein natürlicher Zustand, der ähnlich wie die Jahreszeiten einem bestimmten Rhythmus unterworfen ist. Gesundheit und Krankheit, Lebenskraft und Schmerz sind die beiden Seiten ein und derselben Medaille. Nun kommt es darauf an, den richtigen, den „eigenen Weg" zu finden, wozu – das sei noch einmal gesagt – der „richtige Heiler" mindestens ebenso wichtig ist. Der

Leser kann dieses Buch als Gesundheitsratgeber für den Hausgebrauch verwenden, in dem er schnelle und praktische Hilfe für viele kleinere Wehwehchen und Beschwerden findet. Oder er nützt es als eine Art Wegweiser, um sich in eine gänzlich andere Sichtweise von Gesundheit und Medizin zu vertiefen. Der fernöstliche Weg der Selbstheilung wird hier von einem der fähigsten Schüler aufgezeigt, den diese Lehren in der westlichen Welt vielleicht haben: Peter Yates.

Er ist mein langjähriger Freund und Kollege, mit dem ich Anfang der 80er Jahre meine ersten Erfahrungen mit Akupunktur in Tokio machte. Er widmet sich seit Jahren dem Studium der asiatischen Heilkunst, besonders der aus China und Japan, wo er immer noch lebt. Ich halte ihn für einen der herausragenden Experten auf diesem Gebiet und bewundere ihn für seine Arbeit und für sein Wissen und glaube daher, dass dieses Buch etwas von der Tiefe und der Wahrhaftigkeit enthält, die der fernöstlichen Heilkunde zugrunde liegt.

Nigel Dawes
(Leiter der Abteilung Kräuterheilkunde des New Center for Holistic Health, Education and Research in New York)
August 1995

Anmerkung für den Leser

Dieses Buch ist ein ausführlicher Ratgeber, der dem Laien die Theorie und die praktische Handhabung natürlicher Heilmittel näherbringen soll. Es kann und soll professionelle medizinische Hilfe nicht ersetzen. Möglicherweise ist nicht jeder Vorschlag in Ihrem individuellen Fall angezeigt. Daher können weder die Autoren noch der Verlag die Verantwortung für etwaige negative Auswirkungen der vorgeschlagenen Therapie oder Präparate übernehmen.

Einführung

„Heile dich selbst!" – so lautet der Leitsatz dieses Buches. Die eigene Körperabwehr und die heilenden Kräfte der Natur können eine Krankheit besiegen. Dabei spielt es keine Rolle, um welche Art der Erkrankung es sich handelt, welche Medizin man dagegen einnimmt und welche Behandlungsart man wählt. Nicht einmal der Arzt ist wirklich ausschlaggebend. Entscheidend ist allein eine gut funktionierende Körperabwehr. Die Psyche kann den Heilungsprozess günstig beeinflussen und fördern oder auch nicht, im schlimmsten Fall kann sie ihn sogar verhindern. Dieses Buch wurde in der Absicht geschrieben, dem Laien Hilfestellung zu geben, wie er sein gesundheitliches Gleichgewicht wiederherstellen kann. Gleichgewicht ist in diesem Zusammenhang als ein Zustand zu verstehen, in dem die Abwehrkräfte des Körpers negativen äußeren Einflüssen gewachsen sind und sie bekämpfen können. Krankheit stellt für den Körper eine Herausforderung dar. Krankheit ist ein Signal, das dazu aufruft, die eigene Lebensweise zu überdenken. Sie ist eine Phase, in der die Weichen neu gestellt werden müssen. Es ist die Zeit, Verhaltensmuster zu erkennen und zu ändern, die eine schädliche Wirkung auf das gesundheitliche Gleichgewicht haben können.

Die Weichen neu zu stellen, bedeutet Denk- und Verhaltensstrukturen zu korrigieren, um damit die Gesundheit wiederherzustellen oder zu fördern. Was kostet es, einen Moment innezuhalten und in sich hineinzuhorchen, Dinge zu überdenken, die vielleicht längst nicht mehr stimmen. Es kostet nichts und bringt so viel: den Kontakt mit den körpereigenen Kräften. Diese Kräfte, die Abwehrkräfte des Körpers, regulieren nicht nur die inneren Vorgänge im Körper, sondern registrieren auch die vielen kleinen Störungen, die immer wieder auftreten. Es sind diese geheimen Selbstheilungskräfte des Körpers, die alles wissen, alles registrieren und die Gesundheit wiederherstellen, wenn etwas aus dem Gleichgewicht geraten ist. Die traditionellen Lehren der Volksmedizin Chinas, Japans, Indiens und Westeuropas haben immer schon (und tun es noch) auf die Selbstheilungskräfte des Körpers vertraut.

In diesem Buch versuchen wir, mit Hilfe der traditionellen chinesischen Medizin den Leser auf seine eigenen Körperkräfte aufmerksam zu machen. Die Verfahren beruhen auf der Verwendung von Kräutern, der Anwendung von Massagen und auf Volksweisheiten, die es in Fernost seit Tausenden von Jahren gibt. Der Praxisteil soll eine Hilfestellung geben, wie man Beschwerden leichter meistert und das Leben damit lebenswerter macht. Auch die Arbeit des Arztes oder Heilpraktikers wird dadurch wirksam unterstützt. Wir sind der festen Überzeugung, dass ein vertrauensvolles Verhältnis zwischen Arzt und Patient in Zukunft eine immer größere Rolle in der medizinischen Behandlung spielen wird. In China hat das Verhältnis zwischen Patient und Arzt entsprechend der Lehre des Konfuzius einen sehr hohen Stellenwert. Arzt und Patient stehen in einer fast spirituellen Beziehung zueinander. In China nennt man es *yuan* und in Japan *en*. Die Verbindung zwischen Peter und mir, unser *yuan*, hat unser beider Leben zur Zeit der Behandlung stark beeinflusst. Peter war der Arzt, der mich lehrte, auf meine Selbstheilungskräfte zu vertrauen, und der mir vorbeugende Gesundheitsmaßnahmen beibrachte. Ich, die Patientin, war wiederum so beeindruckt von diesen Erfahrungen, dass ich sie anderen Menschen mitteilen wollte. So begann die Arbeit an diesem Buch, die sich über einige Jahre erstreckte.

Peter Yates kommt aus Lancashire in England. Sein Wissen gründet sich auf seine 15-jährige Erfahrung mit fernöstlicher Heilkunde. Er studierte am East-West Center of Oriental Medicine in Australien und machte ein Diplom am International Institute of Oriental Medicine in Japan sowie am Guangzhou College für traditionelle chinesische Medizin in China. Er arbeitete mit zahlreichen bekannten Tutoren auf diesem Gebiet zusammen, zu denen auch der Japaner Todô Yuki gehört. Peter ist auch Anhänger fernöstlicher Kampfsportarten. Er besitzt den schwarzen Gürtel zweiten Grades in Goju-Ryu-Karate und den schwarzen Gürtel ersten Grades in Kempo-Karate. Hinzu kommen Sportarten, die sich auf die Harmonie von Körper und Geist konzentrieren, wie Oki-Yoga, Qi Gong, Tai Chi oder Chen. Heute leitet er selbst Seminare über Akupunktur und Qi Gong in Tokio,

wo er außerdem eine gut gehende Praxis hat und regelmäßig Kurse und Workshops über Atemtechniken und Kampfsportarten abhält.

Ich habe ihn vor sieben Jahren kennengelernt, als ich in Tokio Japanisch studierte und noch eine junge Journalistin war. Ich kam zu ihm, weil ich mich akupunktieren lassen wollte. Neun Jahre lang litt ich an chronischen Beschwerden, weil meine Regel ausblieb; ich hatte Essstörungen sowie ein starkes Verlangen nach Nikotin, Koffein und Alkohol. Die erste Phase meiner Behandlung dauerte etwa ein halbes Jahr. Ich lernte die grundlegenden Techniken, um Stress abzubauen, die auch in diesem Buch vorgestellt werden: Meditation, Visualisierung und einfache Atemtechniken. Peter stellte außerdem einen ausgewogenen Ernährungsplan zusammen, der in einem 12-Schritte-Verfahren half, mich wieder normal ernähren zu können. Unter der Führung meines Therapeuten, der auch bald mein Ehemann werden sollte, lernte ich nicht nur normal zu essen, sondern auch meine Periode stellte sich sporadisch wieder ein. Nach sechs Monaten meinte Peter, nichts mehr für mich tun zu können. Wir brachen die Behandlung ab. Ich übernahm von da an selbst die Verantwortung für meinen weiteren Heilungsprozess und probierte verschiedene Methoden aus, die auf die Einheit von Geist und Körper abzielen: Qi Gong, Yoga und Meditation. Ich experimentierte mit Kräutern, Chakren, besuchte Shamanen und Qi-Heiler, sprach mit buddhistischen Mönchen und machte meine Erfahrungen mit Tai Chi, Kunstübungen, Lesen,

13

Magie und Mythen. Ich suchte ein halbes Dutzend Krankenhäuser in Tokio und Umgebung auf, um mich akupunktieren zu lassen, um Shiatsu kennenzulernen und Kräutermedizin auszuprobieren. Ich machte mich auf diese Weise mit zahlreichen verschiedenen Praktiken und Techniken der Heilkunde vertraut. Die Essstörungen und mein Suchtverhalten hatte ich überwunden, doch die Regel blieb weiterhin aus, was mich dazu drängte, nach Therapiemöglichkeiten und Hilfe in Philosophien zu suchen.

Auf dem Höhepunkt meiner Menstruationsbeschwerden stellte sich schließlich ein Heilungsprozess ein, als ich mich mit diesem Problem wieder an Peter wandte. Die prämenstruellen Beschwerden waren so schmerzhaft geworden, dass wir es mit Meditation und Akupunktur versuchten, um gegen den Schmerz anzugehen. Die Behandlung führte zu einer dramatischen Veränderung in meinem blutgefüllten Uterus. Es kam zu einem Blutsturz, der sogar einen operativen Eingriff nötig machte. Die Ärzte fanden zwei große Eierstockzysten, die ihrer Meinung nach entfernt werden mussten. Ich hatte das Gefühl, dass langsam aber sicher mein ganzes inneres Fortpflanzungssystem zusammenbrach. In meiner Verzweiflung kehrte ich dann zur westlichen Medizin zurück, ließ mir Hormonpräparate verschreiben und stellte mich auf eine spätere Operation ein, bei der die Zysten entfernt werden sollten.

Doch bevor die zweite Operation überhaupt stattfinden konnte, traten zwei Ereignisse gleichzeitig ein, die den Eingriff überflüssig machten. In China lernten ich und drei andere Frauen, die bei Peter Qi Gong-Unterricht nahmen, den Kung Fu-Meister Dr. Luo Hua Guo kennen. Außerdem erhielt ich einen Anruf von Derbhaile Bradley, einer Therapeutin aus Irland, die von meiner Geschichte gehört hatte, kurz nachdem sie in Tokio eingetroffen war. Sie behandelt nach einer Methode, die sie „Arbeit mit Bildern" nennt. Sie selbst beschreibt ihre Arbeit als eine Kombination aus Neurolinguistischer Programmierung und einer Psychosynthese mit Elementen der Gestalttherapie. Die Bilder und Metaphern, die Menschen benutzen, um ihre Krankheit zu beschreiben, nimmt die Therapeutin als Grundlage ihrer Diagnose: Die Metaphern sagen etwas über die Gefühle des Patienten aus. Derbhaile Bradley brachte mir bei, mit dem Teil meines kranken Körpers zu kommunizieren und den tiefen Schmerz zu erkennen, den ich über mein Frau-Sein empfand. Zusätzlich halfen uns die sumerischen Mythen von Ereshkigal und Inanna, mehr und mehr über meine Krankheit herauszufinden.

Einige Wochen später reiste ich mit drei anderen westlichen Frauen nach China, um dort bei dem Meister Luo Sifu Kung Fu-Unterricht zu nehmen. Er sprach nur wenig Englisch, doch wir konnten uns über meine Krankheit verständigen, indem wir chinesische und japanische Schriftzeichen benutzten. Er versicherte mir, dass mein Problem mit Hilfe der chinesischen Medizin gelöst werden könne. Ich hatte absolutes Vertrauen zu ihm. Anstatt weiterhin Hormonpillen zu schlucken, ließ ich mich von ihm in eine Reihe von Qi Gong- und Meditationsübungen einweisen. Auch meine Studienkolleginnen waren eifrig bei der Sache: Wir nahmen täglich Stunden in Qi Gong, Tai Chi und Kung Fu, und wir gingen häufig spazieren oder fuhren mit dem Fahrrad. Unser Speiseplan setzte sich aus frischem Gemüse, Suppe, Fleisch, Innereien, Eiern und manchmal auch aus Kräutern und Reis zusammen; zum Essen tranken wir chinesischen Tee. Der Meister schränkte unsere Ernährung in keiner Weise ein und hatte sogar gegen ein Bier und Erdnüsse am Abend nichts einzuwenden. Auf den Genuss von Kaffee und Zucker verzichtete ich von selbst.

Mein Gesundheitszustand verbesserte sich schlagartig. Innerhalb von zehn Tagen war die Anämie beseitigt, und zu meinem großen Erstaunen sah ich wieder ein bisschen rosiger aus. Energie und Lebenskraft kehrten zurück. Eine Woche nachdem ich mit den Meditationsübungen begonnen hatte, die mich zu der Erkenntnis führten, dass – gemäß dem sumerischen Mythos Ereshkigal – ein verhängnisvolles Schicksal für meine Unterleibsbeschwerden verantwortlich war, hatte ich ein seltsames und schmerzhaftes Erlebnis. Die Visionsübung endete mit einer starken körperlichen Empfindung, so als würde die ganze Energie aus meinem Unterleib wie eine Stichflamme in den oberen Teil meines Körpers schießen. Einige Tage später brachte mich Luo Sifu in ein chinesisches Krankenhaus, wo die Zysten untersucht werden sollten. Sie waren verschwunden. Bis auf wenige Ausnahmen, beispielsweise bei großem Stress, habe ich seitdem einen regelmäßigen Zyklus. Mein Zyklus ist heute für

mich so etwas wie ein „Stressbarometer" geworden, nach dem ich mich richte, wenn ich mir über bestimmte Situationen nicht ganz im Klaren bin.

Die Erfahrung mit der Krankheit war ein beängstigendes und andauerndes Erlebnis, und der Kampf dagegen war ebenfalls langwierig und anstrengend. Ich zweifelte nicht nur einmal daran, jemals wieder normal essen und leben, einer geregelten Arbeit nachgehen und Geld verdienen zu können. Manchmal verließ mich auch die Hoffnung, jemals einen regelmäßigen Zyklus zu haben, ohne von Schmerzen und Spannungen in der Brust, von Sorgen und Depressionen gequält zu sein. In meiner Familie gibt es mehrere Fälle von Brust- und Gebärmutterkrebs, und so lebte ich lange in der Angst, dass es auch mich treffen könnte. Doch die Erfahrungen, die ich in Asien mit der fernöstlichen Heilkunde machte, geben mir den Mut und die Kraft, dieser Angst zu begegnen. Statt mich von negativen Gedanken leiten zu lassen, arbeite ich daran, sie durch positive zu ersetzen, die meiner Gesundheit gut tun.

Seit damals, als mich mein Weg das erste Mal nach China führte, gebe ich neben meiner Arbeit als Journalistin für die Tageszeitung *Asahi Evening News* in Tokio Kurse in Qi Gong sowie in Meditation und mache regelmäßig Körperarbeit und Massagesitzungen. Sofern die Zeit es zulässt, versuche ich, meine Erfahrungen auch anderen zukommen zu lassen, die ebenfalls an Essstörungen leiden; außerdem beginne ich, Seminare über fernöstliche Heilkunde abzuhalten.

Auch dieses Buch ist für Menschen geschrieben, die Alternativen suchen, um ihr gesundheitliches Gleichgewicht zu bewahren, oder die ihr Leben ändern wollen. Wohlgemerkt, Peter Yates und ich möchten Anregungen und Hilfestellungen geben. Wir haben keine Patentlösungen nach dem Motto: „Wenn ich es kann, kannst du es auch." Jeder muss seinen eigenen Weg finden, bei dem ihm dieser Ratgeber aber ein Leitfaden sein kann. Niemand sollte sich von meiner eigenen langen Suche mit vielen Experimenten und Umwegen abschrecken lassen. Vieles davon gehörte zu meiner journalistischen Arbeit. Die Menge an Lektüre, die ich bewältigte, ist keineswegs nötig, um zum Ziel zu kommen. Ein Bruchteil davon genügt – zusammen mit dem richtigen Behandler, zu dem Sie Vertrauen haben. Der Praxisteil dieses Ratgebers basiert auf Peters reichem Erfahrungsschatz. Die ersten acht Kapitel setzen sich aus dem Wissen zusammen, das er in seinen Akupunktur-Sitzungen weitergibt, und aus unseren im Laufe der letzten Jahre gemeinsam erarbeiteten Grundlagen. Die Abschnitte zur Selbsthilfe bestehen aus Ratschlägen, die Peter seinen Patienten gibt, wenn sie mit bestimmten Beschwerden zu ihm kommen. Er wiederum stützt sich dabei auf seine eigene praktische Erfahrung als Behandler und auf das Wissen, das er aus der japanischen Volksmedizin bezog. Andere Vorschläge stammen zum Teil von japanischen Akupunkteuren oder aus Büchern über die japanische Heilkunde, die ich selbst übersetzt habe, im Wesentlichen die von Kanpô Jitsuyô Jiten, Shizen Ryôhô, von Tojô Yuriko, Yoku

Kiku Kampô oder Minkan Ryôhô, von Yamnouchi Shinichi und einigen anderen Autoren. Nigel Dawes, der das Vorwort zu diesem Buch schrieb, unterstützte unsere Arbeit mit Rat und Tat; er leistete einen wertvollen Beitrag im zweiten Teil des Ratgebers in den Kapiteln „Leistungsfähigkeit und Stabilisierung des Immunsystems" und „Erschöpfung". Bei den Abschnitten über gesunde Ernährung stützte ich mich hauptsächlich auf Bob Flaws und Honora Wolfes Buch *Prince Wen Hui's Cook*, das sich an Henry Lus *Chinese System of Food Cures* orientiert. Mein Wissen über die stärkende Wirkung von Heilkräutern entnahm ich den Büchern *Chinese Herbal Medicine Materia Medica* von Bensky und Gamble, *Chinese Tonic Herbs* von Ron Teegarden und *Planetary Herbology* von Michael Tierra. Vielleicht fragt sich der Leser, warum wir keine Enzyklopädie sämtlicher Syndrome und Heilmittel erstellt haben, in der alle gesundheitsfördernden Eigenschaften der Nahrungsmittel aufgeführt sind. Eine Auflistung dieser Art ist zweifellos sinnvoll, doch kann sie auch zu Missverständnissen führen. Wir haben uns dagegen entschieden, weil wir der Meinung sind, dass man damit nur den Kopf überfüttern würde. Selbstheilung ist nämlich ein aktiver, praktischer Vorgang, der auch eine gewisse Ausdauer und Geduld verlangt. Es reicht nicht, einfach nur Informationen nachzulesen.

Die fernöstliche Medizin eignet sich zur Heilung oder Linderung fast aller Beschwerden und Krankheiten. Nach Auffassung von Dr. Felix Mann, einem der ersten westlichen Heiler, die sich eingehend mit fernöstlicher Medizin beschäftigten und sie auch anwandten, meint, dass Beschwerden wie chronische Kopfschmerzen mit Akupunktur sehr gut zu behandeln seien und dass sich sogar bei den ersten Anzeichen von Gehirnverkalkung und Neuralgien mit den winzigen Nadeln gute Erfolge erzielen lassen. Dies gilt auch für Erkrankungen der Gliedmaßen und der Muskeln, beispielsweise bei Ischias, rheumatischer Arthritis oder Knochenarthritis sowie bei Verdauungsstörungen und vielen anderen Beschwerden. Eine umfangreiche Liste der mit Akupunktur therapierbaren Krankheiten finden Sie im Anhang.[1]

Akupunktur wirkt in Kombination mit einem bestimmten Ernährungsplan, mit körperlichen Übungen, Entspannung, Kräutern und der Steuerung des physischen Systems, um den Energiefluss im Körper wirksam zu beeinflussen und so die Selbstheilungskräfte zu aktivieren.

Das heißt jedoch nicht, dass Akupunktur bei jeder Krankheit und bei jedem Menschen hilft. Fest steht, dass Akupunktur mehr ist als lediglich eine Methode zur Schmerzlinderung. Gerade in der heutigen Zeit, in der das Interesse an vorbeugenden Maßnahmen zunimmt, sollte man sich intensiver damit auseinander setzen.

Obwohl wir große Befürworter der fernöstlichen Medizin sind, respektieren wir auch die Verdienste der westlichen Schulmedizin. Zugegebenermaßen wirken die konventionellen Mittel der Schulmedizin in Notfällen schneller als die naturheilkundlichen. Die Naturheilkunde lehnt die komplizierte Apparatetechnik der modernen Medizin ebenso ab wie die Behandlung mit Chemiepräparaten. Und dennoch müssen diese beiden medizinischen Richtungen nicht im Widerspruch zueinander stehen. Im Gegenteil, sie können auch in sinnvoller Ergänzung eingesetzt werden. Ein gebrochenes Bein kann nach schulmedizinischem Verfahren geschient und geheilt werden, doch ein Vertreter der asiatischen Naturheilkunde würde sagen, dass mit dieser Behandlung der Energiefluss in dem gebrochenen Bein, in den Muskeln und in den Bändern noch nicht wiederhergestellt ist. In diesem Fall kann Akupunktur und/oder Akupressur eine gute Hilfe sein, um die konventionelle Behandlung sinnvoll zu ergänzen und den Heilungsprozess zu fördern.

Diese Art der ergänzenden Behandlung kann bei vielen Erkrankungen angewandt werden, besonders bei chronischen Beschwerden oder bei Störungen des Immunsystems, der Organe oder des Nervensystems. Der Begriff „ergänzende Medizin" findet heute bei Laien und Ärzten immer größere Zustimmung. Eine erfreuliche Entwicklung, die auf der Erkenntnis beruht, dass beide Verfahren gut nebeneinander existieren können.[2]

Natürlich freuen wir uns auch darüber, dass in der westlichen Welt die Offenheit gegenüber alternativen Therapiemöglichkeiten zunimmt und viele alternative Methoden bereits angewandt werden. Letztendlich kommt es dem Patienten zugute,

---

1 Obwohl die Weltgesundheitsorganisation (WHO) eine Liste mit über hundert Krankheiten zusammenstellte, bei denen die Fachleute sich einig sind, dass sie mit Akupunktur bzw. Heilkräutern zu behandeln sind, meinen wir, dass diese Liste unvollständig ist, und zwar, weil sie nur die schmerzlindernde Wirkung der fernöstlichen Medizin berücksichtigt.

der die Möglichkeit hat, unter vielen Therapien die beste für sich auszuwählen. Genauso wichtig ist es, dass Heiler die Chancen erkennen, die andere Therapien für den Patienten haben können, und gegebenenfalls die Behandlung auf eine andere Methode umstellen. Deshalb haben wir als Autoren dieses Ratgebers Wert darauf gelegt, dass der Leser seine eigene körperliche Konditionierung erkennt und so die für ihn geeignete Behandlung gemäß den Lehren der fernöstlichen Medizin auswählen kann.

Wir möchten den Leser als Partner ansprechen, der nach Wegen und Möglichkeiten der Heilung sucht. Wir möchten den Leser einladen, uns auf unserem Weg zu folgen und unsere Erfahrungen zu teilen, die wir mit Qi Gong machten und mit asiatischen Kampfsportarten, welche die Lebenskraft fördern, mit der asiatischen Heilkunde und mit Meditationsübungen. Körper und Geist beeinflussen sich gegenseitig, und es ist faszinierend, diese Wechselwirkung zu beobachten. Ich bin froh über die Erfahrungen, weil ich dadurch geheilt wurde; Peter ist dankbar dafür, weil er sein heilkundliches Wissen erweitern konnte. Es ist ein langer Weg, um hinter die Geheimnisse des Tao zu gelangen, die wir dem Leser nicht bedenkenlos zumuten möchten. Doch wir möchten einiges von dem, was wir darüber gelernt haben, mitteilen, um anderen damit eine Hilfe zu geben auf der Suche nach dem höchsten Gut: Gesundheit.

Ein erfülltes Leben ist ein Sammelsurium aus Erfahrungen und Wachstum. Wenn man sich diese Sichtweise zu Eigen macht, übertrifft man die Erwartungen, die man gemeinhin an das Leben stellt. Ein erfülltes Leben ist mehr als nur ein glückliches Dasein. Echte Zufriedenheit im Leben ist dann erreicht, wenn man auch die Schattenseiten akzeptieren lernt. Die alten Taoisten hielten ein langes Leben deshalb für erstrebenswert, weil sie glaubten, damit der Weisheit immer ein Stück näher zu kommen und einen höheren Zustand ihres Daseins zu erreichen. Deshalb war ihnen die Gesundheit und das Gleichgewicht zwischen Körper und Geist so wichtig.

Mögen auch Sie lange leben und Weisheit in Ihrem Leben entdecken.

---

2 Aus einer Statistik vom 28. Januar 1993, die im *New England Journal of Health* veröffentlicht wurde, geht hervor, dass sich US-Bürger en masse alternativen Heilmethoden zuwenden. Im Jahr 1990 ließ sich jeder dritte Amerikaner mit alternativer Medizin behandeln. Insgesamt wurden dafür 10,3 Milliarden US-Dollar ausgegeben (im selben Jahr wurden für die konventionelle Krankenhausbehandlung 12,3 Milliarden US-Dollar ausgegeben). Angaben der Zeitschrift *Science* vom Mai 1994 zufolge werden in den USA jährlich schätzungsweise 90 Millionen Akupunktur-Behandlungen durchgeführt. Der Vorsitzende der American Academy of Medical Acupuncture ist der Auffassung, dass sich die Zahl weiter „drastisch" erhöhen wird. Das *Journal of Alternative and Complementary Medicine* der Columbia Universität bestätigt diese Tendenz, indem es feststellt, die Schulmedizin erkenne die Wirksamkeit der Alternativ-Medizin mehr und mehr an. Auf nationaler Ebene hat das Ressort für Aus- und Weiterbildung Akupunkturausbildungen bereits anerkannt und eine Kommission ins Leben gerufen, die National Accreditation Commission for Schools and Colleges of Acupuncture and Oriental Medicine, die Schulen in verschiedenen Bundesstaaten anerkennt, was diese zur Unterstützung durch staatliche Lehrmittel berechtigt. Andere Regularien wurden von der National Commission for Certification of Acupuncturists (NCCA) erstellt. Der District of Columbia sowie 23 Bundesstaaten haben eine entsprechende Gesetzgebung formuliert, die den Beruf als Akupunkteur gesetzlich festschreibt. Neben der gesetzlichen und akademischen Anerkennung alternativer Medizin haben inzwischen auch zahlreiche Krankenversicherungen auf den neuen Trend reagiert und erstatten die Leistungen unter bestimmten Voraussetzungen.

Zum Gebrauch dieses Buches

Dieses Buch ist für den Laien geschrieben, der versucht, seine Gesundheit mittels der Heilkräfte der fernöstlichen Medizin zu erhalten. Es ist ein praktischer Ratgeber, in dem der Leser nachschlagen kann, wenn es sich um leichte Funktionsstörungen handelt, um chronische Beschwerden oder um Krankheiten, die nicht lebensbedrohlich sind. Es kann aber auch als therapiebegleitendes Nachschlagewerk dienen, sofern sich der Leser intensiver mit der Naturheilkunde des Fernen Ostens auseinandersetzen möchte. Die hier aufgeführten Ratschläge und Tipps sind keine Allheilmittel. Sie können und sollten in Kombination mit anderen Mitteln eingesetzt werden. Im Falle von Kontraindikationen sind diese ebenfalls aufgelistet. Nicht jedes Mittel ist für jeden Menschen geeignet. Bei den einen spricht ein Mittel mehr an als ein anderes. Probieren Sie selbst aus, was oder welches Mittel Ihnen am meisten zusagt.

Ihre Intuition spielt für die Auswahl eine wichtige Rolle. Dies ist bereits der erste Schritt, mit dem Sie die Selbstheilungskräfte Ihres Körpers in Gang setzen. Manchmal hängt die Wahl eines Mittels auch von der praktischen Anwendbarkeit ab. Häufig suchen Menschen nach der schnellsten und einfachsten Heilmethode. Personen, die sich bereits mit naturheilkundlichen Verfahren aus Asien beschäftigt haben, sind vielleicht den etwas schwierigeren Rezepten und Vorschlägen mit Bestandteilen, die zunächst Befremden hervorrufen, mehr zugetan.

Doch egal, wofür Sie sich entscheiden, bedenken Sie bitte immer, dass diese Mittel länger brauchen als konventionelle, in der Apotheke erhältliche Präparate, um ihre Wirkung zu entfalten. Naturheilmittel reagieren im rhythmischen Einklang mit dem Körper. Die Wirkung stellt sich deshalb in Abhängigkeit dazu ein und braucht eine gewisse Zeit. Krankheit ist vielleicht nur die Antwort des Körpers auf zu viel Arbeit oder Stress im Alltag. Gönnen Sie sich Ruhe und tun Sie etwas für sich selbst. Gerade in unserer schnelllebigen Zeit scheint es manchmal gar nicht mehr möglich zu sein, einmal tief durchzuatmen und Abstand zu allem zu gewinnen. Wenn Sie zu diesen Menschen gehören, möchten wir Sie erst recht dazu auffordern, Geduld aufzubringen und auf die Signale Ihres Körpers zu achten. Falls Sie der berufliche Alltag so sehr in Anspruch nimmt, dass Sie meinen, Ihre Krankheit sei nur eine Behinderung bei der Erfüllung Ihrer Pflichten, überprüfen Sie für sich selbst, ob dieses Denkmuster die Ursache Ihres Leidens sein kann. Den richtigen Rhythmus zwischen Arbeit und Entspannungsphasen zu finden, ist nämlich entscheidend für die Gesunderhaltung des Körpers. Leider wird dies in unserer westlichen Leistungsgesellschaft viel zu wenig beachtet.

Sollten Sie an einer schweren Krankheit leiden oder eine körperliche Störung haben – beispielsweise Diabetes, AIDS, Geschwüre, Tumore oder Arthritis –, gehen wir davon aus, dass Sie bereits in ärztlicher Behandlung sind. Vielleicht finden Sie in diesem Buch etwas, was für Sie in Frage kommt, beispielsweise, wie Sie sich gesund ernähren oder Ihr Immunsystem stärken könnten. Besprechen Sie dies mit Ihrem behandelnden Arzt oder Ihrer Ärztin. Die fernöstliche Medizin ist in der Tat eine Kunstform, die man umso besser beherrscht, je mehr sie unter fachkundigem Rat angewandt wird.

Lesen Sie die ersten Abschnitte dieses Buches aufmerksam durch, damit Sie sich mit der Theorie der Meridiane und den Organen, mit der gesundheitsfördernden Wirkung von Speisen und der Heilkraft von Kräutern sowie mit den Symptombezeichnungen der asiatischen Medizin vertraut machen. Wir haben absichtlich auf Spezialbegriffe verzichtet, weil wir der Meinung sind, dass dem Leser die Beschreibung der Krankheit im Sinne der westlichen Begriffswelt leichter zugänglich ist. Die Auffassung, die hinter der fernöstlichen Medizin steckt, ist uns westlich geprägten Menschen noch relativ fremd und lässt sich leider auch nicht eins zu eins in das System westlicher Logik übertragen. Wir haben uns deshalb Mühe gegeben, gute Übersetzer der fernöstlichen Denkweise zu sein, um es dem Leser leichter zu machen. Trotzdem sollten auch Sie bereit sein, der asiatischen Auffassung von Heilkunde einen gewissen begrifflichen Spielraum zu lassen, damit Sie sich besser in die neuen Begriffe hineindenken können.

Mag sein, dass Sie beim ersten Lesen gar nichts mit diesem Wissen anfangen können. Vielleicht fehlen Ihnen die Entsprechungen in der westlichen Medizin. Und Sie werden sich fragen, ob es nicht doch einen Weg gibt, die asiatischen Vorstellungen auf westliche Strukturen zu übertragen. Manchmal gelingt es, doch meistens muss man es nehmen, wie es ist. Eine hilfreiche Möglichkeit wäre es, die Metaphern-Methode anzuwenden. Beschreiben Sie Ihre Krankheit mit Bildern, um so Ihr Problem zu visualisieren und auf mentaler Ebene damit umgehen zu können. Der Geist hat großen Einfluss auf das körperliche Wohlbefinden und kann deshalb für den Heilungsprozess von erstaunlichem Nutzen sein. Durch den Umgang mit der fernöstlichen Medizin lernen Sie, Ihren Geist zum Nutzen Ihrer Gesundheit einzusetzen.

Wenn Sie sich erst einmal mit dieser Philosophie vertraut gemacht haben, dann wenden Sie sich dem zweiten Teil des Buches zu, wann immer Sie glauben, dass es richtig für Sie ist. Hier finden Sie zunächst allgemeine Beispiele, die für jede Form einer gesundheitlichen Störung im Sinne der fernöstlichen Medizin zutreffen. Danach gehen Sie zu den Behandlungsmöglichkeiten über. Beachten Sie bitte, dass diese Beispiele allgemein gehalten sind und nur einen Teil des gesundheitlichen Ungleichgewichts erfassen. In Wirklichkeit tragen noch weitere Einflüsse und Symptome zum Gesamtbild der Erkrankung bei, das vielleicht nichts mit den Symptomen gemein hat, die Sie an sich selbst beobachten. Wenn dies der Fall sein sollte, verteufeln Sie die fernöstliche Medizin nicht sofort als untauglich, sondern holen Sie sich von einem Fachmann Rat für die Diagnosestellung und Behandlung. Einige Techniken, die eigentlich zur vollständigen Diagnose in der asiatischen Heilkunde gehören, wie Zungenfärbung, Schleimzusammensetzung und Pulsabhören, wurden hier außer Acht gelassen. Diese Dinge sollten dem Arzt überlassen bleiben, der dies mit Sicherheit besser beurteilen kann.

Anmerkungen zu Großschreibungen und zur Begriffswahl

Begriffe, die sich auf die fernöstliche Medizin beziehen, erscheinen im Text großgeschrieben, um sie von der Bedeutung, die sie nach westlichem Verständnis haben, zu unterscheiden. Die Namen der Organe beginnen mit Großbuchstaben, zum Beispiel Leber, Lungen, Niere usw., wenn sie sich auf die Organbeschreibungen im fernöstlich gebrauchten Kontext beziehen. Unter Umständen kann dies hin und wieder zu Verwirrungen führen, besonders im Falle von b/Blut. Doch wir sind zu dem Schluss gekommen, dass eine Differenzierung trotzdem nötig war, weil es sonst noch undurchsichtiger geworden wäre.

Chinesische Wörter erscheinen in der Pinyin-Transkription. Eine Ausnahme bilden Begriffe wie Tao, deren ältere Umschrift dem westlichen Leser vertrauter ist als das Dao. Die chinesischen Bezeichnungen der Kräuter und der Akupunkturpunkte erscheinen samt ihrer Eigenschaften, wenn es angebracht schien, am Seitenrand, im Glossar und auf den Abbildungen des Körpers. Auch die japanischen Bezeichnungen wurden mit aufgenommen.

Die Verwendung der Kräuternamen richtet sich danach, wie sie am gebräuchlichsten sind. Die chinesischen Bezeichnungen der Kräuter sind uns auch in westlichen Ländern geläufig, weil sie unter diesen Namen in Gesundheitsläden angeboten werden. Deshalb behielten wir die chinesische Bezeichnung bei, wenn man davon ausgehen kann, dass sie bei uns unter diesen Namen erhältlich sind. Die Chinesische Engelwurz (*Angelica sinensis)* ist auch unter dem Namen Dang gui bekannt, das gleiche gilt für Ma huang *(Ephedra)* oder Di huang *(Rehmannia)*. Codonopsis gehört dagegen zu jenen chinesischen Kräuterpflanzen, die nie unter ihrer asiatischen Bezeichnung verkauft werden. Deshalb wird im Text immer mit der deutschen beziehungsweise der wissenschaftlich-botanischen Bezeichnung darauf Bezug genommen. Die Kräuternamen sind darüber hinaus im Glossar unter den chinesischen und japanischen Bezeichnungen aufgeführt und beschrieben.

Teil I

Die Grundlagen des gesundheitlichen Gleichgewichts

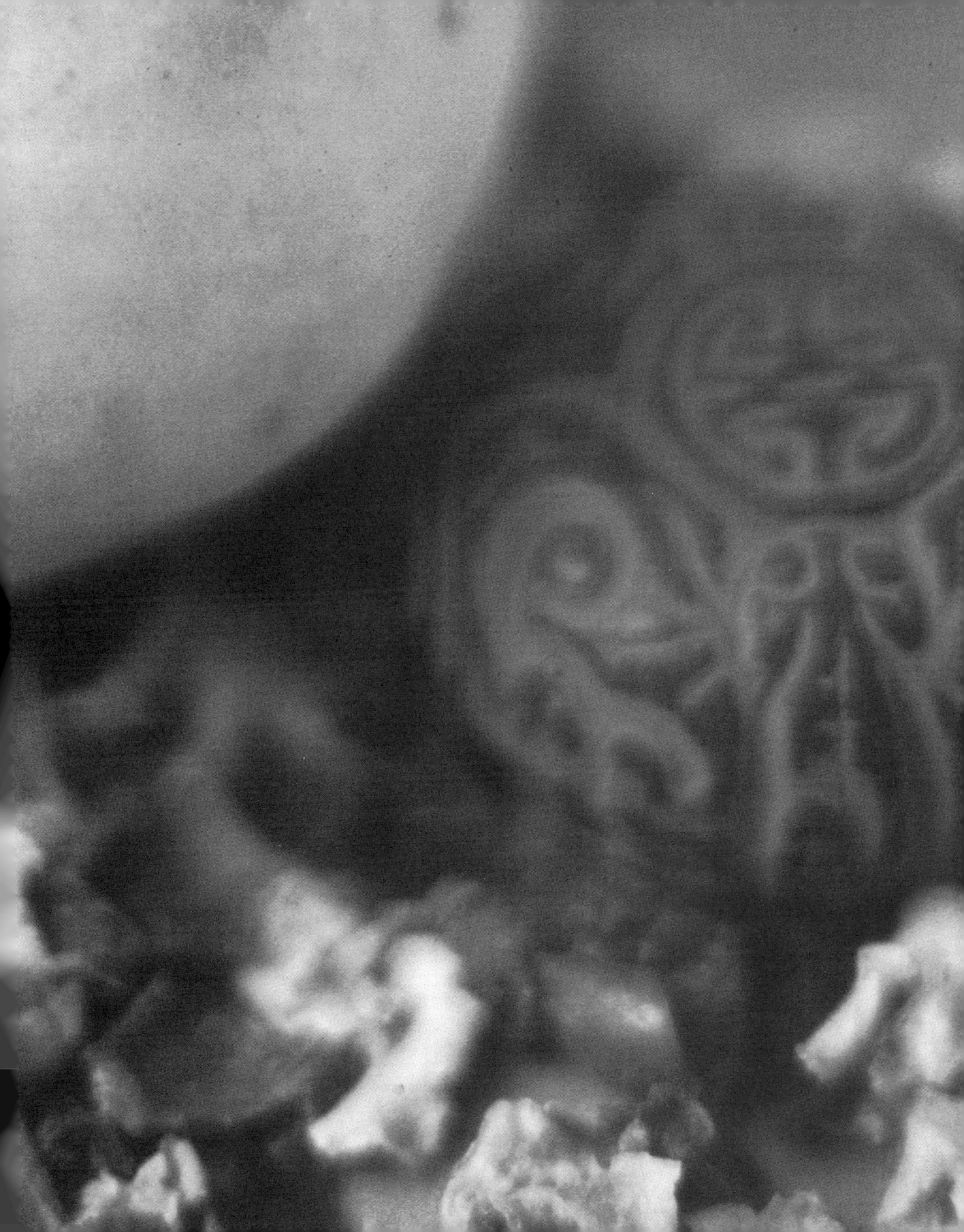

Kapitel 1

Gesundheit und Krankheit aus fernöstlicher Sicht

Die Weisen lebten friedvoll auf dieser Erde und folgten dem Rhythmus des Planeten und des Universums. Sie passten sich dem gesellschaftlichen Wechsel an, ohne kulturellen Strömungen zu unterliegen. Sie waren frei von extremen gefühlsmäßigen Schwankungen und lebten ein ausgeglichenes, zufriedenes Leben. Ihr Auftreten nach außen, ihr Verhalten und ihre Art zu denken blieben von den gesellschaftlichen Konflikten unberührt. Die Weisen waren emsig und fleißig im Alltag, doch blieben sie ihrem Prinzip der Ruhe immer treu. Sie erkannten die Leere der auf Äußerlichkeiten beruhenden Existenz. Die Weisen wurden über hundert Jahre alt, weil sie mit ihrer Lebenskraft maßvoll umgingen, statt sie sinnlos zu verschwenden.[1]
Aus dem *Inneren Klassiker des Gelben Kaisers*

Gleichgewicht – das Gesundheitsideal

Gleichgewicht bestimmt unser Leben. Gleichgewicht ist das, was nach einer Phase harter Arbeit folgt, oder wenn wir nach einer Nacht des Fastens das Frühstück zu uns nehmen. Gleichgewicht ist der Schritt hinaus ins Freie, wenn die ersten Strahlen der Frühlingssonne die Luft erwärmen nach einem langen Winter. Ein entspanntes Wochenende bringt das Gleichgewicht wieder zurück nach arbeitsreichen Werktagen. Kurz: Es ist die Harmonisierung zwischen zwei Gegensätzen, wodurch ein Gleichgewicht hergestellt wird.

Wir brauchen das Gleichgewicht im Sinne eines Ausgleichs, damit wir den vielfältigen Anforderungen des modernen Alltags gewachsen sind. Den richtigen Mittelweg zu finden zwischen Anspannung und Entspannung, darauf kommt es an. Man kann sich das gesundheitliche Gleichgewicht erhalten, wenn man diese eigentlich so einfache Regel befolgt. Stellen Sie sich vor, Sie werfen ein Fischernetz aus und holen es wieder ein, Sie suchen die Fischgründe in Ufernähe ab und wagen sich auch auf die offene See, aber Sie müssen wieder zurück, sonst reißt Sie die starke Strömung fort.

Für die Gesundheit bedeutet Gleichgewicht die Aufrechterhaltung der Körperfunktionen: des Blutkreislaufs, der inneren Organe, des Immunsystems, der Atmung, der Verdauung und der Ausscheidung.

---

[1] *The Yellow Emperor's Classic of Medicine*, Kap. 1, Übers. Ni Maoshin (Boston: Shambala Publications 1995), S. 4

Aus dem Inneren Klassiker des Gelben Kaisers (25 – 220)

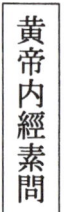

HUANG
DI
NEI
JING SU
WEN

Das harmonische Gleichgewicht wird zwischen diesen einzelnen lebenserhaltenden Funktionen perfekt abgestimmt, ohne dass man sich dessen bewusst ist. Doch wie reguliert der Körper das Gleichgewicht dieser Funktionen? Dr. Deepak Chopra, Leiter des Instituts für Geist/Körper-Medizin und Autor des Bestsellers *Quantum Healing* spricht in diesem Zusammenhang von der „Körperintelligenz", welche die lebenserhaltenden Systeme aufrechterhält und für einen permanenten Austausch zwischen Körper und Geist sorgt. Auf diese Weise entsteht eine sich selbst regulierende Einheit von Körper und Geist. Dr. Chopra hebt in mehreren seiner Bücher auch die Bedeutung der fernöstlichen Medizin hervor, in der das Zusammenspiel zwischen Körper und Geist eine lange Tradition hat. Schriften belegen, dass die chinesische Heilkunde diesen Zusammenhang bereits vor 2000 Jahren erkannt hat.

Bevor wir auf die Störungen des gesundheitlichen Gleichgewichts zu sprechen kommen, müssen wir klarstellen, was Gesundheit im Rahmen dieses Buches bedeutet. Der amerikanische Ärzteverband definiert Gesundheit als einen Zustand, der frei von körperlichen oder geistigen Störungen ist. Wir meinen, dass man diese Definition positiver formulieren muss. Der Zen-Meister Hakuin (1685–1768) schrieb: „Die Alten sagen, wenn Körper und Geist im Einklang miteinander sind, kann der Mensch hundert Jahre alt sein und die Haare sind trotzdem nicht weiß geworden, die Zähne sind fest, das Augenlicht ist besser denn je und über der Haut liegt ein leichter Schimmer."[2]

Was immer man unter Gesundheit verstehen mag: Nach Hakuins Auslegung ist die fließende Verbindung zwischen Geist und Körper ein Lebenselixier.

Lao-tse hat Gesundheit mit folgenden Worten beschrieben: „Ein gesunder Mensch ist tief in den Grundlagen seines Seins verwurzelt und deshalb in der Lage, das Tao eines langen Lebens und ewiger Schönheit zu erfahren." Tiefe Wurzeln und eine feste Grundlage zu haben, ist nur mit einer bestimmten Denkweise möglich. Sie ist das A und O des gesundheitlichen Gleichgewichts, das zu einem erfüllten Leben führt und das Lebensprinzip erhält. Die Natur spiegelt dieses Lebensprinzip am deutlichsten wider. Die alten Taoisten verbrachten viel Zeit damit, sich über den Wechsel in der Natur Gedanken zu machen.

Bewegung überwindet Kälte.
Ruhe überwindet Hitze.
Ruhe und Ausgeglichenheit bringen
Ordnung ins Universum.[3]

Viele Gedanken, die im Tao-te-king wiedergegeben sind, beziehen sich auf die entgegengerichteten Kräfte in der Natur, im ganzen Universum: Die Chinesen nennen diese Kräfte Yin und Yang. Yin bezieht sich auf alles, was kalt, langsam, passiv, dunkel, stickig, zähflüssig, tief, feucht und erdverbunden ist. Yang umfasst alles, was heiß, hoch, gen Himmel strebend, leicht, trocken und aktiv ist.

---

2 Zen-Meister Hakuin, *Selected Writings,* Hrsg. Philip B. Yampolsky (New York: Columbia University Press 1971), S. 42
3 Tao-te-king, Übers. Stephen Mitchell (New York: Harper Collins 1989), No. 45

Diese beiden Kräfte sind in jedem Moment unseres Lebens wirksam. Sie wirken als entgegengesetzte Kräfte und trotzdem als dynamische Einheit. In der indischen Mythologie gibt es ein Bild, das Yin und Yang in Gestalt von Shiva und Shakti darstellt, die einander innig umarmen.

Die 10 000 Dinge, die Yin in sich tragen,
umarmen Yang.
Sie werden zu einer harmonischen Einheit,
indem sie ihre Kräfte vereinen. [4]

Die beiden Kräfte kreisen ständig umeinander, vereinen sich und trennen sich wieder. Sie stellen das Wechselspiel im Leben dar, das Auf und Ab, das unser Dasein prägt. Ich erinnere mich an den Moment, als mir die Tragweite dessen, was dahinter steckt, zum ersten Mal voll und ganz bewusst wurde. Ich war krank und hatte wenig Hoffnung, jemals wieder gesund zu werden. Ich befand mich gerade mitten in einem zwölfteiligen Behandlungsprogramm, als ich in einem Café eine Frau traf, die mir sagte, ich solle die Hoffnung nicht aufgeben: „Auch dies wird vorübergehen. Das Einzige, worauf man sich wirklich verlassen kann, ist, dass alles immer im Wandel begriffen ist." – einfache Worte, in denen so viel Weisheit steckt. Ich habe sie nie vergessen. Man muss sich dieses ständige Wechselspiel der Kräfte nur bewusst machen und daran denken, dass sie den Körper, die Seele und den Geist beeinflussen, um gesund zu bleiben oder zu werden. Interpretiert man Gesundheit auf diese Weise, ist Gesundsein der Weg zu mehr Wissen und Weisheit. Eine alte Weisheit lautet:

„Sich des Unwissens bewusst zu sein, bedeutet Stärke, Wissen zu ignorieren, bedeutet Krankheit."

Die Taoisten gingen sehr bewusst und pfleglich mit ihrer Lebenskraft um. Sie ernährten sich gesund, achteten auf Körperhygiene und ein maßvolles Sexualleben, um ein möglichst langes Leben zu erreichen, in dem sie ihre geistigen Kräfte entwickelten. Doch langes Leben allein war nicht das Ziel: Ein langes Leben ermöglichte die Erlangung hoher geistiger Reife. Ohne gesunden Geist und Körper war ihrer Auffassung nach keine wirkliche geistige Entwicklung möglich. Die alten Weisen ließen sich auf ihrem Weg, ein langes Leben in geistiger Erfüllung zu suchen, von der Natur leiten. Sie beobachteten, was und wie Tiere aßen, wie sie schliefen und studierten ihre Bewegungen. Sie interessierten sich für die Verhaltensweisen von Säuglingen und jungen Erwachsenen. Und sie beobachteten den Wechsel, der sich in der Landschaft, in Steinen, auf dem Wasser, im Feuer, in Flüssen, in den Wolken, bei den Sternen und am Himmel vollzieht. Sie lernten die Bedeutung der Winde kennen und entwickelten die Fähigkeit, Naturerscheinungen zu deuten; und sie erkannten schließlich die Regeln des ewigen Wechselkreislaufs.

Die alten Weisen behaupten, die Regeln des ewigen Wechsels seien in dem enthalten, was man Tao nennt – etwas, was man nicht erfassen kann und wofür es keinen Namen gibt. Doch die Gesetze dieses Wechsels kann man in der Natur

---

4 Tao-te-king, No. 42

GESUNDHEIT UND KRANKHEIT AUS FERNÖSTLICHER SICHT

beobachten. Die Weisen glaubten, das gesündeste für den Menschen sei, die Natur zu beobachten und nach ihrem Vorbild zu leben.

Die frühen chinesischen Philosophen lehrten, dass es das Bestreben und das Ziel des Menschen sein müsse, die Einheit mit Tao zu erreichen. Dies kann nur durch viele Jahre der Selbsterkenntnis und mit geistigen Übungen gelingen: „Vermeide die Extreme, Exzesse und Selbstzufriedenheit."[3] Buddha nannte dies den Mittelweg, den man in Demut beschreiten soll, damit Körper und Geist immer besser funktionieren. Die volle Lebenskraft, das Qi, erreichen wir durch gesunde Ernährung, körperliche Übungen, Arbeit, Spiele, Entspannung, viel frische Luft und Bewegung in der Natur sowie in zurückgezogenen Momenten. Befolgt man diese einfachen Regeln, hat man schon viel getan, um sein gesundheitliches Gleichgewicht zu bewahren und sein Leben mit allen Bürden und Hindernissen zu meistern. Sie werden erstaunt sein, wie viel mehr Energie Sie haben, viel mehr als Sie sich je vorstellen konnten. Sie essen mit Appetit und können Ihr Essen genießen, Sie schlafen gut und tief und erfreuen sich einer heiteren emotionalen Ausgeglichenheit. Dies ist unsere Vorstellung von Gesundheit.

Ungleichgewicht als Ursache von Krankheit

Tai Chi ist eine Bewegungsform, die vor Tausenden von Jahren aus einer chinesischen Kampfsportart hervorging. Der Tai Chi-Lehrer beginnt den Unterricht, in-

dem er zuerst seine Körpermitte sucht. Die Taoisten nennen dies „eine Verbindung zwischen dem Himmel und der Erde herstellen", um die Energieströme in Fluss zu bringen. Der Lehrer drückt die Zunge gegen den Gaumen und atmet tief ein und aus. Ideal ist es, wenn sich der Geist auf die Bewegung einstellt und Körper und Geist in den Bewegungen schließlich zu einer Einheit verschmelzen. Die äußere Welt, Sorgen oder belastende Gedanken werden ausgeschlossen. Der Geist wird zum Arm – Schulter, Ellbogen, Handgelenk, Hand, Finger –, und der Arm verwandelt sich in einen fließenden Bogen, der die Luft teilt. Der Geist konzentriert sich auf den Unterleib (*hara* auf japanisch, *dan tian* auf chinesisch), der den Körper mit dem Boden verbindet. Dies ist die Position des harmonischen Gleichgewichts. Wenn der Geist offen und aufmerksam ist, bemerkt der Übende alles, was um ihn herum geschieht, egal aus welcher Richtung es auf ihn zukommt und egal, ob er sich von einer Seite auf die andere wiegt oder sich um die eigene Achse dreht. Er ist und bleibt im Gleichgewicht mit sich und seiner Umgebung.

Doch dieses Ideal wird nicht immer erreicht. Es gibt Tage, an denen die Übungen wunderbar verlaufen, die Energie fließt und man sich in Übereinstimmung mit sich und dem fühlt, was man tut. Aber es gibt auch Tage, an denen nichts klappt, wenn man Teile der Übungen vergisst und wieder von vorn anfangen muss, weil man mittendrin die Konzentration verloren hat. Vielleicht sind Kopfschmerzen oder eine Magenverstimmung daran schuld. Doch was es auch sein mag, irgendetwas stimmt nicht, die Welt ist nicht in Ordnung. Man fühlt sich nicht im Gleichgewicht.

Das Gleichgewicht ist der Idealzustand. Wenn die Welt in Ordnung ist, fühlen wir uns im Gleichgewicht. Das Leben macht es uns nicht immer leicht, im Gleichgewicht zu bleiben. Noch dazu ist dieses ein flüchtiger Zustand, der vergeht, ohne dass man weiß, warum. Es gibt Tage, an denen alles schief geht, auch wenn man sich noch so viel Mühe gibt. Man verpasst den Zug, die Telefonleitung bricht zusammen, der Computer stürzt ab und die Stimmung ist auf dem Nullpunkt. Zu einem Leben im Gleichgewicht gehört jedoch auch, dass man auf diese Herausforderungen gefasst ist: Gute Tage und schlechte Tage kommen und gehen, man muss nur angemessen darauf reagieren. Manchmal ist der Alltag so hektisch, dass man sich kaum noch daran erinnern kann, wann man sich das letzte Mal im Gleichgewicht gefühlt hat. Dann ist es an der Zeit, innezuhalten, sich hinzusetzen, vielleicht einen Schreibblock oder das Notebook zu nehmen und alles aufzuschreiben, was man sich für die Wiedererlangung seines Gleichgewichts vorstellt.

Kurz zu skizzieren, worauf es einem gerade ankommt, ist häufig ein hilfreicher erster Schritt. In der Regel betrifft es Dinge wie Familie, Freunde, Beruf, Hobby, Kunst, Hindernisse, die bewältigt werden müssen, Erholung, emotionales Wachstum, Aktivitäten allgemeiner Art, geistige Weiterentwicklung und vieles mehr. Je länger die Liste, umso schwerer wird es, sich durch den Wust an Wünschen und

Vorstellungen hindurchzufinden. Macht nichts. Zählen Sie das auf, was Ihnen für Sie selbst am wichtigsten erscheint. Achten Sie darauf, dass es Dinge sind, die Sie sich selbst erfüllen möchten, anstatt damit den Erwartungen anderer Menschen Genüge zu tun. Nun der nächste Schritt: Stellen Sie sich einen Tag in Ihrem Leben vor, wie er nach Ihren Wünschen sein sollte. Malen Sie sich aus, was Sie an diesem Tag vom Moment des Aufstehens an bis zum Zubettgehen tun würden. Nehmen Sie dabei Ihre Vorstellungskraft zu Hilfe, um ein Gleichgewicht herzustellen auf der Grundlage Ihres Tages- und/oder Wochenablaufs.

Lassen Sie sich täglich genügend Zeit für Ihre persönlichen Belange? Oder ist der Morgen schon so zugepackt mit Hausarbeiten, dass kaum noch genügend Zeit im Badezimmer bleibt, bevor Sie aus dem Haus gehen? Lässt es sich nicht einrichten, dass Sie am Abend bestimmte Dinge für den nächsten Tag vorbereiten? Haben Sie in Ihrem Terminplan Zeit gelassen für Meditations- oder Tai Chi-Übungen, für einen Spaziergang oder zum Lesen? Haben Sie sich mehr Zeit für sich ausgespart als die Zeit, die Sie im Auto zubringen, um zur Arbeit und wieder nach Hause zu kommen? Ist in Ihrem neuen Terminablauf noch Zeit geblieben, um Freunde zu sehen? Ist noch Zeit übrig für gesundheitsfördernde Aktivitäten? Überprüfen Sie Ihre Liste noch einmal. Haben Sie das Gefühl, dass Sie mit Ihrem Leben zufrieden sein können, wie es sich auf der Liste darstellt? Sind Sie zufrieden, dass Ihre wichtigsten Ziele erfüllt sind? Freut es Sie, dass Sie sich die Zeit gönnen, das zu tun, was Sie wirklich tun möchten?

Wenn Sie in Ihrem Leben viele Pflichten erfüllen müssen und von Aktivitäten eingenommen sind, versuchen Sie zusätzlich zum Tagesablauf einen Wochenplan aufzustellen. Überprüfen Sie, ob alles, was da drin steht, am Ende nicht zu Überlastungen führt. Atmen Sie tief durch und lassen Sie diesen ausgewogenen Terminplan vor Ihrem inneren Auge ablaufen, Schritt für Schritt, Tag für Tag. Wenn es etwas gibt, worüber Sie „stolpern", wenn Ihnen der Atem stockt und Sie das Gefühl haben, dass Sie diesen Plan doch nicht so bewältigen können, nehmen Sie Streichungen vor. Stellen Sie sich Ihr Leben ohne diesen Bestandteil vor. Was würden Sie stattdessen tun? Oder was würden Sie ändern? Wenn Ihnen auf Anhieb nichts einfällt, lassen Sie sich Zeit. Ziel dieser Übung ist es, den Kopf zu befreien und Raum zu schaffen für neue Möglichkeiten, die Sie immer haben, die Ihnen nur nicht immer bewusst sind. Wenn Sie schließlich etwas gefunden haben, was Ihnen neuen Auftrieb gibt, wodurch sich vielleicht ganz neue Perspektiven eröffnen, versuchen Sie, es in Ihren Tages- oder Wochenablauf einzubauen, und denken Sie täglich daran. Machen Sie sich Ihre Wünsche täglich zehn bis fünfzehn Minuten lang bewusst. Sie werden Wege finden, wie Sie Ihrer Wunschvorstellung eines Lebens im Gleichgewicht näher kommen. Die eigene Vorstellungskraft zu gebrauchen und die Bilder, die dabei entstehen, niederzuschreiben, ist der erste wichtige Schritt zu mehr Lebensqualität.

Der Mensch ist nach Auffassung der Taoisten ein Mikrokosmos im Universum. Unser Körper gehorcht denselben Gesetzen, die das Universum im Ganzen regieren. Der Mensch hat die Kraft und den Vorteil, dass er über sein Schicksal frei entscheiden kann. Er hat die Wahl, ob er den Gesetzen der Natur folgen möchte oder nicht, ob er mit seinem Körper und seiner Gesundheit sorgsam umgehen möchte oder nicht. Indem wir alles tun, was richtig und natürlich für uns ist, kommen wir unserer Mitte und damit unserem Gleichgewicht näher. Wenn wir das Gleichgewicht verlieren, entfernen wir uns aus dieser Mitte. Je mehr und je länger dieser Zustand anhält, umso weiter entfernen wir uns und umso größer ist die Gefahr, krank zu werden. Vom Standpunkt der fernöstlichen Medizin aus bedeutet Krankheit ein Ungleichgewicht des Körpers. In der modernen Wissenschaft heißt es heute, dass gesunde Organe in ihrer Funktionsweise mit den Zellen, aus denen sie bestehen, übereinstimmen. Ihre Funktionstüchtigkeit stellt sicher, dass der Körper gesund bleibt. Dagegen sind ungesunde Organe durch mangelhaft funktionierende Zellen gekennzeichnet, die nicht mehr im Einklang mit dem Rest des Körpers stehen. Krankheit ist die Folge.

Der Leser wird leicht nachvollziehen können, dass dieses Ungleichgewicht durch mehrere Faktoren hervorgerufen ist: Stress, Überarbeitung, mangelhafte oder falsche Ernährung, unregelmäßiger oder zu wenig Schlaf. Auch exzessives Ausgehen, zu viel Sex und ein ungezügelter Lebensstil tragen zu diesem

Ungleichgewicht bei. Die andere Seite der Medaille ist genauso ungut: Übertriebene Strenge gegenüber sich selbst oder zu viele Pflichten, die man sich selbst auferlegt, führen dazu, dass man nicht mehr auf die Signale des Körpers hört, die einem sagen, was gut für einen ist. Die Gesundheit kann auch durch ein extrem lang anhaltendes Gefühl aus dem Gleichgewicht geraten. Jede Form von Übertreibung über ein vernünftiges Maß hinaus – wobei die Zeitdauer individuell verschieden ist, bis der Körper darauf reagiert – führt zu Disharmonien im Energiefluss, die sich zur Keimzelle einer Krankheit entwickeln können.

Die Lebensweise unter die Lupe nehmen

Was versteht man eigentlich unter „Lebensweise" oder „Lebensstil"? Sicherlich hat jeder Mensch eine eigene Vorstellung davon. Um den Begriff aus fernöstlicher Sicht verständlicher zu machen, müssen wir einen genaueren Blick auf die eigene Lebensweise werfen, um feststellen zu können, wo es eventuell Schwachstellen gibt, die Ihrer Gesundheit nicht zuträglich sind, falls Sie es selbst nicht schon längst erkannt haben. Von der körperlichen Ebene gesehen ist es nicht gut, wenn die innere Polung zu kalt oder zu heiß ist. Es ist nicht gut, zu aktiv und angespannt zu sein, aber genauso ungut ist es, allzu ruhig und ohne Antrieb zu sein. Der menschliche Organismus braucht ausreichend Schlaf, aber nicht zu viel. Ehrgeiz bei der Arbeit ist gut und notwendig, darf aber auch nicht

übertrieben werden, sonst bleibt keine Zeit mehr für Entspannungsphasen. Wir brauchen soziale Kontakte, um uns wohl zu fühlen, daher ist Zeit ebenfalls ein wichtiger Faktor für das Gleichgewicht. Unser Körper braucht gesunde, unbehandelte Nahrungsmittel. Wenn man sich nur von Tiefkühlkost ernährt und übermäßig viel Kaffee trinkt, dann wird der Körper diesen Konsum früher oder später übel nehmen. Schlemmen ohne Sinn und Verstand strengt den Organismus an und überfordert die Leber und andere Organe. Zu wenig Essen ist schädlich, weil dadurch der Körper nicht genügend Nährstoffe bekommt, was den gesamten Stoffwechsel stört und schließlich die Leistungsfähigkeit mindert.

Zur Lebensweise gehört auch die Umgebung. Tun Sie alles, damit Sie sich wohl fühlen? Gehen Sie regelmäßig an die frische Luft und machen einen Spaziergang im Park oder an einem Bach? Betätigen Sie sich im Garten? Wann haben Sie das letzte Mal richtige Erde in den Händen gefühlt oder etwas gesät, Unkraut gejätet oder Blumen gepflanzt?

Und wie sieht es mit Ihrem Zuhause aus? Sind Sie mit Ihrer Wohnung zufrieden, haben Sie einen bequemen Arbeitsplatz? Sind die Räumlichkeiten groß genug, damit Sie abschalten können, wann immer Ihnen danach ist? Wie steht es mit den grundlegenden Dingen, die man zum Leben braucht? Verdienen Sie genug? Oder besitzen Sie vielleicht zu viele materielle Güter? Drei Häuser und drei Autos können auch eine Belastung darstellen, wenn man sich um alles kümmern muss, und entfernen einen womöglich aus seiner eigenen Mitte.

Macht die Arbeit Spaß? Oder könnten Sie mehr daraus machen? Fühlen Sie sich richtig eingesetzt? Wenn Sie diese Fragen mit Ja beantworten können, befinden Sie sich wahrscheinlich im Gleichgewicht. Auch wenn Sie sich nach einem langen Tag am Schreibtisch manchmal wie aus dem Wasser gezogen fühlen, muss das nicht heißen, dass es Ihnen schlecht geht. Solange Sie die Sache nicht übertreiben und Zufriedenheit aus Ihrer Arbeit schöpfen, sind Sie im Gleichgewicht.

Doch der berufliche Alltag kann auch belastend sein. Man wacht auf, die Sonne scheint, schnell werden alle wichtigen Handgriffe im Haushalt erledigt oder die Morgengymnastik gemacht – und schon springt man ins Auto oder erreicht knapp noch die U-Bahn. Kein Wunder, dass man unter diesen Umständen nervös reagiert. Der Magen krampft sich zusammen, und auf dem Weg zur Arbeit machen sich zu allem Überfluss auch noch dumme Gedanken über alle möglichen Konfliktsituationen im Kopf breit. Die Antwort des Körpers auf diesen Stress ist, dass sich die Brust, der Unterleib und das Zwerchfell anspannen. Und da man zu alldem seine Arbeit noch gut machen und hellwach sein will, trinkt man schnell ein, zwei Tassen Kaffee.

Ihr Organismus wird Ihnen nach einigen Jahren die Rechnung präsentieren. Nach zwanzig Jahren lautet dann die Diagnose etwa Angina, Bluthochdruck, Magen- oder Zwölffingerdarmgeschwüre oder eine Reihe anderer Erkrankungen, die man hätte vermeiden können.

Besser weniger einschenken als randvoll machen.
Wenn die Klinge und die Kante zu scharf sind, werden sie schnell stumpf...
Dies ist der Weg ins Paradies.[5]

Das Gleichgewicht wiederfinden

Das Gleichgewicht wiederzuerlangen bedeutet, daran zu arbeiten. Man kann es nicht im Vorbeigehen einfach so wiederfinden. Es bedeutet Arbeit, weil man sich in der Abwärtsspirale der entropischen Kräfte befindet, die eigentlich eine natürliche Tendenz ist, der alle Dinge, Pflanzen, Körper unterliegen. Deshalb ist es so wichtig, die Störung gleich im Keim zu ersticken. Ein bisschen vom Weg abzukommen ist normalerweise nicht schlimm, man nimmt das Steuer in die Hand und lenkt den Wagen wieder in die richtige Richtung. Doch je weiter man vom Weg abgekommen ist, umso schwerer wird es, die Dinge wieder ins Lot zu bringen.

• Bemühen

Sich selbst wieder auf den richtigen Weg zu bringen ist eine Herausforderung, die umso größer ist, je weiter man sich von seinem Gleichgewicht entfernt hat. Ein Grund dafür ist ganz einfach der, dass es lange gedauert hat, bis der Körper mit einer ernsthaften Krankheit auf das Ungleichgewicht reagiert hat. Die Verhaltensweisen, die dazu geführt haben, sind im Laufe der Zeit zu festen Gewohnheiten geworden, die es nun zu erkennen und

---

5 Tao-te-King, No. 9

abzulegen gilt. Das ist mühsam, doch diese Mühe muss keine Qual sein. Alte Muster abzulegen ist ein interessanter Entwicklungsprozess, bei dem man sich selbst besser kennen lernt. Manche Menschen können mit solchen Veränderungsprozessen wenig anfangen und zweifeln daran, dass sie wirklich zu mehr Wohlbefinden führen. Sie können sich auch nicht vorstellen, auf ihren Drink nach dem Abendessen zu verzichten oder auf Schokolade und Eis, auf Zigaretten oder dicke Steaks. Häufig taucht das Argument auf, dass wir schließlich nur einmal leben, warum sollte man also Gewohnheiten aufgeben, auch wenn sie noch so schädlich sind. Manche Menschen halten sich auch an der Zigarette fest, als sei es der Rettungsring auf stürmischer See und als würden sie untergehen, wenn sie ihn loslassen. Offen gesagt, wenn diese Gedanken Sie daran hindern, Änderungen herbeizuführen, um gesund zu werden, ist es höchste Zeit, Ihr Leben und die Dinge, die Sie für erstrebenswert halten, noch einmal genau unter die Lupe zu nehmen. Stellen Sie sich die Frage, wie alt Sie werden möchten. Sie setzen Ihre Gesundheit unnötig aufs Spiel, wenn Sie es mit dem Gleichgewicht in Ihrem Leben zu leicht nehmen. Vielleicht halten Sie ein langes Leben gar nicht für erstrebenswert. Das ist Ihre Entscheidung, über die es nichts zu urteilen gibt. Nur sollte man sich die Dinge klar machen, solange noch Zeit ist. Es liegt bei Ihnen.

• **Natur**

„Zurück zur Natur!" – ist eines der besten Mittel, um sein Gleichgewicht wieder-

zufinden. Jeder Mensch hat schon einmal die innere Zufriedenheit und Heiterkeit gespürt, die sich an einem Wochenende in der Natur einstellt. Auf diese Erfahrung sollte man zurückgreifen, wenn man sein Leben zum Besseren ändern will. Sie brauchen dafür keinen weißen Sandstrand oder den berauschenden Anblick hoher Berge, ein Spaziergang im Park, wo die Vögel zwitschern, ist genauso gut. Der Aufenthalt in der Natur ruft in uns den natürlichen Rhythmus des Lebens wieder wach. Die Beobachtung der Vorgänge in der Natur führt uns zu einer Einheit zurück, bei der wir uns bewusst werden, dass der Mensch ebenso in diese natürlichen Vorgänge eingebunden ist. Die Verbindung mit der Natur ist wichtig, um das Fundament zu spüren, auf dem das Leben aufbaut. Der Mensch ist kein abgetrenntes Wesen in einem undefinierbaren Vakuum. Dies zu wissen, bringt uns auch dem gesundheitlichen Gleichgewicht einen großen Schritt näher.

Menschen, die ein ausgeprägtes Gefühl für dieses natürliche Gleichgewicht haben, leben unabhängig von ihrem Wohnort nach den Regeln der Natur. In einigen Ländern Europas, besonders in Italien, haben die Menschen gleichsam eine Art Kunst daraus gemacht. Das Geschäftsleben folgt dem Rhythmus der Tageszeiten und des Körpers. Die Menschen stehen frühmorgens auf und beginnen um 7 Uhr oder 8 Uhr mit der Arbeit. Um circa 12.30 Uhr gehen sie zum Mittagessen häufig nach Hause und gönnen sich nach dem Essen eine lange Verdauungssiesta; um 14.30 Uhr ist die Mittagspause zu

Ende und man arbeitet wieder, bis die Sonne untergeht.

Die Chinesen haben einen ähnlichen Rhythmus, der von großer Einfachheit geprägt ist. Sie richten ihren Tagesablauf nach dem Sonnenlicht und den Temperaturen. Unser Kung Fu-Lehrer ist ein Doktor, der in Canton lebt. Er ist äußerst genügsam in seinen Ansprüchen und hat nicht einmal ein Telefon oder fließend warmes Wasser. Er lebt in keiner Beziehung im Überfluss, er schmeißt nichts weg, sorgt für seine Privatsphäre und lebt ein sehr bodenständiges, ruhiges Leben, während die Welt draußen schmutzig und laut ist. In dieser Oase der Ruhe und Abgeschiedenheit haben Peter und ich Möglichkeiten der Heilung und gefühlsmäßigen Entspannung gefunden.

• Gebet und Innerer Glaube

Das Leben selbst stellt täglich eine Herausforderung dar – dies zu erkennen ist wichtig. Ein Leben kann noch so einfach und bescheiden sein, es erfordert trotzdem unsere tägliche Leistungsbereitschaft. Hui-yuan ist eine Frau, die einsam in den Bergen von Nanwutai lebt. Sie sagt: „Allein die Tatsache, mich am Leben zu halten, hält mich ziemlich auf Trab." Auf die Frage, ob sie so etwas wie Stress kennt, antwortet sie: „Ich stehe jeden Morgen vor Sonnenaufgang auf und lobpreise das Lotus Sutra und das Tisang Sutra. Abends meditiere ich und lobpreise den Namen Buddhas. Der Innere Glaube hängt vom einzelnen Menschen ab. Dies ist mein Glaube."[6]

Diese Form der inneren Gemütsruhe findet man, wenn man Ritualen folgt, die im Einklang mit dem Rhythmus der Natur und des Körpers stehen. Sie sind für das Gleichgewicht von so großer Bedeutung, dass wir fast wagen zu behaupten, sie seien unerlässlich. Nur in der Abgeschiedenheit von der äußeren Welt nimmt man die Kraft des Welturgrunds, das Tao, wahr: Es ist die Lebenskraft, die in jedem Menschen wirkt. In der Ruhe und Abgeschiedenheit empfängt man Bilder, die einen auf einen gesünderen Weg führen, auf den Weg zum Gleichgewicht.

*Der Raum zwischen Himmel und Erde
ist wie ein Blasebalg.
Der Umriss verändert sich, aber nicht
die Form;
Je mehr Bewegung da ist, umso mehr
kommt aus ihm heraus.
Je mehr Worte, umso weniger bedeuten sie.
Konzentriere dich auf deine Mitte.*[7]

• Liebe und Mitgefühl

In Lao-tses philosophischer Schrift Taote-king ebenso wie in anderen taoistischen Büchern ist von Liebe und Mitgefühl kaum die Rede. Diese beiden Dinge finden auch heute in Vorträgen und Seminaren über fernöstliche Heilkunde kaum Erwähnung. Eine etwas größere Rolle spielen Liebe und Mitgefühl bei jenen, die asiatische Kampfsportarten ausüben, doch auch hier eher im Hinblick auf das ethische Verständnis ihrer Kampfkunst. In modernen Büchern über fernöstliche Medizin werden die Theorie,

6 Bill Porter, *Road to Heaven, Encounters with Chinese Hermits*, (San Francisco: Mercury House 1993), S. 170
7 *Tao-te-king*, No. 5

die Übungen und sogar die Schönheit, die in diesen philosophischen Gedanken steckt, hervorgehoben, ohne die Liebe dabei ausdrücklich zu erwähnen. Alles in allem wird Liebe als Motor für einen Heilungsprozess recht stiefmütterlich behandelt. Dies ist verwunderlich, denn alle bedeutenden Heiler und Therapeuten wie auch die großen Meister des Kampfsports sind von Liebe erfüllt.

Liebe ist die größte Energiequelle, die es gibt. Ihre heilende Kraft ist mehr wert als jede Übung, jede Meditation und jedes Mittel, das man sich vorstellen kann. Liebe allein kann alles auf den Kopf stellen und zum Besseren wenden. Die Kraft der Liebe und die Kraft des Lebens sind untrennbar miteinander verwoben. Wenn diese Energien fließen, ist Heilung so gut wie sicher. Lernen Sie, sich selbst anzunehmen und zu lieben, um gesund zu werden. Mitgefühl für andere Menschen bedeutet, ein großes Herz zu haben und positive Energien an andere weiterzugeben. Das Gefühl der Liebe lässt uns die Bedeutung und den Sinn erkennen, dessentwegen wir diesen täglichen Lebenskampf auf uns nehmen.

Liebe kann sich in Form einer Freundschaft ausdrücken oder in einem positiven Lebensgefühl, in einem Lächeln oder in guter Laune. Liebe kann sich in dem Lied äußern, das man morgens vor sich hin summt, oder in der Musik, die man laut aufdreht. Liebe kann ein Essen sein, das Sie mit jemandem teilen, eine Massage, die Sie jemandem anbieten, sie kann sich in dem Buch ausdrücken, das Sie verschenken, oder in einem Brief an einen Menschen, der in einer schwierigen Situation steckt. Liebe kann die Freude sein, die Sie im Zusammensein mit einem Menschen empfinden, oder die Freude, die Sie in sich selbst verspüren, weil sie eins mit sich sind. Liebe ist der Katalysator für jeden Heilungsprozess. Die Liebe und die Unterstützung von anderen Menschen ist deshalb für Ihre Gesundheit überaus wichtig. Dies gilt natürlich auch für das Verhältnis zwischen Patient und Therapeut. Auch die Erfolgserlebnisse von Menschen in Ihrer Umgebung, die ihre Krankheit überwunden haben, stellen eine wichtige positive Quelle dar. Seien Sie sich bewusst, dass deren zurückgewonnene Lebenskraft auch Ihnen ein großer Antrieb für Ihren eigenen Kampf gegen die Krankheit sein kann. Und die Erinnerung an Ihre eigenen früheren Erfolgserlebnisse kann wie ein Spiegel Ihrer Stationen auf dem Weg zurück zum Gleichgewicht sein. Suchen Sie nach dem Licht, wenn Sie die Dunkelheit hinter sich lassen wollen.

Kapitel 2

Die Elemente des energetischen Ungleichgewichts

Beim Versuch, sich den philosophischen Grundlagen der chinesischen Heilkunde zu nähern und ihre Diagnose- und Heilmittel zu würdigen, muss man sich von der westlichen Vorstellung von Krankheit lösen. Manches klingt vielleicht zunächst seltsam oder fremd, doch es ist durchaus möglich, die körperlichen Vorgänge auf verschiedenen Wegen zu begreifen. Die Aussicht, den für sich geeigneten Weg zur Gesunderhaltung des Körpers zu finden, erhöht sich damit. Dinge, die scheinbar nichts miteinander zu tun haben, können verknüpft werden, und man kann für sich das Beste auswählen, was die westliche und asiatische Medizin zu bieten haben.

Organe sind Energiezonen

In der asiatischen Medizin herrscht eine völlig andere Auffassung von den Organen als in der westlichen. Im alten China untersuchte ein Arzt den Patienten, indem er auf die äußeren Symptome und Anzeichen einer Krankheit achtete. Er überprüfte die Klarheit der Augen und der Haut, er hörte auf die Schwingungen der Stimme, fühlte den Puls, betrachtete die Zunge, tastete den Körper ab und befragte den Patienten. Der Arzt befolgte ein striktes Gesetz, das ihm vorschrieb, so wenig wie möglich in den Heilungsprozess der Natur einzugreifen. Denn alles, was den Energiefluss im Körper behindert, stört den Heilungsprozess. Wenn ein Arzt im alten China es einmal wagte, eine Operation vorzunehmen, also den Körper öffnete, um die Organe zu untersuchen, wurde er wegen seiner barbarischen Methoden kritisiert.

In der asiatischen Medizin stellen die Organe Energiezonen dar. Aus welchen Substanzen die Organe bestehen und wo anatomisch genau sie sich im Körper befinden, spielt eine untergeordnete Rolle. Die Energie, die von den Organen ausgeht, ist für die Funktionstüchtigkeit bestimmter Bereiche des Organismus verantwortlich. Das harmonische Gleichgewicht des gesamten Organismus ist dann gewährleistet, wenn die voneinander abhängigen Energiezonen im Gleichgewicht und voll leistungsfähig sind. Ein Ungleichgewicht in nur einer dieser Zonen hat Folgen für den ganzen Organismus und führt zu Beschwerden jeder Art. Ein Beispiel: Wenn die Funktionsfähigkeit der Leber und ihres meridianischen Systems gestört ist, erkennt man dies an geröteten, entzündeten Augen, Reizbar-

Die Eingeweide und Därme

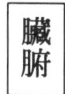

ZANG FU

35

Dreifacher Erwärmer

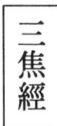

SĀN JIĀO JIŇG SAN SHŌ I

Herzbeutelmeridian

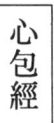

XĪN BĀO JIŇG

Konzeptionsgefäß

RÈN MAÌ
NIN MYAKU

Lenker–Meridian

DǓ MAÌ
TOKU MYAKU

keit, Schmerzen in oder unter den Rippen, Verdauungsstörungen und an der Neigung zum Schreien. Die meisten westlich orientierten Schulmediziner würden zwischen diesen Symptomen und der Leberfunktion keinen offensichtlichen Zusammenhang sehen.

In der traditionellen chinesischen Medizin (TCM) unterscheidet man 14 Verknüpfungspfade oder Meridiane und 365 markante Körperpunkte. Dies ist der Standard, den man seit der Kulturrevolution so festgelegt hat und nach dem man behandelt. Davor gab es in der traditionellen chinesischen Medizin etwa 70 Meridiane und bis zu 2000 Körperpunkte, die für die Diagnose und die Behandlung wichtig waren. Die Zahl variierte je nachdem, welche Lehre eine „Schule" vertrat.[1] Die Variante der traditionellen chinesischen Medizin, die wir in diesem Buch vorstellen, ist jene, die in den USA zunehmende Anerkennung findet und zur Selbsthilfe bei Krankheiten geeignet ist.

Zehn der Meridiane haben Verbindungen mit den Organen, deren Namen uns vertraut sind. Sie werden unter der Dualität von Yin und Yang wie folgt zusammengefasst: Lunge (Yin) / Dickdarm (Yang); Milz (Yin) / Magen (Yang); Herz (Yin) / Dünndarm (Yang); Nieren (Yin) / Blase (Yang); Leber (Yin) / Gallenblase (Yang).

Die vier anderen Meridiane nennt man die Dreifach-Erwärmer, sie bestehen aus dem Oberen, Mittleren und Unteren Wärmebereich: dem Herzbeutel, den Konzeptionsgefäßen und dem Verdauungstrakt.

Lunge / Dickdarm

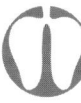

Die Lunge

- steuert die Lebenskraft Qi;
- steuert die Atmung, den Vorgang des Einatmens von Qi (Sauerstoff) und des Ausatmens von verbrauchtem Qi (Giftstoffe und CO_2);
- steuert die Filterung von Nährstoffen, die von der Milz und aus der Luft in die Lunge gelangen. Diese Bestandteile werden verbunden und erzeugen das Qi der Brust;
- ist zusammen mit dem Herz für den harmonischen Kreislauf von Qi verantwortlich;
- leitet und verteilt Energie in die unteren Körperzonen. Von allen Organen befindet sich die Lunge anatomisch gesehen am weitesten oben und leitet deshalb die Energie nach unten. Alle flüssigen Stoffen werden ebenfalls von der Lunge nach unten geleitet und an die Nieren und Blase verteilt, die diese Stoffe aufnehmen und ausscheiden. Die Funktion der Lunge ist auf die Funktion von Milz und Nieren abgestimmt. Wenn das Gleichgewicht zwischen diesen Organen gestört ist, staut sich das Qi in der Lunge und führt zu Asthma, Anschwellung und Schmerzen in der Brust sowie zu Ödemen im Gesicht und an den Armen;

---

1 Manche Menschen können die Verbindungen zwischen den Punkten entlang der Körpermeridiane wahrnehmen und kommen so auf bis zu 350 Punkte am Körper. Immerhin könnte dies die Kontroversen zwischen den verschiedenen Schulen oder Richtungen der traditionellen chinesischen Medizin beenden, die sich nicht auf eine bestimmte Zahl von Punkten und Meridianen festlegen lassen wollten.

- steuert die Abwehrkräfte oder die Immunfunktionen. Schützendes Qi (Abwehrkräfte) zirkuliert unter der Haut durch den ganzen Körper. Wenn das Gleichgewicht dieser Funktion gestört ist, ist der Körper anfällig für Erkältungen und Grippe;
- reguliert die Schweißabsonderung, also das Öffnen und Schließen der Poren, und reguliert die Verdunstung der Körperflüssigkeiten auf der Haut;
- reguliert den Stoffwechsel. Die Lunge erhält Körperflüssigkeiten von der Milz und verteilt sie im ganzen Körper. Sie leitet sie in die Haut und zu den Nieren weiter. Wenn die Flüssigkeiten nach unten zu den Nieren wandern, um dort ausgeschieden zu werden, wird ein Teil in den Nieren zurückgehalten und von der Energie dieses Organs gewärmt. Man nennt dies die Yang-Energie der Nieren, welche die erwärmte Flüssigkeit wieder an die Lunge zurückführt, um das Lungengewebe feucht zu halten;
- steuert den Feuchtigkeitshaushalt und ist damit für die Struktur der Haut und der Haare verantwortlich. Trockenes, sprödes, lebloses Haar und raue, trockene Haut deuten auf eine Störung hin;
- strahlt bis in die Nase und steuert das Geruchsempfinden.

Der Dickdarm

- nimmt die vom Dünndarm ausgeschiedenen Stoffe auf, trennt sie und scheidet sie entweder aus oder absorbiert die für den Organismus brauchbare Flüssigkeit. Ein Ungleichgewicht in der Funktion führt manchmal dazu, dass der Dickdarm zu viel Flüssigkeit aufnimmt, was zu Verstopfung führt. Wenn dagegen zu wenig Flüssigkeit absorbiert wird, ist Durchfall die Folge.

Milz / Magen

Die Milz

- ist das wichtigste Verdauungsorgan;
- steuert Umwandlung und Weiterführung der Nahrung und die Verteilung der Nährstoffe und der Energie an die verschiedenen Organe;
- steuert die Muskeltätigkeit und die Funktionstüchtigkeit der Gliedmaßen; sorgt für die Verteilung von Nährstoffen an Muskeln und Gliedmaßen;
- steuert den gesunden Appetit, die Verwertung der Nahrung und die normalen Darmbewegungen. Bei Funktionsstörungen kommt es zu Appetitlosigkeit, Aufblähung des Unterleibs, losem Stuhl, unverdauten Essensresten im Stuhl und zu Mattigkeit;
- steuert zusammen mit dem Magen die Weiterleitung der Nahrungsenergie an die Muskeln. Bei Funktionsstörungen kommt es zu Schwächegefühl in den Gliedmaßen und zum Bedürfnis, sich ständig hinzulegen;
- steuert die Weiterleitung, Umwandlung und Verteilung von Flüssigkeiten. Bei Funktionsstörungen kommt es zu einem Flüssigkeitsstau im Körper, zu innerer Lähmung, Ödemen und einem Schweregefühl in der Körpermitte sowie in den Beinen;

Lunge

FEÌ
HAI

Dickdarm

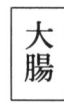

DĀ CHÁNG
DAI CHŌ

Milz

PÍ
HI

Magen

WÈI

I

Herz

XIN

SHIN

Dünndarm

XIǍO CHAŊG

SHO CHŌ

- hält das Blut in den Gefäßen. Diese Funktion findet in Zusammenarbeit mit dem Blutkreislauf statt, der vom Herz ausgeht und von der regulierenden Funktion der Blutzirkulation, die von der Leber ausgeht. Bei Funktionsstörungen kann es zu Blut im Stuhl und im Urin kommen, häufig zeigt sich eine Neigung zu Blutergüssen und starken Menstruationsblutungen;

- strahlt bis in den Mundbereich und wird an den Lippen augenscheinlich. Die Milz soll zuständig sein für die Speichelproduktion, sie stellt damit die erste Stufe im Verdauungsvorgang dar. Wenn die Milz gesund ist, kann man Geschmacksrichtungen gut erkennen, die Lippen sind feucht, voll und rötlich. Dagegen deuten ein schlechter Geschmack im Mund und die Unfähigkeit, Nahrung geschmacklich unterscheiden zu können, auf eine Funktionsstörung der Milz hin. Wenn die Milz zu heiß ist, spürt man eventuell einen süßlichen Geschmack im Mund, und die Lippen sind trocken. Eine schwache Milz erkennt man an blassen, farblosen Lippen, und manchmal kann es während des Schlafens zu Speichelausfluss kommen;

- steuert den Energiefluss, der die Lage der Organe aufrechterhält. Wenn diese Energie gestört ist, kommt es zu einem Organvorfall, oder man hat das Gefühl, dass das Organ nach unten drückt. Häufig sind davon der Magen, die Blase, die Gebärmutter und der Anus betroffen.

Der Magen

- ist für die Verdauung verantwortlich. Er teilt die Nahrung und leitet die Nährstoffe an die Milz weiter. Die Abfallstoffe wandern zum Dünndarm;

- steuert die Energie, welche die Nahrung in den Verdauungskanal führt. Bei Funktionsstörungen kommt es zu Aufstoßen, Übelkeit und Erbrechen.

Herz / Dünndarm

Das Herz

- steuert den Blutkreislauf und die Blutmenge im Körper;

- steuert den Zustand der Blutgefäße;

- reguliert die gesunde Hautfarbe;

- ist Sitz des Shen, der spirituellen Energie des Körpers, durch die die geistige Regheit, der Gefühlszustand und das Bewusstsein gesteuert werden;

- bestimmt die Farbe, Form und das Erscheinungsbild der Zunge, die das Sprechvermögen steuert. Sprechstörungen und Stottern sind häufig durch Störungen im Herzkanal verursacht oder beeinflusst.

Der Dünndarm

- nimmt Nahrung und Flüssigkeiten auf, zersetzt die Nahrung und trennt Nährstoffe von unverwertbaren Stoffen. Er leitet die verwertbaren Stoffe an die Milz und die Abfallprodukte an den Dickdarm und die Blase weiter;

- ist energetisch mit der Blase verbunden. Deshalb lassen sich Probleme beim Wasserlassen manchmal durch Beeinflussung des Dünndarmkanals behandeln.

Nieren / Blase

Die Nieren

- speichern die elementare, erste Energie von Yin und Yang bei der Geburt. Es sind die beiden Kräfte, welche die Lebensgrundlage bilden. Sie steuern das Wachstum, die sexuelle Entwicklung und den Reifungsprozess zum erwachsenen Menschen, die Fortpflanzungsfähigkeit und den Alterungsprozess. Beide Kräfte nehmen von Geburt an ab und müssen deshalb fortwährend gestärkt werden durch die Energie, die in der Nahrung und der Luft enthalten ist;

- speichern Yin (die generative Lebenskraft, die das Knochenmark erzeugt, dem Gehirn und dem Rückenmark Nahrung zuführt, für klares Denken, ein gutes Gedächtnis sowie für die Fähigkeit sorgt, Dinge abzuwägen, und die die Knochen nährt). Bei Funktionsstörungen kommt es zu Gedächtnisschwäche, unklarem Denken, zu mangelhafter Knochensubstanz, zum Knochenabbau und einer Schwächung der Lendenwirbelsäule sowie des Kniegelenks;

- steuern den Flüssigkeitshaushalt und die Menge sowie die Häufigkeit des Wasserlassens. Die Niere leitet Flüssigkeit zur Ausscheidung an die Blase weiter. Die Lunge leitet Flüssigkeit an die Nieren weiter, die von den Nieren erwärmt und dann zur Lunge zurückgeleitet wird;

- arbeiten mit der Milz zusammen, um die Trennung von Flüssigkeiten zu regulieren;

- bewahren das Qi von der Lunge. Bei Funktionsstörungen der Nieren kann es zu einem Stau in der Lunge kommen, der sich als Asthma auswirkt;

- haben eine Verbindung zum Ohr und steuern das Hörvermögen. Bei älteren Menschen nimmt die Funktionstüchtigkeit der Nieren ab und das Hörvermögen verschlechtert sich. Fleischige, lange Ohrläppchen deuten auf ein langes Leben hin;

- speichern das stärkste Feuer des Körpers, das die Quelle der Körperwärme ist. Die Stelle nennt man „Tor des Lebens". Es befindet sich zwischen den beiden Nieren. Wenn dieses Feuer nachlässt, verringert sich die Energie von Yang und kann zu Impotenz, zu Menstruationsproblemen, Unfruchtbarkeit, Weißfluss, Verdauungsproblemen, mangelhafter Nahrungsverwertung und Durchfall führen;

- stehen in enger Verbindung mit der Gebärmutter, die wiederum eng mit dem Blut verbunden ist. Die Nierenfunktion spielt eine Rolle bei der Menstruation, der Schwangerschaft und der Entwicklung des Fötus. Abweichungen vom Energiegleichgewicht des Yin oder der Mangel an Feuer des Yang können zu schmerzhaften Menstruationsbeschwerden führen. Die Regel kann auch ganz ausbleiben oder die Ursache für Unfruchtbarkeit sein. Die Gebärmutter steht auch in enger Verbindung mit dem Herzen, das für die Blutzirkulation zuständig ist, mit der Leber, die das Blut speichert, und mit der Milz, die das Blut in den Blutgefäßen hält.

Nieren

SHÈN
JIN

Harnblase

GUĀNG PÁNG
BŌKŌ

Leber

GĀN
KAN

Die Blase

■ scheidet als Urin aus, was ihr als Flüssigkeit zugeführt wird. Bei Funktionsstörungen kommt es zu Inkontinenz, Blasenentzündung, Schmerzen beim Wasserlassen oder zu unzureichendem Wasserlassen.

Leber / Gallenblase

Die Leber

■ speichert Blut. Man geht davon aus, dass die Blutzirkulation in den Ruhephasen abnimmt und Blut zur Leber zurückgeführt wird, die die angesammelte Blutmenge speichert. Während der körperlichen Aktivphasen fließt das Blut wieder aus der Leber heraus und beeinflusst so den Blutkreislauf des gesamten Organismus;

■ beeinflusst die Menstruation. Wenn die Leber nicht genügend Blut speichert, kann die Regel ausbleiben oder Unfruchtbarkeit entstehen. Zu viel Hitze in der Leber kann zu extremen Monatsblutungen führen;

■ hält durch die Speicherung des Bluts die Augen feucht und die Sehnen geschmeidig. Mangelhafte Blutspeicherung kann zu verschwommener Sicht oder angespannten Sehnen führen. Gerötete Augen deuten auf zu viel Hitze in der Leber hin;

■ fördert den freien Fluss von Qi im ganzen Körper und sorgt dafür, dass sich keine Hindernisse im Energiefluss aufbauen;

■ sorgt für den freien Fluss der Gefühle. Wenn das Qi der Leber im Gleichgewicht ist und die Leberfunktionen

normal sind, herrscht ein ausgeglichener Gefühlszustand. Wenn das Qi der Leber gestört ist, kann es zu depressiven Verstimmungen kommen sowie zu Zornausbrüchen, emotionaler Unausgeglichenheit, hypochondrischem Verhalten, Spannungen in den Brüsten, zu Kopfschmerzen, prämenstruellen Syndromen (PMS) mit Anschwellen der Brüste, aufgeblähtem Unterleib, Reizbarkeit und Niedergeschlagenheit;

■ sorgt durch den freien Qi-Fluss der Leber für eine geregelte Verdauung. Eine Blockierung dieses Energieflusses wirkt sich auf den Magen und die Milz aus und kann zu Erbrechen, Übelkeit, Aufstoßen, Unterleibsschmerzen, aufgeblähtem Unterleib und losem Stuhl führen. Auch die Gallenflüssigkeit hat einen Einfluss auf den freien Energiefluss von Qi. Bei einer Funktionsstörung kann es zu einem bitteren Geschmack im Mund kommen oder zu Aufstoßen, aufgeblähtem Unterleib und Gelbsucht;

■ versorgt die Finger- und Fußnägel mit Nährstoffen. Trockene und brüchige Nägel weisen auf Leberfunktionsstörungen hin;

■ steuert das harmonische Gleichgewicht zwischen Ent- und Anspannung der Sehnen und ermöglicht die Beweglichkeit der Gelenke. Wenn nicht genügend Blut vorhanden ist, können die Sehnen nicht mehr in ausreichendem Maß genährt werden. Die Folge ist, dass sie sich anspannen oder spasmisch zusammenziehen. Die Biegsamkeit und Dehnbarkeit ist dann eingeschränkt, es kommt zu Taubheitsgefühlen und Mattigkeit in den Gliedmaßen;

▪ strahlt in den Bereich der Augen aus und steuert das Sehvermögen sowie die Fähigkeit, Farben zu erkennen. Viele andere Meridiane führen durch die Augen und beeinflussen ihre Kraft. Feuer, das vom Herz herrührt und die Augen erreicht, führt zu blutgefüllten Augen. Auch eine Funktionsstörung der Nieren kann das Sehvermögen beeinträchtigen.

Die Gallenblase

▪ speichert und sondert Gallenflüssigkeit ab, die von der Leber kommt. Eine Funktionsstörung der Gallenblase kann zu Erbrechen von bitterer Gallenflüssigkeit führen, zu Verstopfung oder Blasenentzündung. Auf mentaler Ebene kann sich eine Störung der Gallenblase dadurch bemerkbar machen, dass man unfähig ist, Entscheidungen zu treffen, oder dass man geneigt ist, voreilige Entscheidungen zu treffen.

Flüssigkeiten, Qi und Blut

Diese drei Begriffe werden im Selbsthilfeteil dieses Buches häufig verwendet. Sie unterscheiden sich in ihrer jeweiligen Bedeutung nur unwesentlich vom westlichen Gebrauch. Im Falle von Flüssigkeit und Blut sind es zwar liquide Substanzen, doch Vertreter der chinesischen Heilkunde verstehen darunter auch den Nährboden, auf dem sie Nährstoffe, unverwertbare Stoffe und Energie verteilen, sowie die Funktion dieser Verteilung.

Körperflüssigkeiten

Die Körperflüssigkeiten werden in zwei Kategorien unterteilt: die klare Yang-Kategorie und die dickflüssige Yin-Kategorie. Die Flüssigkeiten, die zum Yang-Typ gehören, versorgen die Haut mit Feuchtigkeit und wärmen und nähren die Muskeln. Schwitzen beispielsweise gehört in diese Kategorie.

Die dickeren Yin-Flüssigkeiten zirkulieren im Körper, um die Gelenke (Gelenkflüssigkeit), das Gehirn, das Rückgrat, (Gehirn- und Wirbelsäulenflüssigkeit), das Knochenmark und die Öffnungen der Sinnesorgane mit Flüssigkeit zu versorgen. Die Yin-Flüssigkeit ist ein schmieriges, schleimartiges Sekret.

Jedem Organ ist eine bestimmte Körperflüssigkeit zugeordnet: Den Lungen fließt Schleim zu, den Nieren Sexualsekrete sowie Gehirn- und Wirbelsäulenflüssigkeit, der Leber Gallenflüssigkeit und Tränen, dem Herzen Blut und Schweiß und der Milz Lymphflüssigkeit, Speichel und Chymus (nicht zu Ende verdauter Speisebrei im Magen). Ein Ungleichgewicht der Körperflüssigkeiten führt zu Asthma, Trockenheit der Augen, der Haut und der Lippen oder zu Ödemen.

Qi

Qi ist die Kraft, die allem Leben zugrunde liegt. Es hat weder Form noch Geschmack, noch kann man es sehen. Trotzdem ist jede Materie von dieser Kraft durchdrungen. Der Taoist Zhvangzi sagte: „Man kann Tao in zwei Teile teilen, doch es bleibt trotzdem eine Einheit." Das Gleiche gilt für Qi, die Lebenskraft. Sie spielt in verschiedenen Bereichen eine Rolle und ist

Gallenblase

DǍN
TAN

Flüssigkeiten

JÌN
SHIN

Stimmungen

YÈ
EKI

Blut

XUÈ

KETSU

Die Fünf Elemente

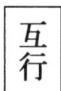

WǓ XIEŃG

GO GYŌ

trotzdem immer eine Einheit. In der chinesischen Medizin glaubt man, dass der Körper gegen jede Art von Krankheit gefeit ist, wenn Qi in einem gleichmäßigen, harmonischen Strom durch den Körper fließt. Das Erbe, das in den menschlichen Genen steckt, die Qualität und die Menge der Nahrung und Flüssigkeit, die der Mensch zu sich nimmt, und die Luft, die wir atmen: All das hat Einfluss auf das Qi. Qi und die Körperorgane gehen eine dynamische Verbindung ein, deshalb ist es wichtig, die Organe gesund zu halten, damit auch das Gleichgewicht des Qi erhalten bleibt. Qi wiederum beeinflusst die Funktionsfähigkeit der Organe.

Die Eltern geben ihr Qi an ihr Kind weiter. Ihr Qi ist verantwortlich für die gesunde Entwicklung des Fötus, für das Wachstum des Organismus, für die Fortpflanzung und für den Alterungsprozess. Das angenommene oder nahrhafte Qi, wie es auch heißt, ist die Energie, die der Mensch aus der Luft, vom Sonnenlicht, aus der Nahrung und aus Flüssigkeiten erhält. Das Qi der Luft ist ein Energiespender, den wir über die Atmung aufnehmen. Das Qi der Brust gibt seine Kraft an das Herz und die Lunge weiter, damit das Blut zirkulieren kann und die Atmung funktioniert. Yuan-Qi oder das wahre Qi, wie es auch heißt, ist die Kraft, die im ganzen Körper wohnt. Wei-Qi oder schützendes Qi durchströmt den Körper unter der Hautoberfläche und schützt ihn vor Krankheitserregern, die von außen auf den Körper einwirken. Ying-Qi ist ebenfalls eine schützende Kraft, welche die Körperkanäle und Organe vor fremden Keimen schützt.

Blut

Blut stellt man sich am besten als eine Flüssigkeit vor, welche die Organe nährt, die dann wiederum neues Qi erzeugen. Das Blut bezeichnet man deshalb auch als die „Mutter des Qi". Zwischen Blut und Qi besteht eine Wechselwirkung, weil Qi die Kraft ist, die das Blut in den Gefäßen bewegt und hält. Das Blut wird aus zwei Quellen erzeugt: aus den Substanzen, die durch Nahrung und Luft zugeführt werden, und aus dem Yin der Nieren. Dieses Yin erzeugt eine energetische Substanz, das Mark, aus dem das Gehirn, die Wirbelsäule und das Knochenmark gebildet werden. Das Knochenmark erzeugt seinerseits Blut. Das Blut nährt den Körper und sorgt dafür, dass die Organe gesund sind, das Gewebe mit Feuchtigkeit versorgt wird, die Sehnen geschmeidig bleiben und die Augen Feuchtigkeit erhalten.

Das Qi des Herzens und das der Brust sorgen dafür, dass das Blut im Körper zirkuliert. Wenn das Gleichgewicht des Qi gestört ist oder Qi fehlt, kommt es zu einem Blutstau. Wenn das Qi das Blut nicht mehr in den Gefäßen halten kann, kommt es zu einem Blutsturz.

Die Theorie der Fünf Elemente

Das mangelhafte Zusammenwirken von fünf Elementen ist in der chinesischen Medizin die Ursache für gesundheitliches Ungleichgewicht.

In den Schriften der alten Taoisten ist die Rede vom Zusammenwirken von fünf elementaren Energien, die im Universum vorkommen. Nach dieser Therorie wiederholt sich der Energiefluss des Makrokosmos auf kleinerer Ebene im menschlichen Mikrokosmos. Demzufolge zieht eine Veränderung im großen System auch eine Veränderung im kleinen System nach sich.

Die fünf Elemente heißen: Holz, Feuer, Erde, Metall und Wasser. Jedes Element ist einer bestimmten Tageszeit zugeordnet, einem Geschmack oder Aroma, einem Körperorgan, einer Farbe, einem Klang, einem Geruch, einem Gefühl, einer Jahreszeit und einer Richtung. Diese Elemente – oder Gruppen von Eigenschaften und Energien – reagieren miteinander nach einem festgelegten

Schema. Sie bewegen sich aufeinander zu und voneinander weg. Sie bewegen sich in Laufbahnen, die man das Schöpfungs- und Steuerungssystem nennt.

In dem Schaubild unten erkennt man einen Kreis, der sich durch das Organsystem zieht, das aus jeweils fünf Organpaaren besteht. Die Pfeile auf dem Kreis geben die Richtung an, von der die Energie von einem Organ zum nächsten fließt und durch die das Element/Organ genährt wird, das auf sie folgt. Auf dem Diagramm sehen Sie beispielsweise das Organpaar Leber/Gallenblase und den Pfeil, der auf dem Kreis in Richtung Herz/Dünndarm zeigt. Dies bedeutet, dass das Element Holz der Leber Energie zuführt. Diese

Zusammenwirken
der Fünf Elemente

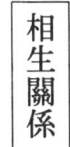

相生關係

XIÀNG SHĒNG
GǓAN
XĪ
SO SEI KAN KEI

Kreislauf der Fünf Elemente

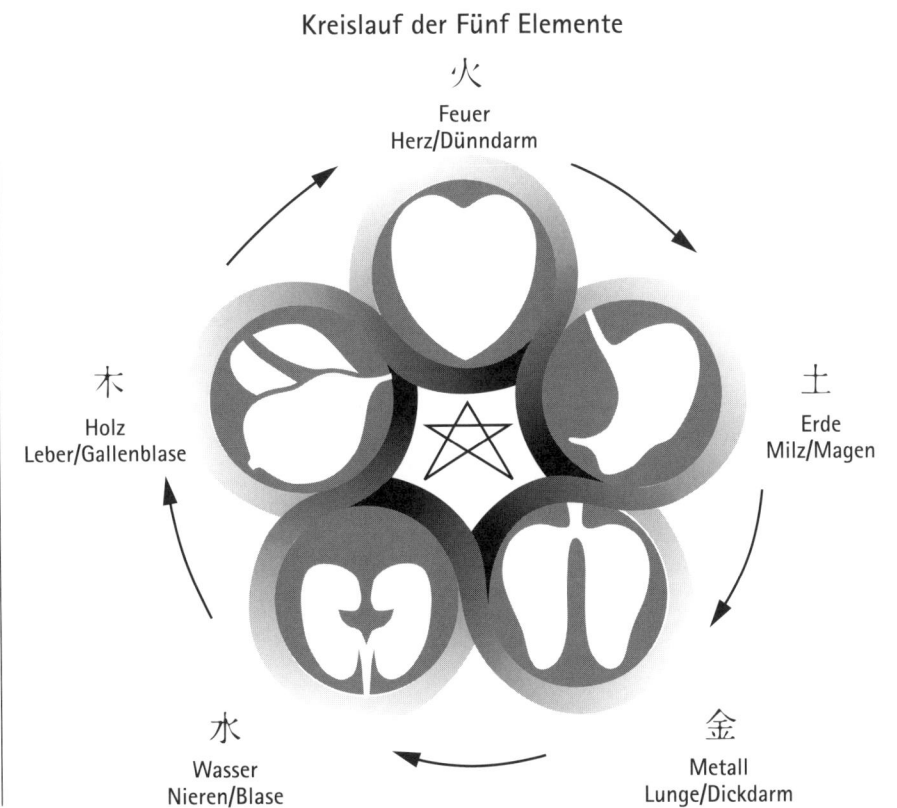

火
Feuer
Herz/Dünndarm

土
Erde
Milz/Magen

木
Holz
Leber/Gallenblase

水
Wasser
Nieren/Blase

金
Metall
Lunge/Dickdarm

Energie leitet die Leber an das Element Feuer, das sich im Herz befindet, und an die betreffenden Meridiane weiter. Die Verästelungen dieses Systems sind so weit verzweigt, dass sich ein Energieungleichgewicht eines bestimmten Organs innerhalb des Systems nachteilig auf ein anderes Organ auswirkt, weil es nicht mehr ausreichend mit Nährstoffen versorgt wird. Eine Funktionsstörung im Herzen kann beispielsweise bedeuten: 1. Die Leber versorgt das Herz nicht mehr ausreichend mit Blut. 2. Das Herz muss gestärkt werden, damit die Leber voll arbeiten kann. 3. Der Magen und die Milz (die in der Reihe der Organe dem Herzen am nächsten liegen) oder der Verdauungsapparat werden negativ beeinflusst.

Der zweite Teil des Fünfelementesystems ist der Steuerungskreislauf. Er schützt die Organe und ihre Energie vor Überfunktion. Bei einer Organüberfunktion brennt das Organ aus. Es erschöpft sich selbst und zieht Energie von einem Nachbarorgan ab oder überfordert das nachfolgende Organ. Innerhalb dieses Kreislaufs kontrolliert das Holz die Kraft der Erde (wie ein Baum, der Erde um seine Wurzeln bindet), die Erde beherrscht das Wasser (indem sie Wasser speichert), das Wasser kontrolliert das Feuer (indem es die Flammen löscht), das Feuer kontrolliert Metall (wie Feuer, das Gold zum Schmelzen bringt) und das Metall beherrscht das Holz (wie die Axt, die Holz spaltet).

Auf die Organe übertragen bedeutet das: Das Organpaar Leber/Gallenblase reguliert die Energie, die vom Magen und der Milz ausgeht.

Der Magen und die Milz regulieren die Energie der Nieren und der Blase. Die Nieren und die Blase regulieren die Energie des Herzen und des Dünndarms. Das Herz und der Dünndarm regulieren die Energie der Lunge und des Dickdarms.

Die Beziehungen in diesem Kreislauf bedeuten: 1. Man kann eine Überfunktion abschwächen, indem man das Organ stimuliert, das einen regulierenden Einfluss auf das überaktive Organ innerhalb des Systems hat. 2. Kranke Organe oder Organe und Systeme mit Unterfunktion können gestärkt werden, indem man andere Organe, die diese beeinflussen, in ihrer Aktivität schwächt. 3. Eine mangelhafte Herz-/Dünndarmfunktion beispielsweise kann behandelt werden, indem man die Tätigkeit der Nieren und Gallenblase neu einstellt und fördert.

Darüber hinaus wird jedes Organsystem von fünf verschiedenen Arten von Geschmacksrichtungen oder Nahrungsenergien, Farben, Tageszeiten, Jahreszeiten und Klängen genährt und gesteuert. Wenn Sie die Reaktionen Ihres Körpers beobachten und auf die grundlegenden Dinge achten, die Ihre Konstitution ausmachen – z. B. wie viel Energie Sie haben und abgeben, ob Sie leicht frösteln oder ob Ihnen schnell zu warm wird, wie schnell Sie Nahrung umwandeln, welche Farbe Sie bevorzugen, welche Menge an Schleim und Harnstoffen Sie absondern oder ausscheiden – können Sie dies in Beziehung setzen zur Theorie der Fünf Elemente und zu dem, was diese über das Gleichgewicht der Organe aussagt.

Steuerungskreislauf

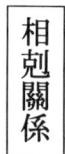

XIÀNG KÈ GŬAN XĪ
SO KOKU KAN KEI

Die vier Lebensphasen

In der chinesischen Medizin berücksichtigt man bei der Diagnosestellung die Lebenssphase, in der sich der Patient gerade befindet. Traditionsgemäß unterteilen die Chinesen das Leben in vier Phasen: Säuglingsalter/Kindheit; Jugendzeit; Erwachsenenalter; Alter. Die Ernährung, die körperliche Aktivität und das Ruhebedürfnis sind je nachdem, in welcher Lebensphase sich ein Mensch befindet, unterschiedlich.

Kleinkinder und Kinder sind noch zart. Ihr Verdauungsapparat ist noch nicht vollständig ausgebildet, deshalb können sie rotes Fleisch und Getreide nicht gut verdauen. Sie brauchen viel Platz zum Spielen und Herumtoben, benötigen jedoch mehr Schlaf als Jugendliche oder Erwachsene, weil ihre körperliche Ausdauer noch eingeschränkt ist. Jugendliche stecken in einem Reifeprozess. Sie machen einen letzten Wachstumsschub, ihr Körper verlangt nach körperlicher Anstrengung, sie brauchen Schlaf und gesunde Nahrung, und die Pubertät führt zu großen Veränderungen im heranwachsenden Menschen. Beim erwachsenen Menschen ist das Wachstum abgeschlossen. Der Alterungsprozess beginnt bereits um die dreißig. Der Erwachsene steckt in der Blütezeit seines Lebens und sollte sie genießen. Er muss aber auch auf gesunde Ernährung achten und mit seinen Kräften haushalten, damit der Körper genügend Reserven für den Alterungsprozess hat.

Bei alten Menschen neigt sich die Lebenskurve wieder. Doch da die Menschen heute eine längere Lebenserwartung als früher haben, ist die Phase des Altseins länger als vor nicht allzu langer Zeit. Ältere Menschen können aber auch in dieser Phase vital durchs Leben gehen, wenn sie sich gesund ernähren und ihren Verdauungsapparat nicht überlasten. Sie sollten regelmäßig einen für ihr Alter geeigneten Sport treiben, um die Muskeln und Sehnen geschmeidig zu halten. Yogaübungen, Tai Chi oder Ähnliches erhöhen die Leistungsfähigkeit auch im Alter und stärken die Abwehrkräfte.

Körpertypen

Wissen Sie, zu welchem Körpertyp Sie gehören? Die Kenntnis des Körpertyps erleichtert es, ein gesundheitliches Ungleichgewicht zu erkennen. Bei bestimmten Körpertypen lassen sich nämlich ähnliche Formen des Ungleichgewichts feststellen. Das Ungleichgewicht wiederum ist durch bestimmte körperliche Dispositionen gekennzeichnet.

Die Chinesen teilen die Welt in zwei unterschiedliche Energiesphären ein, die sich jedoch wechselseitig immer beeinflussen: Yin und Yang. Sie haben sicherlich schon davon gehört, auch wenn Sie keine genaue Vorstellung davon haben, was das sein soll. Wir wollen das Geheimnis von Yin und Yang lüften, indem wir es in diesem Kapitel auf ganz einfache Weise erklären. Die Formel für Yin lautet kalte/kühle Energie, die von Yang heiße/warme Energie. Jeder Mensch befindet sich irgendwo auf dieser Skala zwischen Kalt und Heiß.

Menschen, deren Yang-Anteil überwiegt, haben heiße Körper, ihre Haut ist rötlich,

Die vier Phasen

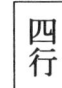

SÌ XÍNG
SHI GYŌ

45

ihr Körperbau kräftig. Sie sind voller Energie und brausen leicht auf. Ihre Bewegungen wirken steif und die Stimme ist laut und kräftig. Sie neigen in ihrem Wesen häufig zu Aggressionen, sie atmen schwer, die Lippen sind oft rissig. Menschen mit rötlich dunkler Haut haben einen rötlichen Teint. Die Schleimabsonderung ist gelb oder sogar rötlich, ebenso die Farbe des Urins. Der Stuhl ist eher hart, und die Darmbewegungen sind träge, weil der Darm häufig verstopft ist. Wenn sich ausgeprägt heiße Körper dem Gleichgewicht nähern, kühlt ihre Hitze ab. Die rötliche Hautfarbe nimmt einen blasseren Ton an und sieht gesünder aus. Sie bersten nicht mehr vor Energie, und ihre Ruhelosigkeit wandelt sich in eine maßvollere Aktivität. Warme Menschen sind extrovertiert und begeisterungsfähig, was auch leicht vereinnahmend wirken kann, doch nicht so stark wie bei heiß temperierten, ausgeprägten Yang-Typen. Die Atmung ist schwer, aber nicht weniger geräuschvoll. Die Lippen sind trocken, aber nicht rissig. Auch die Haut ist eher trocken, schält sich aber nicht. Die Farbe des Urins ist dunkelgelb, der Stuhl hart und leicht dunkel, der Körpergeruch ziemlich streng.

Menschen, die im Gleichgewicht sind, haben ein „normales" Gewicht und eine normale Kondition. Sie sind weder zu dünn noch zu dick. Sie sind muskulös, ohne Muskelprotze zu sein. Ihre Bewegungen sind harmonisch und sie scheinen sich in ihrem Körper wohl zu fühlen. Sie haben ein gutes Gespür dafür, wann Bewegung gut tut und wann Ruhephasen angebracht sind. Ihre Stimme hat einen melodischen Klang und ist angenehm anzuhören. Die Atmung ist kaum hörbar, Lippen und Haut sind glatt und feucht. Der Schleim ist hell, die Farbe des Urins goldgelb, der Körpergeruch ist leicht und angenehm.

Menschen, die mehr auf der kühlen Seite der Skala liegen, wirken im Vergleich zu heißblütigen oder warmen Yang-Typen etwas emotionslos. Sie sind in ihrem Wesen ruhiger und zurückhaltender und scheinen wenig Selbstbewusstsein zu haben oder sich nur schwer behaupten zu können. Ihre Bewegungen drücken Schüchternheit aus oder wirken verzagt. Die Atmung ist flach und kommt häufig nur vom oberen Teil der Lungen. Die Stimme hat einen sanften Klang. Hellhäutige Menschen sehen blass aus oder haben nur wenig Farbe im Gesicht, dunkelhäutige Menschen haben einen leicht gräulichen Teint. Die Lippen sind feucht, aber blass mit einem leicht gräulichen Ton. Der Schleim ist dünnflüssig, durchsichtig oder weißlich, die Farbe des Urins ist hellgelb, der Stuhl ist leicht und locker.

Yin-Typen sind entweder übergewichtig oder sehr dünn und ausgemergelt. Ihre Körperhaltung ist schlaff und zusammengesunken. Sie wirken unglücklich oder traurig. Sie bewegen sich nur wenig und sitzen gern zusammengekauert oder zusammengerollt wie eine Katze. Die Stimme ist ruhig, fast ein wenig flüsternd, und die Atmung ist flach und schwach. Die Haut ist blass und feuchtkalt, die Lippen sind blass und sehr feucht. Der Schleim ist durchsichtig, der Stuhl ist locker und Durchfall kommt relativ häufig vor.

Diese Einteilung der Körpertypen ist natürlich eine Verallgemeinerung. Sie stellen wahrscheinlich Eigenschaften an sich fest, die für die eine und die andere Gruppe kennzeichnend sind. Dies ist normal und trifft auf jeden Menschen zu. Wenn Sie diese Merkmale lesen, versuchen Sie, die Eigenschaften herauszufinden, die bei Ihnen am häufigsten vorkommen. Dorthin, wo Sie die meisten Gemeinsamkeiten feststellen, tendieren Sie als Typ. Berücksichtigen Sie dabei auch die anderen Beschreibungen, denn es kann durchaus sein, dass Sie eine Tendenz zu „warm" und zu „kalt" haben und irgendwo auf der Mitte der Skala liegen.

Bedenken Sie bitte auch, dass sich der Platz auf der Skala womöglich verschieben wird, nachdem Sie mit der Umstellung Ihrer Ernährung und mit einem veränderten Lebensstil begonnen haben. Nach einigen Monaten sollten Sie dann Ihre Einordnung noch einmal überprüfen und sehen, ob und was sich inzwischen verändert hat; alsdann sollten Sie Ihre Ernährung und Lebensweise gegebenenfalls darauf einstellen.

Formen des gesundheitlichen Ungleichgewichts

In der chinesischen Medizin stellt man die Diagnose nicht aufgrund eines bestimmten Krankheitserregers, der die Krankheit ausgelöst hat. Krankheit manifestiert sich vielmehr in einer bestimmten Form des Ungleichgewichts. Die Symptome der Krankheit unterteilt man im Wesentlichen nach ihren „heißen" oder „kalten" Eigenschaften, die durch ein organisches Ungleichgewicht oder durch Fremdeinflüsse von außen verursacht sein können. Mit den Begriffen „übermäßig" oder „mangelhaft" beschreibt man den Grad der Hitze oder Kälte, die das Ungleichgewicht ausmachen.

Heiße Menschen oder jene, denen es an Yin-Energie mangelt, zeigen häufig Symptome, die durch übermäßige Hitze im Körper hervorgerufen werden: Durst, Fieber, Verstopfung, grüner oder dickflüssiger Schleim. Sie können warme Decken nicht ertragen und verlangen nach kühlenden Umschlägen. Sie haben normalen Appetit, die Verdauung ist mühsam oder sogar von einem brennenden Gefühl begleitet. Die Gesichtsfarbe und die Augen sind unter Umständen gerötet. Eine Entzündung oder eine Infektion ist häufig Anzeichen von Hitze im Körper.

Kalten Menschen mangelt es dagegen an Yang-Energie. Wenn sie krank sind, ist ihnen kalt, sie frieren, werden blass und bewegen sich nur ungern. Die Haut nimmt eventuell eine leicht bläuliche Farbe an. Der Urin ist sehr hell, der Schleim durchsichtig und die Schleimabsonderung ist erheblich. Unter Umständen tritt Durchfall auf. Diese Menschen möchten sich am liebsten unter mehrere Decken verkriechen. Sie haben keinen Appetit, die Verdauung ist stockend. Sie empfinden Schmerzen im ganzen Körper, besonders in den Gelenken und Muskeln. Doch Vorsicht vor allzu voreiligen Schlüssen! Menschen mit der Tendenz zur heißen Seite entwickeln nicht automatisch auch eine heiße Krankheit. Umgekehrt bekommen Menschen mit der Tendenz

Hitze

RÈ
NETSU

Kälte

HÁN
KAN

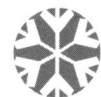

zur kalten Seite nicht unbedingt eine kalte Krankheit. Um Fehler zu vermeiden, überprüfen Sie am besten noch einmal die Körpertypen und ihre typischen Eigenschaften, damit Sie Ihre normale Konstitution herausfinden (die Zustände von Heiß und Kalt, wenn Sie nicht krank sind), und vergleichen Sie diese mit den Merkmalen der folgenden Auflistung von Heiß- und Kalt-Symptomen. Auf diese Weise können Sie besser bestimmen, welche der Selbsthilfemittel im zweiten Teil dieses Buches für Sie geeignet sind.

Übermäßige Hitze-Symptome

Heißer Körper – Verstopfung

Abneigung gegen Wärme – Extremes Schwitzen

Verlangen nach kalten Getränken – Normaler Appetit

Ständiger Durst – Schwere oder brennende Verdauung

Fieber – Entzündung

Rotes Gesicht und rote Augen – Infektion

Dunkler, konzentrierter Urin

Feuer dient zur Beschreibung von Zuständen extremer Hitze, die durch äußere Einflüsse wie Wind, Sommerhitze und Trockenheit (siehe unten) hervorgerufen werden. Krankheitserreger, die von diesen Einflüssen herrühren, können sich schnell in Feuer verwandeln, wenn sie nicht behandelt werden, und die kühlende Körperenergie Yin schädigen. Das Yin der Leber reagiert besonders anfällig auf Feuer. Wenn sich Feuer mit innerem Wind verbindet, kann es zu einem steifen Nacken und zu steifen Schultern, zu Krämpfen, nach oben starrenden Augen und zum Delirium kommen.

Übermäßige Kälte-Symptome

Frösteln in bestimmten Körperregionen oder am ganzen Körper – Durchfall

Wunsch nach Wärme – Niedriger Blutdruck

Schmerzen in den Gliedern und Taubheitsgefühle, die bei Wärme nachlassen – Blasses und fröstelndes Aussehen

Häufiges Wasserlassen – Geringer oder gar kein Appetit

Kein Verlangen nach Bewegung – Schlechte Verdauung

Langsame Bewegungen

Starkes Verlangen nach warmen oder heißen Getränken

Schwierigkeiten, sich warm zu halten

Ausscheidung großer Mengen hellen Urins

Bedürfnis nach Schlaf

Im hier oben aufgeführten Teil der Liste sind Symptome angegeben, die auf einen Mangel an Yang deuten. Sie rühren in der Regel von einer Funktionsstörung der Nieren und des Energiehaushalts her, die für die Hitzeerzeugung im Körper zuständig sind. Zu langer Aufenthalt im Kalten oder eine angeborene Yang-Schwäche können zu den oben genannten Symptomen führen.

Äußere Einflüsse

Wind, Sommerhitze, Feuchtigkeit und Trockenheit

In diesem Buch wird außer von Kälte und Hitze immer wieder die Rede von Wind, Sommerhitze, Feuchtigkeit und Trockenheit sein. Aus chinesischer Sicht beschreibt man damit äußere Einflüsse, die den Körper aus dem Gleichgewicht bringen oder eine Krankheit verursachen können. In der westlichen Medizin bezeichnet man Krankheitserreger als Keime, Bakterien oder Viren. Wir vermeiden die Begriffe der westlichen Medizin, da es sich hier um die chinesische Heilkunde dreht. Doch für den Leser mag es hin und wieder hilfreich sein, wenn er sich bestimmte Dinge mit Hilfe der gewohnten westlichen Begriffe vorstellen kann.

Den Begriff **Wind** kann man im normalen Sinne des Wortes verwenden. Damit sind auch die plötzlichen Wetterumschwünge gemeint, die im Frühling und Herbst oft vorkommen. In der Natur ist der Wind ein schnelles und launisches Element, das seine Richtung rasch ändert. Die chinesische Medizin betrachtet den Wind, wenn man ihn auf den Körper bezieht, als eine eindringende Kraft, die starke Bewegungen hervorruft. Stellen Sie sich Wind als etwas vor, das um Ihren Körper herumwirbelt. Sie haben keine Kontrolle darüber. Normalerweise wirkt sich Wind in Form von Schmerzen und Leiden aus. Wenn Wind zusammen mit Kälte, Hitze, Feuchtigkeit oder Trockenheit auftritt, kann er die Wirkung dieser Einflüsse verstärken und sie tiefer in den Körper eindringen lassen. Kälte kann zum Beispiel im Winter durch die Nieren in den Körper eindringen. Die Folgen sind Frösteln und erste Anzeichen einer Erkältung oder einer Grippe. Wenn zu Kälte Wind hinzukommt, treibt der Wind die Grippe durch den ganzen Körper. Die Folgen können Schmerzen in den Gelenken und in den Muskeln sein und/oder Frösteln in verschiedenen Bereichen des Körpers. Der Wind kann auch durch den Magen in den Körper gelangen und Verdauungsprobleme oder eine „Magengrippe" verursachen.

Der Wind ist ein leichtes Element und besitzt Yang-Eigenschaften. Er greift in der Regel zuerst die oberen Körperbereiche an: Gesicht, Kopf, Hals und Schultern, Lunge. Wenn der Körper erhitzt ist und schwitzt und sich dann langsam abkühlt, kann der Wind leicht in den Körper eindringen. Die Chinesen sagen, wenn es in dieser Phase zu einem Eindringen des Windes kommt, wirkt sich dies auf das Schließen und Öffnen der Poren aus und kann zu Beschwerden in den Atemwegen führen.

Winde im Körper hängen meistens mit einem Ungleichgewicht in der Leber und ihren Meridianen zusammen. In der chinesischen Medizin würde die Diagnose lauten: häufige Wutanfälle, Zitteranfälle, spasmische Zuckungen, Krämpfe und Gefahr eines Schlaganfalls.

Sechs Extrem-Einflüsse aus der Umwelt

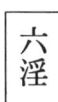

LÌN YÍN
MUTSU IN

Wind

FĒNG
FU

Sommerhitze

SHǓ
SHO

Feuchtigkeit

SHĪ
SHITSU

Die **Sommerhitze** ist eine übermäßige Form von Hitze. Sie besitzt starke Yang-Eigenschaften und führt zu einer Schwächung von Yin. In China ist dieser Zustand weit verbreitet: Die Menschen verbringen viele Stunden des Tages auf den Feldern und sind dort großer Hitze ausgesetzt. Die Beschwerden, die Sommerhitze verursacht, können auch bei Menschen auftreten, die unter extrem heißen Bedingungen arbeiten, beispielsweise in einer Gießerei oder Backstube. Die Beschwerden können sich in Form von Schwindel, Durst, Übelkeit äußern oder in konzentriertem Urin, Abgespanntheit, Verstopfung und – im schlimmsten Fall – in Form von Herzrasen, Delirium, der Zerstörung der Shen-Energie (siehe Kapitel 6, „Schmerz und Vitalität").

Sommerhitze, die sich als Yin bemerkbar macht, ist ein kalter Zustand, der durch zu viel Genuss von kalten Speisen oder eisgekühlten Getränken herrührt. In diesem Fall führt das Übermaß an Yin (eis-kalt) in Kombination mit dem Übermaß an Yang (Hitze) zu Frösteln, dumpfem Kopfschmerz, Unterleibsschmerzen begleitet von Durchfall und von starkem Schwitzen – alles Anzeichen, die auf eine Sommererkältung hindeuten.

Krankheitssymptome, die mit **Feuchtigkeit** zusammenhängen, machen sich in der Regel in den unteren Gliedmaßen bemerkbar mit Trägheit und einem Gefühl im Kopf, als hätte jemand eine elastische Binde um den Kopf gewickelt. Weitere Anzeichen sind Ödeme, Schwindel, ein übler, leicht süßlicher Geschmack im Mund und ein dicker, schmieriger Belag auf der Zunge. Feuchtigkeit verursacht ein Gefühl der Schwere und Stauung im ganzen Körper. Die Schwere sinkt in den Bereich des Solarplexus und die unteren Bereiche des Unterleibs (zwei Energiezonen, die in der chinesischen Medizin zu den Dreifach-Erwärmerzonen des meridianischen Systems gehören: die mittlere liegt im Bereich des Magens, die untere

Äußerer Einfluss	Natur	Symptome / Manifestationen
Wind	Leicht, Yang, Bewegung, rascher Wechsel	Beschwerden, Schmerzen, Ausbrüche, Zittern, Krämpfe, Schlaganfall
Sommerhitze	Yang, zieht Yin-Energie ab	Durst, Schwindel, Übelkeit, konzentrierter Urin, Schwächegefühl, Müdigkeit, Verstopfung, Herzklopfen, Delirium, Shen-Störung
Feuchtigkeit	Schwere, Trägheit, Angespanntheit, Blutandrang	Ödeme, Schwindel, süßlicher, stickiger Geschmack im Mund, Verdauungsstörung, Übelkeit, Durchfall, aufgeblähter Leib, rissige Haut, Leukorrhoe
Trockenheit	Austrocknen	Trockene Haut, Nase, Hals, Stuhl

einige Zentimeter unter dem Nabel). Sie verursacht Verdauungsstörungen, Schwindel, Durchfall und einen aufgeblähten Unterleib. Weitere Anzeichen von Feuchtigkeit sind Hautausschläge, Weißfluss sowie trüber Urin.

Feuchtigkeit verursacht in feuchten Klimazonen im Spätsommer oder während der Regenzeit (sofern es eine gibt) häufig Krankheiten. Diese treten auf, wenn man feuchte Kleidung anhat oder zu viel tiefgekühlte Nahrung zu sich nimmt, die viel Feuchtigkeit bindet, sowie kalte oder rohe Speisen und Molkereiprodukte. Wenn sich Feuchtigkeit mit Hitze verbindet, verschlimmern sich Beschwerden oder Entzündungen, die bereits latent im Körper vorhanden waren. Feuchtigkeit ist als Krankheitsursache sehr schwer auszumachen. Krankheiten, die mit Feuchtigkeit zusammenhängen, erfordern häufig eine Langzeitbehandlung.

Trockenheit und trockene Zustände treten meistens unter extrem trockenen Luftbedingungen auf. Die trockenste Jahreszeit dauert in China und Japan vom Spätherbst bis zum Ende des Winters. In der Theorie der Fünf Elemente wird der Herbst deshalb mit Trockenheit in Verbindung gebracht. Trockenheit besitzt Yang-Eigenschaften und führt daher zu einem Mangel an Yin. Die Lunge ist im Herbst am anfälligsten gegen Trockenheit. Krankheitssymptome, die mit Trockenheit zusammenhängen, sind trockene, raue oder schuppige Haut, eine trockene Nase, trockener Mund, trockene Lippen, ein trockener, rauer Hals, trockener Husten mit geringer Schleimbildung sowie trockener Stuhl.

Gefühle und Ungleichgewicht

Bereits vor Tausenden von Jahren hat man in China die Gefühle und ihre Bedeutung für das Wohlbefinden kategorisiert. Man unterscheidet heute sieben Gefühlskategorien, die eine Auswirkung auf die inneren Organe und Energiezonen haben. In der traditionellen chinesischen Medizin berücksichtigt man die emotionale Kategorie, der ein Patient zuzuordnen ist, in der Diagnose. Sie liefert dem Behandler ein wichtiges Indiz auf die Ursache der Krankheit.

Lange bevor man in der westlichen Welt die Individualität des Menschen in der Form akzeptierte und in den Vordergrund stellte wie heute, war man in China und Japan bereits davon ausgegangen, dass der emotionale Zustand eines Menschen eine Rolle bei seiner Krankengeschichte spielt. Die meisten ganzheitlich orientierten Mediziner von heute schreiben dem emotionalen Faktor, der bei einer Krankheit zum Tragen kommt, eine mal mehr oder mal weniger große Bedeutung zu und räumen überdies ein, dass schwere Erkrankungen häufig auch emotionale Ursachen haben.

Wie stark der Einfluss ist, lässt sich freilich schwer sagen. Letzlich hängt dies auch von der Persönlichkeit des Einzelnen ab. Fest steht, dass sich emotionales Ungleichgewicht und Krankheit gegenseitig bedingen. Ein Mensch, der seine Wut kaum noch im Zaum halten kann, hat wahrscheinlich eine Funktionsstörung der Leber. Umgekehrt leidet ein Mensch, der seine Leber durch übermäßigen Konsum

Trockenheit

ZÀO
SŌ

Die sieben Emotionen

QĪ QÍNG
NANA JŌ

von Alkohol, Koffein und ungesunden Nahrungsmitteln belastet, häufig an Verärgerung und emotionaler Unausgeglichenheit. Gefühle können Krankheiten verursachen oder Symptome einer Krankheit sein.

Freude, Spannung, Schrecken

Freude, Spannung und Schrecken sind die Gefühle, die das Herz und die Energie, die im Herzen sitzt, beeinflussen. Je nachdem, um welches Gefühl es sich handelt, können Schlaflosigkeit, Lachanfälle, Weinen, wirre Gedanken, Delirium oder Hysterie die Folge sein. Ein Mangel an Blut im Herzen und/oder ein Mangel an Yin, der durch Überarbeitung, eine Geburt oder einen Blutsturz verursacht sein kann, beeinflusst die Herzfunktion und kann zu emotionaler Instabilität führen, die sich als Angst, Schlaflosigkeit, Phobie, Gram oder Traurigkeit äußert. Kummer und Traurigkeit wirken sich auf die Lunge aus, schwächen den Körper und führen zu Mattigkeit, zu blasser Gesichtsfarbe und zu dem Bedürfnis, allein zu sein. Der ganze Körper ist geschwächt und wirkt zusammengefallen. Die Schultern hängen nach vorn, die Brust ist eingefallen, der Atem ist flach und die ganze Körperenergie scheint blockiert. Wenn diese Symptome nicht behandelt werden, kann es zu Lungenproblemen kommen.

Sorgen, Zwangsvorstellungen

Sorgen und Zwangsvorstellungen belasten die Milz. Sorgen können sich auch negativ auf die Lunge auswirken. Wer sich ständig mit Sorgen und schlimmen Gedanken plagt, kann Verdauungsprobleme bekommen, die sich selbst nach kleinen Mahlzeiten in Durchfall oder in Unwohlsein wie Völlegefühl und Aufgeblähtheit äußern. Zu den ernsteren Folgen gehören beispielsweise Magersucht. Umgekehrt kann eine Funktionsstörung oder ein Ungleichgewicht der Milz zu Sorgen und zu anhaltend negativen Gedanken führen.

Angst, Schrecken

Angstgefühle wirken sich auf die Nieren aus. Sie ziehen die Körperenergie in die unteren Regionen, in die Eingeweide, die Blase, Harnröhre und den Anus. Menschen mit Nierenproblemen neigen von sich aus zu Ängstlichkeit oder leiden an Phobien und Paranoia. Äußere Anzeichen sind Ödeme, ein geschwollenes Gesicht oder Tränensäcke. Sehr lang anhaltende Angstgefühle können zu ernsthaften Nierenproblemen führen. Ein Ungleichgewicht in der Nierenfunktion kann umgekehrt Ängstlichkeit hervorrufen.

Ärger, Frustration und Traurigkeit

Ärger greift die Leber an, die von allen Organen wahrscheinlich am empfindlichsten auf emotionale Einflüsse reagiert. Bei Ärger steigen die Körperenergie und das Blut in den Kopf, in den Nacken und in die Schultern. Die Folgen sind: Verspannungen, Schmerzen, Kopfweh, Klingeln in den Ohren, gerötetes Gesicht und Probleme mit den Nasennebenhöhlen. Lang anhaltender Ärger kann zu Feuer in der Leber führen. Die Folgen können Krämpfe sein oder sogar Koma und Delirium. Er kann außerdem dazu führen, dass die negative Energie in den Magen und in die Milz eindringt und Verdauungsstörungen nach sich zieht, sowie zu Schmerzen im Rippenbereich und im Unterleib, zu einem aufgeblähten Unterleib, Aufstoßen, Schwindel, Sodbrennen und erhöhtem Blutdruck.

Ärger kann sich auch störend auf die Speicherfähigkeit von Blut und die regulierende Funktion auswirken, die die Leber normalerweise hat. Ist dies der Fall, kommt es zu Menstruationsbeschwerden oder zu unregelmäßiger Menstruation. Negative Gefühle wie Ärger oder Frustration sowie Gereiztheit deuten meistens auf ein Ungleichgewicht des Leber-Qi hin.

Schock

Ein extremer, unerwarteter Schrecken, ein Schock, wirkt sich auf die Atmung aus und auf den Energiefluss von Qi. Die Herztätigkeit und das „Brust-Qi" werden durch einen Schock so stark herabgesetzt, dass der Brustbereich und die Lungen nicht mehr ausreichend mit Qi versorgt werden. In der traditionellen chinesischen Medizin glaubte man, dass ein Schock das Shen im Herzen vermindert und damit die spirituelle Mitte des Körpers in Unordnung bringt. Wer einen starken Schock erleidet, kann ohnmächtig werden. Lang anhaltende, extreme Stressmomente, die als Folge eines Schocks auftreten, destabilisieren das emotionale Gleichgewicht.

Kapitel 3

Wohlbefinden
durch gesunde Ernährung

Der Mensch sollte auf seine Ernährung achten, damit ein gesundes Wachstum und die Fortpflanzungsfähigkeit gewährleistet sind sowie eine gesunde Entwicklung des Knochenbaus, der Sehnen und Bänder sowie der Gefäße und peripheren Systeme. Die Lebenskraft Qi und das Blut durchströmen den Körper harmonisch und ermöglichen ein langes und gesundes Lebens bis ins hohe Alter.[1]
Aus dem *Inneren Klassiker des Gelben Kaisers*

Chinesische Volksweisheiten über gesunde Ernährung

Die japanische Legende vom „Märchen, wie ein Juwel entsteht" aus dem Buch *Die sechs größten Dichter*, das aus der frühen Heian-Zeit (794-1192) stammt[2], handelt vom Leben und von der Zeit „der schönsten Frau der Welt, Ono no Komachi". Die Geschichte ist im Grunde ein Bericht über das tägliche Leben und die Essgewohnheiten der schönen Ono no Komachi, eine Frau, die aus bescheidenen Verhältnissen kam und zu einer großen und angesehenen Dame wurde. Wie sah

ihr Speiseplan aus? Sie aß alle Arten von Fisch, Wildente, Bärenfleisch, Hase und Wild. Ihre bevorzugte Beilage war ungeschälter, brauner Reis, der nur leicht gekocht wurde. Ihre Lieblingsspeise bestand jedoch aus Gerste mit Yamaimo (wörtlich: Bergkartoffel). Wer sich intensiv mit Naturheilkunde beschäftigt, weiß, was damit gemeint ist: Wilde Yamswurzel. Zu jener Zeit galt die Wilde Yamswurzel als Delikatesse, die nur wild wuchs. Sie ist in Shen-nungs Chronik über *Bäume und Gräser (shinnô Honzôkyô)* aufgeführt. Sie soll eine gesundheitsfördernde Wirkung auf die inneren Organe haben und sich bei schwächlicher Konstitution positiv auswirken. Wenn man diese Wurzel über einen längeren Zeitraum regelmäßig verzehrt, soll sogar das Ohrläppchen, in China das Zeichen für ein langes Leben, länger werden.

In der chinesischen Heilkräuterkunde verwendet man heute Wilde Yamswurzel in getrockneter Form. Sie ist ein Sekundärtonikum, das die Primärstärkungsmit-

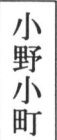

ONO NO KOMACHI

---

1 *The Yellow Emperor's Classic of Medicine*, Kap. 23, Übers. Ni. Maoshing (Boston: Shambhala Publications 1995), S. 12
2 Die Geschichte stammt aus *Kampô wo Taberu*, von Ôta Shizuo und Shigeno Tetsukan (Tokio: San-ichi Shobo 1985), S. 104-108

tel in ihrer Wirkung ergänzt und abrundet. Ihr werden darüber hinaus Yin-fördernde Wirkstoffe zugeschrieben, welche die geistige Regheit und ein langes Leben versprechen. Sie wird zur Stärkung des Magen/Milz-Systems eingesetzt, fördert die Lungenfunktionen und unterstützt den Qi-Fluss der Nieren. Außerdem soll die Pflanze Steroidhormone enthalten. Das Rezept der schönen Ono no Komachi hieß: geraspelte Yamswurzel auf Gerste (mugi-toro). Wenn die Wurzel klein geraspelt wird, wird sie klebrig und schwer. Sie ist reich an Mannan- und Aminosäuren, die sich im Magen entfalten. Gerste und Yamswurzel kombiniert bewirken ein schnelles Sättigungsgefühl und fördern die Verdauung. Die wasserlöslichen Fasern der Yamswurzel zusammen mit den nicht wasserlöslichen Fasern der Gerste sind Ballaststoffe für den Darm. Sie fördern den Stuhlgang und wirken auf diese Weise darmreinigend. Regelmäßiger Stuhlgang wirkt sich positiv auf Haut und Lunge aus, der Körper bleibt insgesamt schlank und straff.

Die Yamswurzel ist somit das Schönheitsmittel schlechthin. In der traditionellen japanischen Küche mischt man geraspelte Yamswurzel mit rohem Thunfisch. Die Kombination von weißer Erdwurzel und dem intensiv roten Tunfischfleisch ist ein Augen- und Gaumenschmaus und aktiviert die Verdauungssäfte. Die Yamswurzel schmeckt auch gut zu vielen anderen Speisen, und ihre verdauungsfördernde Wirkung macht jedes Essen leicht bekömmlich. In der japanischen Küche hat man die gesunden Eigenschaften dieser Pflanze schon immer sehr geschätzt.

In Japan hat nicht zuletzt Ono no Komachis Geschichte dazu beigetragen, dass die Yamswurzel seit Jahrhunderten in jedem Haushalt zu finden ist. Eine Mutter ist immer darauf bedacht, dass ihre Kinder gesund aufwachsen. Sie wählt Nahrungsmittel aus, die der Gesundheit eines jeden Familienmitglieds zuträglich sind und zugleich ein Ungleichgewicht verhindern oder ausgleichen können.

Das Wissen um die gesundheitsfördernde Wirkung bestimmter Nahrungsmittel gehörte auch in China schon immer zum reichen Schatz der Volksweisheiten. In China und Japan verlässt man sich noch heute vielfach auf dieses alte Wissen. Menschen, die einen asiatischen Kampfsport ausübten, die den Lehren der asiatischen Medizin folgten, Priester, Mönche und Nonnen haben sich immer an die Regeln der gesunden traditionellen Küche gehalten. Wenn Peter und ich zu unserem Kung Fu-Meister nach Guangzhou fahren, wird unsere Nahrung immer auf die Übungen abgestimmt, die wir gerade lernen, um die entsprechenden Organe zu stimulieren.

Als ich das erste Mal nach China reiste, um Kung Fu zu lernen, begleiteten mich drei andere Frauen, die nur einige Wochen zuvor ebenfalls einen Blutsturz in der Gebärmutter erlitten hatten. Wir hatten unserem Kung Fu-Lehrer von unserem Problem erzählt. Um die Blutbildung in der Gebärmutter zu fördern, riet er uns daraufhin, mehrere Male in der Woche Herz zu essen. Nach einigen Wochen zeigten sich die ersten Reaktionen auf diese doch recht seltsame Art der Ernährung: Wir bekamen Verstopfung. Wir teilten dem

Aufzeichnungen über Bäume und Gräser oder Die Klassik der göttlichen Materia Medica der Bauern (späte Han-Dynastie)

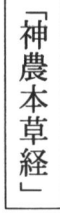

SHÉN NÓNG BĚN CAǑ JĪNG SHINNŌ HONZŌKYŌ

Meister unsere Beschwerden mit, und er riet uns zu einer bestimmten Art von grünem Gemüse, die wir nun eine Woche lang zu uns nahmen. Unser Meister sagte: „Gut dafür!" und zeigte auf seinen Bauch. Die Ernährung spielt in China eine überaus große Rolle und wurde zwischen dem Meister und uns sowie zwischen der Köchin und uns zu einem lebhaften Gesprächsthema bei jedem Abendessen. Auch wenn wir nur sehr wenig von all dem verstanden, was unser Meister und Ma Yi, die Köchin, redeten, bekamen wir doch immerhin so viel mit, dass es in ihren Gesprächen stundenlang um die Wirkung des Essens auf den Körper ging, um die richtige Zubereitung der Speisen und wie viel wir wovon zu uns nehmen sollten. Kaffee, schwarzer Tee oder Zucker waren von unserem Speiseplan keineswegs gestrichen worden. Vielleicht auch deshalb nicht, weil wir ja grundsätzlich gesund waren und außerdem sechs Stunden am Tag Kung Fu-Übungen machten. Angesichts eines solchen Stundenplans kann der Körper praktisch mit allen Giften fertig werden, wenn sie nicht im Übermaß zugeführt werden. Aber ich war ja in der Hoffnung gekommen, die Zysten und das Ausbleiben der Regel heilen zu können, und verzichtete deshalb freiwillig auf Zucker und Koffein. Mein Lehrer war natürlich einverstanden damit, er hat mir aber nie irgendwelche Ernährungsweisen, die für mich ungewöhnlich waren, zugemutet. Ihm ging es um regelmäßige, gesunde Ernährung, viel körperliche Bewegung und Stärkung des Qi. Dies sind die Grundlagen des gesundheitlichen Gleichgewichts. Extreme Therapien sichern, ins-

besondere bei relativ jungen Menschen, nicht unbedingt die gesundheitliche Stabilität.

Einer der auffälligsten Unterschiede zwischen Amerika und China in Bezug auf die Essenszubereitung ist, dass man in China täglich zum Einkaufen geht. Diese Tatsache gehört vielleicht zu den Faktoren, die sich am nachhaltigsten auf eine Ernährungstherapie auswirken. Manchmal ging ich mit der Köchin Ma Yi, einer rundlichen, zurückhaltenden Frau, die immer ein Lächeln im Gesicht trug, auf den Markt zum Einkaufen. Morgens um halb zehn quillt der Markt über von Leuten, die einkaufen, Menschen, die ihre Waren feilbieten, gackernden Hühnern und brüllenden Kindern. Kisten und Kästen mit frischem Gemüse stapeln sich über- und nebeneinander. Metzger hängen frisches Rind-, Schweine- und Hundefleisch sowie Geflügel auf. Das Blut tropft herunter und bildet auf den Straßen kleine Rinnsale, die sich mit Fischinnereien, Federn, Tierkot und Spucke vermischen.

Alles, was auf diesen Märkten angeboten wird, ist so frisch, dass man förmlich riecht, woher es kommt: Tofu, Ingwer, Knoblauch, Paprika, verschiedene Fisch- und Fleischbällchen. Die Sinne werden überfüttert mit Eindrücken und Düften, verströmt von riesigen Mengen getrockneter Pilze, frischem Koriander und vielem anderem mehr. Das Angebot ist so üppig, dass sich fast ein Gefühl der Schwelgerei entwickelt.

In China versucht man ein Ungleichgewicht zuerst mit den geeigneten Nahrungsmitteln wieder ins Lot zu bringen. Der traditionelle chinesische Heiler ist dazu angehalten, zuerst die Wirkung eines Nahrungsmittels zu testen, um den Energiefluss wieder in Gang zu setzen, bevor er zu einer Therapie mit Heilkräutern greift. Die Nahrungsmittel enthalten kühlende oder wärmende Energien und haben verteilende, bindende, aufsteigende oder absteigende Eigenschaften (siehe Energetik der Nahrungsmittel, Seite 63 ff.). Um die für Sie geeigneten Nahrungsmittel auszusuchen, lesen Sie bitte zuerst nach, welche Arten des Ungleichgewichts es gibt (Seite 47–53). Finden Sie heraus, zu welchem Typ Sie gehören, ob Sie eine „heiße", „kalte", „übermäßige" oder „mangelhafte" Konstitution haben. Sie werden unter Umständen zu dem Ergebnis kommen, dass eine Kombination aus mehreren Ungleichgewichten vorliegt – was oft der Fall ist. Suchen Sie daraufhin diejenigen Nahrungsmittel aus, die das Ungleichgewicht ausgleichen. Wenn Sie beispielsweise an Verstopfung leiden, sollten Sie möglichst viel frisches, faserreiches Gemüse mit einem hohen Wasseranteil zu sich nehmen und Vollkornprodukte essen. Wenn Sie mit Grippe und Schüttelfrost im Bett liegen, sollten Sie leicht bekömmlichen, dünnen Reisbrei mit wärmendem Ingwer und Lauch essen, damit Sie wieder zu Kräften kommen, ohne den Organismus zu belasten.

In Japan hat man sich sehr lange – im Grunde bis zur heutigen Generation, die Kalorien zählt und nach Rezepten aus Kochbüchern kocht wie in der westlichen Welt – auf eine traditionelle Weise ernährt, die aus einer bestimmten Anzahl kombinierter Speisen besteht. Man nennt die Liste traditioneller Gerichte Tabeawa-

se Hyô. Die Kenntnis dieser Liste gehörte zum Allgemeinwissen, und es heißt, die Gerichte stammten aus dem *Yôjokon* von Kaibara Masuken, dem ersten japanischen Buch über gesunde Ernährung. Historiker stimmen darin überein, dass Kaibara seinerseits auf chinesische Quellen über gesunde Ernährungsweise, Körperhygiene und Nahrungsmittelkombinationen zurückgegriffen hatte.

Die traditionellen Gerichte dieser Liste sind aus dem modernen Alltag verschwunden. Trotzdem finden sich einige typische Dinge auch heute noch auf dem japanischen Speiseplan, z. B. Tofu mit Bonitoflocken, Miso-Suppe mit Abura (eine Art tiefgefrorener Tofu), gegrillter Fisch mit geraspeltem Rettich und Sojasauce. Wissenschaftliche Untersuchungen der traditionellen Speisen haben ergeben, dass sie in vielerlei Hinsicht tatsächlich eine gesundheitsfördernde Wirkung für den Körper haben. Die Alten wussten schon, warum sie bestimmte Dinge aßen.

Richtlinien für eine gesunde Ernährung

Der Mensch zeigt seine Überlegenheit darin, dass er seine Worte mit Vorsicht wählt und maßvoll isst und trinkt.[3]
I-Ging

Allgemeine Richtlinien in Bezug auf die Nahrung sind wichtig, um das gesundheitliche Gleichgewicht zu erhalten. Die folgende Liste stellt den maßvollen Mit-

---

3 *I-Ching, The Book of Changes*, Hrsg. & Übers. John Blofeld (New York: Arkan/Viking 1991)

telweg dar, der genügend Spielraum für individuelle Bedürfnisse zulässt.

- Essen Sie immer zur gleichen Tageszeit. Zwingen Sie sich jedoch nicht zum Essen, wenn Sie keinen Hunger haben.
- Essen Sie so viel, bis Sie satt sind; überessen Sie sich jedoch nicht.
- Stellen Sie für jeden Tag einen neuen Speiseplan zusammen, damit Sie sich abwechslungsreich ernähren.
- Kombinieren Sie in einem Gericht nicht zu viele verschiedene Speisen.
- Kauen Sie die Speisen sorgfältig.
- Essen Sie möglichst nicht zu viel von einer bestimmten Speise.
- Achten Sie darauf, dass die Speisen gut gewaschen und ordnungsgemäß gekocht sind.
- Essen Sie möglichst naturbelassene und unbehandelte Lebensmittel.
- Versuchen Sie, die Lebensmittel so frisch wie möglich zu kaufen und zuzubereiten.
- Essen Sie möglichst nichts kurz vor dem Schlafengehen.

Vielleicht kennen Sie das Sprichwort: „Frühstücke wie ein König, iss mittags wie ein Prinz und abends wie ein Bettler." Die ideale Zeit zum Frühstücken ist morgens zwischen sieben und neun Uhr, wenn der Magen am aktivsten ist. Die Nahrung wird schneller verdaut und die meisten Menschen haben mehr Energie für den Tag, wenn sie ein reichhaltiges Frühstück zu sich genommen haben. Nachts befindet sich der Körper auf Sparflamme, der Energiepegel sinkt, und auch das Essen wird deshalb viel langsamer

verdaut. Wer spätabends noch große Mahlzeiten verzehrt, gönnt seinem Magen nicht die nötige und verdiente Ruhepause. Gesünder ist es, die letzte Mahlzeit zwölf Stunden vor dem Frühstück einzunehmen.

In der chinesischen Medizin gibt es keine strikten Vorschriften, was ein Mensch essen soll. Man muss es selbst herausfinden, weil jeder Mensch anders reagiert. Deshalb kann man auch nicht einfach sagen: „Essen Sie nur rohe Lebensmittel oder kochen Sie die Speisen so wenig wie möglich." „Trinken Sie acht Gläser Wasser am Tag." „Essen Sie nur 50 Gramm Fleisch am Tag oder weniger." Fleisch kann für einen Menschen, der zur Kategorie „kalt" gehört, gut sein, weil es seine geschwächte Konstitution stärkt. Dagegen kann es bei einem Menschen mit der Veranlagung „heiß" zu ernsthaften Herz- und Leberbeschwerden kommen, wenn er zu viel Fleisch isst. Ähnliches gilt auch grundsätzlich für die rohen Nahrungsmittel, die gesund sind für Menschen mit normaler oder warmer Konstitution – sie können bei jemandem, der an Milzproblemen leidet, jedoch Schwindel, Aufstoßen, Unterleibsschmerzen, Blähungen oder unverdaute Speisereste im Stuhl verursachen.

Ernährung in den vier Lebensphasen

Die in Kapitel 2 beschriebenen „vier Lebensphasen" beziehen sich auch auf die Ernährungsweise: In jedem Lebensabschnitt ist eine bestimmte Menge und Zusammensetzung an Nahrungsmitteln nötig, andere Dinge sollten wiederum besser vermieden werden.

Kinder im Säuglingsalter und Kleinkinder haben einen noch zu empfindlichen Verdauungsapparat und vertragen deshalb keine großen Mengen an Fleisch, an Vollkornprodukten und tiefgefrorenen oder zu kalten Speisen. Wenn das Verdauungssystem überlastet wird, bildet sich zu viel Schleim.

Jugendliche müssen viel essen, weil sie sich im Wachstum befinden und entsprechend viel Nährstoffe brauchen. Doch während der Pubertät kann es zu übermäßiger Hitze im Körper kommen, die später als Akne in Erscheinung tritt und sich in emotionaler Unausgeglichenheit, Reizbarkeit und Wutausbrüchen äußert. Erwachsene sollten stark gewürzte Speisen, kalorienreiches und fettes Essen sowie Tiefkühlkost meiden.

Erwachsene sollten sich generell an eine einfache Regel halten: Man kann alles essen, aber in Maßen. Essen Sie, wenn Sie Hunger haben, aber nicht aus Gewohnheit oder weil die Uhrzeit es vorschreibt. Setzen Sie sich zum Essen hin. Achten Sie darauf, dass kein großer Lärm Sie beim Essen stört, damit Sie nicht nervös vor Ihrem Teller sitzen, sondern sich auf Ihre Mahlzeit konzentrieren können. Dies gilt besonders, wenn Sie auswärts essen. Verzichten Sie Ihrer Gesundheit zuliebe auf schweres, fettes oder tiefgefrorenes Essen. Wählen Sie lieber leicht gedünstetes Gemüse, Suppen und Reis. Wenn Sie auf gesunde Ernährung achten, müssen Sie keineswegs sehr streng zu sich sein. Versuchen Sie aber, so abwechslungsreich wie möglich zu essen. Sollten

Sie sich dabei ertappen, dass Sie zwar über den Tag verteilt immer wieder kleine, leichte Happen zu sich nehmen, wie es gut und „erlaubt" ist, nur um dann zum und nach dem Abendessen „richtig zuzuschlagen", dann zügeln Sie sich lieber ein wenig beim Mittagessen. Es ist weitaus besser, den Mittelweg zu gehen und seine Ernährungsgewohnheiten nach und nach umzustellen, als in Fressgelage zu verfallen, weil die Lust am Essen übermächtig wird.

Die Chinesen sagen, dass der Speiseplan eines älteren Menschen mehr dem eines Kleinkindes gleichen soll als dem eines Jugendlichen. Schonend zubereitete, faserreiche Nahrungsmittel, die Wärme in den Körper bringen – Hülsenfrüchte und Gemüse, Brühe und alles, was nur leicht gekocht ist – geben dem Körper Kraft, ohne ihn mit zu viel Kalorien und Pfunden zu überlasten.

Viele ältere Menschen, die ihr Leben lang hart gearbeitet haben, sind oft der Meinung, sie dürften nun im Alter einfach alles essen, worauf sie Appetit haben. Doch wer seine Nahrung klug auswählt, erhält seine geistige Leistungsfähigkeit bis ins hohe Alter, überlastet den Verdauungsapparat nicht und leidet auch nicht an Appetitlosigkeit, worüber nämlich viele ältere Menschen klagen.

Die Bedeutung der Ernährung für die Wiederherstellung des Gleichgewichts

Wärmende Nahrung bei frierenden Menschen

In der chinesischen Medizin stellt der Behandler bei der Diagnosestellung häufig fest, dass die Ursache des Ungleichgewichts eine Störung im Verdauungsapparat ist. Geringfügige Beschwerden lassen sich deshalb oft mit einer Umstellung der Ernährung beseitigen.

Peter behandelte kürzlich eine Patientin, die wegen eines Hustens und mit Verdauungsproblemen zu ihm kam. Sie klagte über Appetitlosigkeit, einen aufgeblähten Bauch nach dem Essen, schwere Beine, Blähungen, lockeren Stuhl und Müdigkeit. Ihr Speiseplan bestand hauptsächlich aus rohen Lebensmitteln. Zum Frühstück aß sie frisches Obst, zum Mittagessen Salat und spätabends, kurz vor dem Zubettgehen, Nudelgerichte mit Gemüse. Zwischendurch aß sie Obst oder Jogurt, und sie trank täglich ein paar Tassen Kaffee. Nachts wachte sie häufig auf, fühlte sich körperlich unwohl und war tagsüber dann müde und erschöpft. Aufgewachsen war sie mit einem typisch europäischen Speiseplan, der aus Fleisch, Gemüse und Brot bestand.

Die Diagnose lautete: Feuchtigkeit in der Milz, hervorgerufen durch zu viel rohes, kaltes Essen, übermäßige Flüssigkeitszufuhr und zu viele Milchprodukte.

Die Patientin ist ein gutes Beispiel dafür, wie man den Verdauungsapparat mit einer Umstellung der Ernährung stärken kann und die Feuchtigkeit aus dem Körper beseitigt. Um die bereits überlastete Milz zu schonen, wurden rohe Speisen vom Speisezettel gestrichen. Stattdessen sollte sie sich auf wärmende, nahrhafte Speisen umstellen, die hauptsächlich aus Hülsenfrüchten bestanden und zu einem Brei gekocht wurden. Sie sollte außerdem weniger Flüssigkeit und feuchtigkeitsbildende Nahrungsmittel wie Milchprodukte und Tiefkühlkost zu sich nehmen. Statt kaltes Wasser zu trinken, sollte sie auf Kräutertees umsteigen, weil kaltes Wasser den Mangel an Feuer im Magen nur noch verschlimmert – mit den bekannten Folgen für die Verdauung.

Die Patientin verzichtete fortan auf ihr gewohntes Frühstück und aß stattdessen Dinge, die sich aus japanischen Lebensmitteln zusammensetzten: Reis, Miso-Suppe, als Ergänzung eventuell leicht gegärte Sojabohnen (nattô) oder ein Ei. Ihr Frühstück war üppiger und reichhaltiger geworden. Zu Beginn der Behandlung gab es nur Suppe, die manchmal mit ein paar Reiskörnern angereichert war. Ihr Verlangen nach Früchten war weiterhin vorhanden, aber sie sollte es nun mit leicht gekochtem Obst mit Rosinen und Zimt stillen. Ihre Abendmahlzeiten bestanden ebenfalls aus Suppe, aus Nudelgerichten und Fisch; mittags aß sie dann gedünstetes Gemüse. Die Umstellung ihres Speiseplans führte dazu, dass sie morgens mehr Appetit und somit genügend Energie für den Tag hatte.

Milchprodukte haben unter bestimmten Umständen den Nachteil, dass sie bei bereits vorhandenem Überschuss an Feuchtigkeit in der Milz übermäßige Schleimproduktion verursachen. Zu viel Schleim, der von einem Ungleichgewicht in der Milz herrührt, wirkt sich jedoch negativ auf die Lungen aus und kann zu Asthma, Husten oder Bronchitits führen.

Um die Feuchtigkeit in der Milz zu reduzieren, eignen sich folgende Lebensmittel: natürlicher Zucker, gelbe oder orangefarbene Gemüsesorten wie Karotten, Winterkürbis (insbesondere Hahnenfuß, Gartenkürbis, Graunuss, Eicheln etc.), gelbe Kohlrüben, Süßkartoffeln, Hühner-, Rind- und Lammfleisch sowie wärmende Gewürze wie Kardamom, Koriander, Cayennepfeffer, Knoblauch und frischer, getrockneter Ingwer. Lebensmittel und Kräuter mit Bitterstoffen sind ebenfalls hilfreich, zum Beispiel Mandeln, Endiviensalat und Roggen. Diese vermindern nicht nur die Feuchtigkeit, sondern regen auch die Tätigkeit der Bauchspeicheldrüse an, die Verdauungssäfte produziert. Roggen stärkt darüber hinaus noch das Herz. Diese Behandlung bezeichnet man auch als „Die Mutter, die das Kind ernährt". Die Mutter stellt in diesem Fall das Herz dar, das Feuerelement, das die Mutter des Organpaars Milz und Magen ist, welche wiederum das Element Erde darstellen.

Doch zurück zu Peters Patientin. Bereits nach drei Wochen ging es ihr merklich besser. Ihr Blutkreislauf hatte sich verbessert, und sie begann nun selbst auszuprobieren, welche Lebensmittel ihr gut taten. So fand sie heraus, dass Salate zwar im Sommer gut sind, doch dass sie ihr als Hauptmahlzeit nicht ausreichen und dass es für sie besser ist, wenn sie einen Salat als zweiten Gang nach einer warmen Speise zu sich nimmt.

Kühlende Nahrung bei Menschen mit „heißer" Tendenz

Der entgegengesetzte Fall war ein Patient, dessen Konstitution sich zu sehr in den Bereich „heiß" verlagert hatte. Es handelte sich um einen Geschäftsmann, der früher Rugby gespielt hatte und von seiner Statur her nicht besonders groß, aber kräftig war. Als Geschäftsmann ging er häufig mit Kunden zum Mittagessen, das er sich reichlich schmecken ließ, wobei er sich regelmäßig überaß und das Völlegefühl anschließend in ein paar Gläsern Whiskey ertränkte. Nach seinen üppigen Mahlzeiten bekam er dann jedesmal heftige Kopfschmerzen, die ihn bei der Arbeit behinderten. Er konnte bei seinem Lebensstil auf die Mittagessen nicht verzichten und hatte sich bei seinem ersten Besuch in Peters Praxis mit Schmerztabletten über den Tag geholfen.

Die Augen des Mannes waren gerötet, er hatte eine kräftige, rötliche Gesichtsfarbe und einen dicken Bauch. Er klagte außer über Kopfschmerzen auch über Probleme mit den Nasennebenhöhlen und über Verstopfung. Daneben litt er oft an einem steifen Nacken und steifen Schultern. Er ging meistens nach Mitternacht ins Bett, wenn die Lebertätigkeit am höchsten ist, und konnte dann nicht gleich einschlafen. Seine Stimme war kräftig und sein

Auftreten wirkte schroff. Man merkte ihm an, dass er flach, das heißt aus dem oberen Brustbereich heraus atmete. Sein Puls war vibrierend und stark, was auf ein Ungleichgewicht in der Leber hindeutet. Seine Zunge war rot (Hinweis auf Hitze) mit einem gelben Belag.

Die Diagnose ergab, dass dieser Mann hauptsächlich an zu viel Feuer in der Leber litt und dass er zudem eine aufsteigende Yang-Tendenz der Leber hatte. Sein Frühstück setzte sich normalerweise aus Eiern, Toastbrot mit Marmelade und Kaffee zusammen. Das Mittagessen spülte er mit Whiskey herunter, und abends ging er mit Kunden entweder in ein italienisches, französisches oder chinesisches Restaurant. Wenn er abends alleine aß, bestellte er etwas bei einem Heimservice und verschlang seine Mahlzeit, während er arbeitete.

Diesem Patienten war nicht leicht klarzumachen, dass eine Umstellung seiner Ernährung nötig war, und hätte man ihm dies mit zu viel Nachdruck gesagt, hätte er sich erst recht dagegen gesperrt. Doch die Hitze in seinem Körper musste unbedingt gemildert werden, damit die Kopfschmerzen beseitigt werden konnten. Auch seine passive Haltung musste auf geschickte Weise geändert werden. Der erste Schritt bestand nun darin, ihn zu überreden, dass er zum Frühstück etwas gekochten Haferschleim in einem Glas heißen Wassers mit Honig verrührt, damit sein Darm wieder in Bewegung kommt. Der zweite Schritt war, dass sein Mittagessen nicht mehr so viel tierisches Fett enthalten durfte. Stattdessen sollte er lieber in Restaurants gehen, die viel Gemüse auf der Speisekarte haben. Nudeln mit einer leichten Sauce und Gemüse taten ihm in seinem Zustand besser als Steaks und Koteletts. Als ersten Gang aß er die gekochten Speisen, der zweite Gang bestand aus Salat. Sein Abendessen stellte er auf Vollkorn-Sandwiches um.

Sein Gesundheitszustand besserte sich langsam, aber stetig. Als die Ernährungsumstellung, die durch eine Heilkräuterbehandlung und Akupunktur ergänzt wurde, erste Wirkungen zeigte, stellte sich bei dem Patienten auch ein größeres Verlangen nach Gemüse ein. Er begann sein Essen zu genießen und sich immer abwechslungsreicher zu ernähren. Er verlor an Gewicht und ging nun auch häufiger mal ein paar Schritte zu Fuß. Zu guter Letzt hatte er nicht einmal mehr Verlangen nach Alkohol. Er begann mit Atemtechniken, bei denen er übte, tief Luft zu holen. Seine Kopfschmerzen verschwanden. Doch was das Erstaunlichste nach der ganzen Behandlung war: Der Mann hatte sich in seinem ganzen Wesen verändert. Er war ausgeglichener geworden und ruhte mehr in sich.

Ein wichtiger Aspekt der Krankengeschichte dieses Mannes ist, dass er am Anfang keinerlei Anstalten gemacht hatte, seine Lebensweise überhaupt zu verändern. Ein einfühlsamer Behandler oder Arzt geht darauf ein und versucht, den Patienten Schritt für Schritt an eine Umstellung heranzuführen, bis dieser selbst in der Lage ist, die Verantwortung für seine Gesundheit zu übernehmen.

Einfluss und Energetik der Nahrung

Alles, was man an Nahrungsmitteln zu sich nimmt, beeinflusst den Organismus in bestimmter Weise. Lebensmittel und Kräuter besitzen kühlende und wärmende Eigenschaften. Lebensmittel haben darüber hinaus auch noch steigende und fallende Energien. Speisen, welche die Energie steigen lassen, gehören in die Yang-Kategorie. Sie sind warm und aufsteigend. Speisen mit fallender Energie sind kühl und haben eine abwärts gerichtete Tendenz. Diese gehören in die Yin-Kategorie.

Vielleicht haben Sie inzwischen bereits eine Vorstellung davon bekommen, welchen medizinischen und therapeutischen Wert Nahrung für den Körper hat. Speisen werden nach ihren energetischen Eigenschaften ausgewählt, um das Gleichgewicht wiederherzustellen. Da jeder Mensch anders reagiert und eine andere Art von Ungleichgewicht aufweist, ist auch die Zusammenstellung der Speisen individuell verschieden.

Wenn Sie Ihren Körper selbst wieder ins Gleichgewicht bringen möchten, dann müssen Sie die Eigenschaften der Speisen kennen. Finden Sie zuerst heraus, ob Ihr Ungleichgewicht durch Kälte oder Hitze, Mangel oder Übermaß, Feuchtigkeit, Trockenheit oder Wind verursacht wurde. Mehr Informationen dazu erhalten Sie in Kapitel 2 in den Abschnitten Einteilung der Körpertypen (Seite 45ff.) und Arten des Ungleichgewichts (Seite 47ff.). Werfen Sie nun einen Blick auf die Liste mit den Lebensmitteln, die weiter unten aufgeführt ist. Hier erfahren Sie mehr über die Energetik der Nahrung.

Wenn Sie zu den Menschen mit heißer Konstitution und einem Ungleichgewicht mit der Tendenz heiß gehören, essen Sie besser mehr kalte und kühlende Speisen in Kombination mit leicht gedünstetem Gemüse, mit Vollkornprodukten und Hülsenfrüchten, die energetisch gesehen neutral sind, aber die Verdauung anregen. Achten Sie aber bitte darauf, dass Sie keine extremen Wege einschlagen. Ausschließlich kalte Speisen würden Ihr Ungleichgewicht unter Umständen noch steigern. Bedenken Sie, dass es bei der Austarierung des Gleichgewichts immer um Tendenzen geht – nicht um ein Entweder-oder. Mit ein wenig mehr kühlenden Speisen neutralisieren Sie das Feuer in Ihrem Körper.

Lebensmittel mit kühlender Wirkung und hitzeneutralisierenden Eigenschaften

Kalt

Luzernensprossen, Bambussprossen, Bananen, Beutelmelonen, Muscheln, Krabben, Grapefruit, Datteln, Salz, Meeresgemüse, Erbsen, Mangold, Tomaten, Wasserkresse, Wassermelonen.

Kühl

Äpfel, Spargel, Gerste, Brokkoli, Buchweizen, Klettenwurzel, Kohl, Sellerie, Chinakohl, Zitrusfrüchte, Löwenzahn, Auberginen, Limonen, Lotuswurzeln, Mangos, Hirse, Mungo-Bohnen, Birnen, Rettich, Sesamöl, Sojabohnen, Spinat, Erdbeeren, Mandarinen, Tofu, Wassernüsse, Weizen, Weizenmehl *(seitan)*, Wintermelonen.

Speisen mit wärmender Wirkung und kälteneutralisierenden Eigenschaften

Heiß

Schwarzer Pfeffer, Cayennepfeffer, getrockneter Ingwer, Lammfleisch, heißes Sojabohnenöl (für chinesische Nudelsuppen), Forelle.

Warm

Anchovis, Pfeilwurz, Gerstenmalz, chinesische Schwarzbohnen, Butter, Kardamom, Kirschen, Kastanien, Hühnerfleisch, chinesischer Schnittlauch, Schnittlauch, chinesischer und normaler Zimt, Nelken, Kokosnussmilch, gedünstete Karotten (warm/neutral), eingemachte Pfirsiche, Koriander, Datteln, Knoblauch, Ingwer, grüne Bohnen, Schinken, Krauskohl, Pfeilwurzelmehl, Lauch, Litschis, Ahornsirup, Melasse, Miesmuscheln, Senfblätter, Hafer, Zwiebeln, die meisten orangefarbenen und gelben Gemüsesorten, Reissirup, Schalotten, Sesamsamen, Garnelen, Kürbis, Graunüsse, Eicheln, Erdbeeren, Süßkartoffeln, süßer Reis, Truthahn, Walnüsse.

Neutrale Lebensmittel

Aprikosen, Rindfleisch, brauner Reis, Kohl, Sellerie, Hühnerfleisch, Eier, gedünstete Karotten (warm/neutral), Getreide, Entenfleisch, getrocknete Feigen, Weintrauben, Hering, Honig, weiße Bohnen, Lotussamen, Milch, Shiitake-Pilze, Oliven, Erdnussöl, Erbsen, Ananas, Pflaumen, Schweinefleisch, Kartoffeln, Hokkaido-Kürbis (warm/neutral), Erd-

beeren, Reiskleie, Roggen, Safran, Sardinen, Haifleisch, grüne Bohnen, Zucker, Tarowurzeln, Rüben, Tunfisch, Yamswurzeln.

Organstärkende Speisen

Lunge

Folgende Speisen besitzen wärmende Eigenschaften, sind leicht verdaulich und stärken den Energiefluss:
Suppen, Lauch, Fleischbrühe, kräftige Ingwerbrühe, brauner Zucker (kleine Mengen machen das Lungengewebe geschmeidig), Mandeln, Feigen, Ingwerwurzeln, Schweinelunge, Melasse, Oliven (reinigende Eigenschaften), Erdnüsse, Ananas, Nüsse, weiße Pilze (Silberohr neutralisiert die Hitze in der Lunge).

Magen/Milz (mittlere Wärmezone)

Die Speisen sollten warm und leicht verdaulich sein. Der Speiseplan sollte auch die oben aufgeführten warmen und neutralisierenden Lebensmittel enthalten. Anissamen, Mungo-Bohnen, Gerste, Rindfleisch, schwarze Pilze (Holzohren, Elefantenohren), brauner Reis (gut gekocht), brauner Zucker, Hühnerfleisch, Zimt, Fenchelsamen, Ingwer, Honig, Linsen, Hühner- und Rinderleber, Melasse, Papayas, Erdnüsse, Hiobstränen, Erbsen, Datteln, Kartoffeln, Süßkartoffeln, Mandarinen, Tofu, weiße Pilze.

Herz

Sellerie (kühlt Hitze, die das Herz belastet), schwarze Süßkirschen, Auberginen, Herzmuskelfleisch, Lotuswurzeln, Roggen, Wassermelonen, Weizen.

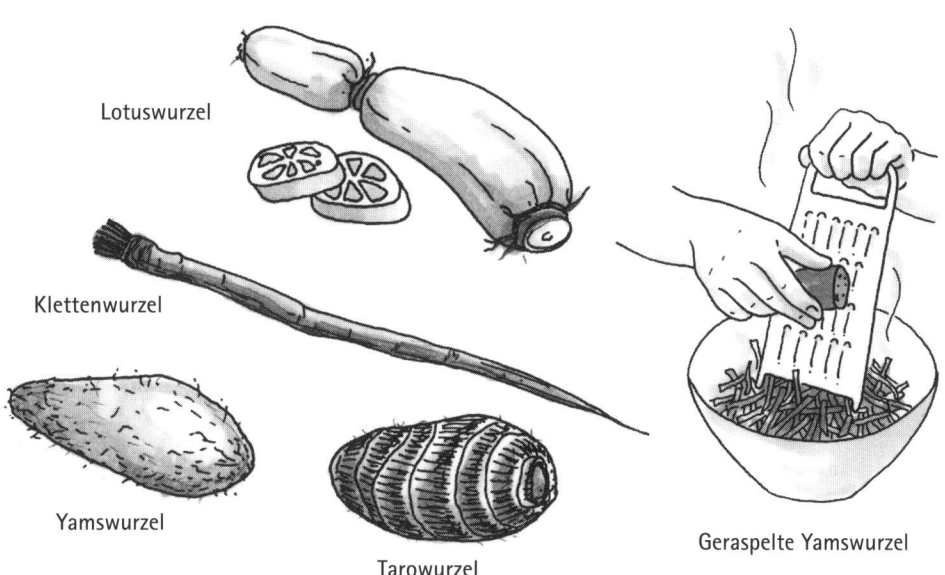

Lotuswurzel

Klettenwurzel

Yamswurzel

Tarowurzel

Geraspelte Yamswurzel

Nieren

Mungo-Bohnen, schwarze Sesamsamen, schwarze fermentierte Sojabohnen, Sellerie, Blaubeeren, Schweinenieren, Himbeeren, grüne Bohnen, schwarze Bohnen, Tarowurzeln, Walnüsse, Weizen. Das Yin der Nieren wird vor allem durch Kastanien, Lotussamen und Kartoffeln gestärkt.

Leber

Schwarze Sesamsamen, schwarze fermentierte Sojabohnen, Limonen, Leber, Himbeeren.

Nahrungsmittel mit stärkender Wirkung für Qi und Blut

Qi

Das Qi stärken alle Nahrungsmittel, die wärmende Eigenschaften haben, nicht nach zu heiß tendieren und verdauungsfördernd sind oder die Energie im Körper verteilen. Dazu gehören die meisten Gemüsesorten, Hülsenfrüchte sowie Vollkornprodukte.

Blut

Rindfleisch, Entenfleisch, Weintrauben, Honig, Lammfleisch, Leber, Milch, Beifuß, Austern, rote und schwarze Datteln, Shiitake-Pilze, schwarze chinesische Sojabohnen, Spinat, Erdbeeren, süße Reiskuchen *(mochi)*. Schmerzen im unteren Rückenbereich und dunkle Ringe um die Augen deuten auf eine Nierenschwäche hin. Erweitern Sie gegebenenfalls den Speiseplan mit: Austern, Hühnerleber, Nieren und Walnüssen.

Die Fünf Geschmacksrichtungen

Die Fünf Geschmacksrichtungen stimmen überein mit der Theorie der fünf Elemente der traditionellen chinesischen Medizin. Diese Geschmacks- oder Aromarichtungen regen den Energiefluss im Körper an. Jeder Geschmack stimuliert ein bestimmtes Organpaar mehr als andere.

In der chinesischen Schrift *Huangdi neijing suwen* heißt es: „Sauer entspricht der Leber, scharf passt zur Lunge, bitter ist dem Herzen zuzuordnen, salzig den Nieren und süß der Milz." Dies nennt man die „fünf Eintrittswege".[5]

Die Aromastoffe erreichen und stärken zuerst jene Organe, mit denen sie harmonisieren. Wenn sie erst einmal im Körper zirkulieren, kommen sie auch mit anderen Teilen des Organismus in Berührung. In der Schrift *Huangdi neijing lingshu* heißt es über die Geschmacksrichtungen: „Sauer wandert zu den Sehnen, scharf zu Qi, bitter geht in die Blutbahn ein, salzig dringt in die Knochen ein und süß geht ins Fleisch."[6]

Auf eines muss bei dieser Darstellung hingewiesen werden: Obwohl die Geschmacksrichtungen eine Entsprechung mit den Organen haben und die Organe wiederum eine Entsprechung mit den Jahreszeiten, darf man nicht den Fehler begehen, das ganze System zu vereinfachen, indem man beispielsweise im Frühling Speisen mit sauren Eigenschaften isst, weil diese Jahreszeit im Zusammenhang mit der Leber steht, um auf diese Weise Leberbeschwerden zu beheben. Ebenso wenig ist ein Ungleichgewicht der Herzfunktion allein damit behoben, dass man Endivien und Löwenzahn im Sommer isst, weil nach der Einteilung der Fünfelementetheorie der Sommer eine Entsprechung mit dem Herzen hat. Die Wechselbeziehung zwischen den Aromastoffen, den Organen und dem Energiefluss ist weitaus komplizierter.

Man geht zum Beispiel davon aus, dass jede Geschmacksrichtung eine Funktion besitzt. Scharfe Speisen haben streuende Eigenschaften, saure Nahrungsmittel sind adstringierend. Dagegen wirken süße Speisen harmonisierend und beruhigen den ganzen Organismus, bitter schmeckende Speisen wiederum haben trockene und dispensierende Eigenschaften. Jedes Organ hat eine Neigung, bestimmte Arten von Ungleichgewichten zu entwickeln, die vor allem mit den entsprechenden Heilkräutern, aber zu einem gewissen Grad auch mit Speisen zu behandeln sind.

„Den Lungen bekommt keine aufsteigende Bewegung. Deshalb muss man Kräuter mit Bitterstoffen einsetzen, die reinigend wirken und Energie verteilen. (...) Wenn die Lungentätigkeit neu gewichtet oder gestärkt werden soll, sind saure Kräuter geeignet. Scharfe Kräuter beruhigen die Lunge."

---

4 Eine interessante Anmerkung zu Nüssen und insbesondere zu Walnüssen: In der chinesischen Medizin werden sie häufig mit den Nieren in Verbindung gebracht, weil sie eine ähnliche Form haben. Die Nieren beherbergen das Yin. Yin ist das „Lebenskonzentrat", das uns die Eltern geben, also der Samen mit unseren Erbanlagen. Die Walnuss hat aber auch eine ähnliche Form wie das Gehirn. In der chinesischen Medizin heißt es daher, die Nieren steuern die Funktionsfähigkeit des Gehirns.
5 *The Yellow Emperor's Classic of Medicine*, Kap. 23, S. 95
6 ebd. Kap. 22, S. 93f

„Die Milz verträgt keine Feuchtigkeit. Kräuter trocknen die Feuchtigkeit. Speisen mit heißen Eigenschaften muss man meiden, ebenso wie zu üppige Mahlzeiten und feuchte Umgebung. (...) Die Milz muss mit süßen Kräutern harmonisiert und zugleich mit bitteren Kräutern beruhigt werden."

„Die Energie des Herzens darf nicht gestört oder unterbrochen werden. Saure Kräuter sorgen für einen gleichmäßigen Energiefluss. Herzbeschwerden sollten mit sanften Methoden behandelt werden. Salzige Kräuter dienen der Stärkung und wirken sanft, süße Kräuter beruhigen."

„Die Nieren vertragen keine Trockenheit. Scharfe Kräuter und solche mit liquiden (flüssigen) Eigenschaften aktivieren und verteilen die Körperflüssigkeiten, um den Organismus geschmeidig zu halten. Die Nieren brauchen Festigung. Dies erzielt man mit bitteren Kräutern, die zugleich stärkend wirken. Salzige Kräuter wirken beruhigend."

„Die Leber verträgt keine Einschnürung. Deshalb sind Kräuter mit süßen Aromastoffen empfehlenswert, um die Weichheit der Leber zu erhalten. (...) Leberbeschwerden sollten mit Mitteln behandelt werden, die einen verteilenden Charakter haben. Scharfe Stoffe sind dafür am besten geeignet und haben zudem eine stärkende, tonisierende Wirkung. Wenn die Lebertätigkeit beruhigt werden muss, setzt man saure Heilkräuter ein."[7]

Alle Aromastoffe weisen aber auch Kontraindikationen auf. „Wenn ein Mangel an Qi vorliegt, muss man in solchen Fällen die Verordnung von scharfen Aromastoffen meiden. Sie würden Qi zerstreu-

en. Bitterstoffe reinigen das Blut, aber vermindern die Blutmenge. Bei Blutkrankheiten sollten deshalb bittere Geschmacksrichtungen vermieden werden. Süße Aromen bringen das Fleisch zum Anschwellen, deshalb sollen bei entsprechenden Beschwerden keine süßen Aromastoffe verabreicht werden. Die Sehnen ziehen sich durch saure Stoffe zusammen, bei Sehnenschwäche ist von sauren Aromen abzuraten."[8]

Zurück zum konkreten Fall: Ein Patient mit Übergewicht und Stress im Beruf sucht einen Heiler auf, weil er sich akupunktieren lassen möchte. Er leidet an Migräne und hat Probleme mit den Nasennebenhöhlen. Bei der Befragung des Patienten stellt sich heraus, dass er häufig an steifem Nacken und chronischer Verstopfung leidet. Sein Gesicht ist ungewöhnlich stark gerötet, die Augen weisen ebenfalls eine Rötung auf. Die Diagnose ergibt, dass er an einem Ungleichgewicht der Leber leidet, das man steigendes Leber-Yang nennt. Das Feuer in der Leber wird nach oben getrieben durch ein Übermaß an Nahrungs- und Genussmitteln wie Kaffee, Alkohol, kalorienreiches, fettes Essen und schwer verdauliches rotes Fleisch.

Der Stau im Dickdarm stellt eine weitere Komplikation seines Zustandes dar. Bei Beschwerden dieser Art besteht die Therapie zum einen in Akupunktur, zum anderen verordnet der Behandler Nahrungsmittel mit kühlenden sowie entschlackenden Eigenschaften (z. B. Tofu,

---

7 *The Yellow Emperor's Classic of Medicine,* Kap. 22, S. 90ff
8 ebd. Kap. 22, S. 95f

67

Luzernenkräuter, Wasserkresse und Lotuswurzel), um das Feuer in der Leber zu mindern. Die Leber muss außerdem beruhigt werden, wofür sich Nahrungsmittel mit sauren Eigenschaften anbieten wie Essig, Zitrone, Pflaumen und Mungo-Bohnen. Vollkornprodukte und Getreide bringen den Darm wieder in Bewegung, ebenso leicht gedünstetes Gemüse, (grünblättriges Gemüse und Wurzelgemüse), Haferschleim und Speisen, die Pflanzenschleim enthalten wie Taro, Yamswurzel, Konnyaku und Nattô. Beachten Sie aber bitte, dass ein Übermaß einer Substanz nichts nützt. Das ganze System würde aus dem Gleichgewicht geraten und man würde die Beschwerden nur verlagern. Hinzu kommt, dass ein Organsystem, das im Ungleichgewicht ist, mit den fünf Aromarichtungen zwar stimuliert werden kann, doch müssen andere Stoffe während der Zeit der Behandlung vermieden werden, um die Wirkung nicht zu beeinträchtigen. Im *Inneren Klassiker* des *Gelben Kaisers* heißt es: „Die unsachgemäße Anwendung der fünf Geschmacksrichtungen kann auch zu negativen Einflüssen auf die Organe führen. Ein Übermaß an sauren Stoffen kann eine erhöhte Lebertätigkeit nach sich ziehen, während die Milz eine Unterfunktion aufweist. Zu viele salzige Substanzen können die Knochen schwächen, die Muskeln ziehen sich unter Umständen verstärkt zusammen und bilden sich zurück. Das Herz-Qi kann zum Stocken kommen, wodurch das Herz unruhig und unregelmäßig schlägt. Das Gleichgewicht der Nieren kann gestört werden, was zu einer Dunkelfärbung des

Gesichts führt. Zu viel Bitterstoffe beeinträchtigen die Milz. Sie kann die Nahrung nicht im erforderlichen Maß umbilden und weiterleiten, was sich wiederum auf den Magen auswirkt, der die Speisen nicht ausreichend verdauen kann. Die Muskeln und Sehnen sind ebenfalls beeinträchtigt. Zu viele scharfe Stoffe wirken sich ungünstig auf die Poren und die Haut aus."[9]

Prämenstruelle Syndrome (PMS) bei Frauen äußern sich durch Unterleibskrämpfe, Bildung von dunklen Klumpen im Menstruationsblut, Depressionen, Schmerzen und Ausdehnung des Gewebes unter den Rippen und an den Seiten, Verdauungsstörungen und Anschwellen der Brust. In der traditionellen chinesischen Medizin werden diese Symptome als ein Ungleichgewicht des Leber-Qi gedeutet, das durch eine Mangelfunktion im Magen und in der Milz verschlimmert wird. Um das Gleichgewicht wiederherzustellen, verordnet man grünes Blattgemüse (beispielsweise Senfblätter, die wärmende Eigenschaften haben, grüne Gemüsesorten mit scharfen Substanzen oder auch Datteln wegen ihrer Bitterstoffe, die das Blut stärken). Dem Blattgemüse wird eine Sauce hinzugefügt, die ein altbewährtes Mittel zur Stärkung der Leber ist: Sie besteht aus Olivenöl, Cayennepfeffer und Zitrone. Die geschwächte Milz verursacht die Verdauungsprobleme. Zur Stärkung der Milz eignen sich energetisch süße und warme Gemüsesorten wie gekochte rote

---

9 *The Yellow Emperor's Classic of Medicine,* Kap. 5, S. 12

Rüben, Yamswurzel oder Zwiebelgemüse und dazu klein geschnittene Schalotten (wärmend, bitter und das Qi aktivierend). Alle diese Speisen eignen sich gut als Beilage zu Fisch und Huhn oder als Suppe oder Eintopf mit Wurzel-, Grün- und Blattgemüsen, Hülsenfrüchten sowie Eiern und verschiedenen Getreidesorten.

Bedenken Sie aber bitte auch, dass energetische Speisen zwar sicher gut für Ihre Gesundheit sind, dass aber auch der restliche Organismus energetisch versorgt werden muss. Auch in diesem Zusammenhang gilt es, ein gesundes Mittelmaß einzuhalten. Essen Sie abwechslungsreich, damit Ihr Körper mit Substanzen aller Lebensmittelgruppen versorgt wird. Achten Sie auf das, wonach Ihr Körper verlangt – er weiß, was gesund für ihn ist.

Nahrungsmittel mit aufsteigender und absteigender Tendenz

Nahrungsmittel können dazu beitragen, dass die Energie im Körper steigt oder sinkt. Dass Heilkräuter diesen Einfluss auf die Energie haben, ist bekannt. Nahrungsmittel wirken prinzipiell ähnlich, aber indirekter. Wie aber kann dadurch das gesundheitliche Gleichgewicht wiederhergestellt werden? Stellen Sie sich vor, Sie haben Grippe oder einen Husten, der in der Lunge festsitzt. Wenn Sie Nahrungsmittel mit aufsteigenden Energien zu sich nehmen, lockert sich der Husten in der Lunge. Der Schleim fließt entweder durch die Poren ab oder wird abgehustet. Wenn der Husten allerdings chronisch geworden ist, helfen Speisen und Selbsthilfemittel nichts mehr. In diesem Fall sollten Sie einen Arzt aufsuchen. Zu den Nahrungsmitteln mit aufsteigender Tendenz gehören Basilikum, Lorbeerblätter, Kohl, Kapern, Karotten, Cayennepfeffer, Dill- und Fenchelsamen, Knoblauch, Ingwer, Senfgemüse, Zwiebeln, Shiitake-Pilze und Yamswurzel.

Verstopfung oder ein Energiestau im Unterleib lassen sich mit Hilfe von Nahrungsmitteln beheben, die eine absteigende Tendenz haben. Sie tragen dazu bei, dass die „Blockade" durch den Stuhl, den Urin oder die Menstruationsblutung ausgeschieden wird. Sie wirken außerdem fiebersenkend. Zu den Nahrungsmitteln mit absteigender Tendenz gehören Äpfel, Bambussprossen, Bananen, Gerste, Buchweizen, Sellerie, Gurken, Auberginen, Feigen, Kohlrabi, Kopfsalat, Lotuswurzel, Mungo-Bohnen, Melonen, Knopfpilz, Spinat, Erdbeeren, Mangold, Tofu, Essig, Wassermelonen und Weizen.

Die fünf Geschmacksrichtungen		Scharf	Süß	Bitter	Salzig	Sauer
Richtungen der fünf Geschmäcker	Dringt ein über	Lunge	Milz	Herz	Nieren	Leber
	Wandert zu	Qi	Fleisch	Blut	Knochen	Sehnen
Geschmacksrichtungen indiziert	Element	Metall/Lunge	Erde/Milz	Feuer/Herz	Wasser/Nieren	Holz/Leber
	Funktionen	Vertreibt Kälte, entgiftet, wirkt verteilend, öffnet die Poren, regt den Blutkreislauf an.	Nährt, wärmt, tonisiert.	Härtet ab, austrocknend, entschlackt, kühlt.	Mildert Schwellungen, Gleitmittel, führt Energie nach unten, reguliert die Flüssigkeiten.	Zusammenziehend, absorbierend.
	Symptome	Erkältung, Grippe, Schleimbildung, Blockade der Körperflüssigkeiten; nötig zum Schwitzen, Absondern von Sekreten oder um den Darm in Schwung zu bringen.	Der Körper ist geschwächt, die Gliedmaßen sind kalt; nötig zur Regenerierung und Stärkung.	Träge Verdauung, erhöhter Cholesterinspiegel, Durchfall, übermäßiger, heller Ausfluss; nötig zum Schutz gegen Parasiten oder um Verlangen nach Süßem zu beseitigen.	Verhärtete, geschwollene Lymphknoten, Zysten, Verstopfung, Muskelentzündungen; nötig um die Körperflüssigkeiten zu regulieren.	Schleimbildung, extremes Schwitzen und andere Formen von Flüssigkeitsverlust, Verstopfung; nötig um die Gallen- oder Verdauungstätigkeit anzuregen, den Überschuss in der Leber abzubauen.
Übermäßiger Verzehr		Schadet den Poren, der Haut und dem Haar.	Störung des Herz-Qi, verursacht ein Ungleichgewicht des Nieren-Qi.	Unterbricht den Qi-Fluss im Herz und stört die Milzfunktion, um die Nahrung umzuwandeln und weiterzuleiten, verursacht Magenblähung und schwächt die Muskeln.	Schwächt die Knochen, zieht die Muskeln zusammen, verursacht Verkümmerung der Muskeln, blockiert das Herz-Qi, kann die Blutqualität beeinträchtigen.	Schwächung der Sehnen, führt zu einer Überfunktion der Lebertätigkeit und zu einer Unterfunktion der Milz.
Kontraindikationen		Meiden bei Qi-Störungen und Qi-Mangel.	Meiden bei Mangelerscheinungen des Fleisches.	Meiden bei schlechter Blutqualität und Blutmangel.	Meiden bei Knochenerkrankungen.	Meiden bei Sehnenbeschwerden.

Die fünf Aromen der Nahrungsmittel

Scharf
Basilikum, Lorbeerblätter, schwarzer Pfeffer, Kapern, Cayenne, Koreander, Dillsamen, Fenchelsamen, Knoblauch, Ingwer, Kohlrabi, Lauch, Majoran, Senfblätter, Muskatnuss, Zwiebeln, Pfefferminz, Winterrettich, Reiskleie, Rosmarin, Färberdistel, Schalotten, Sojabohnen, Öl, grüne Minze, Taro, weiße Rüben, Weizenkeime, weißer Pfeffer

Süß
Die meisten Fleischsorten, Obst, Gemüse, Hülsenfrüchte, Fisch, Milchprodukte und Öle

Bitter
Luzernensprossen, Spargel, Kapern, Sellerie, Kohlrabi, Blattsalat, Römischer Salat, Roggen, Schalotten, weiße Rüben, Essig, weißer Pfeffer

Salzig
Gerste, Muscheln, Krabben, Hirse, Miesmuscheln, Tintenfisch, Austern, Schweinefleisch, Schweinenieren, Salz[10], Sardinen, Algen, Haifischfleisch

Sauer
Azuki, Käse, Weintrauben, Litschi, Mango, Oliven, Papaya, Pfirsich, Pflaumen, Safran, Erdbeeren, Mandarinen, Tomaten, Forelle, Essig

Wenn Sie wegen bestimmter Beschwerden einen Arzt oder Heilpraktiker aufsuchen, besprechen Sie mit ihm/ihr die Wirkung bestimmter Nahrungsmittel. Sehr wahrscheinlich wird Ihnen der Behandler Empfehlungen geben, die auf dem Prinzip von Yin und Yang basieren und die vier Lebensphasen, die Theorie der Fünf Elemente und die Jahreszeiten mit einbeziehen. Vielleicht rät er/sie Ihnen auch, auf bestimmte Nahrungsmittel ganz zu verzichten, weil sie Ihren Zustand verschlimmern könnten.

Fragen Sie Ihren Arzt oder Heilpraktiker, welche Nahrungsmittel für Sie in Frage kommen.

---

10 Nehmen Sie Salz nur in kleinen Mengen zu sich. Zu viel Salz bindet die Flüssigkeit im Körper, führt zu Bluthochdruck und/oder zu Blutkomplikationen. Meeresgemüse enthalten viel mineralisches Salz und sind bezüglich o.g. Erscheinungen bedenkenlos.

Kapitel 4

Die Therapien

*Bei Schlaflosigkeit in der Nacht
können Ernährung und Geist Abhilfe
schaffen.*[1]
Deng Ming-Dao

In den USA wird chinesische Medizin
häufig mit Akupunktur gleichgesetzt.
Diese Vorstellung ist unzutreffend, weil
Akupunktur in vielen Kliniken nur eine
Form der Primärbehandlung darstellt.
Zur chinesischen Medizin gehören auch
eine Reihe anderer interessanter Behandlungsmethoden wie Massage, Korrektur
der Knochenstellung, Moxibustion, Qi
Gong sowie Kräuter- und Ernährungs-
therapien. Allen diesen Therapien liegt,
ebenso wie der Akupunkturbehandlung,
der ganzheitliche Ansatz zugrunde.
Ganzheitlich bedeutet in diesem Zusammenhang die Regulierung der Körperenergie und die Wiederherstellung des
gesundheitlichen Gleichgewichts. Das
Ziel ist immer das Gleiche, nur die Art,
wie das Gleichgewicht wiederhergestellt
wird, ist unterschiedlich.

Akupunktur

„Ich könnte es nie ertragen, diese Nadeln
in mich hineinstechen zu lassen!"
Wie oft habe ich diesen Satz schon gehört! Wenn ich Freunden, Verwandten
oder Bekannten mit chronischen Gesundheitsproblemen vorschlage, sie sollten es einmal mit Akupunktur versuchen,
kommen immer ähnliche Reaktionen.
Die meisten Menschen finden den Gedanken, Nadeln in die Haut gesteckt zu
bekommen, schauderhaft. Die weit verbreitete Vorstellung von Akupunktur ist,
dass man mit Hunderten von Nadeln auf
einem Behandlungstisch liegt und aussieht wie ein menschliches Nadelkissen.
Ein Bild, das natürlich ziemlich übertrieben ist und aus welchem Grund auch immer in unseren Köpfen herumspukt.
Ich selbst habe mich bei meinen Behandlungen nie wie ein Nadelkissen gefühlt.
Zehn Nadeln waren das Maximum pro
Behandlung. Zehn winzige Nadeln (aus
rostfreiem Stahl oder manchmal auch aus
Gold oder Silber), die nach Gebrauch in
der Regel weggeworfen werden. Bei Peter
und vielen anderen Akupunkteuren hat
jeder Patient seine eigenen Nadeln. Die
Nadeln werden nach Gebrauch sorgfältig
desinfiziert und immer nur bei ein und
demselben Patienten wieder verwendet.
(Im Zeitalter von AIDS werden wieder
verwendbare Nadeln sowieso bald nicht
mehr im Gebrauch sein.) Das Einstechen
der Nadeln ist überhaupt nicht schmerz-

Akupunktur

針
療
法

ZHĒN LIÁO FǍ
SHINRYŌHŌ

---

1 Deng Ming-Dao, *365 Tao Daily Meditations*,
(San Francisco: Harper Collins), 1992

haft. Jeder Akupunkteur lernt während seiner Ausbildung, wie die Nadeln ordnungsgemäß und schmerzlos in die Haut eingeführt werden.

Dennoch spürt der Patient etwas, besonders wenn der Akupunkteur nach der chinesischen Methode ausgebildet wurde. In China und zum Teil auch in Japan dreht der Akupunkteur leicht an der Nadel, nachdem er sie gesteckt hat, bis der Patient eine leichte Reaktion zeigt. Auf diese Weise kann der Akupunkteur sichergehen, dass der Energiekanal getroffen ist. Die meisten Akupunkteure, die nach japanischen Methoden ausgebildet sind, verwenden kurze, dünne Nadeln, die kaum die Hautoberfläche ritzen und die man beim Akupunktieren praktisch nicht wahrnimmt.

Wie kann der Patient nun wissen, ob ein Meridian getroffen ist? Das kommt darauf an. Manchmal fühlt man gar nichts, wenn die Nadeln gesetzt sind, man hat vielleicht nicht einmal das Einstechen der Nadeln gemerkt. Bei der chinesischen Methode dreht der Akupunkteur leicht an der Nadel, und plötzlich spürt der Patient ein Gefühl unter der Haut, das man De Qi oder „Das Kommen der Energie" nennt. Wie viel man spürt, hängt von der Energiestärke an dieser Körperstelle ab. Es kann sein, dass man nur sehr wenig spürt oder einen sehr deutlichen Energiestrom fühlt, der die Meridiane auf und ab fließt. An einer ganz anderen Stelle des Körpers bemerkt man plötzlich etwas, was vorher nicht da war: Es ist die Energie, die fließt. Gestaute Energie braucht manchmal ein paar Minuten, um in Bewegung zu kommen. Man spürt davon

nur wenig. Welche Methode die bessere ist, die chinesische oder die japanische, kann man nicht sagen. In klinischen Tests haben beide Methoden gleich gut abgeschnitten.[2]

Wenn alle Nadeln gesetzt sind, lässt man sie in der Regel 15 bis 30 Minuten in der Haut stecken. Der Patient ist währenddessen mit einer leichten Decke oder einem Laken zugedeckt und entspannt sich, meditiert oder schläft. Beim Entfernen der Nadeln tritt an den Einstichpunkten manchmal eine kleine Rötung auf, die aber schnell verblasst. Die Rötung ist im Grunde ein gutes Zeichen dafür, dass die Nadel gewirkt hat und dass es bald zu einer Besserung des Zustands kommen sollte.

Jeder Einstichpunkt stellt ein Tor zu den Meridianen, zum Qi und zum Blut dar. Je nachdem, welche Wirkung beabsichtigt ist, wird der Energiefluss angeregt oder aber blockiert. Auf diese Weise lassen sich Schmerzen lindern oder sogar beseitigen. Schlechte Stimmung kann verbessert, Furcht erstickt, Ärger besänftigt und Ängste können überwunden werden. Neuralgien, Muskel-, Gelenk- oder Sehnenschmerzen verschwinden ebenso wie Krämpfe, Kopfschmerzen und Augenüberanstrengung. Der Erfolg der Behandlung hängt von der richtigen Diagnose und der Kombination von Punkten ab, die der Akupunkteur auswählt, um das Ungleichgewicht zu beheben.

Chronische oder Langzeitbeschwerden erfordern ein wenig Geduld von Seiten des Patienten. Peter sagt oft: „Man ist

Qi-Bewegung

DE QÌ
TOKKI

2 „The Nuts and Bolts of Needling",
Consumer Reports, Januar 1994, S. 58

nicht von heute auf morgen krank geworden, man wird deshalb auch nicht von heute auf morgen wieder gesund." Ich machte meine ersten Erfahrungen mit Akupunktur wegen meines Monatszyklus. Die Menstruation war neun Jahre lang ausgeblieben. Ein halbes Jahr lang ließ ich mich einmal in der Woche von Peter akupunktieren. Die Geduld hat sich gelohnt. Die Zeit während der Behandlung kann man sinnvoll mit der Umstellung der Lebensweise und Ernährung verbringen, was dem Gleichgewicht insgesamt förderlich ist.

Moxibustion

Moxibustion ist eine Form der Hitzetherapie, die wärmend wirkt und das Qi des Körpers anregt. Diese Behandlung eignet sich zur Wiederherstellung des Gleichgewichts bei kalter, kühler oder geschwächter Konstitution. Kalte Hände und Füße, Unterleibskrämpfe, Schmerzen in der Lendengegend und Verdauungsprobleme werden typischerweise mit dieser Technik behandelt.

Die Moxa ist eine getrocknete Kräuterpflanze (sie gehört zur Gattung der Artemisiagewächse), die man zu einer kleinen Kugel rollt und über ein Stück Knoblauch oder Ingwer legt. Knoblauch und Ingwer haben ihrerseits wärmende Eigenschaften und dienen als Isolierschicht zwischen der Haut und der brennenden Kräuterpflanze. Eine andere Variante ist, die Pflanze in ein zylinderförmiges Stäbchen zu stecken, das an einem Ende angezündet und anschließend über der betreffenden Stelle in kreisenden Bewegungen hin

und her geschwenkt wird, um an diesen Bereich Wärme abzugeben und den Energiefluss anzuregen.

Die Behandlung mit Moxastäben kann man häufig anwenden, doch besonders wohltuend wirkt sie im Winter zur Lockerung schmerzender Muskelpartien oder steifer Schultern, wenn eine Erkältung im Anzug ist. Sie entfaltet auch ihre krampflösende Wirkung bei PMS-Beschwerden und Menstruationskrämpfen,

Moxibustion: Das Moxastäbchen wird an einem Ende angezündet und kreisend über dem Körper bewegt. Diese Behandlung wärmt und regt den Energiefluss an.

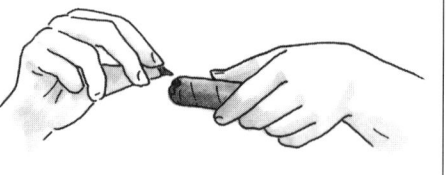

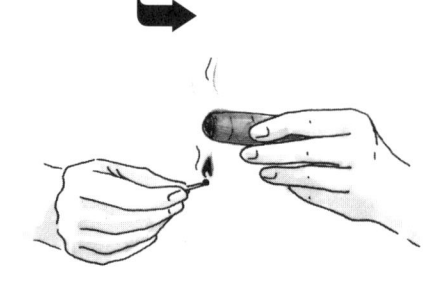

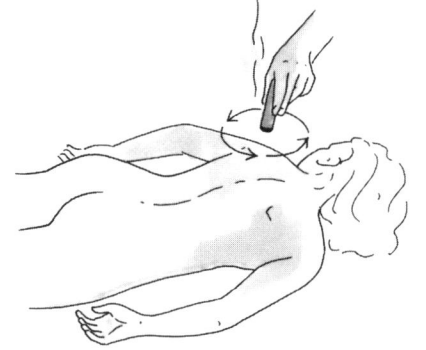

bei Ischias und Beklemmung unter den Rippen. Manchmal bezieht man die distalen Körperzonen – Punkte, die von den betreffenden Meridianen weiter entfernt liegen als der Punkt des Magens, der sich am Unterschenkel befindet – in die Behandlung ein, um die Wirkung zu steigern. Mann kann diese Behandlungsmethode selbst erlernen und die Stäbchen bei einem Lieferanten bestellen, der sie per Post zuschickt, oder in einer Apotheke kaufen, welche alternative chinesische Heilmittel führt. Moxastäbchen sind auf jeden Fall eine sinnvolle Ergänzung der Hausapotheke. (Siehe auch in Kapitel 6 unter „Salzringe und Moxibustion mit Ingwer" auf den Seiten 101f. und unter Bezugsadressen im Anhang.)

Ein Tipp: Ein wenig Vorsicht ist mit den Stäbchen schon angebracht: Sie sind heiß, und die gleichmäßigen Bewegungen können auch einen erfahrenen Behandler in den Schlaf lullen. In China erlebte ich es einmal, dass der Arzt leicht einnickte, während er das Moxastäbchen über meinem Bauch schwenkte, und mit dem glühenden Stäbchen mehrere Male fast meinen Unterleib berührte. Er wachte jedoch jedesmal rechtzeitig auf, und ich fragte mich, ob er wohl nur Spaß gemacht hatte. Wenn Sie die Behandlung an sich selbst durchführen, legen Sie auf jeden Fall Musik während der Behandlung auf oder unterhalten Sie sich mit jemandem in Ihrer Nähe, damit Ihnen nicht Ähnliches passiert.

Moxibustion sollte nicht angewandt werden bei Hitzezuständen wie Fieber, Entzündungen, Bluthochdruck und Herzbeschwerden.

Massage

Welche Form der Massagetherapie angewandt wird, hängt ganz von der Art des Ungleichgewichts ab, an dem der Patient leidet. Tui Na (chinesische Massage) und Akupressur sind weit verbreitete Behandlungsmethoden, die als Ergänzung zur Akupunktur eingesetzt werden. Für sich genommen, stellen sie weit reichende vorbeugende Behandlungen dar. Sie gehören zu den physikalischen Therapieformen und sind wirksame Maßnahmen zur Selbstbehandlung.

Nach Aussagen des taoistischen Mönchs Share Lew geht die Entwicklung von Tui Na oder anma (japanisch) bis ins zweite Jahrtausend vor Christus zurück. Meister Share Lew ist ein Mann über siebzig, der, soweit man weiß, Anfang der Siebzigerjahre der Erste war, der diese Massagetechnik offiziell auch Ausländern beibrachte. Meister Lew wendet eine Variante von Tui Na an, zu der 13 verschiedene Handtechniken gehören, die Ähnlichkeit haben mit Akupressur, französischen und schwedischen Massageformen, chiropraktischen Methoden und mit Rolfing. Eine weitere Form von Tui Na ist die alte chinesische Methode der Knochenheilung und -korrektur.

Akupressur (japanisch Shiatsu) hat große Ähnlichkeit mit Akupunktur, weil dieselben Zonen im Körper auf direkte Weise stimuliert werden. Im Unterschied zur Akupunktur werden bei der Akupressur jedoch keine Nadeln in die Haut gestochen. Bei der Akupressur verwendet man einen dünnen Holzstab, mit welchem die Punkte stimuliert werden, oder – was

Moxibustion

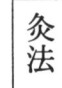

JIŬ FǍ
KYŪ PŌ

Massage

AÑ MŌ
AN MA

eigentlich die Regel ist – man gebraucht die Fingerspitzen, die Fingerknöchel oder den Ellbogen.

Alle Formen der Massagen haben das Ziel, die Energie des Qi und des Blutes durch den direkten Kontakt mit der Haut anzuregen. Massage soll die Durchblutung fördern und Nerven, Muskeln, Haut und Knochensubstanz stimulieren. In der chinesischen Medizin versucht man die Beschwerden immer zuerst mit Massagen zu behandeln, dann erst mit Akupunktur. In den Übungsräumen von asiatischen Kampfsportlern sieht man häufig, wie die gepeinigten Gliedmaßen mit kräftigen Massagegriffen und mit Dit Dat Jao (Kung Fu-Lotion, siehe Glossar), mit Tigerbalsam oder auch mit herkömmlichen Massageölen, die Kampfer und Eukalyptus enthalten, durchgeknetet werden.

Akupressur

In den Abschnitten zur Selbstbehandlung im zweiten Teil dieses Buches werden vielfach die Akupressurpunkte erwähnt, die in der chinesischen Medizin angeführt sind, um die Syndrome und ihre Anzeichen zu lindern oder zu heilen. Auf der Körperkarte auf Seite 328 sind die Punkte nochmals aufgezeichnet, einschließlich der deutschen, chinesischen und japanischen Bezeichnungen. Darüber hinaus finden Sie eine Beschreibung der betreffenden Körperpunkte. Wie viel Kraft der Behandler an jedem der Punkte einsetzen kann, hängt von der Toleranzgrenze des Einzelnen ab. Es gibt keine feste Regel, die etwas über den Kraftaufwand aussagt, außer der, dass der

Körper selbst ihn vorschreibt. Versuchen Sie die Empfindlichkeit des Akupressurpunkts zu ertasten; pressen und reiben oder wärmen Sie diesen Punkt mit Moxastäbchen so lange, bis die Empfindlichkeit, die Beule oder der Knoten unter der Haut verschwindet oder sich aufzulösen beginnt. Wenn Sie heiße Moxastäbchen verwenden, denken Sie daran, dass es sich nicht um eine Entzündung handeln darf. Wir weisen auf den Moment hin, an dem intensiver Druck oder Moxibustion unter Umständen schädlich sind.

Behandlung mit Heilkräutern

Die chinesische Arzneimittelliste umfasst 6.000 Substanzen. Über 300 dieser Mittel werden in über 800 Formeln verwendet. Die chinesische Kräuterheilkunde bedarf eines Studiums für sich. Die richtige Diagnose zu stellen und daraufhin die geeignete Kombination an Heilkräutern zu verordnen, ist eine Kunst. Man braucht Jahre, um diese Kunst zu beherrschen. Nigel Dawes, Leiter des New Center für ganzheitliche Gesundheitstherapien mit Heilkräutern auf Long Island, New York, hat sein Wissen in Japan und China erlernt. Er unterteilt das Studium der Kräuterheilkunde in drei Abschnitte. Zwei Jahre dauert es, bis man die verschiedenen Kräuter kennt. Ein weiteres Jahr ist nötig, um die Kräuterformeln zu lernen. Nach mindestens drei weiteren Studienjahren dürfen die Studenten Diagnosen stellen und Kräuter verschreiben. Doch dies ist nur der Anfang eines Studiums, das ein ganzes Leben dauert, wenn man

Akupressur

ZHǏ HOU
SHI ATSU

das vielschichtige Gebiet der Kräuterheilkunde erforschen und durchdringen will. Der Kräuterheilkundler ist erst nach vielen Jahren praktischer Erfahrung wirklich in der Lage, die komplizierte Wirkungsweise und die Formeln der Heilkräuter zu beherrschen.

In Japan nennt man die Kräuterheilkunde Kampô. Dieses über tausend Jahre alte Wissen über die Kraft der Heilkräuter schien jedoch in der zweiten Hälfte des 19. Jahrhunderts von der modernen westlichen Allopathie verdrängt zu werden und in Vergessenheit zu geraten. Dem Gründer des Kitazato-Krankenhauses in Tokio, Keisatsu Otsuka, ist es zu verdanken, dass dieses Wissen nicht verloren ging. Er fasste Anzeichen zu Syndromen zusammen, die mit Kampô-Formeln zu behandeln sind. Auf diese Weise war die Kräuterheilkunde auch Schulmedizinern zugänglich, die sich mit Naturheilkunde selbst nicht intensiv auseinander gesetzt hatten, doch für die Vorteile beider Richtungen – der Allopathie und der traditionellen asiatischen Medizin – offen waren.

Im modernen Japan führte der ganzheitliche Ansatz der Kräuterheilkunde zu einer Umwälzung der gesamten Gesundheitsfürsorge und Behandlung. Kampô ist ein beliebter und weit verbreiteter Zweig der modernen Medizin. Es gibt Dutzende von Büchern, die dem Laien vermitteln, wie er Symptome eines Ungleichgewichts erkennen und selbst behandeln kann. In manchen Apotheken, die Heilkräutermedizin führen, gibt es sogar ausgebildete Kräuterheilkundler, die den Kunden helfen, die geeigneten Mittel auszuwählen.

Allopathie und Kräuterheilkunde sind eine Symbiose eingegangen und bringen immer wieder überraschende Ergebnisse hervor, weil das eine das andere durchaus sinnvoll ergänzen kann. In größeren Städten ist es relativ leicht, einen Arzt zu finden, der nach den Leitlinien der westlichen Schulmedizin ausgebildet wurde, sich aber auch in asiatischer Medizin auskennt. Meine Gynäkologin in Tokio bietet ihren Patientinnen beide Behandlungsmöglichkeiten an. Ich habe dabei die Erfahrung gemacht, dass man beispielsweise Stimmungsschwankungen einmal in der Terminologie der westlichen Medizin erklärt bekommt – also als Ungleichgewicht des Hormonhaushalts – und einmal den Rat erhält, die Stimmung mit einem lustigen Lied aufzuheitern, was in China ein übliches Mittel gegen Depressionen ist.

In diesem Ratgeber finden Sie eine Reihe von Heilkräutern, die in der chinesischen Medizin verwendet werden. Es handelt sich dabei um Kräuter, die in erster Linie eine tonisierende Wirkung haben. Sie erhöhen die Energie, Vitalität und die Lebenserwartung. Tonika oder Stimulantia wurden in China bereits vor Tausenden von Jahren verwendet. In der Legende von Shen Nong heißt es, er habe sie vor viertausend Jahren entdeckt und Dutzende von Heilkräutern zu sich genommen. Tonisierende Kräuter besitzen wärmende und kühlende Eigenschaften und wirken sich direkt auf die Meridiane, auf den Blutkreislauf und auf die Körperöffnungen aus. Einige tonisierende Kräuter wirken entgiftend, andere entzündungshemmend, wieder andere haben trockene,

Heilkräutermedizin

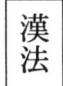

HÀN FǍ
KAMPÔ

feuchte oder nährende Eigenschaften. Manche Kräuter beruhigen ein bestimmtes Organ, während andere stimulierend wirken oder aphrodisierende Eigenschaften haben.

Tonisierende Kräuter kann man über einen langen Zeitraum zu sich nehmen, ohne Nebenwirkungen befürchten zu müssen. Eventuelle Kontraindikationen sind aufgeführt. Tonisierende Kräuter sollten aber nur angewendet werden, wenn man sich einigermaßen gesund fühlt, sie könnten sonst die gegenteilige Wirkung haben. Wenn Sie beispielsweise eine Erkältung und Schüttelfrost haben und ein tonisierendes Mittel wie Tragant einnehmen, kann dies den Körper zusätzlich schwächen, weil die Pflanze die Krankheit tiefer in den Organismus treibt. Zwei Kräuter, die nur mit Vorsicht eingenommen werden dürfen, sind Ma huang *(Ephedra)* und Koreanischer Ginseng. Ma huang ist ein Lungen- und Nierentonikum sowie ein weit verbreitetes Mittel gegen Asthma. Doch die Pflanze kann extrem trocknend wirken und die Yin-Energie schwächen, wenn sie über einen langen Zeitraum genommen wird. Koreanischer Ginseng ist ein sehr starkes Mittel, das bei Menschen mit heißer Konstitution eine ähnlich aufputschende Wirkung hat wie Koffein. Sprechen Sie also mit Ihrem Arzt oder Heilpraktiker, bevor Sie eines der beiden Mittel nehmen. Dies gilt insbesondere für Menschen mit Herzproblemen.[3]

Volksheilmittel

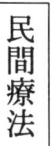

MIN JIĀN LIǍU FǍ
MINKAN RYŌHŌ

Volksheilmittel

Viele Ratschläge, die wir in diesem Buch geben, stammen aus dem reichen Schatz der Volksheilmittel. Die Hausmittel der einfachen Leute sind in Wirklichkeit die älteste Form der Medizin, die wir kennen. Die Volksmedizin der westlichen Welt umfasst einen enormen Fundus an heimischen Früchten, Gemüsen, Bäumen, Büschen und Kräutern, denen heilende Kräfte zugeschrieben werden. Seitdem die chinesische Naturheilkunde auch im Westen immer beliebter wird, werden wir nun zusätzlich mit fernöstlichen Früchten und Gemüsesorten, mit Hülsenfrüchten, Medizinalweinen, Gewürzen und Kräutern vertraut, die uns früher fremd waren. Die medizinische Wirkung mancher Gemüsesorten ist einfach erstaunlich. Die Lotuswurzel hat beispielsweise eine heilende Wirkung bei Hämorrhoiden und Husten. Der Winterrettich hilft gegen Frösteln, wirkt fiebersenkend und löst hartnäckigen Husten.

Wenn man sich fragt, warum Volksheilmittel wirken, muss man nur einen Blick auf die energetischen Eigenschaften, die Aromastoffe und deren Wirkungsweise werfen. Die Lotuswurzel beispielsweise ist süß und kalt, sie beeinflusst die Milz, den Magen und das Herz. Ein Stau in der Lunge deutet auf feuchte Hitze hin, die durch ein Ungleichgewicht im Meridian der Milz verursacht sein kann. Die Lotuswurzel trägt nun zur Wiederherstellung dieses Gleichgewichts bei. Sie hat darüber hinaus eine hämostatische, blutstillende Wirkung, was bei blutenden Hä-

---

3 Siehe Hinweis im Anhang

morrhoiden hilft. Die Lotuswurzel kann zu diesem Zweck innerlich wie äußerlich angewendet werden.

Der Winterrettich ist ebenfalls kalt, scharf und süß. Er wirkt sich in erster Linie auf die Lunge und den Magen aus. Die Behandlung kann innerlich erfolgen, indem Sie den Rettich essen, oder äußerlich in Form von Kompressen, die auf die Haut gelegt werden. Wenn die Anwendung äußerlich erfolgt, werden die energetischen Wirkstoffe von der Haut absorbiert und an die Stellen weitergeleitet, wo sie gebraucht werden.

Ernährungstherapie

Die Ernährungstherapie ist ein sehr hilfreicher und leicht zugänglicher Bereich der chinesischen Medizin. Viele kleinere und größere Beschwerden haben ihre Ursache in Verdauungsstörungen und in schlechter oder mangelhafter Ernährung. Deshalb können Nahrungsmittel mit entschlackender Wirkung oder Nahrungsmittel, die auf den Bedarf des Körpers abgestimmt sind, einen enormen Erfolg für die Wiederherstellung des Gleichgewichts bringen. Mehr Informationen zur Energetik der Nahrung und allgemeine Hinweise zu gesunder Ernährung finden Sie in Kapitel 3.

Eine Anmerkung zur Ernährung: Auch wenn in diesem Zusammenhang ausführlich über die therapeutischen Vorteile von Nahrungsmitteln geschrieben wurde, so möchten wir betonen, dass es keine strengen Regeln dafür gibt, was man essen sollte und was nicht. Ein gesunder erwachsener Mensch kann in Maßen alles essen, was ihm gut schmeckt. Hierzu gehören sogar Speisen, die einen eher schlechten Ruf haben. Auch fette Speisen müssen nicht unbedingt verteufelt werden, sofern man sich nicht ausschließlich oder hauptsächlich fett ernährt. Fett ist in kleinen Mengen sogar wichtig für den Körper. Amerikanische Studien haben kürzlich allerdings ergeben, dass sich der Zustand von Menschen, die an Arteriosklerose leiden und deren Arterien verstopft sind, bei völligem Verzicht auf Fett in Kombination mit einer Veränderung der Lebensweise drastisch verbessert. Dies zeigt aber nur auf, dass eine Ernährungstherapie individuell auf den Patienten abgestimmt sein muss und von seinem momentanen Gesundheitszustand abhängt. Auch der Verzicht auf Speisen, die normalerweise einen Nährwert haben, kann machmal von gesundheitlichem Nutzen sein. Scharfe Speisen beispielsweise regen Qi an und treiben den Schweiß aus den Poren. Sie sind deshalb in heißen Gegenden günstig; ein Mensch mit einem Ungleichgewicht der Milz, der Leber oder des Herzens aber sollte so lange auf scharfe Speisen verzichten, bis er wieder gesund ist.

In der chinesischen Medizin geht man außerdem davon aus, dass der emotionale Zustand während der Nahrungsaufnahme fast ebenso wichtig ist wie der Nährwert und die energetischen Eigenschaften der Nahrung. Wenn man eine bestimmte Speise mit Freude und Genuss verzehrt, holt sich der Körper diejenigen Nährstoffe, die er braucht, und das Essen bekommt ihm. Wer dagegen mit Wut im Bauch die Mahlzeit verschlingt, läuft Ge-

Ernährungstherapie

YAŌ SHÀN
YAKU ZEN

fahr, dass ihm auch das Essen „auf den Magen schlägt". Die Verdauung ist dann womöglich gestört, und der Körper kann selbst das nahrhafteste Essen nicht richtig verwerten.

Selbsthilfe-Techniken selbst gemacht

Kräuterabsud und Kräuteraufguss

Heiltees bilden einen großen Teil der Selbsthilfemittel, die wir Ihnen hier vorstellen. Wir raten Ihnen, die Kräuter, mit denen Sie den Tee zubereiten, nicht zu zerkleinern. Sie machen am besten einen Absud aus den Wurzeln, Stengeln und Beeren oder gießen die frischen oder getrockneten Blätter auf. Vorgepackte Kräuter in Teebeuteln sind eine gute Alternative zu koffeinhaltigen Getränken, sie enthalten jedoch nicht genügend Kräuter, um eine medizinische Wirkung zu entfalten. Im Durchschnitt enthält ein Teebeutel einen Kräuteranteil von lediglich zwei bis drei Gramm. Ein Heilkräuteraufguss muss jedoch mindestens einen Kräuteranteil von zehn Gramm auf einen drei viertel Liter Wasser haben, wenn er Wirkung zeigen soll.

Absud

Einen Kräuterabsud stellt man her, indem man etwa fünf bis zehn Gramm der harten Pflanzenbestandteile – wie Wurzeln, Rinde, Beeren und Stengel – in einem Gefäß, das zur Hälfte mit Wasser gefüllt ist, abkocht. Die Pflanzenteile werden in einem feuerfesten Keramiktopf oder in

Absud:
Die harten Bestand-
teile der Pflanze
werden zerkleinert
und in einem Topf
mit Wasser ge-
kocht, bis etwa die
Hälfte der Flüssig-
keit verdunstet ist.

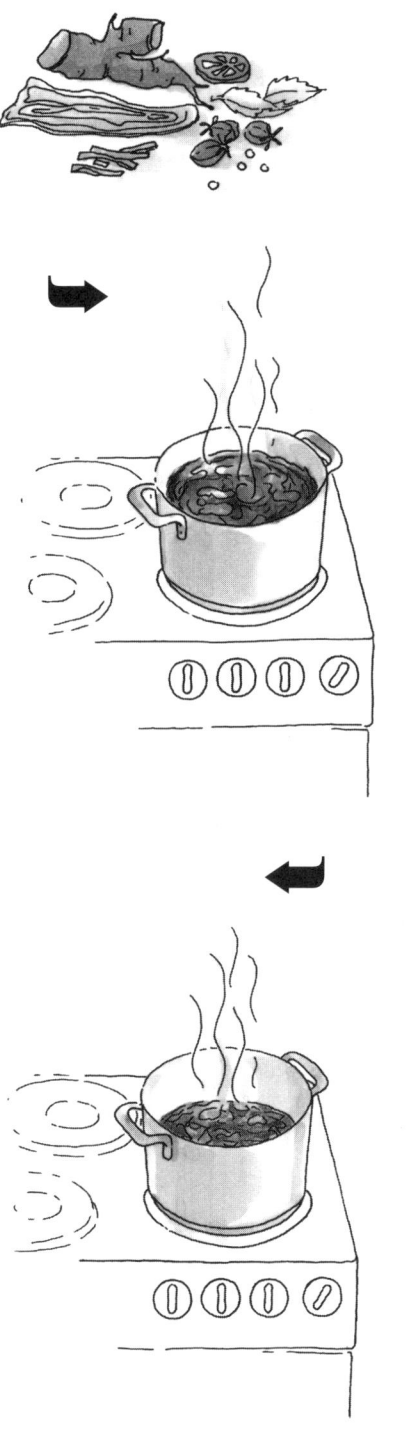

einem chinesischen Kräuterkochtopf eine Minute lang aufgekocht, dann lässt man das Gemisch 10 bis 20 Minuten lang sieden, bis ein Viertel oder die Hälfte der Flüssigkeit verdunstet ist – je nachdem, wie stark der Absud sein soll.

Chinesische Kräuterkochtöpfe gibt es aus Porzellan, Ton oder Keramik. Sie haben in der Regel zwei Deckel, einen flachen und einen gewölbten, der den flachen Deckel abdeckt. Die Kocher sind in mehreren Größen erhältlich: In die kleineren Ausführungen passen etwa zwei Tassen Wasser und Kräuter. Zu den Kräutern gießt man Wasser hinzu und deckt den kleinen Kocher mit beiden Deckeln zu. Dann stellt man ihn in einen normalen Edelstahlkochtopf und bringt das Ganze zum Kochen beziehungsweise lässt es 10 bis 15 Minuten sieden. Solche chinesischen Kräuterkochtöpfchen kann man in Asienläden kaufen.

Aufguss

Ein Kräuteraufguss wird aus den frischen oder getrockneten Blättern der Kräuter hergestellt. Zerreiben oder zerdrücken Sie die frischen Kräuter etwas, bevor Sie das Wasser aufgießen, damit sich die ätherischen Öle verflüchtigen. Wenn der Tee medizinisch wirksam sein soll, benötigen Sie zwei gehäufte Teelöffel mit Kräutern für einen Topf Wasser. Ein Teetopf (Kanne) aus Keramik ist zum Aufgießen am besten geeignet. Lassen Sie den Aufguss drei bis fünf Minuten lang ziehen.

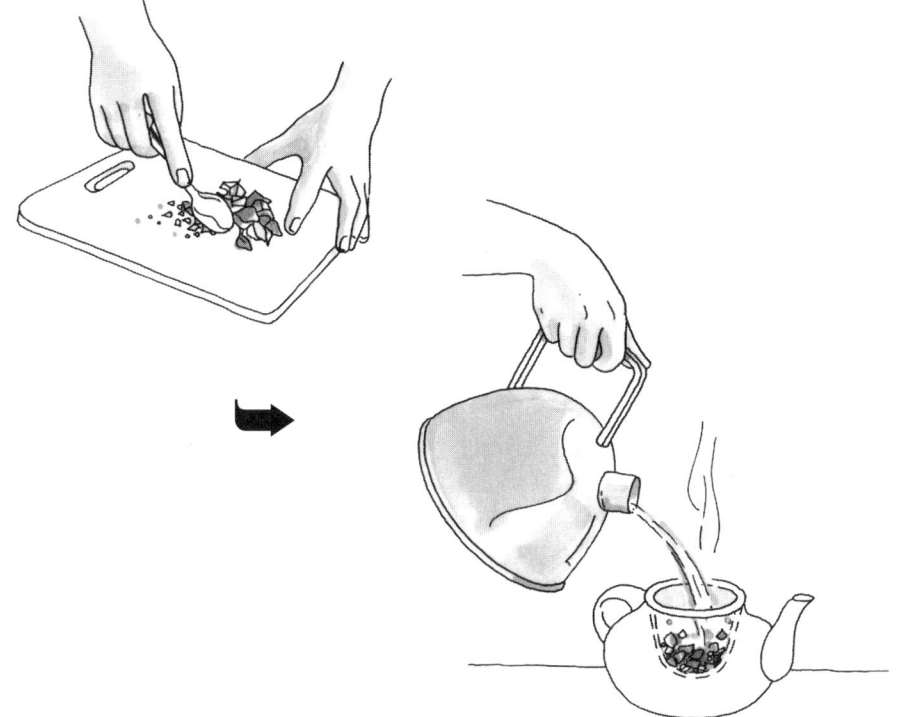

Aufguss:
Zwei gehäufte Teelöffel Kräuter in einem Keramikgefäß mit kochendem Wasser aufgießen und dann drei bis fünf Minuten ziehen lassen.

Kompressen

Kompressen macht man mit warmem Kräutersud, der mit einer Bandage oder einem Tuch auf die betreffenden Stellen gelegt wird. Die Haut nimmt die heilenden Substanzen der Kräuter auf. Die Kompressen sollten warm gehalten werden. Am besten stellt man einen heißen Wasserkessel auf die Kompresse oder legt eine Wärmflasche darüber. In der Regel macht man Kompressen aus Ingwer, Winterrettich und aus Klettenwurzel. Die Kräuterwurzel wird geraspelt und gekocht, dann nimmt man ein sauberes Tuch, ein Stück Baumwolle oder einen Waschlappen und tunkt es in den Sud, bis sich der Stoff voll gesogen hat. Kompressen helfen bei Schwellungen, bei Krämpfen, Spasmen, Energieblockaden (Schmerzen) und Muskelschmerzen.

Hydrotherapie

Kräuterbäder

Heilbäder sind besonders in Japan sehr beliebt. Die Wirkung eines Bades macht sich unmittelbar bemerkbar: Es gleicht Stimmungsschwankungen aus, regt den Blutkreislauf an oder baut Stress ab. In Japan hat man dem Badewasser seit jeher Zusätze beigegeben: Badesalz aus heißen Quellen, Blütensalz, getrocknete Kräuter, frische Früchte, Blumen, Zweige und Blätter. Ein beliebter Badezusatz heißt Yuzu, ein Zitrusextrakt, der im Winter auch häufig Eintöpfen beigegeben wird. Als Badezusatz schätzt man Yuzu in der kalten Jahreszeit wegen seiner verdauungsfördernden Wirkung. Er stärkt den Magen, sorgt für eine verbesserte Aufnahmefähigkeit von Vitamin C, stärkt das Kapillarsystem, wärmt den Körper und

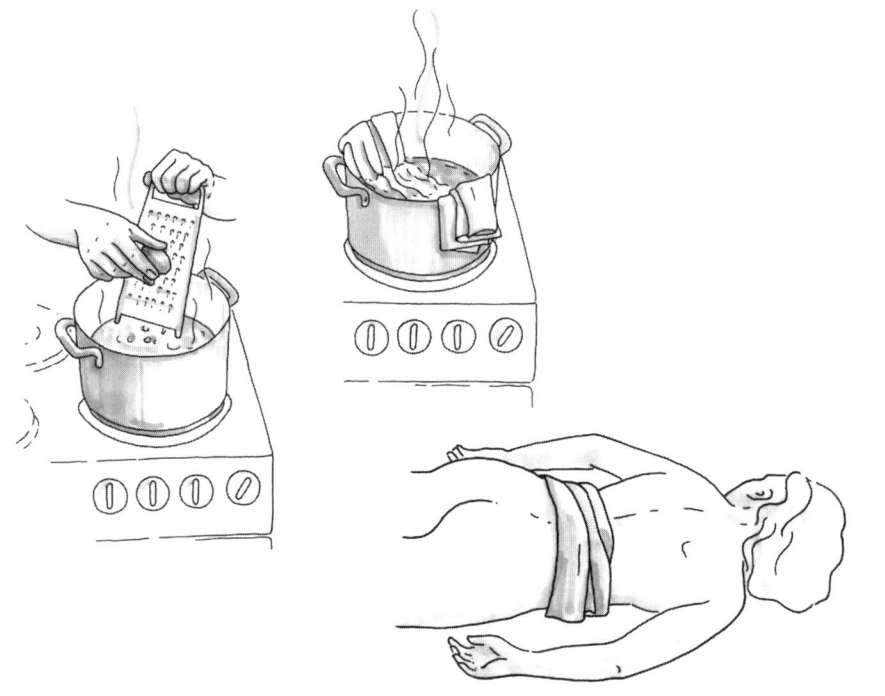

beugt deshalb Erfrierungserscheinungen vor. Auch wirkt der Zusatz entspannend bei schmerzenden Gelenken und Sehnen, er hebt die Stimmung und erfrischt den Geist.

Den süßen Blättern der Schwertlilie (japanisch shôbu, was manchmal missverständlich mit Iris übersetzt wird) wird eine wohltuende Wirkung bei kalter Körperkonstitution nachgesagt. Sie helfen bei neuralgischen Schmerzen, bei Rheuma, Schmerzen in den Muskeln und Lenden und senken den Blutdruck. In Japan gibt man sie am fünften Mai, dem Feiertag zu Ehren der Kinder, dem Badewasser bei. Die frischen oder getrockneten Blätter des Winterrettichs wirken kreislaufanregend und gleichen Stimmungsschwankungen aus. Sie haben darüber hinaus eine lindernde Wirkung bei neuralgischen Schmerzen sowie bei Nacken-, Schulter- und Kopfschmerzen und stimulieren die Blutzirkulation im Unterleib. Kryptomerien-Stängel, die man bei uns aus Sushi-Bars kennt, wo sie in kleinen Glaskästchen aufbewahrt werden, und die wegen ihrer antibakteriellen Wirkung geschätzt sind, kann man im Frühling auch dem Badewasser beigeben. Sie wirken tonisierend, verjüngend und hautstraffend.

Wenn Sie frische Blumen für das Badewasser verwenden möchten, nehmen Sie die ganzen Blüten oder nur die Blumenblätter und verteilen Sie sie auf der Wasseroberfläche. Sie können auch Blumen mitsamt Stängel nehmen, beispielsweise Ringelblumen, oder nur die Stängel, z. B. die der Schwertlilie. Binden Sie die Stängel mit einer Schnur oder einem Gummiband zusammen und knicken und zerkleinern Sie Stängel und Blüten leicht, bevor Sie einen Bund oder zwei davon ins Wasser geben. Aus den Stängeln und Zweigen kann man auch einen Absud zubereiten, den man ausdrückt, bevor er dem Badewasser zugefügt wird. Getrocknete Kräuter füllt man dagegen in einen Stoffbeutel, schließt ihn mit Zugband und taucht ihn ins heiße Badewasser. Für ein Ingwer-Bad benötigen Sie eine circa fünf Zentimeter lange Ingwerwurzel. Sie wird geraspelt, in ungefähr einem Liter Wasser 10 bis 15 Minuten lang gekocht und dann als Sud ins Badewasser gemischt. Oder Sie füllen geraspelten Ingwer oder Ingwerscheibchen in einen Stoffbeutel und lassen ihn im Badewasser schwimmen. Die Ingwerlösung ist allerdings weniger intensiv als der Sud. Weitere Vorschläge für Heilbäder finden Sie im zweiten Teil unter Selbsthilfemittel.

Sitzbäder

Sitzbäder umspülen nur den unteren Teil des Körpers mit Wasser. Sie sollen die Blutzirkulation im Unterleib anregen und die weiche Unterleibsmuskulatur stärken. Man unterscheidet verschiedene Arten von Sitzbädern, die unterschiedlich heiß sein müssen. Allgemein wendet man Sitzbäder an, um die Leber- und Nierenfunktion sowie das meridiane System im Unterleib zu verbessern. Sie eignen sich daher bei Beschwerden, die die Fortpflanzungsorgane, die Durchblutung, die Verdauung und das Ausscheidungssystem betreffen. Mit Kontrast-Sitzbädern erzielt man die größte Wirkung. Optimal ist es,

Das Bad

FU RO

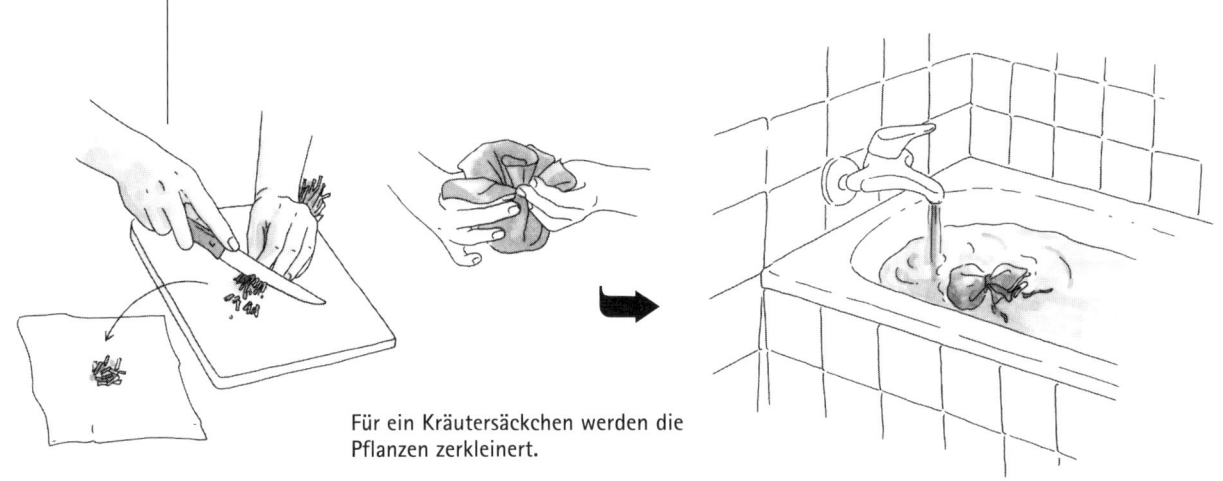

Für ein Kräutersäckchen werden die
Pflanzen zerkleinert.

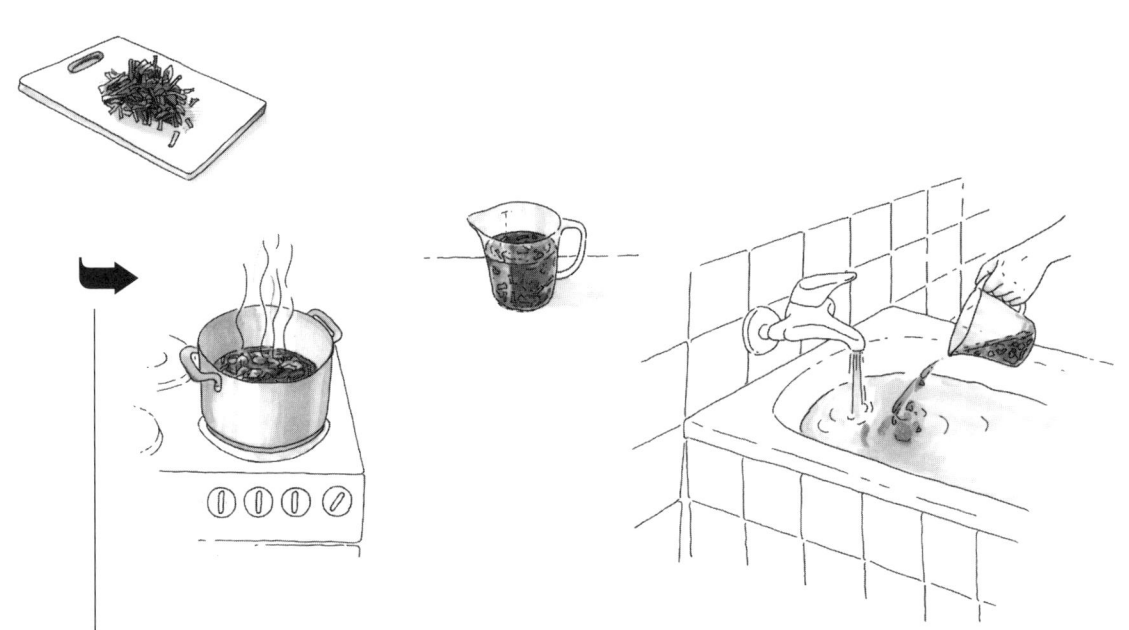

Aus Stängeln und Zweigen wird
ein Absud zubereitet.

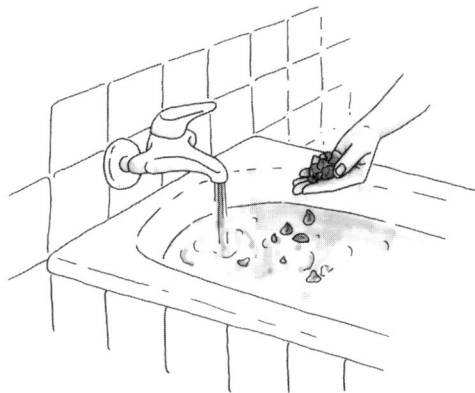

Blüten und Blätter zerdrücken,
bevor sie ins Wasser kommen.

wenn Füße und Becken in Wasser unterschiedlicher Temperatur getaucht sind. In der Enzyklopädie der Naturheilkunde von Murray und Pizzorno wird ausdrücklich darauf hingewiesen, dass der Wasserpegel in der heißen Wanne mindestens fünf Zentimeter höher sein sollte als in der mit kaltem Wasser, damit der betreffende Körperbereich entsprechend warm gehalten ist.[4]

■ Ein heißes Sitzbad ist bei einer Temperatur von 41 bis 46 Grad Celsius für drei bis zehn Minuten zu empfehlen. Reiben Sie anschließend Ihren Beckenbereich mit kaltem Wasser ab. Heiße Sitzbäder sind bei starken Schwellungen oder Infektionen nicht geeignet. Kontrast-Sitzbäder entspannen und öffnen die Durchgangssysteme im Unterleib.

■ Der Wechsel von einem heißen Sitzbad in ein kaltes soll die weichen Unterleibsmuskeln stärken. Tauchen Sie Ihr Becken ein bis drei Minuten lang in kaltes Wasser (12,5 bis 24 Grad Celsius). Reiben Sie die Hüfte, während Sie im kalten Wasser sitzen. Der Wasserstand in der kalten Wanne sollte niedriger sein als der in der heißen, damit man nicht friert.

■ Von Kontrast-Sitzbädern wird im zweiten Teil des Buches bei den Selbsthilfemitteln noch einmal die Rede sein. Für ein Kontrast-Sitzbad brauchen Sie zwei Wannen, die beide groß genug sein müssen, um den Unterleib bis zur Höhe der Nieren oder des Nabels mit Wasser zu bedecken. Füllen Sie die eine Wanne mit heißem Wasser, die andere mit kaltem, wobei der Wasserstand in der heißen Wanne höher sein muss als der in der kalten. Setzen Sie sich zuerst drei Minuten lang in die heiße Wanne, wechseln Sie anschließend für eine Minute in die kalte Wanne über, und reiben Sie beim Sitzen die Hüften und den unteren Teil des Rückens. Die Füße können Sie ins heiße Wasser tauchen, damit die Wirkung spürbarer ist. Wiederholen Sie diesen Wechsel zwischen heißer und kalter Wanne insgesamt sechsmal, so dass Sie

4 Michael Murray und Joseph Pizzorno, *Encyclopedia of Natural Medicine* (Rockin, Ca.: Primo Publishing 1991), S. 485

Brei

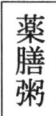

YAKU ZEN GAYU

Kräuterwein

YAÒ SHÀN ZHŌU
YAKU SHU

dreimal in der kalten und dreimal in der heißen Wanne sitzen. Legen Sie sich dabei am besten die ganze Badezeit über ein größeres Handtuch über die Schultern, damit Sie nicht frieren und sich richtig wohl fühlen.

Medizinische Kräuterweine

Kräuterweine werden eingesetzt, wenn der Körper geschwächt ist. Sie wirken kräftigend und können länger als ein Jahr aufbewahrt werden. Durch den Alkohol bleiben die medizinischen Wirkstoffe erhalten. Alkohol hat außerdem eine wärmende Wirkung. In der traditionellen chinesischen Medizin ist die Herstellung von Kräuterweinen eine recht komplizierte Angelegenheit. Für manche Weine werden zehn, fünfzig oder sogar hundert verschiedene Kräuter verwendet. Generell gilt: Je mehr Kräuter ein Wein enthält, desto vielfältiger und größer die Wirkung. Wir schlagen Ihnen einfache Rezepte vor, für die Sie keine ausgefallenen Pflanzen und Kräuter benötigen. Sie brauchen einen Liter 45-prozentigen Alkohol (japanischen Shôchû, Wodka oder Weinbrand) und Mittel zum Süßen, auch wenn Ihnen manche Kräuterweine zu süß erscheinen mögen. Ansonsten können Sie auch auf natürliche Süßstoffe wie Honig oder dehydrierten Zuckerrohrsaft zurückgreifen. Diese sind auf jeden Fall besser als weißer Zucker oder Zuckerwürfel.

Reisbrei

Reisbrei hat in Asien einen sehr hohen Stellenwert. Man schätzt ihn vor allem wegen seiner reichhaltigen Nährstoffe. Er wärmt den ganzen Körper und ist deshalb bei allen Mangelerscheinungen zu empfehlen. Wie man Reisbrei zubereitet, ist bei den Rezeptvorschlägen im Anhang angegeben.

Umschläge

Umschläge werden aus gemahlenen oder geraspelten Pflanzen oder Gemüsen gemacht, die man in Gaze oder in ein Tuch wickelt und auf die Haut legt. Man vermengt den Brei entweder mit gekochtem Reis oder mit Mehl und Wasser. Die Zubereitung von Umschlägen ist recht zeitaufwendig, dennoch gehören sie zu den ältesten Formen der traditionellen Medizin und sind sehr hilfreich. Umschläge und Kompressen haben den Vorteil, dass ihre heilenden Wirkstoffe durch die Haut aufgenommen werden. Diese dringen durch die Poren ein und wandern durch den Körper zu den betroffenen Stellen, was manchmal wirksamer ist als beispielsweise ein Tee, der erst das ganze Verdauungssystem durchlaufen muss.

Umschlag

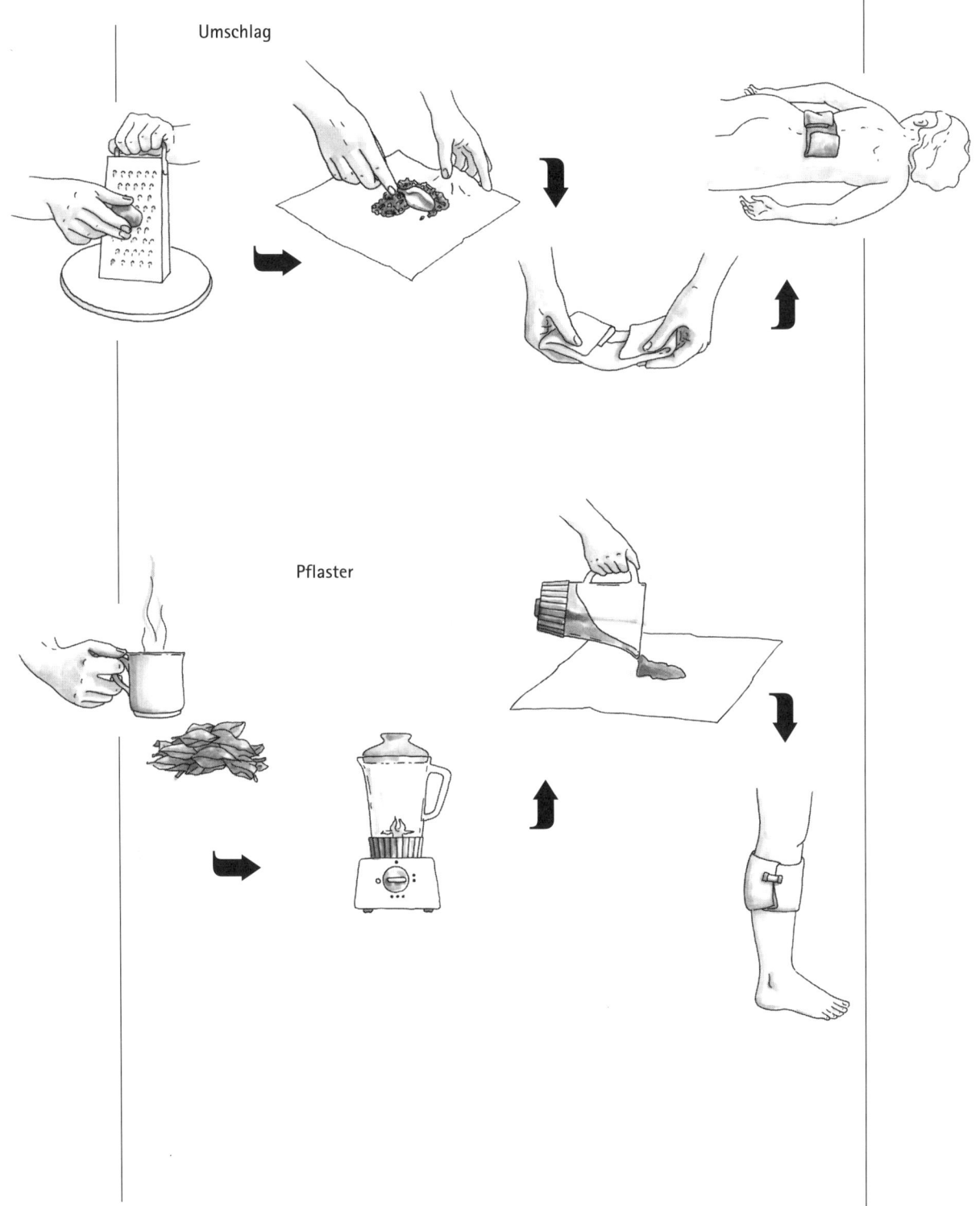

Pflaster

Kapitel 5

Leben im Rhythmus der Jahreszeiten

Das Leben ist von Rhythmen geprägt – von Herzschlägen, Atemzügen, Laufschritten. Das Leben ist unterteilt in verschiedene Lebensabschnitte – Kindheit, Jugend, Erwachsenenalter und Alter. Die Lebensphasen wiederum sind durch verschiedene Einschnitte gekennzeichnet: Einführung in den Kreis der Erwachsenen, Heirat, Geburt von Kindern, Erntezeit … Geburt und Tod markieren und begrenzen diesen Lebenszyklus – so wie die Gezeiten des Meeres, die Mondphasen, die Jahreszeiten mit der berstenden Energie im Frühling, der Üppigkeit im Sommer, der Ernte im Herbst und der Zurückgezogenheit im Winter.

Der Rhythmus der Natur bestimmt unser Leben, den Lauf der Zeit und die Vergänglichkeit des Daseins. Im alten China hatten die Jahreszeiten einen so hohen Stellenwert, dass man jeder Jahreszeit ein Element zuordnete: Holz, Feuer, Erde, Metall, Wasser. Die Besonderheiten jeder Jahreszeit wurden genau aufgeschrieben, einschließlich der Einflüsse auf den Menschen. Dieses große Interesse an den Jahreszeiten hatte seinen Grund, denn die Menschen lebten früher in viel größerer Abhängigkeit vom Jahresrhythmus als der moderne Mensch. Heute haben wir den Bezug zur Natur fast verloren und denken, dass sie unser Leben nicht mehr an den Wurzeln berührt.

Doch wer das Gleichgewicht wiederfinden will, muss die Bedeutung der Natur neu kennen und schätzen lernen. Die Natur ist das Vorbild für das Gleichgewicht. Der ständige Wechsel in der Natur spiegelt den Rhythmus der menschlichen Existenz wider. Manchmal toben Naturgewalten, die Verwüstungen anrichten. Doch es sind vorübergehende Erscheinungen, ebenso wie die Sturmtiefs in unserem eigenen Leben. Der Sturm legt sich, das Gewitter ist vorüber und die Sonne bricht wieder durch die Wolken. Kein Sturm währt ewig, nichts ist für immer schlecht – diese Erkenntnis ist umso wichtiger, je mehr man in einem Heilungsprozess steckt. Die Natur kehrt immer – mal schneller, mal langsamer – in ihr Gleichgewicht zurück. Wir können von der Natur lernen, damit auch wir schneller unsere Mitte wiederfinden. Vielleicht denken Sie, dass sich der moderne Mensch bereits zu weit von der Natur entfernt hat. Keineswegs! Im Grunde gehört nicht viel dazu, seine Lebensweise ein wenig zu ändern, um sich den natürlichen Rhythmus wieder bewusst zu machen. Ein kleines Opfer ist allerdings notwendig: Sie müssen die Prioritäten neu setzen. Schalten Sie einen Gang zurück, versuchen Sie Ihr Leben zu vereinfachen, übernehmen Sie nicht jeden Auftrag und jede Verpflichtung, entrümpeln Sie Ihren Terminkalender. Nehmen Sie sich die Zeit, wieder Teil des natürlichen Wechsels, der natürlichen Vorgänge zu werden. Legen Sie die Fesseln ab, die Sie daran hindern, im Einklang mit der Natur zu leben.

In den Übergangszeiten des Jahres sind die meisten Menschen anfällig für Erkältungen oder andere Infektionskrankheiten. Der Körper ist geschwächt, müde, erschöpft und ausgelaugt. Man kann dem vorbeugen und entgegenwirken durch Ruhe, Meditation, gesunde Ernährung und mit entsprechenden Stärkungsmitteln. Auf den folgenden Seiten finden Sie Tipps, wie Sie sich auf die Jahreszeitenwechsel vorbereiten können.

Die Ernährung abstimmen auf die Jahreszeiten

In der traditionellen chinesischen Medizin unterteilt man das Jahr weder in die vier Jahreszeiten, was theoretisch mit den vier Lebensphasen übereinstimmen würde, noch orientiert man sich an der Theorie von den Fünf Elementen. Je nachdem, in welchem Teil der Welt man lebt, gibt es nämlich vier, fünf oder zwölf Jahreszeiten. Ich selbst richte mich nicht nach den vier Jahreszeiten (oder den traditionellen zwölf Monaten), wie es meistens üblich ist, sondern nach dem Jahreszeitenwechsel in Japan, wo man das Jahr in eine

Regen- und eine Trockenzeit unterteilt. Doch das muss jeder für sich selbst entscheiden, denn in jedem Land gibt es bestimmte Gemüsesorten oder Früchte, die nur im Frühling, Sommer oder nur im Herbst reif sind. In Japan pflegt man heute noch eine alte Sitte, die mit den Jahreszeiten zusammenhängt: Die erste Ernte einer jeden Jahreszeit – ob es sich nun um die erste weiche, kleine Aubergine oder um die ersten köstlichen Matsutake-Pilze handelt – wird auf ganz besondere Weise dargeboten und überall angepriesen. In Restaurants macht man besonders gern gesehene Gäste auf die Spezialität aufmerksam, die gerade frisch aus der Natur kommt. Oder man beschenkt Menschen, denen man seine Achtung erweisen möchte, mit den frühen Köstlichkeiten der Jahreszeit.

In den meisten asiatischen Ländern haben die Menschen einen noch engeren Bezug zu dem, was die Jahreszeiten an Nahrung bieten, als bei uns. Hand aufs Herz: Wissen Sie, wann Kartoffeln geerntet werden? Wann die Spargelernte stattfindet? Oder wann frischer Spinat in den Regalen liegt? Wann Pfirsiche und Pflaumen reif sind? Oder Pilze? Wir selbst oder unsere Kinder wissen häufig gar nicht mehr, was auf unseren heimischen Böden wächst und was nicht und wann die Früchte reif sind. In gewisser Weise wirkt sich dies auch auf den Körper aus. Denn der menschliche Organismus ist seiner natürlichen Umgebung angepasst – der Nahrung, dem Wasser und dem Boden. Deshalb ist es wichtig, auf einheimische Nahrungsmittel zu achten, die in den entsprechenden Jahreszeiten frisch auf den Tisch kommen. Sie tun Ihrem Körper damit etwas Gutes, weil sie ihm Gelegenheit geben, im Einklang mit der natürlichen Umgebung zu bleiben.

Machen Sie sich die Einflüsse der Jahreszeiten auf den Körper bewusst. Jede Jahreszeit ruft bei jedem Menschen eine bestimmte Schwächung der Konstitution hervor. Menschen, die leicht frieren und frösteln, fühlen sich im Winter unwohl. Dagegen empfinden Menschen mit einer heißen Konstitution eher eine Abneigung gegen den Sommer. Menschen mit feuchter Konstitution verkriechen sich in der nasskalten Jahreszeit nach innen. In dieser Zeit rüstet man sich mit den entsprechenden Nahrungsmitteln, mit Kräuterweinen und tonisierenden Mitteln gegen das unfreundliche Wetter. Die Supermärkte verwöhnen den Konsumenten aber heutzutage mit einer Überfülle an Lebensmitteln, die dort das ganze Jahr über erhältlich sind. Man weiß deshalb beispielsweise gar nicht mehr, welches Gemüse für welche Jahreszeit typisch ist. Es ist durchaus sinnvoll, sich mit solchen einfachen Dingen wieder vertraut zu machen, damit man die richtige Nahrung zur richtigen Zeit aussuchen kann. Beachten Sie dabei zumindest eine grobe Richtlinie: Sie müssen zuerst wissen, welchem Typus Sie angehören, um die Energetik der Nahrung bestimmen zu können, die Sie für sich persönlich brauchen. Wir haben in Kapitel 3 bereits darauf hingewiesen. Ein Mensch mit kühler Konstitution benötigt den Nährwert von Wurzelgemüse, zum Beispiel von Yams, Kohlrabi, Kohlrüben sowie orangefarbenen und gelben Gemüsesorten, welche wärmende

Eigenschaften besitzen. Geeignete Gewürze für diese Gemüsesorten sind Astragalus, Dang gui, Codonopsis, Wilde Yamswurzel und rote, chinesische Datteln. Wurzelgemüse lässt sich gut mit Linsen, Tofu oder gekochtem braunem Reis kombinieren. Wer ohnehin leicht fröstelt und keine besonders gute Durchblutung hat, sollte Salate mit Tomaten, Gurken und Blattsalat meiden. Dies gilt auch für kalten Tofu, kalte Getränke oder Speiseeis. Eine grobe Richtlinie für Menschen, die leicht frieren, könnte folgendermaßen aussehen:

Wärme im Körper und ein angenehmes Sättigungsgefühl geben Wurzelgemüse, gelbe und orangefarbene Gemüsesorten, rotes Fleisch, Milch- und Vollkornprodukte, Bohnen und Hülsenfrüchte.

Menschen mit zu viel Hitze im Körper sollten dagegen Nahrung mit kühlenden und entschlackenden Eigenschaften zu sich nehmen. Ihr Speiseplan könnte bevorzugt enthalten: Tofu, Sojabohnen, grünblättriges Gemüse wie Spinat und Mangold, Koreander, Mungo-Bohnensprossen, Winterrettich, Luzernensprossen und Radieschen.

Die genannten Produkte sind überall erhältlich und lassen sich schnell zubereiten. Sie sind ein wichtiger Beitrag zum gesundheitlichen Gleichgewicht. Wenn Sie jedoch an einer schwerwiegenden Krankheit leiden, besprechen Sie die Möglichkeiten, welche die Ernährung bietet, mit Ihrem Arzt oder Heilpraktiker, um das optimale Ergebnis zu erzielen. Weitere detaillierte Hinweise zur gesunden Ernährung finden Sie weiter vorne in Kapitel 3.

Gut gerüstet für den Frühling

Holz ist das bestimmende Element im Frühling. Wir alle kennen die Energieschübe im Frühling, wenn die Natur aus dem Winterschlaf erwacht und die ganze Kraft der Erde an die Oberfläche drängt. Die Bäume erblühen, die Knospen an den Zweigen gehen auf – alles in der Natur ist auf Wachstum und Blüte eingestellt. Der Frühling ist die Zeit des Pflanzens, und alles wird grün und bunt. Die Wetterlage wechselt häufig, aber die Natur strotzt vor Lebenskraft. Es ist die energiereichste Zeit des Jahres.

Die kraftvolle, nach oben strebende Energie des Yang bestimmt den Frühling. Es ist eine Zeit voller Leichtigkeit und voller Energie. Nützen Sie diese Phase zur Entschlackung. Nehmen Sie leichte, entschlackende Nahrung zu sich, beispielsweise Gurken, Tofu und Zitrusfrüchte. Aber essen Sie zugleich weiterhin die schwereren Wintergerichte wie braunen Reis, Bohnen, Fleisch und Vollkornprodukte, um dem Körper genügend Wärme zuzuführen. Mit der richtigen Nahrung in jeder Jahreszeit geben Sie dem Körper die nötige Energie, um mit jedem Wetter und jeder Temperatur fertig zu werden.

Das Element Holz ist der Leber zugeordnet. Die Leber ist ein sehr empfindliches Organ, das – wie in Kapitel 2 bereits erwähnt – Blut ansammelt und wäscht beziehungsweise den Organismus mit Blut versorgt, sobald dieser aktiv ist. Wenn Sie gesund durchs Jahr kommen wollen, ist es wichtig, das Gleichgewicht der Leber nicht durch zu viel Wind, Regen, Sonne und Temperaturschwankungen zu stören. Deshalb braucht die Leber im Frühling besonders viel Stärkung.

Versuchen Sie dieses empfindliche Organ zu schonen, indem Sie es nicht überlasten. Achten Sie auf eine ausgeglichene Lebensweise und meiden Sie Speisen, die das Lebergewebe verstopfen. Stärkende und entschlackende Nahrung ist gut für die Qi-Energie und das Blut, und sie bewahrt das Gleichgewicht der Leber.

Die Kleidung hängt vom Klima ab. Da das Wetter im Frühling meist noch unbeständig ist, ist der „Zwiebel-Look" in dieser Jahreszeit keine Frage der Mode. Sie können eine Erkältung leicht vermeiden, indem Sie mehrere Kleidungsstücke übereinander tragen. Je nachdem, ob die Sonne scheint oder der Wind pfeift, können Sie dann schnell einen Pulli ausziehen oder überstreifen. Kleidungsstücke aus Naturfasern, die eng an der Haut anliegen, sind besser geeignet als wallende Gewänder aus Kunstfasern. Die meisten Menschen vertragen Naturstoffe besser als synthetische Materialien, weil sie hautfreundlicher und atmungsaktiver sind. Sie saugen Feuchtigkeit auf und fühlen sich außerdem einfach gut an. Der Regenmantel sollte griffbereit sein. Wenn die Sonne wieder hinter dunklen Wolken hervorblitzt, vermeiden Sie es – wenn möglich – eine Sonnenbrille aufzusetzen.

Tee für den Jahreszeitenwechsel

Einer Erkältung oder Grippe können Sie während des Jahreszeitenwechsels mit einem alten chinesischen Hausmittel vorbeugen. Es ist ein Gebräu, das sich „Tee zum Jahres-

zeitenwechsel" nennt. Er hat eine tonisierende Wirkung und tut immer gut bei Stress.

3–5 g Codonopsis
3–5 g Lycium-Beeren
3–5 g Astragalus
3–5 g Yamswurzel

Geben Sie die jeweils gleiche Menge
Kräuter in einen feuerfesten Topf mit
zwei Tassen heißem Wasser. Machen Sie
nun einen Absud daraus, indem Sie das
Ganze rund 20 Minuten auf kleiner
Flamme sieden lassen, bis ein Drittel des
Wassers verkocht ist. Trinken Sie die eine
Hälfte des Tees am Morgen, die andere
Hälfte am Abend. Sie können diesen Tee
auch in den Kühlschrank stellen und
wieder aufwärmen, wenn Sie ihn erst am
nächsten Tag trinken möchten. Die Kräuter können Sie ebenfalls aufbewahren
und ein zweites Mal verwenden.

Gesund über den Sommer kommen

Der Sommer ist eine üppige, lebendige
Jahreszeit. Alles wächst und gedeiht, das
frische Grün des Frühlings nimmt im
Sommer dunklere Töne an und der Duft
prächtiger Rosen betört die Sinne. Unter
den warmen Strahlen der Sonne reifen
Tomaten, Auberginen und Kürbisse. Die
Hitze erfüllt die Luft mit flirrender
Schwüle und schweren Düften.
Sie beugen einer Sommererkältung vor,
wenn Sie Ihrem Körper die plötzlichen
Kälteschocks von Klimaanlagen ersparen.
Der Wechsel zwischen drückender Hitze
und kalter Luft kann zu Flüssigkeitsverlust, Müdigkeit und Erkältungen führen.
Sie sollten genügend Flüssigkeit zu sich
nehmen, auch wenn Sie keinen Durst
verspüren. Versuchen Sie, in regelmäßigen Abständen immer wieder ein Glas
Wasser zu trinken. Achten Sie darauf,
dass Sie besser öfter kleine Mengen Flüssigkeit zu sich nehmen als einen Liter auf
einmal. Vermeiden Sie, wann immer es
geht, eisgekühlte Getränke.
In der Akupunktur-Therapie heißt es,
dass kalte Getränke im Winter für die
Nieren schlecht sind. Im Sommer reagiert
besonders das Verdauungssystem auf die
plötzliche Kälte in den Eingeweiden,
wenn der ganze Körper erhitzt ist. Trinken Sie deshalb lieber warme Getränke
oder solche mit Raumtemperatur. In
China hat man lange Zeit hauptsächlich
gekochtes Wasser und Tee getrunken.
Warme Getränke nimmt der Körper
nämlich leichter und schneller auf, weil
sie der Körpertemperatur mehr entsprechen als eiskalte Flüssigkeiten.
Doch Tee ist nicht gleich Tee! Nicht alle
Tees sind geeignete Sommergetränke. In
der heißen Jahreszeit empfehlen sich Tees
mit kühlenden Eigenschaften – es sei
denn, Ihre Konstitution verlangt nach
etwas anderem. Probieren Sie Ü-cha,
grünen chinesischen Tee oder Chrysanthemen-Tee, der in Japan auch Roku-cha
und Kiku-cha genannt wird.
Alle drei Tees sind in Asienläden erhältlich oder können über Großhändler bezogen werden. Erfrischende Sommertees
sind auch japanischer grüner Tee, brauner
Reistee, der auch unter der Bezeichnung
„Popcorn-Tee" verkauft wird, oder gerös-
teter Gerstentee, den man in Japan „Ban-

cha", „Genai-cha" und „Mugi-cha"
nennt. Schwarzer Tee und Oolong-Tee
sind im Sommer weniger geeignet, weil
sie eine wärmende Wirkung haben.
Fruchtsäfte haben einen hohen Zucker-
gehalt und sind deshalb nicht die idealen
Durstlöscher. Besser ist es, wenn sie zur
Hälfte mit Wasser verdünnt werden.
Leicht gedünstetes oder rohes Gemüse
ist eine Delikatesse in Sommersalaten. Im
Herbst und im Winter kann der Verzehr
von zu viel rohem Gemüse unter Umständen zu Feuchtigkeit im Körper
führen, was den Organismus in der kalten Jahreszeit anfällig macht. Wenn Sie
auf Salat nicht verzichten wollen, essen
Sie ihn nach der warmen Hauptspeise.
Versuchen Sie, bei heißem und feuchtem
Klima weniger Fleisch zu essen und
möglichst keine gebratenen und fetten
Speisen. Denn diese erhöhen die Hitze
und Feuchtigkeit im Körper und führen
zu Verdauungsproblemen. Ideal sind im
Sommer Nudelgerichte mit einer leichten
Gemüsesauce oder Salate mit faser- und
körnerreichen Zutaten wie Tabouli, der
köstlich schmeckt mit verdauungsfördernden Kräutern, z. B. mit Petersilie,
Minze oder Koriander.
Speiseeis ist lecker, aber ungesund, weil
es kalt ist und einen hohen Fettgehalt
hat. Besonders Frauen, die an Menstruationskrämpfen leiden, sollten lieber einen
Bogen um die Eisdiele machen. Wassermelonen sind im Sommer zwar sehr er-
frischend, aber sie werden bekömmlicher,
wenn man ein wenig Meersalz darüber
streut. In Japan isst man im Sommer häufig gegrillten Aal. Ihm wird eine verjüngende Wirkung nachgesagt. Ob das je-

doch wirklich stimmt, müssen Sie selbst
ausprobieren.
In Japan tragen ältere Menschen oft eine
Bauchbinde, Haramaki genannt, um den
Verdauungsapparat vor dem ständigen
Wechsel zwischen Außen- und Innen-
temperaturen zu schützen. Wenn Sie in
klimatisierten Räumen leben, stellen Sie
die Temperatur so ein, dass sie nur knapp
unter der Außentemperatur liegt.
Der Sommer ist genau die richtige Zeit,
um Energie zu tanken, beispielsweise mit
Yoga, Schwimmen und anderen Wasser-
sportarten. Die Sommerhitze belastet die
Herzmeridiane und macht leicht reizbar,
nervös und ungeduldig. Gönnen Sie sich
immer wieder Pausen zum Entspannen.
In China entkommt man der Hitze, indem man einfach kühlere Orte aufsucht.
Man nennt dies *shang shan*, was wörtlich
übersetzt „auf den Berg steigen" heißt.
Im August verlassen die Menschen die
Stadt, um die heißeste Zeit des Jahres auf
dem Land zu verbringen. Es gibt eine
Theorie, derzufolge die Luft in ländli-
chen Gebieten und in der Nähe von natürlichen Wasserläufen mit Negativ-Ionen
angefüllt sein soll. Dagegen wimmelt es
in der heißen Stadtluft nur so vor Positiv-
Ionen, die müde und träge machen.

Gesund durch Herbst und Winter

Der Herbst färbt die Blätter bunt. Sie
werden trocken, bis die Bäume ihr Laub
schließlich abwerfen. Gräser und Kräuter
geben Pollen ab, die der Wind verstreut.
Das Thermometer fällt und die Vögel ziehen in den Süden. Die Fensterläden der

Einen Berg
erklimmen

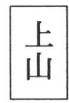

SHÀNG SHĀN
JŌ SAN

Ferienhäuser klappen zu und jeder Hausbesitzer trifft die nötigen Maßnahmen, um sein Heim gegen die Herbststürme zu schützen. Die Farben in der Natur verblassen, und genauso, wie sich die Natur auf den Winter vorbereitet, ziehen sich jetzt auch die Menschen in die Stille ihrer Häuser zurück.

Das Wetter wird launisch. Ein Tag, der morgens noch mit den letzten wärmenden Sonnenstrahlen begann, kann am Abend eisigkalt ausklingen. Am Nacken und am Rücken macht sich ein kalter Windzug meistens zuerst bemerkbar. Der Mensch ist noch auf Sommer eingestellt und lässt den Wollpulli im Schrank. Die Chinesen sagen, die empfindlichste Stelle ist das „Tor des Lebens", eine Stelle, die sich zwischen den Nieren befindet und besonders vor Kälte geschützt werden muss. Tragen Sie deshalb wollene Unterhemden und einen Schal, und wenn das Wetter umschlagen könnte, packen Sie lieber auch noch einen warmen Pullover in die Tasche.

Je näher der Winter kommt, desto kälter wird die Luft. Der erste Frost kündigt den ersten Schnee an. Die Menschen verkriechen sich unter wärmende Decken, die Wärme im Körper zieht sich immer mehr ins Innere zurück. Das ist die Zeit, in der man gerne Bücher liest, eine warme Suppe löffelt und Pläne für das nächste Frühjahr schmiedet. Manche Menschen nützen den Winter, um mehr Zeit für sich zu haben, gerade weil die

Reize der Außenwelt weniger verlockend sind.

Tun Sie Ihren Nieren etwas Gutes, indem Sie bei zunehmender Kälte den Verzehr von kalten Speisen und Getränken einschränken oder ganz weglassen. Wärmende Nahrungsmittel sind im Winter viel gesünder. Oolong und Tie Guanyin („eiserne Göttin der Gnade") sind Tees mit wärmenden Eigenschaften. Halten Sie im Lebensmittelladen Ausschau nach wärmenden Speisen, zum Beispiel nach körnigem braunem Reis, Hirse, Hafer, Buchweizengrütze, Gerste, Wurzelgemüse sowie Suppen und Eintöpfen mit Fisch und Fleisch. Vollkorn- und Getreideprodukte, Nüsse, gepökelte und gesalzene Speisen machen im Winter einen Großteil des traditionellen japanischen Speiseplans aus.

In Japan isst man im Herbst und im Winter hauptsächlich Speisen, die lange auf dem Herd stehen. Dazu gehören z. B. Klettenwurzeln, Winterrettich, Lotuswurzeln, Karotten, Chrysanthemenblätter, Pestwurz oder Huflattich (Fuki), Shiitake, Tofu, Hühner, Schweine- und Rindfleisch, Süßkartoffeln, Lauch, Teufelszunge, Ginkgo-Nüsse, Kastanien und Miso-Suppe. In China kocht man Suppen sogar oft direkt auf dem Tisch, und auf dem winterlichen Speisezettel ist der Fleischanteil größer. Häufig wird auch heute noch ein Kräuterwein gebraut, den man nach dem Abendessen trinkt, um die lange, kalte Nacht gut zu überstehen.

Kapitel 6

Schmerz und Vitalität

Schmerz und Vitalität gehören genauso zum Leben wie Geburt und Tod, Freude und Traurigkeit: Es sind zwei Seiten ein und derselben Medaille – oder anders ausgedrückt: die Yin- und Yang-Pole in unserem Körper. Manchmal werden diese beiden Pole als feste Einheiten im Sinne von „gut" und „schlecht" interpretiert – eine Fehlinterpretation, die dazu führt, dass jener Pol, der Schmerzen verursacht, schnell als „Feind" klassifiziert wird. Man wehrt sich dagegen, lehnt den Schmerz ab und sucht rasch nach einem Schmerzmittel. Doch in dem Schmerz steckt eine Botschaft. Haben Sie einmal versucht, auf diese Signale Ihres Körpers zu achten? Besonders wenn Schmerzen plötzlich auftreten, neigt man dazu, sie zu unterdrücken und etwas dagegen zu unternehmen in der Hoffnung, dass man die unangenehme und vielleicht sogar unheimliche Empfindung möglichst schnell wieder loswird. Viele Menschen leben in einem chronischen Schmerzzustand und wagen nicht, nach anderen Behandlungsmöglichkeiten zu suchen, die, wenn sie nicht helfen, vielleicht alles noch schlimmer machen könnten.

Gesundheit und Lebenskraft sind für jeden Menschen erstrebenswert. Doch was wir darunter verstehen, ist eng begrenzt, wenn nicht sogar etwas einseitig. Die Werbung gaukelt es uns vor: Gesundheit und Sex-Appeal sind eins. Mit diesem Trugbild verkauft man alles – von Coca-Cola bis zu Zigaretten. Doch die Vorstellung von Gesundheit, die uns die Medien verkaufen, ist nur ein Aspekt seelischer und körperlicher Vitalität. Der Idealzustand ist bei jedem Menschen anders und ständigen Veränderungen unterworfen. Heute könnte man vor Energie Bäume ausreißen, morgen, nächste Woche oder nächstes Jahr kann der Idealzustand aber von ganz anderen, neuen Faktoren abhängen. Das heißt nicht, dass sich alles zum Schlechten hin verändern muss, dass man krank wird. Es bedeutet nur, dass sich das verändern kann, was man als Gesundheit und Vitalität empfindet. In diesem Kapitel möchten wir Sie zum Nachdenken über die verschiedenen Aspekte von Schmerz auf der einen und von Gesundheit auf der anderen Seite anregen. Schmerz kann ein Anstoß sein, einen Heilungsprozess einzuleiten oder sein Leben nachhaltig umzustellen. Wir möchten Ihnen Möglichkeiten aufzeigen, mit Schmerz umzugehen, ihn zu lindern und Ihre körpereigenen Reserven zu mobilisieren.

Schmerzen

Wir, die Autoren dieses Buches, entdeckten für uns die Möglichkeiten der chinesischen Medizin, weil Schmerzen unser Wohlbefinden stark beeinträchtigten. Die erfolgreiche Behandlung hat uns von der Wirksamkeit der Heilmittel dieser Medizin überzeugt. Zweifellos sind Schmerzen etwas Unangenehmes – doch Schmerzen sind ein wichtiges Signal des Körpers. Mehr noch, Schmerzen haben eine geradezu lebensrettende Funktion. Sie melden dem Zentralnervensystem, dass bestimmte Bereiche im Körper geschont werden müssen oder Hilfe brauchen. Gäbe es diese Rückmeldung des Körpers nicht, wäre jeder Schritt im täglichen Leben ein gefährliches Unterfangen. Wir würden uns womöglich ständig die Finger verbrennen oder weiter joggen, obwohl die Knie die Belastung schon längst nicht mehr aushalten. Dies gilt für vieles andere auch, wie Essen, Lesen, Arbeiten und Unzähliges mehr. Schmerzen sind nötige kleine Warnungen, die dem Körper melden, wann es genug ist, wann der Körper Ruhe braucht oder wann man die Hand wegziehen muss, damit man sich nicht verbrennt. Schmerzen können eine 180-Grad-Wendung der Lebensweise bewirken und zu überraschenden Entdeckungen führen. Zu lernen, wie man mit Schmerzen umgeht, ist eine der größten Herausforderungen, die das Leben an uns stellt. Deshalb ist es bestimmt kein Zufall, dass Buddha den Schmerz zu den vier edlen Wahrheiten zählt.

Wir unterscheiden zwei Arten von Schmerzen: akute und chronische. Was aber geht im Körper vor sich, wenn sich Schmerzen bemerkbar machen? In der westlichen Schulmedizin erklärt man das Zustandekommen von Schmerzen wie folgt: Ein Nerv nimmt ein Signal auf und schüttet daraufhin chemische Stoffe aus, die Träger der Schmerzinformation sind. Diese Information wird auf einer schnellen und einer langsamen Nervenbahn ans Gehirn weitergegeben. Über die schnelle Schmerzleitung erreicht die Botschaft die Großhirnrinde des Gehirns, das von dort einen stechenden neuralen Schmerz aussendet. Der Impuls, der das Gehirn langsamer erreicht, bewirkt einen anhaltenden Schmerz, der die betreffende Stelle im Körper genauer lokalisiert. Dieser Vorgang ist bei jedem Menschen der Gleiche.

Doch das Gehirn eines jeden Menschen reagiert anders auf Schmerz. In der westlichen und asiatischen Medizin herrscht Einigkeit darüber, dass der Mensch viel mehr in der Lage ist, als er glaubt, seine Schmerzen zu steuern und unter Kontrolle zu halten. Untersuchungen haben gezeigt, dass bestimmte Stimulanzien oder Informationen, die dem zentralen wie dem peripheren Nervensystem zugeführt werden, den weitergeleiteten Reiz mindern, wodurch auch die Angst vor dem Schmerz und die gefühlsmäßige Reaktion darauf verringert wird.

Bei der Schmerzempfindung darf die Rolle der Psyche nicht unterschätzt werden. Man weiß, dass die Schmerzerfahrung einen Mechanismus auslöst, der ähnlich unbewusst abläuft wie die Fluchtreaktion. Allein das Wissen, dass eine bestimmte Handlung Schmerzen verursachen könnte, führt schon zu einer Ausschüttung von

Adrenalin und Kortisol, und zwar bevor der Schmerz überhaupt physisch spürbar ist. Schmerzmittel wie Morphium betäuben den Schmerz nicht etwa an der Stelle seines Ursprungs, sondern durch eine Botschaft an das emotionale und auf Schmerz reagierende Zentrum im Gehirn. Die Schmerzen bleiben also gleich stark oder schwach, nur die Reaktion auf den Schmerz im Gehirn ändert sich. Allopathische Schmerzmittel, Tranquilizer und diverse Mittel zur Muskelentkrampfung können den Schmerz bekämpfen und sogar die Heilung fördern, weil sie die Spannung beseitigen. Die Heilung kommt zustande, weil sich die Muskeln entspannen, sich die Blutzirkulation verbessert, der Stoffwechsel reduziert wird und der Sauerstoffpegel im Körper wieder steigt. Schmerzmittel können jedoch süchtig machen oder eine narkotisierende Wirkung haben. Andere verursachen Konzentrationsstörungen, wieder andere haben einen betäubenden Effekt. Medikamente beeinflussen häufig das Filtersystem des Organismus, in erster Linie die Leber, und führen somit zu Nebenwirkungen, die den Heilungsprozess beeinträchtigen. Doch es gibt durchaus Alternativen zu den herkömmlichen Medikamenten, die wir Ihnen in diesem Kapitel kurz vorstellen möchten.

Was Schmerz in der chinesischen Medizin bedeutet

In der chinesischen Medizin bedeutet jede Art von Schmerz eine Blockade. Ganz egal in welcher Form sich der Schmerz bemerkbar macht – als Kopfschmerz, Ermüdung der Augen, steife Schultern, Herzverengung, Bauchschmerzen, Unterleibskrämpfe oder in Gestalt eines gereizten oder eingeklemmten Nervs, der ins Bein ausstrahlt – die Ursache ist immer eine Blockade oder ein Hindernis im natürlichen, harmonischen Energiestrom. Doch was führt zu der Blockade und wodurch wird der Schmerz ausgelöst? In der chinesischen Heilkunde wird eine Blockade als ein Übermaß oder als eine Stagnation von Qi und Blut erklärt. Qi und Blut können sich in den Organen, in den Bahnen der Meridiane oder in den Lymph-, Blut- und Nervenbahnen stauen. Auf diese Weise werden der Energiestrom und der Flüssigkeitsaustausch im Körper behindert. In der Terminologie der westlichen Medizin gibt es dafür keine analogen Begriffe. Daher ist dies zugleich einer der Bereiche, in denen man die Kluft zwischen westlicher und asiatischer Heilkunde überbrücken muss. Versuchen Sie, für diese neuen Vorstellungen offen zu bleiben. Vielleicht hilft es Ihnen, den einen oder anderen Begriff durch Metaphern oder Bilder zu ersetzen, um mit ihrer Hilfe zu lernen, mit Schmerzen anders umzugehen.

Die Vorstellung einer Blockade ist relativ simpel und anschaulich zugleich. Sie ermöglicht ein völlig neues und anderes Verständnis von Schmerz. Man lernt, den Schmerz anders wahrzunehmen. Statt nur auf Schmerz zu reagieren, kann man versuchen, mit ihm umzugehen, ihn zu akzeptieren. Wer die Angst vor dem Schmerz verliert, ist in einer viel souveräneren Position und kann seine körpereigenen Möglichkeiten nutzen, ihn zu vertreiben. Im Moment können Sie sich vielleicht noch nichts darunter vorstellen oder halten es vielleicht für unmöglich. Doch es gibt tatsächlich Techniken, den Schmerz in den Griff zu bekommen.

Zuerst möchten wir Ihnen nun einige schmerzlindernde Verfahren der chinesischen Heilkunde vorstellen.

Anerkannte Methoden zur Schmerzlinderung

Akupunktur, Moxibustion, Akupressur und Kräutermedizin
In den Vereinigten Staaten wird Akupunktur hauptsächlich zur Schmerzbekämpfung eingesetzt. Die kleinen Nadeln können sofortige Linderung oder sogar Befreiung selbst von starken Schmerzen schaffen. Akupunktur wirkt besonders gut, wenn es sich um einen Energiestau tief im Körper handelt. Die Blockade wird aufgelöst, indem der Energiefluss von Qi und Blut wieder in Bewegung kommt und schließlich frei strömen kann. Ich selbst litt einmal unter starker Migräne und machte eine überraschende Erfahrung mit Akupunktur. Die Schmerzen hatten sich zuerst als Hitze im unteren Teil der Wirbelsäule lokalisiert. Im Laufe jenes anstrengenden Tages krochen sie allmählich immer weiter nach oben, bis sie sich schließlich im Nacken und im Kopf festsetzten. Ich hatte das Gefühl, mein Kopf sei in einen Schraubstock geklemmt, die Schmerzen waren fast unerträglich, und ich hatte ein Flimmern vor den Augen. Als mir schließlich richtig übel war vor Schmerzen, suchte ich Peter

in der Praxis auf. Er begann sofort mit der Behandlung. Nach einer halben Stunde ließ die Spannung in meinem Kopf nach, das Flimmern und die Übelkeit waren ebenfalls verschwunden.

Moxibustion, eine Form der Wärmebehandlung, hat sich ebenfalls bewährt, um einen Qi- und Blutstau innerhalb von wenigen Minuten aufzulösen. Die Blutzirkulation wird durch Erwärmung der betreffenden Zonen angeregt, und die Schmerzen verschwinden rasch. Eine Massage nach asiatischer Methode kann ebenfalls Wunder wirken, wenn die Energie entlang der Meridiane blockiert ist. Auch Kräutermedizin bringt Blut und Qi wieder in Fluss.

Eine Akupunkturbehandlung können Sie nicht selbst durchführen. Ebenso wenig sollten Sie sich Kräutermedizin auf eigene Faust zusammenstellen. Sie benötigen für beides auf jeden Fall eine fachmännische Anleitung beziehungsweise Behandlung. Akupressur hingegen können Sie an bestimmten Körperpunkten selbst durchführen, für eine komplette Behandlung brauchen Sie jedoch ebenfalls jemanden, der darin ausgebildet ist. Zum Massieren müssen Sie nicht unbedingt einen Masseur aufsuchen. Oft reichen auch die liebevollen und einfühlsamen Hände des Partners, um einen steifen Nacken oder steife Schultern zu lockern und Kopfschmerzen oder Rückenschmerzen zu vertreiben. Deane Juhan erläutert in seinem hochgelobten Buch *Job's Body* – ein Handbuch, in dem er Anleitungen zur Körperarbeit gibt – die „erstaunliche Wirkung" von leichten Massageübungen, durch die sich Ängste und Schmerzen

überwinden lassen. Die Botschaften, die Berührungen mit den Händen auslösen, werden nämlich auf dickeren und schnelleren Nervenbahnen an das Gehirn weitergeleitet als Schmerzen. Der Autor erklärt auch, dass die Empfindung „angenehm" auf mehr Nervenbahnen weitertransportiert wird als die Empfindung „Schmerz". Wenn man sich beispielsweise verletzt hat und den umliegenden Bereich leicht reibt oder massiert, reduziert die angenehme Stimulation des Gewebes das akute Schmerzempfinden. Auch Massagelotionen können gegen Schmerzen etwas ausrichten. Tigerbalsam oder Lotionen, die Kampfer oder Eukalyptus enthalten, kühlen die Haut und rufen ein leichtes Kribbeln oder Prickeln hervor, das den Schmerz leicht betäubt. Mandelöl mit Lavendel hat keine stimulierende Wirkung, ist aber wohltuend und beruhigend, wenn der Körper oder bestimmte Muskeln schmerzen, weil man sich überanstrengt hat oder erkältet ist.
Akupunktur, Moxibustion, Akupressur und Kräutermedizin werden also zur Schmerzbeseitigung eingesetzt. Jedes dieser Verfahren eignet sich aber zugleich auch zur Wiederherstellung des Gleichgewichts; das bedeutet, die Methoden eignen sich nicht nur zur Beseitigung des Schmerzes, sondern auch zur Bekämpfung der Krankheit. Bei den Selbsthilfemitteln zur Schmerzlinderung im folgenden Abschnitt handelt es sich um die Anzeichen einer Krankheit oder von Beschwerden. Sie sind zur vorübergehenden Schmerzbehandlung geeignet, bis die Beschwerden unter professioneller Anleitung behoben werden.

Selbstbehandlung

Hitze (einschließlich Heilbäder und Moxibustion), Akupressur, tiefes Durchatmen und Visualisierung

Hitze ist immer nützlich, um Verspannungen zu lösen, damit Qi und Blut wieder ungehindert fließen können. Heiße Kompressen mit Ingwer sind ein bewährtes, äußerlich anzuwendendes Mittel gegen Schmerzen. Die heiße Luft aus einem Haarfön kann bei Schulterverspannungen Wunder wirken; Unterleibskrämpfe verschwinden, wenn Sie sich den Bauch mit dicken Tüchern abdecken und einen heißen Wasserkessel auf den Leib stellen. (Bei Entzündungen ist Kälte angezeigt, zum Beispiel bringen Eispackungen fürs Erste eine Linderung.)

Heilbäder gegen Schmerzen

Ein warmes Bad mit verschiedenen Heilkräutern hilft bei den unterschiedlichsten Arten von Schmerz. Wie weiter oben beschrieben, können Sie sich Kräuterbäder leicht selbst zubereiten.

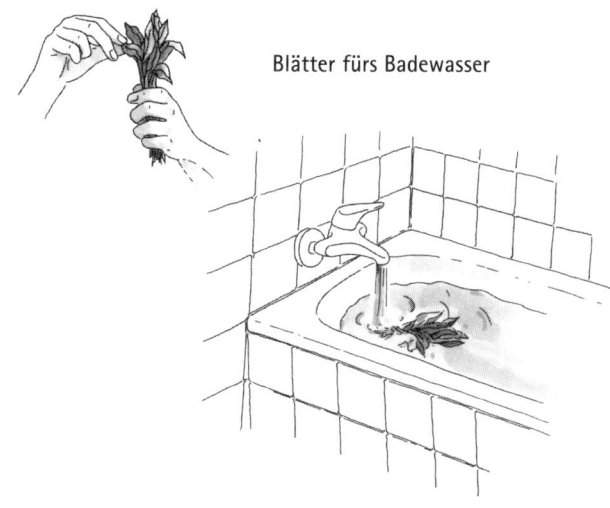

Blätter fürs Badewasser

Kräuter	Funktion
Blätter/Blüten der Begonia Erythrophylla	lindern rheumatische Schmerzen sowie Schmerzen im Lendenbereich und Schulterschmerzen, helfen bei Ängstlichkeit und Kopfschmerzen.
Togarashi Chilischoten	wärmt und hilft bei Rheumaschmerzen und steifen Schultern. Schneiden Sie zehn bis elf getrocknete Chilischoten (ca. 5 cm Länge) in dünne Ringe. Kochen Sie die Ringe in einem Viertelliter Wasser, bis ein Drittel der Flüssigkeit verdampft ist. Werfen Sie Mandarinenschalen ins Badewasser und fügen Sie den Aufguss hinzu. Bei empfindlicher Haut und für Kinder nicht zu empfehlen.
Blätter des Winterrettichs	helfen bei Beschwerden im unteren Rückenbereich sowie bei Rheuma- und Nervenschmerzen. Verwenden Sie eine Handvoll getrockneter oder frischer Blätter.
Knoblauch	hilft bei Neuralgien und Hämorrhoiden. Drei bis vier Knoblauchzehen dünsten, um den Geruch zu beseitigen. Anschließend abwaschen, in ein dünnes Mulltuch wickeln, zubinden und ins Badewasser geben.
Ingwer	wärmt und hilft bei rheumatischen Gelenkschmerzen, Kopfschmerzen und Neuralgien.
Hatomugi (gebräunte Hiobstränen)	hilft bei rheumatischen Schmerzen, Ängstlichkeit. Bereiten Sie aus 30 Gramm einen Absud und fügen Sie ihn dem Badewasser zu.
Lavendel	vermindert Angstgefühle, lindert Kopfschmerzen. Wirkt wohltuend bei Schmerzen aller Art.
Petersilie	vermindert Ängstlichkeit, Unruhe, Gereiztheit.
Steinsalz	hilft bei Neuralgien, schmerzenden Gelenken und Sehnen, Rücken- und Schulterschmerzen. Fügen Sie 30 Gramm ins Badewasser.
Rosmarin	lindert Schmerzen aller Art.
Sake	hilft bei Schmerzen in den Knien, in der Achillessehne und bei Sportverletzungen. Geben Sie 750 ml ins Badewasser, das 1 oder 2 Grad wärmer sein sollte als die Körpertemperatur.

Moxibustion

Moxibustion eignet sich zur Schmerzlinderung auch durch den Laien. Wie auf Seite 74 f. beschrieben, halten Sie die Moxastäbchen direkt über die müden, gereizten Muskeln und über die Stellen, wo Sie Krämpfe haben (oder über das betreffende Organ). Bei Entzündungen ist Moxibustion jedoch nicht angebracht. Behandeln Sie die betreffenden Stellen in diesem Fall mit kalten Packungen oder legen Sie einen Eisbeutel auf.

Moxibustion unter Anwendung von Moxastäbchen (Kamiya Mini ist eine bekannte japanische Marke) ist leicht: Reiben Sie die schmerzende Stelle zuerst mit Tigerbalsam ein. Drücken Sie dann die getrockneten Kräuter im Pappzylinder mit dem der Packung beiliegenden Plastikstäbchen nach oben. Anschließend zünden Sie die Kräuter an, indem Sie ein Räucherstäbchen oben in die Kräuter einrollen. Achten Sie dabei darauf, dass das Stäbchen nicht an der Moxa stecken bleibt. Stellen Sie nun die Papphalterung auf die Haut und warten Sie einfach, bis die Kräuter langsam verglimmen. Die Glut berührt die Haut nicht, aber durch den Tunnel des Pappzylinders wird die Hitze in konzentrierter Form auf die betreffende Stelle geleitet.

Während die Kräuter abbrennen, dringt die Hitze in die Haut ein. Den meisten Menschen macht die Hitze nichts aus, und sie entfernen den Pappzylinder erst, wenn die Kräuter vollständig abgebrannt sind. Wenn Sie aber eine empfindliche Haut haben oder Hitze nicht gut vertragen, entfernen Sie den Pappzylinder, sobald es Ihnen unangenehm wird. Moxastäbchen anstelle des hier beschriebenen Zylinders sind zur Schmerzlinderung genauso gut geeignet. (Siehe Bestellinformationen im Anhang.)

Moxibustion mit Salzringen

Moxibustion mit Salzringen ist eine besonders wirksame Methode. Bei Schmerzen im Lendenbereich, bei Unterleibs- oder Menstruationskrämpfen sowie bei Magen- und Verdauungsbeschwerden kann man sie auf dem unteren Teil des Rückens anwenden. Und so wird das gemacht:

1. Schneiden Sie ein Stück Pappe zu einem Röhrchen zurecht, das zwei Zentimeter Durchmesser hat und zwei Zentimeter breit ist. Umwickeln Sie den Ring dann mit japanischem Washi-Papier oder mit Musselin. Die überstehenden Enden des Papiers oder des Stoffs schlagen Sie ein und binden ein Gummiband darum, damit das Material nicht verrutscht. Überprüfen Sie, ob die Unterseite flach und gut umwickelt ist.

2. Füllen Sie den Ring zu einem Drittel mit Meersalz.

3. Rollen Sie dann getrockneten Beifuß, der in der Regel dafür verwendet wird, zu einer walnussgroßen Kugel. Legen Sie die Kugel auf das Salz.
   Nun zünden Sie die Kugel mit einem Räucherstäbchen an. Nach kurzer Zeit wird das Salz heiß.

4. Bewegen Sie den Ring nun auf der schmerzempfindlichen Stelle 30 Minuten lang hin und her. Fügen Sie mehr Moxa hinzu, wenn es zu früh abbrennen sollte.

Moxibustion mit Ingwer

Ingwer besitzt wärmende Eigenschaften. Der Vorteil dieses Mittels ist, dass der wärmende Effekt der Ingwerwurzel die Wärme, die von der Moxa ausgeht, verstärkt. Und so wird es gemacht:

1. Schneiden Sie von der Ingwerwurzel ein Stück ab. Es sollte einen Zentimeter Durchmesser haben und etwas mehr als einen Millimeter dick sein. Stechen Sie mit einer Gabel einige Löcher hinein.

2. Reiben Sie die schmerzende Stelle mit Tigerbalsam ein und legen Sie anschließend das Ingwerstück darauf.

3. Nehmen Sie ein Stück Moxa, das ungefähr die Breite eines Fingernagels hat, und zünden Sie es an. Legen Sie es nun auf das Ingwerstück. Wenn Sie das Gefühl haben, dass der Ingwer zu heiß wird, legen Sie ein Stück Tuch zwischen Ingwer und Moxa. Sie können auch Moxastäbchen verwenden, die Sie über dem auf der Haut liegenden Ingwer schwenken.

Akupressurpunkte bei unspezifischen Schmerzen

Gemäß den Lehren der chinesischen Heilkunde gibt es am Körper vier Punkte, von denen eine schmerzlindernde Wirkung ausgeht, wenn man sie massiert. Es handelt sich dabei um empfindliche Stellen an den Organbahnen, an denen sich die Energie sammelt beziehungsweise staut. Wenn man diese Punkte reibt, drückt, massiert und wärmt, dann wird der Energiefluss angeregt, die Blockade löst sich auf und der Schmerz verschwindet. Die Punkte sind unten mit den entsprechenden deutschen Bezeichnungen aufgeführt. DD4 bezieht sich auf den vierten Punkt entlang des Dickdarmkanals. LEB3 bezieht sich auf den dritten Punkt entlang des Leberkanals. MA steht für den Magen und das meridiane System. MI bezieht sich auf die Milz. Diese Punkte können Sie in Ergänzung zu anderen Mitteln, die Sie gegen die Schmerzen verschrieben bekommen haben, selbst stimulieren. Sprechen Sie jedoch zuerst mit Ihrem Arzt oder Heilpraktiker, wenn Sie sich nicht sicher sind, dass eine Kombination möglich ist.

Öffnung der Vier Tore

Vier bestimmte Punkte stehen bei dieser Behandlung im Mittelpunkt, über die verschiedene Schmerzsymptome beseitigt werden können. Die oberen beiden Punkte beseitigen Schmerzen im oberen Bereich des Körpers (z. B. Sodbrennen, Schmerzen in den Schultern und im Nacken sowie Kopfschmerzen). Die Stimulierung der unteren beiden Punkte beseitigt Schmerzen im unteren Teil des Körpers (z. B. Menstruationskrämpfe, Unterleibsschmerzen, Rheuma und Arthritis in den Knien und anderen Gelenken). Die vier Punkte bringen die Energie von Yin und Yang ins Gleichgewicht und regen die Zirkulation des Qi im Körper an. (Auf der Körperkarte sind die Stellen, an denen sich diese Punkte befinden, genau angegeben und erklärt.)

DD4 regt den Qi-Fluss im ganzen Körper an und wird bei Kopfschmerzen, roten und geschwollenen Augen, Nasenbluten, rauhem Hals, Schmerzen in den Armen und Herzschmerzen stimuliert.

LEB3 regt in Kombination mit DD4 den Qi-Fluss im ganzen Körper an, lindert Schmerzen im unteren Körperbereich, in den Hüften, im Unterleib und beruhigt die Leber. Dieser Punkt ist auch zur Behandlung von Kopfschmerzen und Völlegefühl geeignet.

Magenschmerzen

MA36 hat eine tonisierende Wirkung auf das zentrale Qi und auf den ganzen Körper. Am besten wirkt eine Behandlung mit Salzringen in Kombination mit Moxa, das direkt auf die schmerzende Stelle aufgelegt wird.

MI6 ist gut in Kombination mit MA36 bei Bauchschmerzen mit Blähungen sowie bei leichtem Durchfall und Übelkeit. Unterleibsschmerzen vor und während der Menstruation lassen sich gut in Kombination mit LEB3 und Moxibustionsanwendungen mit Salzring behandeln. Dieser Punkt bewirkt auch eine Verbesserung des Qi-Flusses und der Durchblutung, besonders in den Beinen.

Schmerzen im Knie

MAG36 hat eine tonisierende Wirkung für den ganzen Körper (siehe oben). MAG36 liegt in der kleinen Einbuchtung auf der äußeren Knieoberfläche. Wenn das Knie an den Seiten schmerzt, dann empfiehlt es sich, die schmerzende Stelle zuerst mit Tigerbalsam einzureiben und anschließend drei bis fünf Moxakugeln darauf zu legen. Zünden Sie die Kugeln mit einem Räucherstäbchen an. Der schmerzhafte Bereich fühlt sich schnell warm an und die Haut wird rot, wenn die Anwendung richtig erfolgt ist.

Tiefes Durchatmen und Visualisierung

Alle oben genannten Anwendungen wirken besser, wenn Sie dabei tief aus dem Bauch heraus atmen. Tiefes Durchatmen ist grundsätzlich bei allen schmerzhaften Zuständen sinnvoll, weil sich die Muskeln dadurch entspannen und Krämpfe gelöst werden.

Versuchen Sie zusätzlich, Ihre Vorstellungskraft zu Hilfe zu nehmen. Stellen Sie sich vor, wie der Atem zu der schmerzenden Stelle fließt und wie die eingeatmete Luft in den angespannten Muskel und das verkrampfte Gewebe eindringt oder, allgemeiner gesagt, zu der schmerzenden Stelle hinströmt. Stellen Sie sich beim Ausatmen vor, wie der Atem den Schmerz wegnimmt und nach außen befördert. Sie können sich Ihren Atem auch als weißes Licht vorstellen.

In der Schmerztherapie hat man mit Visualisierungsübungen immer wieder gute Erfahrungen gemacht. Versuchen Sie sich Bilder vorzustellen, mit denen Sie etwas anfangen können. Stellen Sie sich die schmerzhafte Region beispielsweise als Eisblock vor. Lassen Sie das Bild einen Moment wirken, bis Sie die Kälte und Härte des Eisblocks förmlich spüren und sogar die Größe und Ecken und Kanten des Eisblocks vor Augen haben. Stellen Sie sich nun vor, wie die Sonne auf das Eis brennt und es zum Schmelzen bringt. Das Wasser läuft an Ihrem Arm oder Bein entlang, je nachdem, welches Ihrer Gliedmaßen sich in unmittelbarer Nähe der schmerzenden Stelle befindet, und fließt aus Ihrem Körper hinaus. Klares, sauberes Wasser ziehen Sie mit jedem Atemzug ein, und es tritt über den Kopf oder durch die Nase in Ihren Körper ein und belebt den Bereich, wo Sie leiden.

Visualisierungen wirken besonders gut, wenn man sich die Bilder während einer Massage, einer Akupunkturbehandlung oder bei anderen Arten der Körperarbeit vorstellt.

Eine alte Studienfreundin von mir, die mit Visualisierungsübungen eigentlich wenig anfangen konnte, es wegen ihrer Beschwerden mit den Stirnnebenhöhlen aber trotzdem ausprobierte, machte, wie sie erzählt, folgende Erfahrung:

„Ich setzte mich hin und stellte mir meinen Körper wie ein Haus vor. Meine Füße waren der erste Stock und mein Kopf das Dachgeschoss. In meiner Fantasie ging ich Stockwerk für Stockwerk nach oben und machte auf jeder Etage die Fenster auf, bis ich oben im Dachgeschoss ankam, wo ich zuletzt ebenfalls die Fenster öffnete. Ich stellte mir vor, der Schmerz würde einfach hinausfliegen. Tatsächlich ‚flog' der Schmerz daraufhin aus meinem Kopf hinaus!"

Visualisierungen dieser Art sind eine sehr einfache Methode der Schmerzbekämpfung, weil sich die Einstellung gegenüber dem Schmerz verändert und weil jeder Mensch dies ganz ohne fremde Hilfe erreichen kann. Atmen Sie tief durch und entspannen Sie Ihren Körper, bevor Sie die Bilder in Ihrem Kopf entstehen lassen. Hilfreich sind auch Imaginationen, bei denen Sie den Körper mitschwingen lassen können. Wenn ich Schmerzen habe, stelle ich mir den Schmerz in Gestalt eines Felsens, eines Steins oder einer Nuss vor. Wenn sich dieses Bild verfestigt hat, kommt Licht ins Spiel. Das Licht bricht die harten Gegenstände auf oder bringt sie zum Schmelzen – der Schmerz verflüchtigt sich dadurch.

Doch Vorsicht! Manchmal ist der Schmerz so hartnäckig, dass er sich nicht vertreiben lässt. Versuchen Sie dennoch ruhig zu bleiben und mit Ihrem Körper zu kommunizieren. Warum schmerzt diese Stelle meines Körpers? Schreiben Sie die Fragen auf ein Blatt Papier. Nehmen Sie für die Antworten einen Stift in einer anderen Farbe. Lassen Sie den Antworten freien Lauf, schreiben Sie alles auf, was Ihnen in den Sinn kommt. Fragen wie „Wer bist du?" und „Was versuchst du mir mit deiner Anwesenheit zu sagen?" können zu überraschenden Antworten führen, die vielleicht sogar des Rätsels Lösung sind.

Wenn Sie den Schmerz mit Visualisierungen verjagen möchten, versuchen Sie, Bilder in Ihrem Kopf entstehen zu lassen, die Ihnen spontan einfallen. Sie müssen auch nicht unbedingt mit Bildern arbeiten. Manchmal wirken Bilder, manchmal aber auch nicht. Versuchen Sie sich der Energie, die durch Ihren Körper strömt, bewusst zu werden. Manche Menschen können mit Farben mehr anfangen als mit Bildern, andere personifizieren den Schmerz, indem sie ihm eine Stimme geben und mit ihm sprechen. Finden Sie heraus, was bei Ihnen am besten funktioniert. Es wird das sein, was für Sie genau richtig ist und Ihnen gut tut.

Vitalität und was sie ist

Eine stabile Gesundheit gibt jedem Menschen ein Gefühl von Lebenskraft und somit Wohlbefinden von Körper und Seele. Gesundheit bedeutet, dass sich der gesamte Organismus im Gleichgewicht befindet. In der chinesischen Medizin gibt es drei Arten von Energie, die Vitalität erzeugen: Jing, Qi und Shen. Man nennt sie „die Drei Schätze", die im Körper wohnen und die dem Körper Vitalität verleihen, wenn sie in ausreichendem Maße vorhanden sind.

In den Nieren sitzt die Energie, die für die sexuelle und hormonelle Kraft des Organismus zuständig ist. Sie heißt Jing. Alle anderen Körperenergien hängen von der Jing-Energie ab. Aufgrund der Wechselbeziehung zwischen Jing und allen anderen lebenswichtigen Organen verwandelt sich Jing in die Energie Qi. Diese Energie kann man schonen und bewahren durch traditionelle chinesische Körperübungen, die eine gesundheitsfördernde Wirkung haben. Man fasst sie unter dem Begriff Qi Gong zusammen.[1] Die Jing-Energie kann durch verschiedene Faktoren geschwächt sein. Dazu gehören: Überarbeitung, Nervosität, Stress, falsche Ernährung, Sorgen und Zwänge, Drogenkonsum, Alkohol, Schlafmangel sowie ein ausschweifendes Sexualleben. Jing ist der Juwel in unserem Körper, den man hüten und beschützen sollte. Wenn Sie mit der Jing-Energie sorgsam haushalten, verlangsamt sich der Alterungsprozess erheblich.

Die Qi-Energie kommt in allen Lebensbereichen vor. Qi ist überall. Es ist „die Gestalt gewordene Materie."[2] Qi atmet man über die Lungen ein, sobald man vor die Tür tritt und tief Luft holt. Qi ist etwas Fließendes. Qi lebt in jeder Bewegung, in jeder Geste mit der Hand, in der Nahrung, im instinktgesteuerten Verhalten von Tieren, in der Entwicklung des Fötus und sogar im Tod eines alten Menschen. Qi bewirkt das Wachstum der Bäume, der Blätter, der Knospen und das Reifen der Früchte. In jeder Form des Lebens, ob lebendig oder tot, ist Qi zu Hause.

Das Qi im Körper besteht aus der Luft, die man über die Lungen einsaugt, aus der Jing-Energie in den Nieren und aus der Nahrung, die der Körper in Energie umwandelt. Die Eltern geben einen Teil ihrer Qi-Energie an das Kind weiter. Ein Mangel an Qi, gleichgültig in welchem dieser Bereiche, führt zu einer Verringerung der Qi-Energie im Körper. Ein starkes Qi erhöht die Abwehrkräfte, die Ausdauer und die Lebenserwartung.

Mit jedem Atemzug bringen Sie auf alchimistische Weise die Qi-Energie in Bewegung. Besonders ausgeprägt ist dieser Vorgang bei Übungen, für die ein tiefes Durchatmen nötig ist, oder bei Entspannungsübungen wie Yoga, Meditation oder Qi Gong. Qi verbindet sich im Körper mit der Jing-Energie und mit Shen, der geistigen Energie des Körpers. Shen ist das dritte Element der Drei Schätze und sitzt

---

1 Qi Gong sind Körperübungen, die aus langsamen Bewegungen und tiefem Ein- und Ausatmen bestehen. Normalerweise gehören sie zum Aufwärmprogramm des Tai Chi- oder Kung Fu-Unterrichts. Qi Gong kann jedoch auch ohne einen begleitenden Sport geübt werden. Es entspannt und fördert das Konzentrationsvermögen. Die Energie Qi fließt dann in einem ruhigen, harmonischen Strom durch den Körper.
2 Ted Kaptchuck, *The Web That Has No Weaver*, (New York: Congdon & Weed 1983), S. 35

Drei Schätze

SĀN BĀO
SAN BŌ

JING
SEI

QI
KI

im Herzen. Sorgen und Stress vermindern die Shen-Energie und führen zu Konzentrationsschwächen, Vergesslichkeit und Kummer. Menschen, die an einem Ungleichgewicht der Herzmeridiane leiden, sind besonders anfällig für Shen-Mangel. Eine Scheidung, eine schwere Enttäuschung oder der Verlust eines geliebten Menschen kann die Shen-Energie so sehr beeinträchtigen, dass Sie an Depressionen leiden und sich ängstlich und ganz verloren auf der Welt fühlen.

In der chinesischen Medizin überprüft man das Gleichgewicht dieser drei Energiearten, indem man den Zustand der Haut und der Haare betrachtet und indem man schaut, ob die Augen glänzen oder matt sind; auch die Art, wie der Patient spricht, ist aufschlussreich. Gesundheit und Vitalität erkennt man an einem klaren, gesunden Teint, an vollem, kräftigem Haar und am Glanz der Augen. Alle Organe und meridianen Systeme sind für die Gesunderhaltung des Körpers wichtig. Doch drei Organe spielen eine besondere Rolle. Die Nieren sind wichtig, weil sie den Kreislauf der Jing-Energie bestimmen. Das Gleichgewicht von Yin und Yang beziehungsweise die Tendenz zu heißer oder zu kalter Energie, die den ganzen Körper betrifft, hängt stark vom Gleichgewicht zwischen Yin und Yang in den Nieren ab. Die Nieren steuern die generative Energie, die für die Gehirntätigkeit, eine intakte Wirbelsäule, den Knochenaufbau, die Blutbildung und die Entwicklung der Geschlechtsreife zuständig ist. Wenn die Jing-Energie in den Nieren geschwächt ist, kommt es zu Konzentrationsstörungen, Gedächtnis-

schwäche, schlechter Knochensubstanz, zu Muskelschwäche und zu sexueller Schwächung oder Unterentwicklung. Die Milz wandelt den Nährwert der Nahrung in Qi und Blut um und ist deshalb für den Körper sehr wichtig. Die Milz stärkt die Muskeln und versorgt sie mit Nährstoffen. Sie „steuert die Funktionstüchtigkeit der Gliedmaßen". Wenn die Milz nicht richtig arbeitet, kommt es zu einer ungenügenden Aufspaltung und Verteilung der Nährstoffe im Körper.

Die Lungen atmen Sauerstoff ein und wandeln ihn in Energie um. Wenn sich die Qi-Energie der Luft mit dem Yuan-Qi verbindet – dem Funken, der Stoffwechselveränderungen im Körper hervorruft –, dann wird das Qi der Luft in eine generative Energie umgewandelt, die ihrerseits wiederum die anderen Organe mit Blut versorgt.

Vitalität ist ein Idealzustand, auf den wir uns – je nachdem, wie die momentanen Umstände es erlauben – manchmal mehr, manchmal weniger stark zubewegen. Es gibt durchaus Menschen, die auf den ersten Blick keineswegs gesund aussehen, aber trotzdem voller Vitalität sind. Viele Menschen, die von einer Krankheit gezeichnet sind, erhalten sich ihre Lebensfreude und sind voller Anteilnahme für ihre Umwelt.

Wenn Sie an einer Krankheit leiden und diese Zeilen lesen, bedenken Sie dabei bitte, dass Sie sich nicht schuldig für etwas fühlen müssen und dass Sie nicht absichtlich krank geworden sind. Auch wenn man meist in irgendeiner Weise für die Krankheit mitverantwortlich ist, muss man sich deshalb dennoch keine Vorwür-

SHEN
SHIN

fe machen oder sich etwa wie ein Versager oder Außenseiter vorkommen. Das alte Sprichwort „In einem gesunden Körper wohnt ein gesunder Geist" ist nicht in jedem Fall zutreffend.

Wie sehr wir auch versuchen, die Hürden des Lebens zu nehmen, und wie sehr wir alles daransetzen, gesund zu werden oder zu bleiben, gibt es doch immer wieder Momente, in denen alle Mühe vergeblich ist. Das bedeutet aber noch lange nicht, dass kein Heilungsprozess stattfindet. Das Verständnis von Heilung hängt auch sehr von der eigenen Sichtweise ab. Eine unheilbare Krankheit kann die Familienbande und die Beziehungen zu Freunden wieder stärken. Diese menschliche Nähe, die Krankheit bewirken kann, fördert eine Art Heilung jenseits des körperlichen Wohlbefindens. Der Glauben, dass sich Heilung nur auf den körperlichen Zustand bezieht, ist heute überholt. Gerade in dieser Hinsicht ist es notwendig geworden, zwischen der ganzheitlichen Heilkunde und der westlichen Medizin eine Brücke zu bauen, wenn sich beide großen medizinischen Richtungen als komplementäre Systeme verstehen wollen.

Wenn man Vitalität als eine Fülle von Shen begreift, als eine Aufrechterhaltung des Lebensprinzips und einer positiven Einstellung zum Leben, dann bezieht sich Vitalität nicht nur auf das Leben, sondern auch auf den Tod. Der Tod und das Sterben sind ein Teil der Vitalität. Dieses Paradox im Leben ist in der östlichen Denkweise und in der medizinischen Tradition stärker verankert als in der westlichen. Doch auch im Westen hat mittlerweile ein Prozess eingesetzt, der die Annahme dieses Widerspruchs erleichtert.

Elemente der Vitalität

Wenn Sie für sich die Entscheidung getroffen haben, mit mehr Freude durchs Leben zu gehen, haben Sie bereits den ersten Schritt zur Stärkung Ihrer Vitalität getan. Lassen Sie sich dabei Zeit, denn es ist nicht nötig, Ihr Leben von heute auf morgen komplett umzukrempeln.

Als Peter damals sein Medizinpraktikum im Krankenhaus absolvierte, gehörte zu seinen ersten Patienten ein Mann – von Beruf Dachdecker –, der an einem bösartigen Geschwür litt. Er hatte ein neues Mittel verschrieben bekommen, das bei ihm jedoch extreme Rückenschmerzen verursachte. Mit den Begriffen der chinesischen Medizin ausgedrückt, lautete die Diagnose, dass dieses Mittel seine bereits geschwächten Nieren zusätzlich belastete. Weiteres Nachfragen ergab, dass der Patient zwanzig Tassen Kaffee mit je drei Löffeln Zucker am Tag trank. Er sollte fortan seinen Kaffee- und Zuckerkonsum einschränken und sich regelmäßig körperlich betätigen. Er stieg nun von selbst auf Tee ohne Zucker um und unternahm abends Spaziergänge. Eine leichte, für ihn geeignete Sportart wollte er jedoch nicht betreiben.

Während der Behandlung hat der Patient nur diese wenigen Veränderungen seiner Lebensweise vorgenommen. Im Laufe der Behandlung verschwanden seine Rückenschmerzen, und seine Geschwulst verkleinerte sich zunehmend. Er nahm dreißig Pfund ab und fühlte sich zuse-

Luft-Qi

KŌNG QI
KŪKI

Ursprüngliches Qi

YUÁN QÌ
GEN KI

107

hends wohler in seiner Haut. Schließlich achtete er von sich aus mehr auf gesunde Ernährung und gab zuletzt auch noch das Rauchen auf.

Die Geschichte dieses Mannes wird jedem, der sich nach mehr Wohlbefinden sehnt, eine Hilfe und Ermutigung sein. Es reicht, einen ersten Schritt zu tun, einen Arzt oder Heilpraktiker aufzusuchen in der Absicht, sein Leben nicht radikal, aber doch in einigen Punkten zu ändern. Die Bereitschaft, sich auf dem ersten Stück anleiten zu lassen, löst eine Kettenreaktion aus, die sich auf die gesamte Lebensweise auswirkt. Es ist die Belohnung für den ersten kleinen Schritt, den man auf diesem Weg tun muss.

Bewegung erzeugt Vitalität

Körperliche Bewegung trägt gemäß der chinesischen Heilkunde zur Gesunderhaltung des Körpers bei. Regelmäßige körperliche Bewegung ist vielleicht nicht jedermanns Sache, sie ist aber von unschätzbarem Wert, wenn man sich vitaler fühlen möchte. Finden Sie selbst heraus, wie viel Bewegung oder welcher Sport Ihnen gut tut. Ein junger Mann beispielsweise hat mit Gewichtheben aufgehört und ist auf Yoga umgestiegen. Er empfand Yoga als angenehm und sinnvoll. Doch er hatte damit nicht die körperliche Auslastung, die er brauchte. Joggen und Schwimmen machten ihm keinen Spaß, Skilanglauf war ihm eine zu modische Sportart, und wandern, was er sehr gerne tat, kann man nicht das ganze Jahr über. Schließlich kaufte er sich ein Trampolin, auf dem er abends herumsprang, um seine überschüssige Energie abzubauen. Das mag eine etwas ungewöhnliche Methode sein, aber sie passte zu diesem jungen Menschen.

Fangen Sie langsam an. Falls Ihre körperliche Auslastung in den letzten fünfzehn Jahren lediglich darin bestand, Einkaufstüten vom Supermarkt zum Auto zu tragen, dann überfordern Sie Ihren Körper, wenn Sie gleich einen Langstreckenmarsch machen. Hören Sie sich um und suchen Sie etwas Passendes für sich aus, beispielsweise einen Yoga-Kurs, der einmal die Woche stattfindet. Auch Qi Gong oder Tai Chi, das etwas abwechslungsreicher ist als Qi Gong, sind ideale Sportarten für Menschen, die gerade anfangen, ihren Körper wieder fit zu machen.

Es gibt Sportarten, die man immer im Freien betreibt, und andere, die in geschlossenen Räumen praktiziert werden. Für Erstere ist meist mehr Energie und Kondition nötig. Sie bauen die Muskeln auf und straffen den Körper. Hierzu gehören Joggen, Gymnastik, Schwimmen, Radfahren, Klettern, Kanufahren, Squash usw. Zu den Hallensportarten zählen Yoga, Tai Chi und Qi Gong. Sie sind weniger kräftezehrend und bauen Energie im Körper auf. Die alten Taoisten und die großen Meister der asiatischen Kampfsportarten glaubten, dass es im fortgeschrittenen Alter, wenn die Qi-Energie im Körper nachlässt, besser sei, Sportarten zu betreiben, die in geschlossenen Räumen ausgeübt werden, weil sie die physische Kraft des Körpers erhalten und man Qi gewissermaßen wieder auftankt. Beim Kung Fu werden die körperlich anstrengenden Varianten jungen Menschen

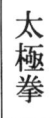

TÀI JÍ QUÁN
TAI KYOKU KEN

beigebracht, die an der Schwelle zum Erwachsenenalter stehen, während mit zunehmendem Alter Formen praktiziert werden, die auf das Training der inneren Energie abzielen. Ältere Kung Fu-Meister wenden selten viel körperliche Kraft auf. Stattdessen setzen sie aber ihre hochentwickelte Qi-Energie ein, mit der sie, falls sie es wollen, den Gegner bezwingen. Vor allem in China, Japan und Indien wurden solche Sportarten entwickelt, die auf die Stärkung dieser inneren Kraft abzielen. Sie erfreuen sich inzwischen auch in westlichen Ländern immer größerer Beliebtheit und bieten eine Alternative zu der Vorstellung, man müsse beim Sport möglichst viele Kalorien verbrauchen, um in Form zu bleiben.

Auch die ruhigeren Hallensportarten erfordern Beweglichkeit vom Körper und machen die Muskeln stark und geschmeidig. Sie verbessern die Körperhaltung und die Sauerstoffaufnahme, sie wirken dadurch positiv auf den ganzen Atemapparat, die Verdauung, das endokrine System, die Fortpflanzungsfähigkeit und die Ausscheidungsorgane. Darüber hinaus haben sie eine harmonisierende Wirkung für das emotionale Gleichgewicht, beruhigen und bringen den Menschen in Einklang mit seiner Umgebung. Wer sich nachts mit Schlaflosigkeit plagt, weil er geistig nicht zur Ruhe kommt, dem kann mit Sportarten wie diesen geholfen werden. Auch Menschen, die beruflich stark in Anspruch genommen sind und unter Leistungsdruck stehen, finden durch sie körperlichen Ausgleich. Wer häufig an Kopf- und Rückenschmerzen, Verspannungen in den Schultern, Allergien oder

Asthma leidet, kann damit ebenfalls seine Beschwerden lindern. Generell sind diese Sportarten für alle Menschen geeignet, die die vierzig überschritten haben – aber natürlich auch für jüngere.

Ein weiteres Plus ist, dass sie eine Einheit zwischen Geist und Körper herstellen. Wer je mit Verhaltensstörungen zu kämpfen hatte, weiß sofort, wovon die Rede ist und wie sehr man zu kämpfen hat, wenn Körper und Geist sich nicht im Einklang befinden. Wer jemals einen Nervenzusammenbruch hatte, an manischen Depressionen litt oder erlebt hat, wie es ist, wenn man nur noch mit halber Kraft über den Tag kommt, kann sich darunter etwas vorstellen. Man hat das Gefühl, man sei gar nicht richtig da, man gehöre nicht recht dazu und habe sich selbst nicht mehr im Griff. Regelmäßige Yoga-Übungen, Qi Gong oder Tai Chi helfen über körperliche und seelische Schwierigkeiten hinweg. Man fühlt sich wohler und ruhiger, man ist wieder mehr „bei sich". Die Gedanken wirbeln nicht mehr durcheinander, man fühlt sich mehr mit dem Leben und mit der Natur verbunden und wird sich wieder bewusst, dass es keine wirkliche Trennung zwischen Körper und Geist gibt. Die Heilung kann bereits mit körperlicher Bewegung beginnen. Doch dafür muss man üben, und man muss die Übungen vor allem regelmäßig betreiben.

Die Betonung liegt dabei auf „regelmäßig", denn nur so haben die Übungen die gewünschte Wirkung auf den Körper und den Geist. Hauptsache ist, dass Sie den Sport, den Sie sich ausgesucht haben, so lange regelmäßig betreiben, bis dies zur

気功

QÌ GŌNG
KI KŌ

Selbstverständlichkeit geworden ist, zur Gewohnheit, die zu Ihrem Leben gehört wie Zähneputzen oder Haarekämmen. Versuchen Sie, möglichst unterschiedliche Bewegungsformen in Ihr Training einzubauen. Optimal ist eine Kombination aus Atem- und Dehnübungen, aus Aerobic und Ausdauertraining, die Sie in Ihr Sportprogramm einbauen.

Wer immer nur sitzt oder lieber mit dem Auto fährt, statt ein paar Schritte zu Fuß zu gehen, leidet früher oder später an mangelhafter Blut- und Qi-Zirkulation, an allgemeiner Konstitutionsschwäche, an Muskelschwund, Kurzatmigkeit und Fettleibigkeit. Aber man muss es andererseits auch nicht übertreiben. Wer zu viel Sport treibt oder immer nur bestimmte Muskeln beansprucht, tut seinem Körper damit auch keinen Gefallen, denn auch einseitige körperliche Beanspruchung kann zu einer Gesamtschwächung beitragen, zu steifen Gelenken und Sehnen, zu übermäßiger Schweißabsonderung und zu Schlaflosigkeit. Jede Sportart hat ihr Gutes, wenn sie im richtigen Maß betrieben wird. Yoga, Tai Chi und Qi Gong sind für das körperliche Wohlbefinden und für die Erhöhung der Lebenserwartung jedoch besonders gut geeignet.

Akupressur und Vitalität

Gesundheit und Vitalität lassen sich über die folgenden Akupressurpunkte positiv beeinflussen. Massieren oder drücken Sie diese Stellen fest auf beiden Seiten des Körpers oder nutzen Sie eine Moxibustion, um die Stellen zu stimulieren und zu wärmen. (Auf der Körperkarte ist genau angegeben, wo sich die Punkte befinden). Hier die Punkte:

DD4 regt den Qi-Fluss im Körper an. MAG36 hat eine tonisierende Wirkung auf die gesamte Körperenergie. Regelmäßige Stimulierung dieser Punkte belebt, stärkt den gesamten Organismus und erhöht die Abwehrkräfte. Darüber hinaus werden die Lungentätigkeit und der Verdauungsapparat angeregt. Nährstoffe und Sauerstoff können so besser verwertet beziehungsweise in Qi umgewandelt werden.

CV4 stärkt das Feuer im Körper beziehungsweise die Yang-Energie.

CV12 hat eine tonisierende Wirkung auf den Verdauungsapparat und auf den Mittleren Wärmebereich im Körper. Man versteht darunter die Energiezone in der Mitte des Brustkorbs, zu der die Verdauungsfunktionen gehören, durch welche die Nahrung aufgespalten, in Energie umgewandelt und an die Lunge weitergeleitet wird. Die Nährstoffe verbinden sich in der Lunge mit Sauerstoff. Auf diese Weise in Energie umgewandelt, verteilen sie sich im ganzen Körper. Eine Moxibustion bewirkt an diesen Punkten eine Stärkung des natürlichen, angeborenen Qi, sie stärkt die Nieren und das Verdauungssystem.

Regelmäßigkeit und Entspannungsphasen

Akupressur und regelmäßige sportliche Betätigung sind noch nicht genug, um vital zu bleiben oder zu werden. Man muss auch in anderen Bereichen darauf achten, dass der Körper das bekommt, was er braucht. Dazu gehört ausreichender und regelmäßiger Schlaf, damit sich der Körper erholen kann. Wichtig ist, dass man sich eine gewisse Regelmäßigkeit angewöhnt. Die ideale Zeit zum Schlafengehen ist 23 Uhr; in dieser Zeit beginnt die Leber, aktiv zu werden, sie regeneriert sich und entgiftet den Körper. Wenn man aber spät zu Abend isst und die Verdauungstätigkeit erst beginnt, wenn man bereits im Bett liegt, belastet man die Leber unnötig. Auch Nachtschwärmer rauben der Leber die Energie, die sie zur Selbstregulierung braucht.

Zur Vitalität gehören selbstverständlich auch Ruhephasen während des Tages. Gönnen Sie sich zwischendurch eine kurze Entspannung. Setzen Sie sich aufs Sofa und lassen Sie den Tag an sich vorüberziehen. Was hat der Tag gebracht, was gibt es noch zu tun? Menschen voller Lebenskraft tun dies oft von selbst. Sie sind großzügig zu sich selbst und finden so den richtigen Moment am Tag oder in der Woche, um ihrer Seele einfach etwas Gutes zu gönnen: einen schönen Film, ein heißes Bad, eine Pediküre oder eine Massage. Sagen Sie Ja zu sich selbst. Klopfen Sie sich auch einmal selbst auf die Schulter und loben Sie sich dafür, dass Sie aktiv sind und mehr für Ihre Gesundheit tun. Es sind diese scheinbar kleinen Dinge, die zu einer positiven Lebenshaltung führen. Dies sind die wahren Elemente eines aktiven und schwungvollen Lebens.

Gleichgewicht im Schlafzimmer

In der chinesischen Medizin hat Sex einen ebenso hohen Stellenwert für die Gesundheit wie gesunde Ernährung und körperliche Bewegung. Die Richtlinien für eine gesunde Ernährung wurden bereits erläutert und müssen auf die Bedürfnisse des Einzelnen abgestimmt werden. Regelmäßiger Geschlechtsverkehr trägt aber ebenfalls zum gesundheitlichen Gleichgewicht bei.

Hier die wichtigsten Leitlinien:

1. Verzichten Sie auf Sex, wenn Sie sich müde oder unwohl fühlen.
2. Verzichten Sie auf Sex, wenn Sie zu viel Alkohol getrunken haben oder unter Drogen stehen. (Es kann zu einer Schwächung oder gar zu einem Verlust der Jing-Energie kommen, wenn Sie regelmäßig alkoholisiert oder in berauschtem Zustand Sex haben. Sie schwächen dadurch Ihre Gesamtkonstitution, und Sie können im unteren Teil des Rückens Schmerzen bekommen; Schwindelanfälle und Konzentrationsstörungen können die Folge sein. Bei Männern kann es zu vorzeitiger Ejakulation und zu Impotenz kommen.)
3. Verzichten Sie auf Sex, wenn Sie wegen Nierenfunktionsstörungen behandelt werden oder wegen urologischer Beschwerden.
4. Bei Frauen können viele Geburten oder Abtreibungen zu einer Verminderung der Blutbildung und der Jing-

Energie führen. Solche Störungen äußern sich dann in Menstruationsbeschwerden, in Energiemangel, trockenem Haar und trockener Haut.

5. Männer sollten nicht bei jedem Geschlechtsverkehr ejakulieren. Besonders im fortgeschrittenen Alter sollten Ejakulationen nur erfolgen, wenn man sich gesund und robust fühlt.

6. Für die Sexualität von Männern und Frauen ist regelmäßige sportliche Betätigung wichtig. Es sollte sich jedoch um eine Sportart handeln, die nicht an den Körperkräften zehrt, sondern Energie aufbaut.

Die hier aufgeführten Punkte sind als Richtlinien gedacht, nicht mehr und nicht weniger, um damit einige Anhaltspunkte für ein harmonisches und ausgeglichenes Sexualleben zu geben. Sie sind jedoch keine festen Regeln. Das Gleichgewicht zu bewahren bedeutet immer, in keinem Lebensbereich festgefahren zu sein.

Erste Hilfe bei Verletzungen

Früher hat ein Heiler ein gebrochenes Bein wieder geschient und bei Verletzungen Packungen und Salben verschrieben. Heute geht man in die Notaufnahme eines Krankenhauses, wenn man sich etwas gebrochen oder sich schlimm verbrannt hat. Das ist richtig und sinnvoll. Trotzdem können einige Mittel der chinesischen Heilkunde ergänzend eingesetzt werden und die Heilung beschleunigen. Peter hat im Laufe der Jahre immer wieder die Beobachtung gemacht, dass sich Menschen häufig dann verletzen, wenn

ein Ungleichgewicht bestimmter Organe oder der Meridiane vorliegt. Bei einer Funktionsstörung der Nieren und des Energiestroms, der durch Knie und Gelenke fließt, kommt es häufiger zu Knie- oder Gelenkverletzungen.

Peter behandelte einmal eine Krankenschwester, die ungefähr Mitte fünfzig war und über Schmerzen im Knie klagte. Sie war zwei Tage zuvor bei Kamakura außerhalb Tokios wandern und hatte daraufhin an Knieschmerzen gelitten. Sie hatte nie zuvor Probleme mit den Knien gehabt und wunderte sich, warum diese Beschwerden plötzlich auftraten. Der Schmerz rührte von einem entzündeten Band unterhalb des Knies her. An dieser Stelle befinden sich zwei Hauptpunkte der Milz- und Magenmeridiane auf der Innen- und Außenseite des Knies (MAG 36 und MI 9). Die Frau gab nun an, sie habe eine Woche zuvor an Verdauungsstörungen, Übelkeit, Aufstoßen, Blähungen und zeitweise auch an Durchfall gelitten – alles Anzeichen für eine Störung der Magentätigkeit und der Milz. Die Diagnose stellte sich als richtig heraus, als Peter ihr den Puls fühlte und den Bauch abtastete. Er verschrieb ihr daraufhin etwas gegen die Schmerzen im Knie und gab ihr ein Mittel gegen Verdauungsstörungen. Das Ungleichgewicht im Verdauungssystem hatte den Energiefluss des Qi durch den Magen und durch die Milz unterbrochen und die Frau deshalb für die Knieverletzung anfälliger gemacht. Hätte man nur die Symptome, also die Knieschmerzen, behandelt, wäre die Ursache der Beschwerden nicht oder zumindest nicht so schnell beseitigt worden.

Wenn Sie alle zwei Monate oder einmal im Monat einen Arzt oder Heilpraktiker aufsuchen, der Sie nach den Grundsätzen der ganzheitlichen oder chinesischen Heilkunde untersucht, können Sie sich vor einem Ungleichgewicht schützen. Peter hat viele Patienten, die regelmäßig zu ihm kommen, wenn sie sich „irgendwie unwohl" fühlen. So kommt es erst gar nicht zu einer ernsthaften Krankheit, weil jede Störung bereits im Anfangsstadium behoben werden kann. Bevor eine Krankheit auftritt, gibt der Körper kleine warnende Zeichen, die auf ein Ungleichgewicht hinweisen. Ein erfahrener Arzt oder Heilpraktiker erkennt diese Signale und kann dem Patienten die entsprechenden Anweisungen geben. Vielleicht erscheinen Ihnen diese Maßnahmen als zu kostspielig, doch bedenken Sie bitte, dass dies die beste Krankenversicherung ist, die Sie haben können.

Vergeudung von Vitalität

Zweifellos hält jeder Mensch Vitalität für etwas Positives und Erstrebenswertes. Doch das Leben bringt es mit sich, dass es immer wieder Situationen oder Phasen gibt, die Energie und Lebenslust kosten. So kann beispielsweise starke berufliche Anspannung oder eine schwierige Beziehung leicht zu einer Minderung der Vitalität führen.

Sorgen sind der häufigste Grund, der Menschen daran hindert, aus dem Vollen zu schöpfen und ihre ganze Lebenskraft zu entfalten. Die Sorgen führen zu einer Schwächung der Milz und zu Störungen der Verdauungsorgane. Häufig muss es

für Sorgen nicht einmal einen konkreten Anlass geben. Allein der Gedanke ans Altwerden genügt, um die Lebensgeister zu schwächen. Die Angst vor Alter und Tod empfinden viele Menschen als Belastung. Nicht ohne Grund gibt es Gesundheitstests, die man per Post bestellen, und Methoden, mit denen man seine Gesundheit selbst prüfen kann. Im Grunde möchte jeder Mensch wissen, ob mit ihm gesundheitlich alles in Ordnung ist. Doch statt sich auf die negativen Seiten des Alterns zu konzentrieren, sollte man lieber versuchen, das Positive zu entdecken. Alter und Tod sind etwas Natürliches und gehören zum Leben dazu. Sich darüber den Kopf zu zerbrechen, zieht nur Energie ab, die man besser für eine positive Lebensgestaltung verwenden sollte.

Viele Menschen sind heutzutage überarbeitet und fühlen sich deshalb in ihrem Elan beeinträchtigt. Alles, was man über das gesunde Mittelmaß hinaus betreibt, schadet der Gesundheit. Sport ist gut, doch in Maßen. Dasselbe gilt für Arbeit, Studium und alles andere. Selbst wenn es etwas ist, was man gerne macht, schadet es im Übermaß der Leistungsfähigkeit der Leber- und Nierenmeridiane. Jede Anstrengung verlangt nach einem Ausgleich. Nach einem anstrengenden Tag braucht man Ruhe und Entspannung, um neue Kraft zu schöpfen. Zu viel „Entspannung" wiederum tut auch nicht gut. Wer ständig auf Partys geht, Alkohol trinkt und Drogen nimmt, um sich aus dem Alltag quasi auszublenden, der beeinträchtigt ebenfalls die Funktionstüchtigkeit der Leber und der Nieren.

Wer überhaupt keinen Sport treibt oder sich ungesund ernährt, der schadet sich selbst genauso wie jemand, der einen ungesunden Lebenswandel führt oder emotional unausgeglichen ist. Bestimmte Essgewohnheiten erschöpfen die Körperreserven. Dazu gehören Fast Food, Essen bei der Arbeit, eine Mahlzeit ganz übergehen, den Hunger hilfsweise mit Kaffee und Schokolade befriedigen usw.

Auch Medikamente sind der Vitalität nicht gerade zuträglich, weil sie Giftstoffe im Körper ablagern, die von der Leber und den Nieren verarbeitet werden müssen. In den Schriften der traditionellen chinesischen Medizin steht nichts über die schädlichen Auswirkungen von Medikamenten, weil es sie noch nicht gab, als diese geschrieben wurden. Doch jeder Heiler, der nach der chinesischen Medizin praktiziert, warnt vor den schädlichen Nebenwirkungen von Medikamenten. Versuchen Sie also, wenn möglich, nicht schon beim geringsten Anflug von Kopfschmerzen eine Tablette einzunehmen.

Eine positive Lebenseinstellung aufbauen

Krankheit und negative Gedanken können manchmal in geradezu heimtückischer Weise Heilungsprozesse und den Aufbau positiver Lebensenergie verhindern. Doch Sie selbst haben es in der Hand, etwas dagegen zu unternehmen. Denken Sie an das übergeordnete Gesetz, dass alles einem ständigen Wandel unterliegt. Fragen Sie sich, ob Sie wirklich etwas zum Positiven ändern möchten, ob Sie wirklich bereit sind, Ihre Lebensweise

umzustellen. Wenn Sie sich nicht sicher sind oder Ihre Antwort sogar „nein" lautet, dann ziehen Sie wenigstens irgendeinen Nutzen aus Ihrer Krankheit, einen Sinn, den Sie verlieren würden, wenn es Ihnen wieder besser ginge. Sonst verhindern Sie von vornherein, dass eine Behandlung anschlägt oder dass Sie Ihr Leben doch noch ändern.

Angenommen, Sie wollen wirklich gesund werden und Ihr Gleichgewicht wiederfinden, dann überwinden Sie Ihre Skepsis einen Moment lang. Versuchen Sie fest daran zu glauben, dass sich Ihr Zustand ändern kann und ändern wird. Betrachten Sie Ihr Dasein nur auf den gegenwärtigen Moment bezogen. Dieser Moment ist hier und jetzt. Sie fühlen sich gesund und leistungsfähig. Diesen Zustand erreichen Sie in einem unbestimmten Moment in der Zukunft. Lassen Sie nun die beiden Vorstellungen ineinander fließen. Geben Sie sich die Gelegenheit, ein Bild Ihrer selbst als einer gesunden Person zu entwerfen.

Stellen Sie sich vor, Sie fühlen sich tagaus, tagein gesund, glücklich und ausgeglichen. Lassen Sie dieses Bild vor Ihrem inneren Auge immer wieder vorüberziehen. Machen Sie heute einen kleinen Schritt, um auf dieses Ziel zuzugehen. Erzählen Sie den Menschen in Ihrer unmittelbaren Umgebung, dass Sie heute etwas tun, um Ihr Leben zum Positiven zu verändern. Fangen Sie mit nur kleinen Dingen an. Bürden Sie sich am Anfang nicht zu viel auf. Überfordern Sie sich nicht. Lassen Sie sich auf die Veränderungen ein und beobachten Sie, was sich verändert. Lassen Sie sich Zeit. Denn wichtige Veränderungen geschehen nicht von heute auf morgen. Also werden Sie nicht ungeduldig, sonst vergeuden Sie Ihre Kraft. Beobachten Sie aufmerksam die positiven Veränderungen in Ihrem täglichen Leben. Lernen Sie, positiv zu denken und sich selbst anzunehmen („Ich fühle mich gesund und leistungsstark, ich bin ausgeglichen, ich habe einen klaren Kopf und einen biegsamen, beweglichen Körper." „Meine Fortpflanzungsorgane sind gesund." „Ich bin gesund und voller Wärme und Herzlichkeit, ich fühle mich anpassungsfähig."). Merzen Sie alle negativen Gedanken aus. Versuchen Sie, demjenigen Gefühl oder Gedanken auf die Spur zu kommen, der Ihre positiven Visionen immer wieder stört. Lassen Sie den vorangegangenen Tag Revue passieren und filtern Sie mindestens einen Gedanken heraus, der bei Ihnen eine negative Reaktion hervorrief. Konzentrieren Sie sich auf diesen Gedanken und versuchen Sie nun, ihn in einen positiven Gedanken umzuwandeln. Picken Sie sich das Beste heraus, um das Positive anzuziehen.

Mit Krankheit umzugehen, erfordert natürlich einiges mehr – vor allem Geduld und Erfahrung, mit der Situation zurechtzukommen. Wenn Sie krank sind, wollen Sie instinktiv gegen diesen Zustand angehen, dagegen ankämpfen, ihn verneinen und überwinden. Doch bei einem Heilungsprozess muss man zuerst lernen, die Situation anzunehmen in der Hoffnung – oder besser noch in der Gewissheit –, dass sich Ihr Zustand eines Tages wieder bessern wird.

Veränderungen beziehen sich auf die Hochs genauso wie auf die Tiefs im Le-

ben. Wenn Sie immer wieder feststellen, dass sich Ihre Stimmung dem Nullpunkt nähert, je kälter und dunkler es draußen wird, dann nützen Sie diese Zeit einfach für Ihren persönlichen „Winterschlaf" und gönnen Sie Ihrer Seele eine Pause. Es gibt keinen Grund, sich schuldig zu fühlen, nur weil Sie mit dem Rest der Welt gerade mal nicht Schritt halten können. Seien Sie nicht streng mit sich selbst und ärgern Sie sich nicht.

Erst wenn Sie gelernt haben, mit Ihrer Niedergeschlagenheit umzugehen und sie zu akzeptieren, sind Sie an einem Extrempunkt angekommen: dem Punkt, an dem das Pendel am weitesten in Richtung Yin tendiert. Danach findet eine Veränderung statt, das Ende der Depression ist fast schon eingeleitet. Wenn Sie sich das immer wieder klarmachen, überstehen Sie auch schwere Zeiten.

Vertrauen Sie Ihren Visionen und haben Sie Vertrauen zu Ihrem Arzt oder Heilpraktiker, der mit Ihnen zusammen alles tun wird, damit Sie wieder gesund werden. Wenn Ihnen das Leben trotzdem einmal wieder einen Streich spielt, rufen Sie einfach einen guten Freund an und bitten Sie ihn um Beistand auf Ihrem Weg zurück zum Gleichgewicht. Lassen Sie alle Hemmungen beiseite und bitten Sie ihn um positive Energie, wenn es sonst niemanden gibt, der Ihnen schnell aus dem Tief heraushelfen kann. Öffnen Sie sich für die positive Energie und lassen Sie sich davon tragen. Verscheuchen Sie die schlechten Gedanken und nehmen Sie alles an, was das Leben an Positivem zu bieten hat.

Kapitel 7

Der richtige Heiler und die richtige Methode

Die meisten Menschen kümmern sich nicht rechtzeitig um einen Arzt oder Heilpraktiker, der ihnen im Notfall über eine schwere Krankheit hinweghelfen kann. Wenn es bereits zu spät ist, um noch lange nach einem für einen selbst geeigneten Behandler zu suchen, vertraut man sich meist allzu schnell jemandem an, den man nur vom Hörensagen kennt oder der sich überzeugend darstellt – ein Versäumnis, das unter Umständen schlimme Folgen haben kann. Denn [...] man sollte nach dem richtigen Arzt suchen, solange man gesund ist.[1]

Aus dem *Inneren Klassiker des Gelben Kaisers*

Doch woher soll man wissen, welcher Arzt der richtige ist und welche Behandlung am besten hilft? Es ist weiß Gott schwer, einen guten Arzt zu finden. Die meisten Patienten wünschen sich einen Arzt, mit dem sie über ihre Probleme sprechen können und bei dem sie glauben, gut aufgehoben zu sein. Doch Garantien gibt es dafür nicht. Einen Arzt zu finden, der nach einer ganzheitlichen Methode oder nach den Lehren der chinesischen Medizin behandelt, ist sogar noch schwieriger, weil man sich selbst auf diesem Gebiet meist noch viel weniger auskennt. Bei welcher Art von Beschwerden ist es angebracht, nach einem Heiler zu suchen, der die chinesische Heilkunde beherrscht? Wenn Sie an keiner lebensbedrohlichen Krankheit leiden, bei der es auf Sofortmaßnahmen ankommt, könnten Sie es mit Akupunktur versuchen, bevor Sie zu einem konventionellen Mediziner gehen.

Man hat ja keinerlei Vergleichsmöglichkeiten, wenn man sich noch nie hat akupunktieren lassen. Wie soll man also wissen, ob die Behandlung gut und richtig war? Im Folgenden geben wir Ihnen einige Tipps, die Ihnen helfen können, den richtigen Therapeuten zu finden.

Welcher Therapeut ist der richtige?

1. Welche Referenzen hat der Therapeut?

Wichtig ist die Ausbildung des Behandlers. Hat er sein Studium an einer staatlich anerkannten Schule für chinesische Heilkunde absolviert oder kommt er von einem kleinen Institut, das Akupunktur-

---

1 Zitiert nach Paul U. Unschuld (Hrsg.) *Introductory Readings in Classical Chinese Medicine* (Dordrecht Kluwer Academic Publishers), 1989

kurse anbietet? In den USA beispielsweise sind die Anforderungen von einem Bundesstaat zum anderen sehr unterschiedlich. Dort darf grundsätzlich jeder Heiler akupunktieren, doch nur in 14 Staaten (Stand 1994) wird eine spezielle Ausbildung hierfür verlangt. Auch bei uns gibt es bestimmte Auflagen, nach denen man sich von Fall zu Fall erkundigen muss. Informationen erhalten Sie bei den auf Seite 356 aufgeführten Adressen.

2. Hat der Therapeut einen guten Ruf?

Persönliche Empfehlung ist wahrscheinlich die beste Möglichkeit, einen guten Akupunkteur zu finden. Hören Sie sich um und erkundigen Sie sich bei jemandem, der sich bereits hat behandeln lassen. Bevor Sie einen Termin in seiner Praxis ausmachen, sollten Sie dem Behandler erst einmal Ihr Problem schildern, eventuell telefonisch. Fragen Sie ihn, ob bei Ihren Beschwerden Akupunktur überhaupt angebracht oder hilfreich ist. Macht der Behandler Ihnen einen Vertrauen erweckenden Eindruck? Wenn Sie das Gefühl haben, dass Sie bei ihm oder ihr gut aufgehoben sind, dann vertrauen Sie Ihrer Intuition.

3. Hat der Therapeut genügend Erfahrung?

Seit wann praktiziert der Behandler, den Sie konsultieren wollen? Diese Frage ist deshalb wichtig, weil ausreichende Erfahrung für den Erfolg der Behandlung entscheidend sein kann. Wenn beispielsweise jemand in China, Taiwan, Korea oder Japan ausgebildet wurde und/oder sogar in unterschiedlichen Akupunkturmetho-

den Erfahrungen gesammelt hat, dann beherrscht er möglicherweise verschiedene Techniken.

4. Wie ist Ihr Verhältnis zu dem Therapeuten?

Ziehen Sie bei Ihrem ersten Termin kurz Bilanz, ob Ihnen der Behandler vertrauenswürdig erscheint und ob Sie ihn sympathisch finden. Haben Sie das Gefühl, dass er Ihnen zuhört und auf Sie eingeht? Können Sie frei über Ihre Beschwerden sprechen, ohne dass es Ihnen peinlich ist? Können Sie alles sagen, auch wenn es noch so schwer in Worte zu fassen ist?

5. Haben Sie über die Kosten und über die voraussichtliche Dauer der Behandlung gesprochen?

Die Kosten für alternative Behandlungsmethoden übernimmt die Krankenkasse in der Regel nicht. Sie müssen für ein Beratungsgespräch und eine erste Untersuchung mit etwa 100 DM bis 200 DM rechnen. Die folgenden Sitzungen sind billiger. Wenn eine Langzeitbehandlung erforderlich ist und Ihnen der reguläre Kostensatz zu hoch ist, sprechen Sie über einen Kostenplan, eventuell mit Ratenzahlung. Beachten Sie bitte auch, dass nicht alles, was teuer ist, deshalb auch schon gut sein muss.

6. Erscheint Ihnen der Therapeut gesund?

Vielleicht kommt Ihnen diese Frage etwas seltsam vor, doch wer möchte schon zu einem kranken Arzt gehen, wenn man sich selbst nicht gut fühlt? Ein gehetzter, überarbeiteter Arzt sollte seine eigene

Situation überdenken und kürzer treten. Stellen Sie sich auch die Frage, ob der Behandler gewillt ist, sich beruflich und persönlich weiterzuentwickeln. Achten Sie darauf, dass Sie sich einem Behandler anvertrauen, der gesund ist und sich klar ausdrückt.

7. Sprechen Sie darüber, was Sie von der Behandlung erwarten.

Erkundigen Sie sich, wie lange die Behandlung voraussichtlich dauern wird. Rechnen Sie nicht damit, dass die Behandlung nach ein oder zwei Sitzungen abgeschlossen ist, wenn Sie an chronischen Beschwerden leiden. Wenn man Ihnen dergleichen verspricht, ist äußerste Skepsis angebracht. Wenn Sie sich aber für eine Behandlung entschlossen haben und nach sechs bis acht Sitzungen keinen Fortschritt oder keine Besserung feststellen, sollten Sie sich überlegen, ob Sie die Behandlung wirklich fortsetzen oder sich vielleicht doch lieber nach einem anderen Heiler umsehen möchten. Sprechen Sie mit Ihrem Behandler über Ihre Vorstellungen. Manchmal kommt es auch auf die Mitarbeit des Patienten an, zum Beispiel wenn es um den Verzicht auf Süßigkeiten oder Ähnliches geht. Oft hilft ein klärendes Gespräch, um dem Grund für die Stagnation auf die Spur zu kommen.

8. Betrachtet Sie der Therapeut als aktiven Partner im Heilungsprozess?

Erhalten Sie hinreichend klare Antworten und Erklärungen auf Ihre Fragen? Macht der Behandler Ihnen klar, dass Sie selbst aktiv zu Ihrem Heilungsprozess beitragen können oder unter Umständen sogar müssen? Gibt er Ihnen Hilfestellungen oder Ratschläge, wie Sie selbst einen aktiven Beitrag zum Heilungserfolg leisten können, beispielsweise durch Meditationsübungen oder durch den Verzicht auf bestimmte Nahrungsmittel?

9. Schlägt Ihnen der Therapeut eine andere Behandlungsmethode vor, wenn die derzeitige nicht hilft?

Jeder Therapeut sollte in der Lage sein, die Grenzen einer Akupunkturbehandlung oder der chinesischen Medizin zu erkennen. Gegebenenfalls muss er Ihnen eine alternative Methode oder einen anderen Arzt vorschlagen, wenn seine Behandlung nicht hilft.

10. Hat der Therapeut die gebührende Achtung vor dem Patienten?

Vor allem Patientinnen beschweren sich manchmal über anzügliche Bemerkungen Ihres Behandlers. Ungebührliches Verhalten oder sogar sexuelle Anspielungen sollten auf jeden Fall unterbleiben.

Den richtigen Weg finden

Für den Behandler bedeutet es immer wieder eine Herausforderung, wenn ein neuer Patient in die Praxis kommt und fragt, ob Akupunktur die für ihn richtige Behandlung ist oder welche Ernährungsweise und welche körperlichen Übungen für ihn zu empfehlen sind.
Fragen solcher Art signalisieren dem Behandler, dass der Patient willens ist, neue Wege zu gehen, und bereit ist, sich ihm anzuvertrauen. Mindestens genauso

wichtig ist, dass der Patient damit zu verstehen gibt, dass er sich nicht passiv der Behandlung unterzieht, sondern aktiv an seinem Heilungsprozess mitarbeiten möchte. Der Behandler wird gern und ohne Voreingenommenheit auf den Patienten eingehen. Der Patient kann seine Möglichkeiten ausloten und sich fragen, ob er sich in körperlicher, gefühlsmäßiger oder geistiger Hinsicht weiterentwickeln möchte. Auch darüber lassen sich keine Pauschalaussagen machen. Es gibt nichts, was absolut richtig und was absolut falsch wäre. Jede der großen traditionellen Richtungen der Heilkunde hat etwas für sich. Bleiben Sie offen für alles und probieren Sie aus, was Ihnen am meisten zusagt.

• Suchen Sie nach Alternativen

Wenn man sich einmal für alternative Behandlungsmethoden geöffnet hat, dann kommt man früher oder später an einen Punkt, wo sich die Wege gabeln. Man entdeckt plötzlich unzählige Möglichkeiten, sich mit sich selbst und der eigenen Gesundheit auseinander zu setzen. Es gibt immer wieder Menschen, die sich auf ihrer Suche nach mehr Lebensqualität in asiatische Philosophien vertiefen oder die sich mit dem tibetischen Buddhismus, dem Taoismus oder dem Sufismus beschäftigen. Manchmal macht man auch ganz neue Entdeckungen, die den eigenen Wurzeln scheinbar näher liegen, beispielsweise in der Religion der Kelten, der christlichen Esoterik oder den psychologischen Schriften von C.G. Jung. Die westliche Naturheilkunde – mit Homöopathie und Bachblüten oder Formen

der Körperarbeit – stößt ebenfalls auf immer größeres Interesse. Letztlich kommt es einem selbst zugute, wenn man viel weiß und mehr über die zur Verfügung stehenden Möglichkeiten erfährt. Die Beschäftigung mit diesen Dingen dient dem Heilungsprozess und löst die verkrusteten Strukturen, in denen der Patient womöglich wie in einer Falle festsitzt und die ihn vielleicht krank gemacht haben.

Betreiben Sie Ihre eigenen Studien so intensiv und so lange Sie möchten, aber versuchen Sie dabei, kritische Distanz zu wahren. Interessant und anregend können auch Seminare sein, bei denen Sie andere Menschen treffen, die in einer ähnlichen Situation sind wie Sie und bei denen Sie vielleicht einen Behandler finden, dem Sie sich anvertrauen möchten. Doch bleiben Sie misstrauisch gegenüber Lehrern, die behaupten, ihr Weg sei der einzig richtige. Diese Haltung ist unangebracht, denn sie führt zu einem unguten Abhängigkeitsverhältnis und beeinträchtigt die Urteilsfähigkeit des Patienten, Schülers oder Studenten. Versuchen Sie bei allem, was Sie hören, sich immer wieder selbst ein Urteil zu bilden, und wählen Sie das aus, was Sie anspricht. Alles andere vergessen Sie einfach.

Biographien berühmter Persönlichkeiten sind eine weitere Quelle, aus der man Mut und Anregung schöpfen kann für den eigenen Weg. Menschen wie etwa Mahatma Gandhi, Paramahansa Yogananda, Krishnamurti, Mutter Theresa oder Thomas Merton haben viel bewirkt in ihrem Leben; ihr Beispiel und ihre Weisheiten können auch Ihnen helfen.

• Stärkung des Körpers und der Seele

Vergessen Sie bei aller Beschäftigung mit geistigen Strömungen Ihren Körper und Ihre Gefühle nicht. Ein starker, gesunder Körper ist der beste Garant für ein vitales, erfülltes Leben. Tun Sie etwas für Ihren Körper, doch zwingen Sie sich zu nichts. Suchen Sie nach einer Bewegungsart, die Ihnen Freude macht und die Sie angenehm finden. Fangen Sie langsam an, belegen Sie beispielsweise einen zehnwöchigen Kurs, der nur einmal in der Woche stattfindet. Gymnastik, Schwimmen oder Langlauf bieten sich hier an. Körperliche Bewegung tut gut und es braucht nicht viel, um sich bald vitaler zu fühlen. Atemübungen kombiniert mit Yoga oder Qi Gong sind Energiespender, welche die Kraftreserven des Körpers nicht belasten. Diese Bewegungsarten sind besonders dann empfehlenswert, wenn Ihre Konstitution bereits ziemlich geschwächt ist.

Versuchen Sie, ein neues Gefühl für Ihren Körper zu entwickeln. Akzeptieren Sie Ihren Körper so, wie er ist, und zwar täglich aufs Neue. Behandeln Sie Ihren Körper nicht wie einen Feind, den man bekämpfen oder gar bestrafen muss. Ihr Körper ist ein Teil von Ihnen, der Ihnen wertvolle Dienste leistet und den man pflegen muss, wenn er leistungsfähig bleiben soll.

Wenn man – aus welchem Grund auch immer – sein emotionales Gleichgewicht verloren hat, dann dauert es bei manchen Menschen nicht lange, bis sie sich wieder gefangen haben; bei anderen ist es aber ein langer Prozess, der manchmal das ganze Leben anhält. Sie machen einen großen Schritt nach vorn, wenn Sie sich der Beziehung zwischen Körper und Gefühlen bewusst werden. Setzen Sie sich ein Ziel hinsichtlich dessen, was Sie über Ihre Gefühle in Erfahrung bringen möchten. Was wollen Sie erreichen: Klarheit, Ruhe, Stabilität? Behalten Sie dieses Ziel im Auge. Denken Sie bei Ihren täglichen Meditations-, Atem- oder Körperübungen daran. Vielleicht haben Sie auch unbewusste Ängste – vor der Strafe Gottes oder vor etwas anderem –, die Sie an Ihrem Erfahrungsprozess hindern. Wenn dies der Fall sein sollte, sprechen Sie mit Ihrem Kursleiter oder einer anderen Vertrauensperson über Ihre Probleme. Mit der Zeit werden Sie herausfinden, ob Sie auf dem richtigen Weg sind. Wenn Sie eines Tages morgens aufwachen und sich gut fühlen, weil Sie sich mit etwas beschäftigen, das Ihnen Auftrieb gibt, dann ist das der beste Hinweis darauf, dass Sie den Weg weiterverfolgen sollten, den Sie eingeschlagen haben.

Denken Sie immer daran, dass man sein Gleichgewicht nicht wiederfindet, indem man sich möglichst viel aufbürdet und sich nach Kräften anstrengt. Der Weg zurück zur inneren Mitte, zum Gleichgewicht und zur Ausgeglichenheit ist kein Stolperpfad. Es ist ein Weg, den Sie ohne Anstrengung gehen können – mit kleinen Schritten, die Sie allmählich Ihrem Ziel näher bringen. Um es zu erreichen, brauchen Sie Geduld. Spurten Sie deshalb nicht am Anfang begeistert und voller Elan los, um dann nach ein paar Tagen oder Wochen erschöpft aufzugeben. Sie brauchen eine solide Basis, auf der sich Körper und Seele vereinigen können. Aus diesem Grund ist es so wichtig, dass Sie einen Weg finden, der zu Ihnen passt.

• Nehmen Sie kleine Veränderungen vor und stellen Sie sich einen flexiblen Ernährungsplan zusammen

Es ist eine Erscheinung unserer Zeit, dass etwas so Grundlegendes wie Nahrung für viele Menschen zum Problem geworden ist. Gesunde Ernährung ist aber für jeden Menschen von großer Bedeutung. Natürlich sollten Sie grundsätzlich den Ernährungsanweisungen Ihres Arztes oder Behandlers folgen. Wichtig ist aber auch, dass Sie nicht zu radikal vorgehen. Stellen Sie Ihre Ernährungsgewohnheiten langsam um. Seien Sie großzügig mit sich selbst, denn kleine „Sünden" passieren gerade am Anfang immer wieder. Disziplinieren Sie sich auf sanfte Weise – wie es im Buddhismus heißt. Das sind kluge Worte, denn mit Biegen und Brechen erreichen Sie meist nur das Gegenteil. Sie kommen bestimmt besser um eine Versuchung herum, wenn Sie sich kein kategorisches „Nein" zu allem auferlegen. Sie werden sehen, dass Sie mit der Zeit gar kein Bedürfnis mehr nach Dingen verspüren, die Ihnen einst so verlockend erschienen, die aber leider ungesund waren.

Eine gewisse Flexibilität in der Ernährung ist wichtig und nötig, weil sich der Körper in ständigem Wandel befindet. Horchen Sie auf Ihren Körper und führen Sie ihm das zu, wonach er verlangt. Es gibt diesbezüglich keine unumstößlichen Gesetze. Nur das natürliche Verlangen nach bestimmten Nährstoffen zählt. Behalten Sie in Erinnerung, was Sie über gesunde Ernährung gelernt und gelesen haben, und passen Sie Ihre Ernährung den jeweiligen Bedürfnissen des Körpers an.

• Die Bedeutung von Dankbarkeit und Anleitung

Die Kräfte der Natur und übergeordnete Kräfte leiten Sie auf Ihrem Weg zurück zum Gleichgewicht. Bleiben Sie auf Ihrem Weg und seien Sie den Göttern dankbar, dass sie Sie leiten. Das Gefühl von Dankbarkeit wirkt während eines Heilungsprozesses manchmal wie eine Triebfeder. Denn Dankbarkeit erzeugt Gutes und positive Gefühle. Peter sagt: „Mein persönliches Gebet am Ende eines Tages besteht nur aus drei Worten: Ich danke Dir." Dabei spielt es keine Rolle, an welchen Gott oder an welche Götter dieser Dank gerichtet ist. Wichtig ist die Erkenntnis, dass man Dankbarkeit fühlt für den Segen, den man täglich erfährt, und dass man diese Dankbarkeit regelmäßig ausspricht.

Einen Ratschlag möchten Peter und ich Ihnen auf Ihrem Weg zurück zum Gleichgewicht noch mitgeben: Bitten Sie darum, dass man Sie auf Ihrem Weg leitet. Rufen Sie Gott an, bitten Sie Guanjin, Buddha oder die Götter des griechischen Pantheon, richten Sie Ihre Bitte an einen aufgehenden Stern, an das Universum, an Ihr übergeordnetes Ich, bitten Sie Ihre Seele. Ihre Bitte muss wahrhaftig und ernsthaft gemeint sein – dann wird sie auch erfüllt werden.

121

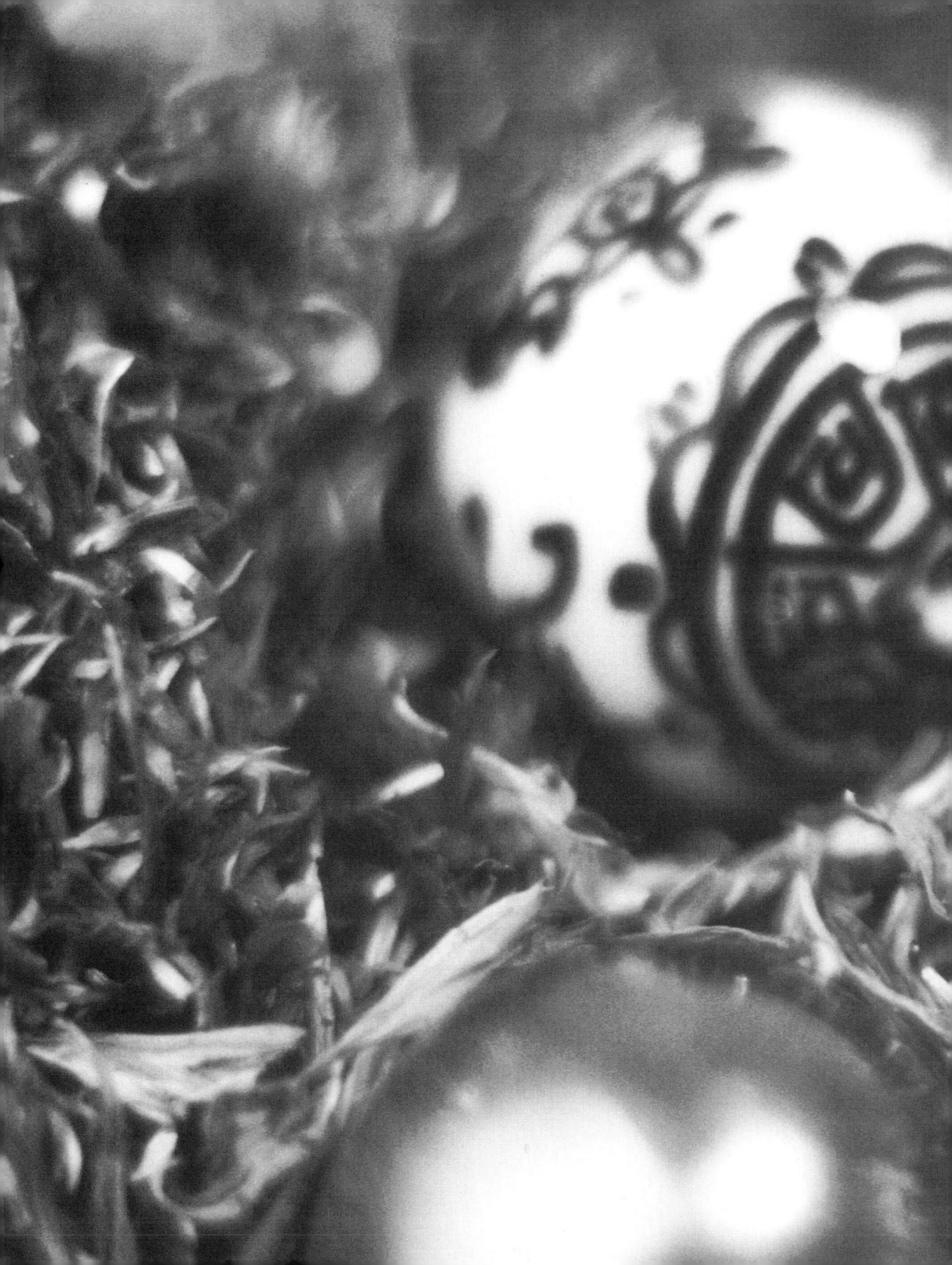

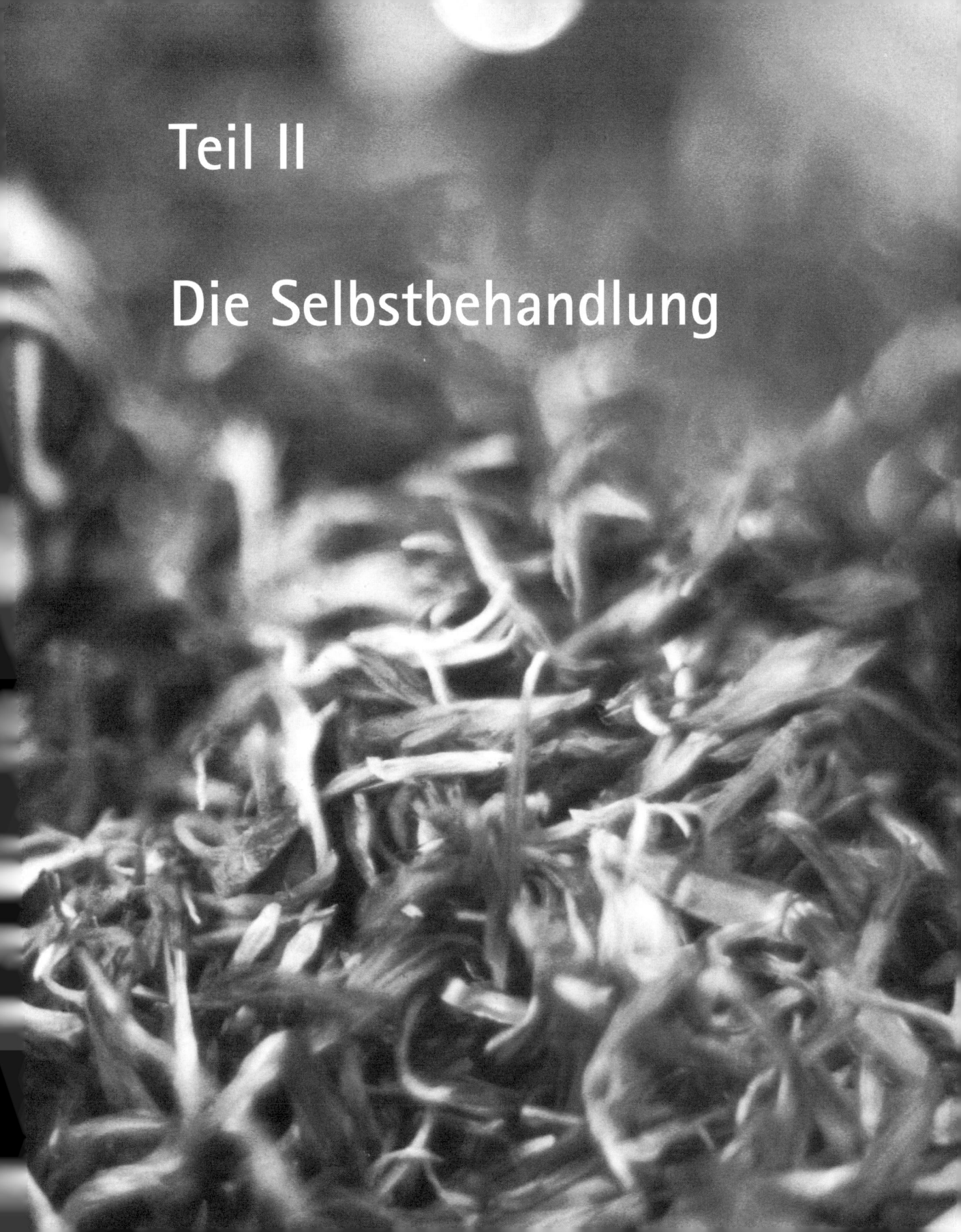

Teil II

Die Selbstbehandlung

Allergien

Allergischer Katarrh und Schnupfen (Heuschnupfen), allergischer Juckreiz, Nesselsucht. Hautausschläge und anderen Hautreaktionen schlagen Sie bitte im Abschnitt „Haut" nach.

Energetik der chinesischen Medizin

Eine Allergie definiert man in der westlichen Medizin als Überreaktion des Körpers auf normalerweise harmlose Substanzen.

In der chinesischen Medizin gibt es den Begriff „Allergie" im Grunde gar nicht. Beschwerden solcher Art werden nach den dafür typischen Symptomen behandelt. Moderne westliche Heiler, die sich auf alternative Medizin spezialisiert haben, wissen, dass sie eine so genannte Allergie unter dem Vorzeichen einer „Feuchte-Hitze-Vergiftung" behandeln müssen. Es stellt sich immer wieder die Frage, warum manche Menschen sehr stark auf bestimmte Allergene reagieren, während andere völlig immun dagegen sind. Gewisse Allergien sind auf Ursachen zurückzuführen, die nichts mit dem die Allergie auslösenden Stoff zu tun haben. Die Lebensgeschichte, die Lebensweise und Physiognomie des Betreffenden kann gleichermaßen eine Ursache für allergische Reaktionen sein. Neuere Studien zeigen, dass ein geschwächtes Immunsystem die Anfälligkeit für Allergien erhöht. Peter stellt immer wieder fest, dass die meisten Menschen, die an Allergien leiden, ein Ungleichgewicht des Organpaars Magen/Milz oder der Kombination Lunge/Dickdarm und der damit verbundenen Meridiane aufweisen. Aufgrund seiner Erfahrungen neigt auch er zu der Annahme, dass Allergien etwas mit der Schwächung des Immunsystems zu tun haben.

Funktionsstörung von Magen/Milz plus Schwächung der Nieren durch Feuer (Yang-Energie) in den Nieren

Wenn das Verdauungssystem geschwächt ist und eine Unterfunktion des Nieren-Yang hinzukommt, führt dies zu einer Verminderung des schützenden Qi, das den Körper umhüllt. Die Folge können allergische Reaktionen sein, die durch den Wind übertragen werden. Verdauungsstörungen und verminderte Nierentätigkeit treten in der Regel bei chronischem Stress und bei Überarbeitung auf. Der Konsum von Kaffee, Alkohol und Schokolade raubt die Energie, die eigentlich für die Nieren bestimmt ist, und verschlimmert den Zustand. Die Nahrung kann nicht mehr im nötigen Maße in Energie umgewandelt werden. Es kommt zu erhöhter Schleimbildung, was schließlich zu einem Überschuss an Flüssigkeit im Verdauungssystem führt. Wenn es in diesem Stadium auch noch zu Verärgerung und Frustrationen kommt, erhöht sich unter Umständen die Yang-Energie in der Leber. Die erhitzte Energie der Leber wandert in die Lunge, in den Brustkorb oder in den Kopf und manifestiert sich in Heuschnupfen, wässrigen Augen, Kopfschmerzen und pochenden Schmerzen in den Stirnhöhlen. Wenn der Betreffende nun mit bestimmten Allergenen in Berührung kommt oder sich in einer extremen Stresssituation befindet, können auch rötliche Ausschläge auf der Haut auftreten: Nesselsucht.

Unter Heuschnupfen versteht man eine chronische Entzündung im Nasen- und Halsbereich sowie in den Stirnnebenhöhlen, die durch äußere Reizstoffe wie Blütenpollen verursacht wird. Heuschnupfen wird im Frühling durch den Pollenflug der Baumblüte ausgelöst, im Sommer durch den Blütenstaub der Gräser, im Herbst durch verschiedene Samen (beispielsweise von Kreuzkräutern) und Goldrutenpollen.

Allergien, die unabhängig von den Jahreszeiten auftauchen, werden oft durch Allergene verursacht wie Tierhaare, Heu, Stroh, Hausstaubmilben, Insektenstiche und -bisse, Arzneimittel wie Aspirin und Penicillin, einige Metalle (insbesondere Nickel) sowie Chemikalien in Seifen und Waschpulver.

Nahrungsmittelallergien oder Nahrungsmittelunverträglichkeiten gehören ebenfalls in die Kategorie der Allergien, die nicht jahreszeitlich bedingt sind. Die vielfältigen Erscheinungsbilder von Lebensmittelallergien beweisen, welch enormen Einfluss bestimmte Substanzen auf Stimmung, Verhalten und Wohlbefinden haben. Typische Symptome für eine Lebensmittelallergie sind Unterleibskrämpfe, Kopfschmerzen, Schlaflosigkeit, Angstgefühle, Depressionen, Nesselsucht und andere Hautausschläge. Häufig treten als Folge bestimmter Unverträglichkeiten auch Augen-, Ohren- und Halsbeschwerden auf. Viele Menschen reagieren allergisch auf Lebensmittelzusätze, Milch, Eier, Schokolade, Weizen und Käse. Dermatitis, Asthma, Migräne, Darmreizungen, Arthritis, Dickdarmgeschwüre, Hyperaktivität, Hauterkrankungen und gynäkologische Beschwerden sind häufig die Folge von Allergien oder treten in Zusammenhang mit diesen auf.

Heuschnupfen

Wer zum erstenmal an Heuschnupfen leidet, für den wird es Zeit, dass er seine Lebensweise kritisch überprüft. Die schädlichen Auswirkungen von Alkohol und Nikotin auf die Atemwege sind bekannt. Stress, Überarbeitung und Luftverschmutzung tragen das ihrige dazu bei. Vielleicht sind Sie gerade in eine große Stadt umgezogen und haben nun mit allerlei umweltbedingten Faktoren zu kämpfen. Ist dies der Fall, sollten Sie so bald wie möglich mit einem stressabbauenden Programm oder mit Entspannungsübungen beginnen. Wenn Sie dann auch noch auf Zigaretten und Alkohol verzichten, wird Ihr Körper es Ihnen danken, indem sich die Anfälligkeit für Allergien erheblich reduziert.

Studien haben bewiesen, dass bei Asthma und Heuschnupfen Lebensmittelallergien eine große Rolle spielen. Zu allergischen Reaktionen auf Lebensmittel kommt es häufig erst nach geraumer Zeit. So wissen viele Menschen gar nicht, dass sie gegen bestimmte Dinge allergisch sind. Entschlackungskuren haben sich bei der Behandlung von Lebensmittelallergien bewährt. Versuchen Sie sich darüber zu informieren, wenn Sie meinen, dass dies Ihren Zustand verbessern könnte.

SELBSTHILFE-MASSNAHMEN BEI HEUSCHNUPFEN

Vermeiden Sie Reizstoffe, so gut es geht. Luftfilter in der Wohnung und im Büro erleichtern es Ihnen, über die schlimmsten Zeiten des Pollenflugs hinwegzukommen.

Ergreifen Sie Vorsorgemaßnahmen gegen Entzündungen der Augen sowie im Hals-, Nasen- und Stirnnebenhöhlenbereich.

Stimulieren Sie die Antihistamin-Reaktion des Körpers in der Nase und im Bauch.

Stärken Sie die Leber, damit diese die Giftstoffe aus dem Körper filtert.

Unterstützen Sie die Nierenfunktion und die Adrenalindrüsen (siehe Abschnitt „Umgang mit Stress und Stärkung des Immunsystems" in Teil II).

Desensibilisieren Sie sich, bevor die Heuschnupfenzeit beginnt.

Innere Anwendungen

• Streichen Sie Nahrungsmittel wie weißen Zucker, Koffein oder Weißmehl, die das Immunsystem schwächen, von Ihrem Speiseplan. (siehe Abschnitt „Umgang mit Stress und Stärkung des Immunsystems" im Teil II.)

• Verzichten Sie auf Speisen mit hohem Fettgehalt oder schränken Sie den Verzehr zumindest ein. Sie blockieren das Lymphsystem und führen leicht zu Verstopfung.

• Vermeiden Sie stark gewürzte Speisen, denn diese können zu Störungen in der Lunge und im Dickdarm führen.

• Schränken Sie den Konsum tierischer Proteine ein. Untersuchungen haben gezeigt, dass bei Kindern, die an Asthma und allergischem Schnupfen leiden, die Symptome deutlich zurückgingen, wenn sie auf ausschließlich vegetarische Nahrung umgestellt wurden. Sprechen Sie mit einem Ernährungsberater oder einem ayurvedischen Heiler darüber.

• Essen Sie nach Möglichkeit häufig Shiitake. Diese Pilze enthalten virusbekämpfende Substanzen und erhöhen die Interferon-Produktion im Körper. Am besten bereiten Sie die Pilze mit Zwiebeln und Knoblauch zu, denn so erzielen Sie einen Dreifach-Effekt: Sie schützen sich gegen Entzündungen, stärken das Immunsystem und verringern die Anfälligkeit für Allergien.

• Versuchen Sie, die Vorschläge aus Kapitel 3 zur Stärkung der Milz und des Magens beziehungsweise des Mittleren Wärmebereichs zu beherzigen. Bauen Sie diese in Ihre Ernährung ein und lesen Sie auch die Anregungen aus dem Abschnitt Umgang mit Stress und Stärkung des Immunsystems aus Teil II nach.

• Essen Sie ballaststoffreiche Nahrungsmittel wie frisches Gemüse, Bohnen und Vollkornprodukte, um den Dickdarm nicht zu belasten.

• Ingwer hat eine tonisierende Wirkung auf die Schleimhäute. Bereiten Sie aus der frischen oder getrockneten Wurzel einen Absud und fügen Sie wegen der entzündungshemmenden Wirkung ein paar Gramm chinesisches Süßholz hinzu.

• Cayennepfeffer hält trockene, überhitzte Schleimhäute feucht und regt nebenbei auch noch den Blutkreislauf an. Kopfschmerzen im Stirnbereich, die häufig von zu trockenen, heißen Schleimhäuten herrühren, werden auf diese Weise gelindert. Mixen Sie sich einen Guten-Morgen-Drink aus Zitronensaft und Olivenöl mit etwas Cayennepfeffer, um den Darm in Schwung zu bringen und die Feuchtigkeitsbildung in den trockenen Nasengängen anzuregen.

• Eine Brühe aus Zwiebeln und Winterrettich hilft gegen juckende Entzündungen und gegen das für Asthma typische Beklemmungsgefühl in der Brust. Zwiebeln wirken als Antihistamin, der Rettich fördert die Schleimabsonderung und wirkt entzündungshemmend. Trinken Sie die Brühe möglichst, bevor allergische Reaktionen auftreten.

• Von griechischem Samen kann man in den Tee geben, sobald sich die ersten Anzeichen einer Allergie bemerkbar machen. Sie sind ein Yang-Tonikum und haben energiespeichernde Eigenschaften. Deshalb wurden sie schon immer gegen Katarrh und bei überhöhter Scheimbildung eingesetzt.

• Blütenpollen stärken das Immunsystem (siehe „Umgang mit Stress und Stärkung des Immunsystems".) Sie sollten ebenfalls einige Monate vor Beginn der Heuschnupfenzeit eingenommen werden. Halten Sie sich an die auf dem Beipackzettel empfohlene Dosierung oder nehmen Sie zunächst nur eine kleine Messerspitze voll, wenn die Pollen frisch sind. Wenn Sie nach ein paar Tagen keine Reaktion im Hals, auf der Haut oder in den Augen feststellen, können Sie die Menge nach und nach auf einen Teelöffel Blütenpollen am Tag erhöhen. Bewahren Sie die Blütenpollen im Kühlschrank auf.

• Dang gui hat sich bei allen von Heuschnupfen geplagten Menschen bewährt. In China hat man dieses Mittel schon immer gegen Allergien und Heuschnupfen eingesetzt. Bereiten Sie einen Absud aus der Pflanze und beginnen Sie mit der Einnahme zwei Monate vor der Heuschnupfenzeit.

• Grüner Tee unterstützt die Behandlung gegen Heuschnupfen dank seines Theophyllingehalts und wegen der positiven Wirkung von Antioxidantien. Theophyllin wird bei chronischen Atemwegserkrankungen verabreicht.

• Bei Allergien, die mit Niesen, juckenden Augen, Schniefnase, Husten, Keuchen, tropfender Nase, rauem Hals und Kopfschmerzen einhergehen, empfiehlt sich die Einnahme von Bi Yan Pian, auch Xanthium 12 genannt, eine Apitzklettenart. Es wirkt bei Allergien, die durch Pollenflug verursacht werden, indem die Empfindlichkeit gegen äußere Reizfaktoren herabgesetzt wird.

Äußere Anwendungen
Reflexzonen-Behandlung bei allergischen Reaktionen wie Schniefnase, Niesen und Juckreiz in den Augen:

• Reiben Sie den großen Zeh mit dem Daumen von unten nach oben in Richtung Fußnagel sowie die Haut zwischen den Zehen oben auf dem Fuß, um das Lymphsystem zu stimulieren.

• Reiben und drücken Sie mit dem Daumen fest auf die Punkte des Dickdarms, die in einer Reihe oberhalb der Ferse verlaufen. Dies vermindert die Schleimbildung.

In China empfiehlt man, nach einer Reflexzonen-Behandlung drei Tassen warmes Wasser zu trinken.

Allergischer Juckreiz

• Hiobstränen helfen bei neuralgischem und allergischem Juckreiz. Bereiten Sie einen Absud aus neun Gramm Kräutern auf einen Liter Wasser. Trinken Sie von dem warmen Sud täglich zwei Tassen. Nehmen Sie anschließend ein warmes Bad. Das Wasser muss heiß genug sein, damit Sie schwitzen.

• Für dieses Rezept benötigen Sie frische Blätter der Japanischen Mispel, die eine entzündungshemmende Substanz enthält. Fragen Sie in einem Naturkost- oder Asienladen nach den Blättern. Waschen Sie die Blätter und schneiden Sie sie klein, bevor Sie sie in eine Weinflasche geben und Äthylalkohol (Weingeist) hinzufügen. Lassen Sie das Gebräu etwa eine Woche lang ziehen, bis die Blätter ausgelaugt aussehen und die Farbe verloren haben. Dann drücken Sie die Blätter aus und massieren die verbleibende dunkle Flüssigkeit in die betroffenen Stellen ein – am besten, nachdem Sie ein Bad genommen haben. Bringen Sie die Flüssigkeit entlang der Nervenbahnen an, aber achten Sie darauf, daß Sie die Flüssigkeit nicht mit den empfindlichen Schleimhäuten

der Augen und des Mundes in Berührung bringen. Frische Loquat-Blätter kann man ebenfalls direkt auf die Haut auflegen und mit einem Pflaster befestigen.

Akupressurpunkte bei allergischem Juckreiz und juckendem Hautausschlag
(siehe Punkte auf der Körperkarte. Die Abkürzungen sind dort ebenfalls erklärt.)

Uranaitei – Dieser Punkt befindet sich auf der Fußsohle, einen Fingerbreit unterhalb der zweiten Zehe. Auch Moxibustion wirkt an dieser Stelle sehr gut. Verwenden Sie dafür drei bis fünf Stück für jeden Fuß.

GV 14 – Drücken Sie mit dem Fingernagel fünf- bis siebenmal auf diesen Punkt oder verwenden Sie drei Stückchen Moxa, um die Erreger in den Yang-Kanälen abzutöten und die Hitze in der Lunge zu vermindern.

Bl 13 – Drücken Sie mit dem Finger auf diesen Punkt oder machen Sie eine Anwendung mit Ingwermoxa oder einem Moxastäbchen, um das Lungen-Qi zu regulieren und die Asthma- und Hustenanfälle abzumildern.

Bl 21 – Drücken oder reiben Sie diesen Punkt, um die Feuchtigkeit umzuwandeln und zu verteilen. Eine Moxa-Anwendung ist ebenfalls geeignet.

Nesselsucht (Urtikaria)

Bei Nesselsucht treten juckende Pustelchen auf der Haut auf. Diese allergische Reaktion wird durch eine Histaminausschüttung in den Hautschichten verursacht. Angioödeme sind kleine Blutschwämmchen, die in Verbindung mit rissiger Haut auftreten und Ähnlichkeit mit Nesselsucht haben, wobei allerdings die unteren Hautschichten mit betroffen sind. Wenn ein Ausschlag mit Nesselsucht sechs Wochen oder kürzer anhält, bezeichnet man den Zustand als akut, wenn der Ausschlag länger anhält, ist der Zustand chronisch.

Nesselsucht hat unterschiedliche Ursachen. Sie kann durch übermäßiges Reiben der Haut auftreten, durch Überhitzung, Stress, Sonnenbestrahlung, extreme Kälte oder Hitze, Wasserkontakt, extreme sportliche Anstrengung oder plötzlichen Temperaturwechsel.

In der chinesischen Medizin erklärt man die Symptome mit einem rebellierenden Qi und Wasser-Toxin. Der Ausschlag kann verschiedene Gründe haben, die sich häufig auch überschneiden.

1. Wind-Hitze befindet sich in den Schichten unterhalb der Hautoberfläche und verursacht einen dunkelroten, stark juckenden Hautausschlag.

2. Wind-Feuchtigkeit befindet sich in den Schichten unmittelbar unterhalb der Hautoberfläche und verursacht einen rötlichen Hautausschlag, der nicht so stark juckt wie im vorgenannten Fall, aber ein Schweregefühl im Körper auslöst sowie einen Flüssigkeitsstau.

3. Hitze-Ansammlung im Magen und in den Eingeweiden verursacht einen roten Hautausschlag, Bauchkrämpfe, Verstopfung und großen Durst.

Um herauszufinden, wodurch die Nesselsucht ausgelöst wird, müssen alle Faktoren berücksichtigt werden. Die Behandlung erfordert eine enge Zusammenarbeit mit dem Therapeuten.

Innere Anwendungen

• Meiden Sie Nahrungsmittel, die Allergene enthalten. In der Regel handelt es sich dabei um Milch, Fisch, Geflügel, Fleisch, Eier, Bohnen und Nüsse.

• Meiden Sie Lebensmittel mit Zusatzstoffen. Lebensmittelzusätze sind die Hauptursache für Nesselsucht bei Kindern, vor allem Azofarbstoff, Aromastoffe (Salicylate/Süßstoffe), Konservierungsmittel (Benzoesäure, Nitrate, Sorbinsäure), Antioxidantien (Hydroxytoluene, Sulfite, Gallate) und Emulgatoren/Stabilisatoren (Polysorbate, Pflanzenharze). Menschen, die auf Aspirin empfindlich reagieren, vertragen in der Regel auch den Lebensmittelfarbstoff Tartrazin nicht, der häufig in abgepackten Lebensmitteln vorkommt und entzündliche Reaktionen hervorruft.[1]

• Meiden Sie Speisen, die Feuchtigkeit im Körper bilden und die Schleimabsonderung erhöhen (siehe Kapitel 3).

• Meiden Sie Speisen, die sich belastend auf die Nierenfunktion auswirken (siehe Kapitel 3).

• Alle Nahrungsmittel, welche die Nierentätigkeit fördern, sind erlaubt und der Gesundheit zuträglich (siehe Kapitel 3).

• Nehmen Sie in Ihren Speiseplan Nahrungsmittel auf, die dem Magen und der Milz zuträglich sind (siehe Kapitel 3 und den Abschnitt „Umgang mit Stress und Stärkung des Immunsystems" in Teil II).

• Infektionen führen bei Kindern häufig zu Nesselsucht. Alle Hals- und Rachen-

---

1 Eine kurze, informative Einführung in die Problematik von Lebensmittelallergien findet sich bei Michael Murray und Joseph Pizzorno, *Encyclopedia of Natural Medicine* (Rocklin, Ca.: Prima Publishing, 1991), S. 305-321

entzündungen, die durch Streptokokken verursacht werden, können starke Nesselsucht nach sich ziehen. Bei Erwachsenen können Infektionen durch Bakterien, Viren oder Hefepilze Nesselsucht auslösen. Dies gilt auch für chronische Trichomoniasis (eine urogenitale Erkrankung) und Hepatitis-B. Suchen Sie einen Arzt auf, wenn Sie den Verdacht haben, dass Sie sich eine der genannten Infektionen zugezogen haben.

• Wenn Ihr Immunsystem gegen eine Infektion im Körper kämpft, sollten Sie sich viel Ruhe gönnen, den Konsum von Zucker einschränken und zwei- bis dreimal täglich ein abwehrstärkendes Mittel wie Echinacea, Goldsiegelwurzel oder Chinesisches Süßholz einnehmen. Diese haben eine blutreinigende Wirkung. Beachten Sie für die Einnahme die Anweisungen auf dem Beipackzettel. Wenn Sie Chinesisches Süßholz über einen längeren Zeitraum einnehmen, sollten Sie auf kalziumreiche Ernährung achten.

• Sie beruhigen die Haut, indem Sie ihr Nährstoffe und tonisierende Substanzen zuführen, beispielsweise leicht angebräunte Sesamsamen mit ein paar Löffeln Honig, die Sie in einer Tasse mit drei Teelöffeln Sake oder Wasser auflösen. Trinken Sie davon zweimal am Tag, es klärt die Haut.

Äußere Anwendungen

• Der Saft von Japanischem Rettich oder von Winterrettich lindert den Juckreiz. Schneiden Sie den Rettich in Scheiben und legen Sie die Stücke direkt auf die Haut. Die Enzyme im Saft mildern den Juckreiz und die Hitze unter der Haut.

• Chrysanthemenblätter sind ebenfalls eine Wohltat bei starkem Juckreiz. Füllen Sie 30 Gramm davon in einen Keramiktopf mit Deckel und lassen Sie die Blätter 15 Minuten kochen. Zum Schluss fügen Sie ein paar Tropfen Essig hinzu und lassen das Ganze auf Hauttemperatur abkühlen. Legen Sie den Sud auf die betroffenen Stellen auf.

• Mit Gurkensaft klingen die Schwellung und die Entzündung ab. Schälen und hobeln Sie eine Gurke in kleine Scheibchen. Anschließend drücken Sie den Saft mit einem Baumwolltuch aus. Fügen Sie dem Gurkensaft ein wenig Borax-Kräuterpuder bei, danach tragen Sie den Saft auf die betroffenen Stellen auf.

• Knoblauch hat eine stark antibakterielle Wirkung und ist deshalb ein bewährtes Mittel, wenn die Nesselsucht durch eine bakterielle Entzündung verursacht wurde. Bereiten Sie eine Brühe aus klein gedrücktem, gekochtem Knoblauch und tragen Sie sie dann auf die juckenden Stellen auf.

• Frische Perilla-Blätter eignen sich zur äußeren wie zur inneren Anwendung. Sie können sie ohne Bedenken roh essen, besonders wenn die Nesselsucht durch fetten Fisch wie Sardinen oder Makrelen ausgelöst wurde.

Rezeptvorschlag

Hühnerleber, Schalotten und Ginkgo-Nüsse

Dieses Rezept basiert durch die Verwendung von Hühnerleber auf der Ähnlichkeitstheorie[2]. Die Hühnerleber unterstützt die Filterfunktion der Leber, und das Chinesische Süßholz wirkt entzündungshemmend sowie entgiftend.

Für zwei Personen:
200 g Hühnerleber
1 Stückchen Ingwerwurzel
1/3 Tasse geschnittener Lauch oder
1/2 Zwiebel
1-2 Knoblauchzehen
1 El. Sojasauce
1 1/2 Tl. Mirin
3 g Chinesisches Süßholz
12 Ginkgo-Nüsse
1 reife rote Paprika
1–2 Bund grünen oder gelben
chinesischen Schnittlauch oder
Schalotten
Canola-Öl

Zubereitung:
Waschen und schneiden Sie die Leber in mundgerechte Teile.
Schneiden Sie die Ingwerwurzel in Scheiben und zerdrücken Sie sie mit dem Messerrücken. Hacken Sie die Zwiebeln oder den Lauch klein.

Geben Sie die Leber sowie die Hälfte des Knoblauchs und des Ingwers in einen Topf. Fügen Sie nun die Sojasauce, Mirin, 1 1/2 Esslöffel Wasser und von dem Chinesischen Süßholz hinzu. Lassen Sie das Ganze so lange köcheln, bis die Flüssigkeit verdampft ist.
Schälen Sie nun die Ginkgo-Nüsse und lassen Sie sie kochen, bis sie weich sind. Schneiden Sie die Paprika in feine Streifen. Schneiden Sie den Schnittlauch oder die Schalotten in 4 cm lange Teile.
Geben Sie Öl, den restlichen Ingwer und Knoblauch in einen Wok. Wenn das Öl heiß ist, fügen Sie die Paprikastreifen, die Ginkgo-Nüsse und den Lauch oder die Zwiebel hinzu. Wenn alle Zutaten weich sind, geben Sie die Leber in den Wok und kochen das Ganze auf hoher Flamme auf. Dann leeren Sie den Wok und füllen ein wenig Öl nach, geben Schnittlauch, eine Prise Salz und Pfeffer hinzu und kochen das Ganze auf großer Flamme, bis der Schnittlauch die Farbe verliert. Verteilen Sie alles um die Leber und die Paprika herum oder mischen Sie das Ganze.

---

2 Die „Ähnlichkeitsregel" wird heute immer noch oft als Märchen abgetan. Doch die Erfahrung hat uns vom Gegenteil überzeugt.

Anämie

In der westlichen Medizin versteht man unter Anämie eine Krankheit, bei der der Körper nicht genügend rote Blutkörperchen produziert. In der chinesischen Medizin spricht man von Blutmangel oder Blutarmut. Blut bedeutet hier im Gegensatz zum westlichen Verständnis mehr als nur die rote Flüssigkeit, die in den Venen und Arterien fließt. Das Blut transportiert über die Blutbahnen Nährstoffe zu allen Teilen des Organismus und fungiert zugleich als Nährstoffspeicher.

Wenn die Diagnose Blutarmut lautet, bedeutet dies daher entweder, dass im Blut nicht genügend Nährstoffe sind, um das Körpergewebe zu versorgen, oder dass ein Mangel an roten Blutkörperchen in einer bestimmten Körperregion vorliegt. Blutarmut ist die Folge eines Defekts in einem bestimmten Organ und in den damit zusammenhängenden Meridianen.

1) Blutarmut in der Milz

Die Milz spielt eine wichtige Rolle bei der Blutbildung. In der Milz werden die aus der Nahrung gewonnenen Nährstoffe ins Blut gebracht. Bei falscher oder mangelhafter Ernährungsweise – oder wenn die Milz bereits durch unregelmäßige Essgewohnheiten, Stress oder lange Krankheit geschwächt ist –, kommt es zu einer Störung der Blutproduktion und damit zu einer Unterversorgung von roten Blutzellen im Körper. Die Milz hat außerdem eine tonisierende Wirkung auf die Gefäßwände der Blutbahnen. Wenn das Qi in der Milz geschwächt ist, kommt es – ähnlich wie bei starken Menstruationsblutungen – zu erheblichem Blutverlust. Die Folge ist ein Mangel an gesundem Körperblut, der sich schließlich in Form unregelmäßiger Menstruationsblutungen oder durch Ausbleiben der Monatsregel (Amenorrhoe) bemerkbar machen kann. Begleiterscheinungen sind eine blasse Gesichtsfarbe, Essstörungen, Völlegefühl, Blähungen in der Magengrube und im Unterleib, Unterleibsschmerzen, Müdigkeit und Schwächegefühl in den Armen und Beinen sowie Übelkeit und lockerer Stuhlgang.

2) Mangel an Jing-Energie

Mangelerscheinungen in den Nieren können ebenfalls zu einer Blutarmut beitragen. Die Jing-Energie in den Nieren – jene Energie, die Fortpflanzung und Sexualität steuert – produziert eine sehr wichtige Substanz, nämlich Mark. Mark ist für die Gesunderhaltung der Wirbelsäule, für die Leistungsfähigkeit des Gehirns und für die Knochen entscheidend. Im Knochenmark werden Blutzellen gebildet. Wenn die Jing-Energie geschwächt ist, kommt es zu einer Verminderung der Blutbildung und somit zu einer Unterversorgung des Gehirns und der Knochen. Anzeichen für mangelnde Jing-Energie sind vorzeitiges Altern, graues Haar, Haarverlust, Zahnverlust, Gedächtnisschwäche, Senilität, allmählich abnehmende Sehkraft und Hörfähigkeit, schwache Knochen und mangelnde Libido. Bei Männern kann ein Mangel an Jing-Energie zu Impotenz führen, bei Frauen äußert er sich in Gestalt sexuellen Desinteresses oder mangelhafter Scheidensekretion. Kinder bleiben in ihrer geistigen oder körperlichen Entwicklung hinter ihren Altersgenossen zurück. Weitere mögliche Folgen sind Bettnässen, unzureichender Knochenaufbau und verzögerte Geschlechtsreife.

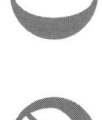

3) Blutmangel in der Leber

Auch die Leber kann eine der Ursachen für die Blutarmut sein. Die Leber speichert Blut während der Ruhephase und setzt Blut frei, wenn der Körper wieder in Bewegung ist. Schwindel- und Ohnmachtsanfälle sind Warnzeichen dafür, dass die Leber nicht genügend Blut abgibt, wenn der Körper es braucht. Mögliche Ursachen dafür sind Blutung (Hämorrhagie), chronische Krankheit, Sorgen, Müdigkeit und Überanstrengung der Augen. Alle diese Erkrankungen ziehen übermäßig viel Blut aus der Leber ab. Anzeichen für zu wenig Blut in der Leber sind blasse Gesichtsfarbe, trockene Haut, Schwindelanfälle, trockene Augen, verschwommene oder getrübte Sicht, Flimmern oder Punkte vor den Augen, Schlaflosigkeit, Schlafstörungen durch heftige Träume, Gereiztheit, leichte Erregbarkeit, blasse Lippen, Tinnitus, weiße Finger- und Fußnägel, Zittern, Krämpfe, unkontrollierte Bewegungen, schwache Menstruationsblutung sowie verspätete oder ganz ausbleibende Menstruation. Die Symptome dieses Ungleichgewichts treten meistens in Verbindung mit anderen Beschwerden auf. Eine Funktionsstörung in der Milz ist häufig zu erkennen an aufgeblähtem Bauch, Durchfall mit unverdauten Speiseresten, einer Neigung zu Blutergüssen und Blutungen sowie an Essstörungen. Bei Frauen führt mangelnde Jing-Energie in den Nieren normalerweise zu Beschwerden im Lendenwirbelbereich, häufig in Gestalt von Rückenschmerzen vor der Regel, Unregelmäßigkeiten im Zyklus und mangelhafter Scheidensekretion. Bei Männern kann es ebenfalls zu Schmerzen im Lendenwirbelbereich kommen sowie zu Libidoverlust, Impotenz und vorzeitigem Samenerguss. Zu den weiteren Anzeichen zählen unklares Denken und Konzentrationsstörungen. Trockene Gesichtshaut, brüchige Nägel, Schwindelanfälle und verschwommene Sicht deuten auf eine Funktionsstörung der Leber hin. Muramoto Naboru schlägt in seinem Buch *Healing Ourselves* einen Test vor, mit dem man leicht feststellen kann, ob Blutarmut vorliegt. Strecken Sie den Arm ganz aus und biegen Sie die Hand durch. Die Finger sollten sich dabei in einer leichten Biegung nach oben richten. Wenn die Fingernägel keine Rötung aufweisen, ist das ein Hinweis auf Blutarmut. Wenn Sie die Hand nicht einmal ganz ausstrecken müssen, damit die Fingernägel weiß bleiben, ist der Zustand bereits bedenklich. Der untere Bereich sollte rot, nicht weiß sein.

Innere Anwendungen

• Vermeiden Sie Giftstoffe wie Tannin im Tee oder Koffein im Kaffee, denn sie verhindern die Eisenaufnahme. Dies gilt auch für bestimmte Zusätze in Milchprodukten, im Bier, in Süßigkeiten und Limonaden. Zigaretten enthalten Kadmium, was ebenfalls die Eisenaufnahme beeinträchtigt.

• Vermeiden Sie den Verzehr von rohen Speisen und kalten oder eisgekühlten Nahrungsmitteln und Getränken.

• Nahrungsmittel mit stärkender Wirkung für das Verdauungssystem, den Magen und die Milz sowie deren Meridiane bauen die Qi-Energie und das Blut auf. Dazu gehören Hühner- und Gemüsebrühe mit leicht gekochtem Gemüse, Reisbrei mit chinesischen roten Datteln, Lauchzwiebeln oder Schalotten, gelbes oder orangefarbenes Gemüse, Eintöpfe mit Wurzelgemüse, gedünstete Gerichte, leicht gekochtes, grünes Blattgemüse und Vollkornprodukte.

• Der Eintopf, der den Blutzuckerspiegel hochtreibt (aufgelistet unter „Rezepte" im Abschnitt über Herzprobleme) ist auch für Menschen mit anämischer Tendenz geeignet.

• Ergänzen Sie Ihren Speiseplan mit Lebensmitteln, die blutreinigende und tonisierende Eigenschaften besitzen (siehe Teil I, Kapitel 3).

• Nierenorgan- und Meridian-Tonika stärken das Yang- und Jing-Gleichgewicht der Nieren und helfen deshalb bei Blutarmut (siehe Teil I, Kapitel 3).

• Nehmen Sie Speisen mit entgiftenden Eigenschaften zu sich. Sie stärken die Leber (siehe Teil I, Kapitel 3). Innereien wie Leber sind zugleich ein Leber-Tonikum. Auch Löwenzahnblätter stärken die Lebertätigkeit.

• Dang gui (Chinesische Engelwurz) gilt in der chinesischen Kräuterheilkunde als eines der besten Bluttonika und blutbildenden Mittel. Sie findet bei Frauen und Männern Anwendung. Die warme Energie der Pflanze tonisiert das Herz, die Leber, die Milz und die Nieren. In gekochtem Zustand entwickelt sie wärmende Eigenschaften, die den inneren Organen gut tun, die Blutbildung und -zirkulation anregen und die Struktur der Haut verbessern. Sie reguliert den weiblichen Hormonhaushalt und stabilisiert generell den Blutkreislauf. Dang gui enthält Vitamin B12, das einer Blutarmut vorbeugt, und wirkt darüber hinaus beruhigend. Dang gui müssen Sie nicht unbedingt nur als Medizin verwenden. Sie können es bedenkenlos ungefähr dreimal die Woche beim Kochen einsetzen. Da es den Blutfluss verstärkt, sollten Frauen während der Menstruation allerdings lieber darauf verzichten. Ich selbst verwende Dang gui in Verbindung mit Codonopsis (Dioscorea), Wilder Yamswurzel, chinesischen, roten Datteln und manchmal mit Wurzeln der Pfingstrose. Das Rezept für diese Brühe finden Sie im Anhang. Dang gui passt als Gewürz auch zu Hühnerfleisch. Eine köstliche Suppe oder einen kräftigen Eintopf ergibt Dang gui mit Knoblauch, Zwiebeln, Ingwer, Japanischem Kürbis, Kabocha, gelben Kohlrüben und weißen Rüben oder Karotten.

• Di huang (Rehmannia glutinosa) ist ein hervorragendes Blut- und Nierentonikum. (In rohem Zustand entwickelt die Pflanze andere medizinische Wirkungen.) Sie wirkt tonisierend auf das Mark, stärkt das Blut, kräftigt die Sehnen und schärft Sehkraft und Gehör. Di huang regt die Blutzirkulation in den Beinen an und wird nach der Geburt eines Kindes zur Stärkung des weiblichen Fortpflanzungssystems eingesetzt. Zudem besitzt es krampflösende Eigenschaften bei Unterleibsschmerzen. Als Tonikum für Frauen empfiehlt es sich, einen Absud aus Di huang, Pfingstrosenwurzeln und dem chinesischen Kraut Ligusticum zu machen. Für die tägliche Küche eignet sich Di huang als Zutat (1–3 Gramm) zu Eintöpfen, Suppen und anderen leicht gekochten Gerichten. Lassen Sie sich von Ihrem Heilpraktiker beraten, ob er dieses Mittel für Sie für geeignet hält, und bitten Sie Ihn um weitere Empfehlungen. Probieren Sie aus, ob Sie es mögen oder vertragen. Manche Menschen finden es zu ölig und zu schwer im Magen liegend.

• Di huang ist auch der Hauptbestandteil in einer Arznei namens Shou Wu Chih, die von einem Hersteller in Guangzkov in China stammt. Auch in den USA ist dieses Mittel erhältlich, in Kanada aber wurde es nicht zugelassen, weil es unbestimmte Mengen der starken herzwirksamen Glykoside des Fingerhuts *(Digitalis)* enthält.

Es ist im Grunde nur eine andere Darreichungsform eines sehr bekannten Frauentonikums, das man gemeinhin „4-Gemüse-Suppe" nennt. Es wirkt blutbildend, wärmend und stärkend auf den ganzen Körper, stärkt die Abwehrkräfte, kräftigt die weiblichen Geschlechtsorgane und reguliert den Zyklus. Das Rezept für diese Suppe finden Sie im Anhang.

• Getrocknete Drachenaugen (chinesisch Longan) besitzen ebenfalls blutbildende Eigenschaften. Die Früchte stärken das Herz und helfen dem Körper, mit Stress fertig zu werden. Sie wirken auch als Milz-, Blut- und Energie-Tonikum und schmecken gut zu leicht gekochten Fleischgerichten und in Suppen. Longan-Früchte sind ziemlich süß. Verwenden Sie sie also sparsam, es sei denn, Sie mögen gleichsam karamelisierte Fleischgerichte. Probieren Sie, ob sie Ihnen mit Hühnermägen und Lamm- oder Rindfleisch schmecken oder leicht gekocht zum Frühstück mit in Scheibchen geschnittenem Ingwer. Wer fleischlose Gerichte bevorzugt, kann die getrockneten Früchte mit grünem Blattgemüse zubereiten und mit Zwiebeln, Knoblauch und Ingwer abrunden: Dazu passt zum Beispiel eine leichte Austern- oder dunkle Miso-Sauce. Für dieses Rezept sollten Sie den Knoblauch und den Ingwer in einem Wok oder in einer Pfanne leicht in Öl anbräunen. Geben Sie dann 6 bis 8 geschälte Früchte mit oder ohne Kern hinzu, ferner 1 Tasse Wasser, 6 bis 8 kleine Zwiebeln. Nun lassen Sie das Ganze fünf Minuten leicht garen. Zum Schluss kommt Spinat, Bak Choyy (hochchinesisch *bai cai*, weißes Gemüse) oder grünes Blattgemüse in den Topf. Kochen Sie dieses unter mehrmaligem Wenden kurz bei hoher Hitze auf. Braten Sie es aber nur kurz an, damit das Gemüse nicht die Farbe verliert.

• Die „Ähnlichkeitsregel" besagt, dass Innereien eine stärkende Wirkung auf die inneren Organe haben. Wer an Leber- oder Nierenfunktionsstörungen leidet, sollte demnach mehr Leber und Nieren in den Speiseplan aufnehmen. Leber ist schmackhaft, wenn sie beispielsweise mit

Chinesischem Zimt oder chinesischen dunklen Datteln zubereitet und zum Schluss mit einem Bund Suppengrün und rotem Pfeffer abgerundet wird. Lammfleisch besitzt im übrigen wärmende Eigenschaften und gilt in China als das ideale „Frauen-Nahrungsmittel".

• Weizengras ist eine sehr nahrhafte Speise, die Chlorophyll enthält, das eine ähnliche Molekularstruktur aufweist wie der Farbstoff Hämoglobin der roten Blutkörperchen, die den Sauerstoff im Blut binden. Experimente mit anämischen Versuchstieren, die vier oder fünf Tage mit chlorophyllhaltigem Weizengras gefüttert wurden, ergaben, dass sich aufgrund der ähnlichen Struktur die Zahl ihrer roten Blutkörperchen wieder normalisierte. Luzerne hat ebenfalls einen hohen Chlorophyllgehalt und verfügt über entgiftende Eigenschaften, die sich besonders gut auf die Leber auswirken. Löwenzahn wirkt ebenfalls blutreinigend, und Nesselkraut eignet sich als Tonikum für den gesamten Organismus.

• Melasse aus Rum und Sirup enthält Eisen und die wichtigsten B-Vitamine. Nehmen Sie jeden Tag einen Löffel voll zur Stärkung des Blutes.

• Dokudami ist in verschiedenen japanischen Teesorten enthalten. Die Tees sind in den USA und in Japan in fast allen Apotheken und Naturkostläden erhältlich (siehe Anhang). In Japan trinkt man diese Tees wegen ihrer blutreinigenden und blutbildenden Wirkung und um die Verdauung anzuregen.

• Safran verabreicht man in der chinesischen Medizin in allen Fällen von Blutmangel oder -schwäche.

Safran-Wein
1 Tl. Safran
1 l 45-prozentigen Alkohol
nach Wahl: 1 Becher Honig oder granulierten Zucker

Zubereitung
Lassen Sie das Gemisch eine Woche lang ziehen und trinken Sie dann abends jeweils eine Tasse.

• Eisen ist für die Hämoglobin-Bildung notwendig. Um Eisen im Körper aufzubauen, sollten Sie eine Weile auf folgende Nahrungsmittel verzichten, auch wenn diese ansonsten gesund sind: Mandeln, Spargel, Rote Bete, Cashew-Nüsse, Schokolade, Kohl, Rhabarber, Sauerampfer, Spinat, Mangold, viele Nuss-Sorten und Bohnen. Alle diese Nahrungsmittel enthalten Oxalsäure, welche die Eisenaufnahme verringert.

• Eiflüssigkeit hilft gegen Blutarmut, bei Nieren- und Leberfunktionsstörungen, bei schwacher Allgemeinkonstitution, niedrigem Blutdruck, Hämorrhoiden und Vaginalbeschwerden. Die Flüssigkeit schmeckt extrem bitter, verdünnen Sie 5 Tropfen Eiflüssigkeit mit 15 Tropfen Wasser (siehe im Anhang unter „Ei-Extrakt").

Äußere Anwendungen
Moxibustion zur Harmonisierung der Milz- und Verdauungsfunktionen. (Die Punkte sind auf der Körperkarte genau eingezeichnet. Die Bedeutung der Abkürzungen wird dort ebenfalls erklärt.) MI 6 hat eine tonisierende Wirkung auf die Verdauungsfunktion und kann in

Kombination mit Punkt MA 36 angewandt werden.

MA 36 hat eine tonisierende Wirkung auf
den Qi-Fluss im ganzen Körper und
stärkt und reguliert die Verdauungsfunktion. Wenden Sie ein- oder zweimal täglich vier oder fünf Moxakugeln an.

C.V. 12 ist ein altes koreanisches Heilmittel, das 50 winzige Moxakügelchen vorschreibt, die an diesem Punkt täglich abgebrannt werden sollen, um die Stelle zu
wärmen und zu stimulieren. Sie können
alternativ aber auch Moxastäbchen verwenden.

Rheumatische Arthritis

Die beiden häufigsten Formen von Arthritis sind Osteoarthritis und rheumatische Arthritis. Osteoarthritis ist eine vom
Knochenknorpel auf das Gelenk über-
greifende Entzündung. Der Knorpel löst
sich mehr und mehr auf und verursacht
Reibung. Die Sehnen, Bänder und Muskeln halten das Gelenk zusammen, werden aber im Verlauf der Erkrankung immer schwächer. Am Gelenk treten dann
schmerzhafte Deformierungen auf, bis es
schließlich steif wird. Osteoarthritis
gehört zum normalen Alterungsprozess.
Menschen mit erblicher Vorbelastung und
Frauen leiden im allgemeinen häufiger an
dieser Form der Arthritis.
Rheumatische Arthritis ist durch Anschwellen, Verdickung und Veränderung
der Synovialmembran gekennzeichnet.
Die Synovialmembran besteht aus lockerem Bindegewebe auf der Innenschicht
der Gelenkkapsel und sondert Gelenk-
schmiere ab. Die Schwellung und Verdickung zieht sich über den ganzen Ge-
lenkknorpel. Die in der Gelenkflüssigkeit
enthaltenen Enzyme lösen den darunter

liegenden Knochen auf. Die Gelenke
werden instabil und verursachen
Schmerzen bei gleichzeitiger starker
Schwellung. Im fortgeschrittenen Stadium sind die Gelenke stark deformiert.
Die Gelenkerkrankung beeinflusst den
gesamten Organismus. Der Patient fühlt
sich schwach, müde, fiebrig, krank am
ganzen Körper und hat keinen Appetit.
Die hier vorgeschlagenen Mittel beziehen
sich in erster Linie auf Arthritis-Schmer-
zen, die durch die rheumatischen Arthritisformen Bursitis und Tendinitis verursacht werden.

Energetik der chinesischen Medizin

Krankheitserreger, die zu den Verursachern
der rheumatischen Arthritisformen gehören, fasst man in der chinesischen Medizin
unter dem Begriff Bi zusammen. Die Ursachen von Bi kommen durch eine Blockade
der Qi-Energie und des Blutkreislaufs
zustande, an der Wind, Kälte oder Feuchtigkeit im Körper schuld sein können.
Feuchte Umgebung und nasse oder
durchgeschwitzte Kleidung sind Faktoren,

Blockierung

BI
HI

die entscheidend zu der Entstehung von Bi beitragen können. Folgende Umstände spielen dabei immer wieder eine Rolle:

1. Wetterumschwung, Kälte oder Regen lösen Schmerzen aus, die im Körper hin und her wandern.
Wind-Bi, auch Wanderndes Bi genannt, manifestiert sich als Schmerz, der sich von einer Körperregion in eine andere verlagert. Häufig tritt dieser Schmerz im Lendenwirbelbereich auf und verschwindet wieder, nachdem man einen Arzt aufgesucht hat. Er tritt aber bald an anderer Stelle auf, beispielsweise im Schulterbereich oder am Knie. Mit dem Schmerz gehen oft auch Schüttelfrost und Fieber einher. Für den chinesischen Heiler ist dies ein Anzeichen, dass auch die Leber betroffen ist. Wind-Bi kann mit Akupunktur behandelt werden.

2. Der Schmerz verschlimmert sich bei Kälte.
Kälte-Bi, auch Schmerzhaftes Bi genannt, ist durch einen heftigen lokalen Schmerz gekennzeichnet, der bei Kälte an Intensität zunimmt und bei Wärme nachlässt. Kälte-Bi wird mit Moxibustion behandelt.

3. Bei Regen fühlen sich die Gelenke wund und schwer an.
Feuchtigkeits-Bi, auch Deutliches Bi genannt, äußert sich als Taubheitsgefühl auf der Haut und in den Muskeln oder als Schwere- und Entzündungsgefühl im Gelenkbereich. Bei Feuchtigkeit verschlimmert sich der Zustand. Das Gehen, ebenso wie jede Art von körperlicher Bewegung, fällt schwer. Der Patient neigt zu

Blutergüssen und Wasseransammlung im Körper.
Feuchtigkeits-Bi wird mit Moxibustion in Kombination mit Akupunktur behandelt.

4. Bei Hitze schwellen die Gelenke an und verursachen ein schmerzhaftes Brennen.
Diese vierte Form nennt man Fieber-Bi. Es ist durch schmerzende, geschwollene Gelenke, Entzündung und ein Gefühl der Hitze im Körper oder im Bereich der Gelenke gekennzeichnet. Fieber-Bi wird mit Akupunktur behandelt.
Alle Formen von Bi oder Arthritis behandelt man in der chinesischen Medizin auch mit Heilkräutern, die individuell auf den Patienten abgestimmt werden. Die Behandlung richtet sich schwerpunktmäßig auf eine Verbesserung des Blutkreislaufs und auf die Eliminierung von Feuchtigkeit und Hitze im Körper. Im fortgeschrittenen Stadium kann die chinesische Medizin dem Patienten nicht helfen, verlorene Knorpelsubstanz zu ersetzen, doch sie kann die Schmerzen lindern und den degenerativen Verlauf der Krankheit verlangsamen. Im Zusammenhang mit diesen Arthritis-Symptomen treten Entzündungen in den Gelenken auf, eine Schwächung des Bindegewebes, Neuralgien, Ischiasschmerzen, Irritationen der Gesichtsnerven sowie Schmerzen zwischen den Rippen oder auch Zwischenrippen-Hernie.
Giftstoffe lagern sich erst nach vielen Jahren in gefährlichen Mengen in den Gelenken ab. Dies sollte man in Bezug auf die Lebensweise beachten, denn mangelhafte Ernährung, ungesunde Umgebung, Fettleibigkeit, emotionaler und körperli-

cher Stress, Passivität und ein Mangel an positiven Lebensperspektiven tragen zu Stoffwechselstörungen bei und damit zum Zusammenbruch von Körperfunktionen. Dies führt zu Schädigungen der Ausscheidungsorgane: In den Nieren, der Blase, den Eingeweiden, der Leber, der Lunge und der Haut sammeln sich Giftstoffe an, die der Körper über Jahre nicht ausgeschwemmt hat.

SELBSTHILFE-MASSNAHMEN

Entgiften Sie Ihren Körper (Feuchtigkeit, Kälte, Wind) und stärken Sie die Ausscheidungs- und Vitalorgane. Sorgen Sie für regelmäßigen Stuhlgang.
Ergreifen Sie Maßnahmen, die das Blut reinigen und Qi-Energie sowie Blut aufbauen.
Stärken Sie Ihr Immunsystem (siehe Abschnitt „Umgang mit Stress und Stärkung des Immunsystems").

Innere Anwendungen

• Vermeiden Sie Nahrungsmittel, die im Körper Feuchtigkeit erzeugen (siehe Teil I, Kapitel 3).

• Schränken Sie den Verzehr von kühlenden Lebensmitteln ein, vor allem von Spargel, Sellerie, Gurken, Meeresalgen, Produkten aus Sojabohnen und Spinat. Vermeiden Sie kalte und eisgekühlte Getränke sowie kalte, rohe und tiefgefrorene Lebensmittel.

• Vermeiden Sie raffinierte Lebensmittel wie weißen Reis oder Weißmehl. Schränken Sie den Konsum von stärkehaltigen Lebensmitteln ein, insbesondere zu den Abendmahlzeiten.

• Streichen Sie Zucker von Ihrem Speiseplan. Zucker entzieht dem Organismus Vitamin B, das für die Geschmeidigkeit der Körpermuskulatur nötig ist sowie für den Tonus des Herz- und Magenmuskels und der Eingeweide.

• Niacin, auch Nicotinsäure oder Vitamin PP genannt, ist wichtig für die Nervenfunktionen. Niacin-Lieferanten sind Rindfleisch, Brokkoli, Karotten, Getreidemehl und Fisch.

• Nehmen Sie häufiger Lebensmittel zu sich, die eine reinigende und stärkende Wirkung auf die Leber haben (siehe Teil I, Kapitel 3).

• Bereiten Sie morgens einen Tee aus Beifuß (Artemisia vulgaris) zu und trinken Sie diesen statt Kaffee oder koffeinhaltigen Getränken über den Tag verteilt. Beifußtee reinigt die Leber und das Blut.

• Ingwer wärmt den gesamten Organismus. Schmecken Sie alle Eintopfgerichte und leicht gekochten Speisen mit Ingwer ab, oder fügen Sie ihn, in dünnen Scheiben oder geraspelt, Fischgerichten oder Reisbrei bei. Trinken Sie reichlich Ingwertee, den Sie mit Chinesischem Süßholz aufgießen können, um alle Körpersysteme zu wärmen, mit Nährstoffen zu versorgen und zu reinigen.

• Hiobstränen passen gut in Suppen mit braunem Reis. Die Pflanze hat eine reinigende Wirkung auf den Dickdarm.

• Sesamsamen haben einen hohen Kalziumgehalt. Sie vermindern die Schmerzempfindlichkeit und lindern entzündliche Nervenreizungen.

• Konnyaku (Zehrwurzelpaste), Okara, Klettenwurzel, Sellerie und Meeresalgen befreien den Dickdarm von Schlacken. Essen Sie am Anfang der Kur große Mengen davon, bis der Dickdarm entschlackt ist, danach können Sie auf mehr Gemüse und braunen Reis übergehen.

• Färberdistel wärmt den Körper und reinigt das Blut. Gießen Sie einen Teelöffel Färberdistel mit je zwei Teelöffeln Hiobstränen-Körnern und roten Lycium-Beeren auf. Alle Mittel sind in Kräuterhandlungen oder in Asienläden erhältlich. Hiobstränen sind süß und haben kühlende Eigenschaften. Sie wirken harntreibend und beruhigend, lindern Nervenschmerzen und Magenentzündungen und verhindern die Bildung von Ödemen und Warzen. Lycium-Beeren sind süß und neutral, gelten als Leber-Tonikum und helfen bei Erschöpfungszuständen, Schwindelanfällen, Kopfschmerzen und Diabetes. Diese Mischung sollten Sie auch zum Kochen verwenden und als Gegenmittel gegen Schmerzen einsetzen, die durch Feuchtigkeit verursacht wurden. Probieren Sie es mit einem Eintopf aus Hühnerfleisch, Shiitake, langen, grünen Zwiebeln, Bambussprossen und Karotten. Runden Sie den Eintopf mit einem Schuss Sojasauce, Sake und ein wenig Ingwer ab. Gut kochen lassen.

• Ein wirkungsvolles Rezept gegen Kälte-Bi ist Reisbrei mit Walnüssen. Darüber streut man hauchdünne Ingwerscheibchen und klein gehackte Schalotten. Die Speise wirkt als Nieren-Tonikum, wirkt wärmend, kräftigt die Magen/Milz-Funktion und entschlackt den Dickdarm. Sie können auch noch Dang gui (10 g) hinzufügen, wenn Sie eine entzündungshemmende Wirkung erzielen möchten. (siehe Anleitungen zu Rezepten mit Reisbrei im Anhang.)

Äußere Anwendungen

• Gönnen Sie sich Ruhe. Schalten Sie ab und nehmen Sie sich eine Woche Urlaub. Machen Sie eine Frühjahrskur, mieten Sie sich in einem Landgasthaus ein oder faulenzen Sie irgendwo am Strand. Ganz egal, wofür Sie sich entscheiden, wichtig ist, dass Sie zur Ruhe kommen. Ihr Körper dankt es Ihnen, indem er Stress abschüttelt und Giftstoffe aus dem Organismus schwemmt.

• Tanken Sie täglich ein bisschen Sonnenschein (es sei denn, Sie haben eine sonnenempfindliche Haut oder andere Hautprobleme, die sich bei Sonnenbestrahlung verschlimmern), aber lassen Sie sich nicht in der Sonne brutzeln. Zehn Minuten am Tag genügen. Meiden Sie den Aufenthalt in der grellen Vormittags- und Mittagssonne. Zwischen 10 und 15 Uhr ist die Sonnenbestrahlung am intensivsten.

• Eine Ingwerkompresse, die Sie direkt auf die schmerzhaften Stellen auflegen, hilft die Blockaden aufzulösen. In China sagt man: Wo ein Schmerz ist, ist eine Blockade. Sie können die Hände auch in ausgepressten Ingwersaft tauchen. Ingwer wärmt den Körper und regt die Blutzirkulation an.

• Eine Variante mit der gleichen Wirkung sind Umschläge mit Ingwer und rotem Pfeffer. Dieses bewährte Mittel gegen rheumatische Schmerzen hat auch den Spitznamen „Wunderkur". Raspeln Sie 3 bis 4 Ingwerknollen klein, anschließend kochen Sie 5 klein gehackte rote Pfefferschoten in 100 ml Wasser, bis ein Viertel des Wassers verkocht ist. Rühren Sie den Ingwer in das Wasser ein und fügen Sie ein wenig Reis oder Gerstenmehl hinzu, bis sich das Ganze zu einem cremigen Brei verdickt hat. Breiten Sie ein Baumwolltuch aus und verteilen Sie die Masse über die eine Hälfte des Tuchs. Die andere Hälfte falten Sie nun über die breiige Masse und legen den fertigen Umschlag auf die schmerzende Stelle. Bedecken Sie den Umschlag mit einer Plastikhülle und befestigen Sie dann das Ganze mit einem Klebeband. Bei empfindlicher Haut ist eine geringere Menge Pfeffer angebracht. Entfernen Sie den Umschlag sofort, wenn die Haut eine mehr als nur leichte Rötung aufweist.

• Fuß- und Hüftbäder lindern schmerzhafte Rheumabeschwerden. Füllen Sie einen kleinen Topf zu einem Viertel oder zur Hälfte mit geraspeltem Ingwer. Dann kochen Sie ihn mit zwei Vierteln Wasser, bis sich das Wasser dunkel färbt und ein starker Ingwerduft aufsteigt. Geben Sie die Flüssigkeit in Ihr Badewasser oder in die Fußwanne.

• Heilbäder mit Beifußzusatz lindern Nervenschmerzen und rheumatische Beschwerden. Füllen Sie zwei Hand voll getrocknete Blätter in einen Topf, der zu zwei Viertel mit Wasser gefüllt ist. Kochen Sie den Sud auf, dann drücken Sie die Blätter aus und geben die Flüssigkeit dem Badewasser bei. Der Wirkstoff der Blätter regt die Blutzirkulation an.

Probleme der Atemwege

Asthma, Bronchitis, Bronchialbeschwerden, die mit Lungenentzündung zusammenhängen

Die westliche Medizin definiert Asthma als anfallsweise auftretende Verengung der Bronchien, was zu Atemnot beziehungsweise zu Schwierigkeiten beim Atemholen und Ausatmen führt. Asthma bei Kindern ist in den meisten Fällen allergiebedingt und kann im Zusammenhang mit Ekzemen und Heuschnupfen auftreten.

Ein Asthma, das erst im fortgeschrittenen Alter auftritt, wird nicht auf umweltbedingte Faktoren zurückgeführt, sondern auf Funktionsstörungen im Körper. Asthmaanfälle werden durch äußere Reizstoffe oder Faktoren ausgelöst, beispielsweise durch Staub, Umweltverschmutzung, Pollen, durch die Ausscheidungen der Hausstaubmilben, von Lebensmitteln, die Sulfate oder andere Zusätze enthalten, durch Verhaltensweisen anderer Menschen, Sport, plötzliche Veränderung des Atemrhythmus (heftiges

Atmen oder Lachen) oder durch eine Infektion der Atemwege. Manchmal treten Asthmaanfälle auf, ohne dass es einen ersichtlichen Grund dafür gibt. Asthma kann unverhofft auftreten und genauso schnell wieder verschwinden.

Schwere Asthmaanfälle können tödlich verlaufen. Die starken Medikamente, die gegen Asthma verschrieben werden, machen abhängig, sind extrem toxisch und helfen meist wenig. In den meisten Fällen werden damit die Symptome, aber nicht die Ursachen der Erkrankung bekämpft. Im schlimmsten Fall führen die Mittel zu einer Fortdauer der Erkrankung und verringern die Möglichkeit, dass die Krankheit von selbst wieder verschwindet. Viele Inhalierungsmittel enthalten Steroide.

Energetik der chinesichen Medizin

Die Diagnose „Asthma" existiert in der chinesischen Medizin nicht. Was die westliche Medizin als Asthma definiert, beschreibt die östliche Heilkunde als einen Zustand, bei dem ein energetisches Ungleichgewicht oder eine Kombination mehrerer Funktionsstörungen im Körper vorliegt. Bronchienprobleme und Lungenentzündung sind Teile des gleichen Syndroms.

1. Wind dringt in den Körper ein.
Bronchialasthma und chronische sowie akute Bronchitis werden durch Eindringen von Wind in den Körper verursacht. Wind bedeutet eine plötzliche Veränderung des Zustands (siehe Kapitel 2). Wind kann wörtlich genommen werden – also mit dem Wetter zusammenhängen – oder aber als Metapher, wenn er die psychische oder emotionale Ebene betrifft.

Wenn Wind die Lunge angreift, kommt es zu Kratzen im Hals, Anschwellen in der Nase, Niesen, Kopfschmerzen, Schmerzen am ganzen Körper und zu einer Störung in der Funktion der Lunge, die den Schleim und die Flüssigkeit in die unteren Körperbereiche, beispielsweise in die Nieren, weiterleitet und verteilt. (Zur Beschreibung des Zusammenspiels zwischen Lunge und Nieren siehe Kapitel 2, Die Fünf-Elemente-Theorie.)

In den Übergangszeiten des Jahres ist das Wetter launisch und wechselhaft. Die Winde sind unberechenbar und man ist während dieser Zeit am anfälligsten gegenüber Wind. Ein anderer Faktor, der es dem Wind leicht macht, in den Körper einzudringen, ist beispielsweise Schwitzen nach körperlich anstrengender Arbeit oder nach Sport im Freien. Beim Schwitzen sind die Poren geöffnet und der Wind hat leichtes Spiel über die Haut in den Körper zu gelangen. Wenn sich der Körper wieder abkühlt, ziehen sich die Poren zusammen und der Wind entweicht nicht wieder nach außen. Diese Art von Wind kann den Körper dann angreifen und ihm wirklich schaden, wenn das Immunsystem geschwächt ist und das Schützende Qi nicht genügend Kraft hat, um den Körper zu verteidigen.

Wind verbindet sich entweder mit Hitze oder mit Kälte. Anzeichen von kaltem Wind sind Schüttelfrost, tropfende Nase, mangelnde Schweißabsonderung und weißer Speichel.

Die Anzeichen von Hitze und Wind sind: Fieber, wunder, trockener Hals und dickflüssiger, gelblicher Nasenschleim.

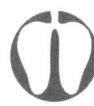

SELBSTHILFE-MASSNAHMEN

Eine Kombination aus Akupressur, Heilkräutern, Moxibustion und Ingwerbädern treibt den Wind und die Hitze aus dem Körper. Stärken Sie den ganzen Körper. Vermeiden Sie Zug, wenn der Körper feucht ist.

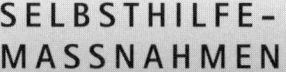

2. Qi wird durch Flüssigkeit in der Lunge gestaut und setzt sich in Form von Schleim fest. Asthma, Bronchitits, Lungenentzündung und Lungenabszesse entstehen, wenn Qi durch Flüssigkeiten blockiert wird, die sich in den Lungen stauen und in einen dickflüssigen Schleim verwandeln. Die Körperflüssigkeiten werden durch Hitze außerdem erschöpft. Wind/Hitze oder Wind/Kälte hat sich im weiteren Stadium zu einem chronischen Zustand von Hitze in der Lunge entwickelt. Die Lunge ist inzwischen weiter geschwächt worden und kann den Schleim nicht mehr allein fortleiten. Der Schleim sammelt sich, setzt sich fest und behindert den Qi-Fluss, weil Hitze dem Körper Flüssigkeit entzieht.

SELBSTHILFE-MASSNAHMEN

Dies ist ein ernst zu nehmender Zustand, bei dem Sie einen Arzt oder Heilpraktiker aufsuchen sollen. Er muss das Richtige verordnen, um die Hitze im Körper abzubauen, den Schleim zu lösen, die Lungenfunktion zu regulieren, den Körper zu entgiften und die Atemnot zu lindern.

3. Funktionsstörungen der Nieren führen zu Flüssigkeitsansammlung in der Lunge. Schleimbildung und Husten entstehen, wenn sich Flüssigkeit in der Lunge ansammelt, weil die Nieren, die eigentlich Flüssigkeit und Qi von der Lunge zugeführt bekommen sollten, nicht richtig arbeiten. Dies mag sich zunächst verwirrend anhören, aber die Krankheitsursache liegt trotzdem nicht an der Lunge, sondern schuld ist eine Fehlfunktion der Nieren. Der Behandler wird versuchen das Gleichgewicht der Nieren wiederherzustellen und zugleich ein Mittel verschreiben, das den Schleim löst.

SELBSTHILFE-MASSNAHMEN

Schalten Sie einen Gang zurück. Arbeiten oder studieren Sie nicht zuviel. Die Nieren stärken.

4. Qi-Stau in der Leber bewirkt Flüssigkeitsansammlung in der Lunge. Eine vertrackte Situation. Flüssigkeit und Schleim sammeln sich in der Lunge an, weil sich Qi in der Leber staut; es steigt nach oben unter die Rippen, behindert die Beweglichkeit des Zwerchfells und dringt in die Milz ein. Dort kommt es zu einer Störung der Nahrungsaufspaltung und Flüssigkeitsverarbeitung. Die Flüssigkeit sammelt sich und steigt als Feuchtigkeit in die Lunge hoch, wo sich Schleim bildet und festsetzt. Siehe Illustration auf Seite 43 zum besseren Verständnis des Zusammenspiels zwischen den Organen.

SELBSTHILFE-MASSNAHMEN

Die Milz stärken.
Den Qi-Stau in der Leber auflösen.

Innere Anwendungen

• Vermeiden Sie Alkohol, Kaffee und koffeinhaltige Getränke; kalte und rohe Speisen; Medikamente, Chemiepräparate, Lebensmittelzusätze und Lebensmittel mit Konservierungsstoffen; stark gewürzte Speisen; schwer verdauliches, rotes Fleisch. Essen Sie nicht zu viel auf einmal und nehmen Sie viel Flüssigkeit zu sich, aber regelmäßig über den Tag verteilt.

• Verzichten Sie auf Nahrungsmittel, die die Schleimbildung anregen (siehe Kapitel 3).

• Nehmen Sie Nahrungsmittel zu sich, die die Nieren stärken und die Flüssigkeit aufnehmen (siehe Kapitel 3).

• Essen Sie mehr Nahrungsmittel, die schleimlösend wirken (siehe Kapitel 3).

• Hiobstränen sind ein hervorragendes Lungentonikum. Man kann sie einweichen, kochen und mit braunem Reis zubereiten. Oder machen Sie einen Tee aus angebräuntem Hatomugi, der die gleiche Wirkung hat.

• Ein Absud aus Schwarzen Bohnen wirkt ebenfalls schleimlösend. Weichen Sie zwei Teelöffel Schwarze Bohnen in 600 ml Wasser ein, decken Sie das Gefäß ab und lassen Sie die Bohnen über Nacht stehen. Am nächsten Tag die Bohnen im Einweichwasser in einem hitzebeständigen Tontopf kochen, bis sich das Wasser dunkel färbt. Fügen Sie zum Süßen ein wenig Gerstenmalz hinzu und trinken Sie von der Flüssigkeit zweimal am Tag. Die Bohnen können Sie als Gericht zubereiten oder einfach so essen.

• Essen Sie mehrere aufgebackene Knoblauchzehen am Tag. Sie lösen den Schleim und wirken hustenlindernd. Nach einem alten Hausmittel werden auch die Stängel und Blätter von frischen Knoblauchpflanzen ausgedrückt, 20 Tropfen der Flüssigkeit pro Tag lösen den Schleim. Wenn Ihnen der Knoblauchgeruch zu aufdringlich ist, weichen Sie auf die geruchlosen Knoblauchkapseln aus.

• Ginkgo-Nüsse lindern den Husten und besitzen bei allen Formen von Atembeschwerden gesundheitsfördernde Eigenschaften. Traditionell wurden Sie zur Behandlung von Tuberkulose eingesetzt. Essen Sie fünf bis zehn Ginkgo-Nüsse am Tag, entweder leicht angebräunt oder gekocht als Beigabe zu gedünsteten Gerichten oder zu Gemüseaufläufen.

• Zur Linderung von Bronchialhusten eignen sich Lotus und Ingwer. Raspeln Sie die Wurzeln, geben Sie sie in einen Topf und füllen Sie so viel Wasser hinzu, wie die geraspelte Menge ausmacht. Eine Prise Salz hinzugeben und langsam kochen lassen. Die Hitze reduzieren und 15 bis 20 Minuten weiterköcheln lassen. Trinken Sie zwischen den Mahlzeiten zwei- bis dreimal am Tag davon.

• Ginkgo-Nussöl gegen Asthma und Bronchitits
100 g zerkleinerte und geschälte Ginkgo-Nüsse
Rübsamen- oder Canolaöl
Füllen Sie die Nüsse in eine Glasflasche oder in einen Tontopf, gießen Sie dann

das Öl bis zum Rand des Gefäßes auf. Lassen Sie das Öl 100 Tage stehen und verwenden Sie es dann wie normales Speiseöl zum Kochen.

• Winterrettich und Lotuswurzel nehmen die Hitze aus dem Körper. Das folgende Mittel ist geeignet bei Husten mit gelblichem Auswurf und bei akuter Bronchitis.

1/4 Tasse geraspelten Winterrettich

1/4 Tasse geraspelte Lotuswurzel

1 Tl. geraspelten Ingwer

etwas Tamari oder Sojasauce

Die Zutaten mischen und mit einer 3/4 Tasse Wasser köcheln lassen. Die Flüssigkeit auf die Hälfte der Tasse verkochen lassen und fast heiß trinken. Für Kinder ersetzten Sie den Ingwer durch Honig.

Äußere Anwendungen

• Ein altes Hausmittel gegen Asthma ist ein Umschlag oder Pflaster aus scharfem rotem Pfeffer, Mehl und Wasser. Die Mischung wird nicht direkt auf die Haut aufgetragen, sondern in ein dünnes Tuch verteilt, das man auf die Brust auflegt. Wenn die Atemnot und der Husten einsetzen, fügen Sie Mehl zu dem frisch gemahlenen Pfeffer im Verhältnis 10:1. Verrühren Sie die Masse mit Wasser und verteilen Sie sie anschließend in ein dünnes Tuch, das etwa zweimal größer ist als die Brustfläche. Nachdem Sie die Masse verteilt haben, falten Sie das Tuch einmal zusammen, sodass die unbestrichene Seite außen liegt. Legen Sie es auf die Brust auf und überprüfen Sie in Abständen, ob sich die Haut unter dem Tuch gerötet hat. Sobald dies der Fall ist, nehmen Sie das Tuch weg und waschen den Bereich mit warmem Wasser ab.

• Bei akuter Bronchitis hilft auch ein Pflaster aus Tofu-Masse, um die Hitze aus dem Körper zu ziehen. Wickeln Sie ein Tofustück normaler Größe in ein Tuch und pressen Sie die Flüssigkeit heraus. Den Tofu anschließend in eine breite Schüssel füllen und mit ein bis zwei Teelöffeln Mehl vermengen. Der Rest der Anwendung erfolgt wie bei dem Pfeffer-Pflaster beschrieben.

• Gegen hartnäckigen Husten hilft ein Pflaster aus eingelegten Pflaumen (Umeboshi). Vermengen Sie das Fruchtfleisch mit Mehl und Wasser im Verhältnis 5:1:1. Verteilen Sie die Masse in ein dünnes Tuch und falten Sie den sauberen Teil des Tuchs über den mit der Mischung. Anschließend auf das Brustbein und die Lungen auflegen. Weitere Hinweise zur Behandlung finden Sie im Abschnitt Erkältungen, Husten und Halsentzündung.

• Die Heftigkeit von Asthmaanfällen lindern Sie mit einem trockenen Handtuch, mit dem Sie zwei- bis dreimal am Tag den Hals, die Schultern, die Brust und den Rücken oben und unten reiben.

Akupressur bei Bronchialasthma, akuter Bronchitis und anderen durch Wind verursachten Erkrankungen.

(siehe Körperkarte, wo die Punkte genau angegeben und die Abkürzungen erklärt sind.)

DD. 4 – Regt den Qi-Fluss im ganzen Körper an. Verteilt Wind/Hitze und Wind/Kälte und wärmt die Lungen.

LU. 7 – Regt zusammen mit DD.4 die Verteilungsfunktion der Lunge an, um Wind/Kälte zu reduzieren und um das Schwitzen zu fördern.

Augen

In der chinesischen Medizin heißt es, dass sich in den Augen der Allgemeinzustand des Körpers widerspiegelt. Viele Augenprobleme hängen insbesondere mit einer Funktionsstörung der Leber- und Lebermeridiane zusammen. Nach Auffassung der traditionellen chinesischen Medizin steuert die Leber die Sehschärfe und die Tränenproduktion. Dies klingt einleuchtend, wenn man bedenkt, dass Vitamin A, das wichtigste Vitamin für die Augenfunktion, in der Leber erzeugt wird.

1. Das Qi der Leber steigt im Körper empor oder die Flammen des Herz-Feuers steigen hoch.
Gerötete, entzündete Augen deuten auf ein im Körper emporsteigendes Leber-

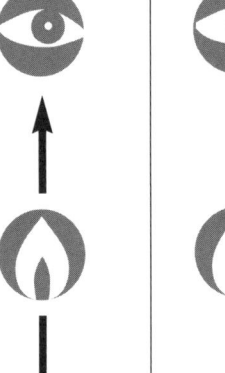

Qi oder auf loderndes Feuer im Herzen, das die Augenfunktion beeinträchtigt. Beides wird vor allem durch Stress und Überarbeitung verursacht. Wenn die Hitze der Yang-Energie in der Leber nach oben steigt, das Yin in der Leber aber schwach ist, tritt ein Vakuum ein, das man Wind-Hitze nennt. Wind-Hitze wirkt sich ebenfalls schädlich auf die Augen aus. Trockene, gereizte Augen sind ein Hinweis auf Blut- oder Yin-Mangel.

SELBSTHILFE-MASSNAHMEN

Harmonisieren Sie die Leber, vermeiden Sie Stress und Überarbeitung und schonen Sie die Augen.
Reduzieren Sie Angstgefühle und Sorgen.
Suchen Sie einen Arzt auf, wenn die Rötung der Augen anhält.

2. Überschüssige Hitze in den Nieren
Wenn die Sehkraft nachlässt, kann dies ein Hinweis auf eine Nierenschwäche sein. Chronisch gerötete, nicht durch Überanstrengung, schlechte Beleuchtung oder Kontaktlinsen entzündete Augen könnten auf zu viel Hitze in den Nieren deuten. Derartige Beschwerden sollten am besten von einem Arzt behandelt werden, eventuell auch mit Akupunktur und Heilkräutern, die aber ebenfalls ein Arzt oder Heilpraktiker verschreiben muss.

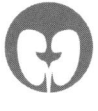

Innere Anwendungen
• Meiden Sie Nahrungsmittel, die Leber und Nieren belasten (siehe Einflüsse der Nahrung im Teil I, Kapitel 3).
• Nehmen Sie Nahrungsmittel zu sich, die als Leber-Tonikum wirken und harmonisierende Eigenschaften besitzen, beispielsweise Innereien wie Leber (siehe Einflüsse der Nahrung im Teil I, Kapitel 3 sowie im Anhang den Abschnitt über Zubereitung von Innereien).

• Essen Sie Speisen, die Yin aufbauen (siehe Einflüsse der Nahrung im Teil I, Kapitel 3).

• Ein altes chinesisches Rezept gegen Bindehautentzündung und schmerzende Augen ist eine Diät mit dem in asiatischen Lebensmittelläden erhältlichen Gartenkürbis (Gartenkürbis hat Ähnlichkeit mit runzeligen Zucchini oder Gurken). Wenn man regelmäßig Gartenkürbis isst, soll sich die Sehkraft verbessern. Dieses Gemüse reduziert die Hitze im Körper und verbessert die Funktionstüchtigkeit der Leber.

• Sennatee (japanisch Habu-cha) ist in Asienläden mit Naturheil- oder Arzneimitteln erhältlich. Habu-cha ist ein bewährtes Mittel bei müden, entzündeten Augen, sogar bei Kurzsichtigkeit und vielen anderen Augenproblemen. Kochen Sie drei bis neun Gramm Senna- oder Kassia-Samen in 1½ Tassen Wasser. Drehen Sie die Hitze nach dem Aufkochen niedriger, lassen das Ganze aber noch eine Weile sieden, bis das Wasser um ein Drittel verkocht ist. Trinken Sie den Sud über den Tag verteilt.

Äußere Anwendungen

• Trockene Augen sind die Folge von Flüssigkeitsmangel. Führen Sie mit ein wenig Salzlösung Feuchtigkeit zu. Versuchen Sie immer wieder in die Ferne zu blicken und belasten Sie die Leber und den Verdauungsapparat nicht. Sorgen Sie für regelmäßigen Stuhlgang.

• Ein altes Heilmittel aus Sizilien empfiehlt bei geröteten, geschwollenen Augen 10 bis 20 Minuten lang Tomatenscheiben auf die Augen zu legen.

• Bei Augeninfektionen sind milde Spülungen mit starkem Kamillentee empfehlenswert. Lassen Sie den Tee zuvor auf Hauttemperatur abkühlen. Das Gleiche gilt für Spülungen mit Augentrost (*Euphrasia officinalis*) und mit Rosenwasser.

• In Japan behandelt man Bindehautentzündungen traditionell mit lauwarmen Spülungen, die mit Meersalz angereichert sind. Anschließend legt man Kartoffelbinden auf die Augen. Sie brauchen dafür zwei Teelöffel voll kleingehobelter normaler Kartoffel oder Taro-Wurzel sowie die gleiche Menge Mehl. Verteilen Sie die Masse auf die eine Hälfte einer dünnen Mullbinde und falten Sie die andere Hälfte über den Teil mit der Kartoffel- oder Taromasse. Anschließend auf die Augen auflegen.

• Bei Gerstenkorn helfen warme Knoblauchzehen. Erwärmen Sie den Knoblauch, bis er ganz weich ist. Anschließend tragen Sie ihn auf ein dünnes Mulltuch auf und decken das Ganze mit einer zweiten Mullschicht oder Gaze ab. Befestigen Sie die Augenbinde mit Klebeband. Knoblauch besitzt antibakterielle Eigenschaften. Die Hitze des Gerstenkorns kühlen Sie mit einer Augenbinde aus geriebener Kartoffel. Befestigen Sie die Binde mit Klebeband und lassen Sie sie über Nacht auf dem Auge. Gerstenkörner können ein Zeichen von Überarbeitung oder Überanstrengung sein. Spannen Sie ein paar Tage aus, essen Sie regelmäßig und nehmen Sie bevorzugt Speisen zu sich, die den Magen und die Milz stärken. Geeignet sind Sesam, Kleie, grünblättriges Gemüse, Algen und Le-

bensmittel mit Vitaminen der B-Gruppe
und Kalzium.

*Akupressur und Massage bei über-
anstrengten Augen*

In China und Japan hilft man sich bei
schmerzenden Augen meist mit Massagen. Akupressurpunkte rund um die
Augen entspannen die Augenmuskeln
und lindern die Beschwerden, wenn die
Augen überanstrengt sind.

• Massieren Sie mit den Daumen beide
Seiten der Nasenwurzel. Die anderen
Finger halten Sie leicht gegen die Stirn
gedrückt.

• Massieren Sie mit Daumen und Zeigefinger einer Hand die Seiten der Nasenwurzel. Massieren Sie zuerst nach unten,
dann nach oben.

• Legen Sie nun Zeige- und Mittelfinger
beider Hände auf beide Nasenseiten.

Nehmen Sie dann die Mittelfinger wieder
weg und massieren Sie den Bereich
unter den Wangenknochen mit den
Zeigefingern.

• Drücken Sie mit dem Zeigefinger auf
die inneren und äußeren Augenwinkel
sowie rund um die Augenhöhlen.

• Drücken Sie auf den Dritten Augenpunkt zwischen den Augenbrauen und
auf den äußeren Rand der Augenbraue.

• Drücken Sie sanft auf die Schläfen und
reiben Sie leicht.

• Wenn Sie morgens die Augen auf-
schlagen, machen Sie zuerst ein kleines
Augentraining: Bewegen Sie die Augen
nach oben und unten, nach links und
nach rechts und diagonal durch den
Raum zu den Ecken des Zimmers. Sie
stärken damit die Augenmuskulatur beziehungsweise beugen Spannungen der
Augenmuskulatur vor.

Depression

Energetik der chinesischen Medizin

Die chinesische Medizin deutet Depressionen als Symptom für ein Ungleichgewicht, das mit der Leber und/oder dem
Herzen und dem Herzkanal zu tun hat.
Peter vertritt die Auffassung, dass chronische emotionale Störungen mit Akupunktur behandeln werden können,
weil sie die Ursachen an der Wurzel
bekämpfen.

Durch Akupunktur wird außerdem eine
Ausschüttung von Endorphinen bewirkt.

Endorphine sind sogenannte Glücks-
hormone. Als natürliche Antidepressiva
des Körpers heben sie die Stimmung
und machen hoffnungsfroh. Die Endorphine haben gleichzeitig die Funktion
eines körpereigenen Schmerzmittels.
Peter sagt: „Wenn der Kreislauf von
Depressionen erst einmal unterbrochen
ist und Endorphine im Körper ausge-
schüttet werden, ist der Patient hoff-
nungsvoller und dadurch offener für
weitere hilfreiche Therapien."

1. Qi-Stau in der Leber

Fettes, schweres Essen, eisgekühlte Getränke, Alkohol, unterdrückter Ärger und Frustration können zu einem Energiestau im Lebermeridian und im Unterleib führen. Die Folge sind Depressionen. Umgekehrt können lang anhaltende Depressionen einen Qi-Stau im Leberkanal verursachen.

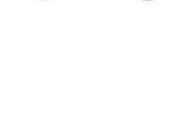

2. Erschöpfung des Herzens und der Shen-Energie

Shen ist zuständig für das emotionale Gleichgewicht des Menschen. Die Shen-Energie sitzt im Herzen. Wenn das Herz durch Stress, unterdrückte Gefühle, Überarbeitung und Angst belastet wird, kommt es zu einem Verlust an Shen-Energie. Die Folge sind typische Yin-Symptome: Gefühle von Einsamkeit, Verzweiflung und allgemeine Lustlosigkeit.

3. Funktionsstörung in der Milz

Bei Funktionsstörungen der Milz kann der Körper die Nährstoffe nicht mehr ausreichend umwandeln und weiterleiten. Übertriebener Kummer, Pingeligkeit und Verbohrtheit, Vergangenem Nachhängen in Verbindung mit falscher Ernährungsweise führen zu einer Stagnation der Körperflüssigkeiten. Die Folgen sind Verdauungsprobleme, Depressionen, ein schlechtes Blutbild, Menstruationsprobleme, Trägheit und unklares Denken.

Innere Anwendungen

• Vermeiden Sie Nahrungsmittel, die die Leber und die Qi-Energie belasten (siehe Teil I, Kapitel 3).

• Vermeiden Sie scharf gewürzte Speisen. Sie belasten das Herz.

• Nehmen Sie vermehrt Nahrungsmittel zu sich, die das Qi der Leber anregen und das Gleichgewicht in der Milz wiederherstellen. Essen Sie wärmende Speisen wie gekochtes Huhn mit chinesischen roten Datteln und Dang gui, Zwiebeln, Knoblauch, Ingwer, Schweinenieren, Rinder- und Hühnerleber, gelbe und orangefarbene Gemüsesorten, Vollkornprodukte und Getreide.

• Nehmen Sie Nahrungsmittel zu sich, die die Psyche beruhigen wie Longan, Reis, Rosmarin, Weizen und Weizenkeime sowie Pilze.

Äußere Anwendungen

• Treiben Sie Sport, damit Sie das Gefühl von Kraft- und Hoffnungslosigkeit überwinden. Ashuan Seow, ein Rolfing-Therapeut und Gründer des Body Link Institute in Australien, hat einmal gesagt: „Ein deprimierter Mensch atmet flach. Deshalb konzentriert sich die Rolfing-Methode unter anderem auf die Atmung, damit mehr Energie im Körper frei wird." Durch Rolfing und tiefwirkende Gewebelockerungen „wird auf der körperlichen Ebene all das geöffnet und gelockert, was gespannt und unterdrückt ist, und das ermöglicht mehr körperliches Wohlempfinden."

• Befreien Sie sich von Ihren Depressionen durch tägliche Körperübungen. Dafür müssen Sie nicht unbedingt ins Fitness-Studio gehen. Gehen Sie eine halbe Stunde am Tag mit Ihrem Hund spazieren oder hüpfen und tanzen Sie morgens eine halbe Stunde zu fetziger Musik. Machen Sie einen langen Spaziergang und versuchen Sie dabei über den Bauch tief ein- und auszuatmen. Grübeln Sie dabei nicht, versuchen Sie an nichts zu denken, außer daran, wie schön es ist, an solch einem herrlichen Tag draußen zu sein. (Diese mentale Übung ist vielleicht das Wichtigste überhaupt. Bringen Sie Körper und Geist in Schwung, dann wird das Herz von selbst folgen.) Laufen Sie, rennen Sie, dass es den Schweiß aus den Poren treibt und Sie ganz außer Atem kommen. Nach einigen Wochen werden Sie merken, wie gut Ihnen regelmäßige Bewegung tut. Vielleicht können Sie sich am Anfang nicht überwinden, doch geben Sie sich einen Ruck. Zwingen Sie sich, wenn es sein muss.

• Depressionen sind meist die Folge einer ganzen Reihe von Faktoren im Leben von Menschen, die nicht im Gleichgewicht sind. Gegen die Symptome von Depressionen etwas zu unternehmen, ist nur von vorübergehender Wirkung. Wesentlich sind die kleinen Schritte, die dazu führen, dass es gar nicht erst zu depressiven Verstimmungen kommt. Ziehen Sie einen anderen Menschen ins Vertrauen, sprechen Sie mit ihm über Ihre Sorgen, damit Sie nicht das Gefühl der Einsamkeit haben und sich Ihren Frust oder Kummer von der Seele reden.

• Ersetzen Sie negative Muster in ihrem Kopf durch positive, beispielsweise durch ein Gebet oder ein Mantra, wenn Sie bemerken, dass Sie wieder in die alte Stimmung verfallen.

• Viele Pflanzen enthalten Öle, die wie Antidepressiva wirken. Kamille beispielsweise heitert die Stimmung auf und wirkt zugleich beruhigend. Bergamotte- und Rosenöl heben die Stimmung, ohne zu beruhigen. Fragen Sie jemanden, der Erfahrung in Aromatherapie hat, und lassen Sie sich Öle mischen, die für Sie geeignet erscheinen.

• In Japan haben Frauen immer schon frische Früchte oder Blüten ins Badewasser gemischt, um Depressionen zu mildern. Verwöhnen auch Sie sich, schneiden Sie eine frische Zitrone oder Orange in Scheiben und verteilen Sie diese im Badewasser. Frühlingsenergie bringen Pflaumen- und Kirschblüten. Im Sommer erfrischt ein Bad mit Rosenblättern Körper und Seele, im Winter wirkt ein starker Aufguss aus Dang gui im Badewasser wärmend und beruhigend. Energiespender sind immergrüne Baumzweige, die Sie frisch vom Baum brechen, zerkleinern und in einen Waschlappen stecken. Lassen Sie den Lappen einfach im Badewasser schwimmen.

Depressionen bei Frauen

Gereiztheit, mangelnde Vitalität, Stimmungsschwankungen, Konzentrationsprobleme, Schwierigkeiten im Umgang mit anderen Menschen und Passivität sind typische Anzeichen für Hormonschwankungen bei prämenstruellen Syndromen und postnatalen Depressionen. Frauen, die in ihrem Leben immer mit Depressionen zu kämpfen hatten, leiden während des Klimateriums unter Umständen verstärkt an Depressionen. Die Gesellschaft Pacific Post-Partum veröffentlichte eine Studie, nach der 80 Prozent aller Frauen am vierten Tag nach der Geburt eines Kindes in ein Stimmungstief geraten, das durch die dramatische Reduzierung von Östrogen und Progesteron im Blut verursacht wird. In diesem Zustand, der ungefähr 24 Stunden anhält, kommt es zu extremer Überempfindlichkeit, Ärger, Niedergeschlagenheit und einem Gefühl des Überfordertseins. Danach schießt die Milch in die Brust, und der Hormonspiegel steigt wieder.

Postnatale Depression ist ein extremer Zustand seelischen Ungleichgewichts, der zwischen drei und sechs Monate anhalten kann. Bei 20 Prozent aller Frauen treten postnatale Depressionen auf. Die Symptome sind Appetitlosigkeit oder übermäßiger Appetit, Schlaflosigkeit oder erhöhtes Schlafbedürfnis sowie ständige Müdigkeit, Migräne, unkontrollierter Ärger, gewalttätige Gedanken dem Kind gegenüber, ein Verlangen nach Abschottung von der Außenwelt, Überforderung und Halluzinationen.

Die Ursachen für die Erkrankung können ganz unterschiedlicher Natur sein. Eine Warnung für die junge Mutter ist es, wenn einige oder alle der folgenden Faktoren zutreffen: Unwohlsein während der Schwangerschaft oder Unglücklichsein über die Schwangerschaft, Angst vor der Geburt, schlechtes Verhältnis zu dem Partner, starke PMS-Beschwerden, eine Mischehe, bei der das kulturelle Umfeld keine Unterstützung bietet.

Vorbeuge-Maßnahmen gegen Postnatale Depression

• Bereiten Sie sich auf die Veränderung Ihrer Lebensweise nach der Geburt des Kindes vor. Arrangieren Sie Treffen mit anderen Schwangeren und versuchen Sie sich gegenseitig zu unterstützen, um Vereinsamung vorzubeugen. Beziehen Sie den Vater des Kindes in Ihre Überlegungen und Pläne ein, damit er Sie während dieser Phase unterstützen kann.

• Erhöhen Sie die Einnahme von Vitamin B und E.

• Treiben Sie einen leichten Sport und vermeiden Sie allzu schnelle Gewichtsabnahme.

• Reiben Sie sich regelmäßig mit Massage- und ätherischen Ölen ein, um negativen Stimmungen vorzubeugen. Geeignet sind Öle wie Bergamotte, Kamille, Geranium, Lavendel, Zitrone, Neroli, Orange und besonders Mandarine.

Das Verhütungsmittel Pille entzieht dem Gehirn mindestens vier wichtige Nährstoffe: Vitamin B_6, B_{12} und C sowie Folsäure. Suchen Sie nach alternativen Verhütungsmethoden oder nehmen Sie zusätzlich Mulitvitamintabletten, Mineralstoffe und Spurenelemente ein. Ideal ist es, die Ernährung entsprechend auszurichten. Vitamin B_6 ist enthalten in Bierhefe, Karotten, Eiern, Fisch, Fleisch, Erbsen, Spinat, Sonnenblumenkernen, Walnüssen und Weizenkeimen. Vitamin B_{12} ist enthalten in Schimmelkäse, Muscheln, Eiern, Hering, Innereien wie Nieren und Leber, Makrelen, Milch, Meeresfrüchten und Tofu. Vitamin C ist reichlich enthalten in grünen Gemüsesorten, in Zitrusfrüchten und in Beeren. Folsäure ist enthalten in Gerste, Bohnen, Rindfleisch, Kleie, Bierhefe, braunem Reis, Käse, Hühnerfleisch, Datteln, grünem Blattgemüse, Püree-Erbsen, Schweinefleisch, Leber, Orangen, Wurzelgemüse, Lachs, Tunfisch, Vollkorn-Produkte und Hefe.

Erkältungen, Husten und Halsentzündung

Gewöhnliche Erkältungen, Husten, Halsentzündungen, Fieber und festsitzender Schleim

Wenn ein Mensch schädliche Einflüsse auf seinen Körper erfährt, dann muss es eine Stelle geben, über die sie leicht eindringen können. Diese Einflüsse sind dorthin gelangt, weil der Körper es ihnen ermöglicht hat. Solange ein Mensch im Kern gesund und kräftig ist und sich auch seelisch ausgeglichen fühlt, können schädliche Einflüsse von außen diesem Menschen nichts anhaben.[1]
Aus dem *Inneren Klassiker des Gelben Kaisers*

Es gibt so viele Ursachen für Erkältungen, dass es sinnvoll ist, die Symptome einzeln und nicht pauschal zu betrachten. Die im Folgenden vorgestellten Selbsthilfe-Maßnahmen und Heilmittel eignen sich für die beiden häufigsten Erkältungsarten: Erkältungen mit kaltem und Erkältungen mit heißem Charakter. Diese beiden Erkältungstypen unterscheiden sich zum einen durch die Art der Schleimbildung und -absonderung und zum anderen dadurch, ob die Erkrankung von Fieber und Schüttelfrost begleitet ist oder nicht.

---

1 Paul U. Unschuld, ed. *Introductory Readings in Classical Chinese Medicine,* Netherlands: Kluwer Academic Publishers, 1988.

Die gewöhnliche Erkältung

Schwächung des Magen-Milz-Systems
In der chinesischen Medizin heißt es im Allgemeinen, dass sich Menschen mit Verdauungsproblemen häufiger eine Erkältung einfangen. Nicht umgewandelte Körperflüssigkeiten, die sich durch eine Funktionsstörung der Yang-Ernergie in der Milz ansammeln, dringen in die Lunge und damit zugleich auch in den Dickdarm ein, weil der Dickdarm das entsprechende Yang-Organ unter dem Element Metall ist. Die Flüssigkeit verbindet sich dann mit Hitze, Kälte und manchmal mit Wind. Der Körper versucht, die Flüssigkeit auszuscheiden oder – anders ausgedrückt – die Flüssigkeit sucht sich einen Weg aus dem Körper und steigt nach oben in den Kopf, verstopft die Nase und Nasennebenhöhlen, was sich in Form von Nacken- und Schulterschmerzen, Halsentzündung und Schleim in der Lunge äußert. Die Flüssigkeit setzt sich unter Umständen tief in der Lunge fest, was zu schweren Erkrankungen wie Lungenentzündung, Keuchhusten und Tuberkulose führen kann. Eine andere Möglichkeit ist, dass die Flüssigkeit in das Verdauungssystem wandert, was zu einer Schwächung des Körpers führt, indem die Leber angegriffen wird. Chronischer Durchfall, Verstopfung sowie Brust- und/oder Rippenfellentzündung sind die

Folge. Welchen Weg sich die Flüssigkeit im weiteren Krankheitsverlauf bahnt, ist von Fall zu Fall verschieden.

SELBSTHILFE-MASSNAHMEN

Stärken Sie die Magen-Milz-Funktion und bauen Sie überschüssige innere Flüssigkeit ab.

Innere Anwendungen

• Vermeiden Sie Koffein, weißes, raffiniertes Mehl, Zucker, Nikotin, Alkohol, Milchprodukte, kalte Speisen und Getränke und verzichten Sie auf übermäßig stark gewürzte Speisen, welche die harmonische Funktion des Magens, der Milz, der Leber und der Nieren beeinträchtigen.

• Stärken Sie Ihr Immunsystem (siehe Abschnitt Umgang mit Stress und Stärkung des Immunsystems im Teil II).

• Stärken Sie die Nierenfunktion. Schwache Nieren wirken sich schädlich auf die Lunge aus. Gemäß der Theorie der „Fünf Elemente" führt dies zu flacher Atmung, Trockenheit in Mund, Nase und Hals, Anfälligkeit für Erkältungen und Husten, häufigem oder zu wenigem Wasserlassen. Wenn diese Symptome nicht behandelt werden, können sie zu ernsthaften Erkrankungen der Atemwege führen.

• Ein altes und bewährtes Mittel zur Stärkung der Nieren sind gekochte Schweinenieren (siehe Anhang unter Anleitung für die Zubereitung von Innereien).

• Die Wilde Yamswurzel gilt ebenfalls als Nierenstärkungsmittel (siehe Teil I, Kapitel 3 unter stärkende Nahrungsmittel für das Yang der Nieren).

• Lycium-Beeren sind ein Nieren- und Lebertonikum. Sie eignen sich als Beigabe zu Suppen, Eintöpfen und leicht gekochten Gerichten sowie zu Saucen und Salattunken, wenn man sie vorher in heißem Wasser, Sake, Mirin oder Wein einweicht.

• Mungo-Bohnen und Weiße Bohnen unterstützen die Nierentätigkeit. Essen Sie möglichst einmal pro Woche ein Bohnengericht. Wenn Sie genügend Zeit und Muße haben, um die Bohnen selbst zu kochen, probieren Sie eine Brühe aus Mungo-Bohnen (Rezepthinweise im Anhang).

• Setzen Sie einen Knoblauchschnaps an und stellen Sie sich ein Gläschen bereit, wenn Sie sich abgespannt fühlen oder eine Erkältung im Anzug ist.

• *Kalter Knoblauchabsud*
Knoblauch wärmt, er wirkt anregend und unterstützt die Lungen-, Magen- und Milzfunktionen. Er wirkt entgiftend und harmonisiert das Verdauungssystem. Honig ist energieneutral, lindert trockenen Reizhusten und entschleimt verstopfte Nasennebenhöhlen. Honig wirkt ebenfalls entgiftend.
5 Knoblauchzehen
500 g Honig
Dünsten Sie den Knoblauch, bis er ganz weich ist, anschließend drücken Sie ihn klein, füllen ihn zusammen mit dem Honig in einen Saucentopf und lassen ihn auf kleiner Flamme garen, wobei Sie regelmäßig umrühren, ohne Wasser hin-

zuzufügen. So lange garen lassen, bis der Knoblauch seinen typischen, intensiven Geruch entfaltet. Sobald Sie merken, dass eine Erkältung im Anzug ist, nehmen Sie dreimal täglich einen Teelöffel voll von dem Knoblauch-Honiggemisch mit etwas heißem Wasser. Abends vor dem Schlafengehen hilft dies, Hustenreiz und Halsschmerzen zu lindern. Das Mittel ist auch für Kinder geeignet. Bewahren Sie den Sud im Kühlschrank auf.

• *Lauchzwiebel-Brühe*
Lauchzwiebeln sind warm/neutral in Bezug auf ihren Energiewert und scharf im Geschmack. Der weiße innere Teil ist scharf und neutral. Lauchzwiebeln wirken verdauungsfördernd, schweiß- und harntreibend wie auch appetitanregend. Sie enthalten entgiftende Wirkstoffe, verhindern eine Verhärtung der Arterienwände und bringen Linderung bei Erkältungen.
3 Knoblauchzehen, klein gedrückt oder gepresst
1 ca. 3 cm langes Ingwer-Stückchen, in feine Scheiben geschnitten
2 Lauchzwiebeln
2 Tassen Hühnerbrühe oder Wasser
1–2 getrocknete Shiitake-Pilze
3–4 El. weiße oder rote Miso-Paste
Drücken Sie den Knoblauch und Ingwer klein und fügen Sie die Shiitake für die Brühe hinzu. Auf mittlerer Flamme erwärmen und so lange kochen lassen, bis die Pilze weich sind. Nehmen Sie die Pilze heraus und lassen Sie sie abkühlen, bis Sie sie anfassen können, um sie zu schneiden. Die Kappen geben Sie an die Brühe. Schneiden Sie die Enden der Lauchzwiebeln ab und entfernen Sie die äußeren grünen Blätter. Sie können sie im Kühlschrank aufbewahren und für ein anderes Gericht verwenden. Nehmen Sie für die Brühe nur den inneren weißen Teil, weil hier die heilenden Wirkstoffe enthalten sind. Geben Sie die Lauchzwiebeln in die Brühe und lassen Sie sie darin, bis sie weich sind. Die Brühe sollten Sie heiß trinken, anschließend am besten ein heißes Bad nehmen und danach sofort ins Bett gehen.
• Aus gegrillten oder im Ofen gebackenen Mandarinenschalen wird ein Tee zubereitet, der ein altes, bewährtes Mittel gegen rauen Hals, Heiserkeit und Rückenschmerzen ist. Backen Sie dazu eine Mandarine in der Pfanne oder im Backofen auf, bis die Schale gut braun ist. Schälen Sie die Mandarine und kochen Sie die Schalen mit einer Tasse Wasser. Mandarinenschalen enthalten schweißtreibende Wirkstoffe. Achtung: Vor dem Grillen muss das Äußere der Mandarine gründlich mit einer Bürste abgeschrubbt werden, damit Pestizidreste entfernt werden, oder Sie kaufen besser gleich Mandarinen aus biologischem Anbau.
• Eine Tasse Tee aus Pfirsichblättern enthält mehr Vitamin C als eine ganze Zitrone. Die Wirkstoffe der Pfirsichblätter beugen Erkältungen vor, verhindern, dass Kälte in den Körper eindringt, erhöhen die Widerstandskraft gegen andere Krankheiten, wirken gegen Zahnfleischbluten, senken Bluthochdruck und verhindern Verhärtung der Arterienwände. Die Blätter wirken leicht harntreibend. Nehmen Sie zwei Teelöffel Pfirsichblätter für eine Tasse Tee und lassen Sie ihn sie-

ben Minuten ziehen. Wenn Sie die Blätter selbst pflücken, nehmen Sie am besten die jungen Juniblätter.

Äußere Anwendungen

• Linderung bei Nasennebenhöhlen-katarrh und verstopfter Nase bringt ein kleiner Umschlag, der aus normalen Zwiebeln oder dem weißen, inneren Teil von Lauchzwiebeln gemacht wird. Drücken Sie dazu den Saft aus und tauchen Sie kleine Wattepads hinein, bis sie sich vollgesaugt haben. Anschließend halten Sie ein Pad unter jedes Nasenloch und drücken es leicht an. Wenn Ihnen das zu beißend ist, tauchen Sie die Pads zusätzlich in ein wenig Salatöl und legen Sie sie dann wieder auf. Manche Menschen legen sich Zwiebelringe auf den Stirn-höhlenbereich über der Nasenwurzel und den Augen. Sie sollen Linderung schaffen, sind aber vielleicht nicht jedermanns Sache, weil sie ziemlich stark beißen. Die Zwiebeln sind milder, wenn man sie auf ein Wattepad legt und dann über den Nasen- und Stirnhöhlenbereich hält.

• Wenn Sie sich in den Übergangszeiten des Jahres regelmäßig eine Erkältung mit Schniefnase und leichtem Fieber zuziehen, sollten Sie die Nase mit lauwarmen Wasser ausspülen. Halten Sie das Wasser einfach in der Handkule, neigen Sie den Kopf leicht zur Seite, ziehen Sie das Wasser zuerst mit dem einem, dann mit dem anderen Nasenloch ein. Schnäuzen Sie das Wasser gleich wieder aus.

Akupressur hilft gegen eine triefende Nase
Zuerst sollten Sie, wenn es Ihnen irgend möglich ist, das Rauchen aufgeben und keinen Alkohol trinken. Nikotin reizt die Schleimmembran in der Nase und erhöht damit die Schleimbildung. Alkohol erweitert die Blutgefäße in der Nase und verursacht somit eine weitere Anschwellung und Reizung (siehe Körperkarte, auf der die Akupressurpunkte eingezeichnet sind und die Abkürzungen erklärt werden).

Indô – Drücken Sie mit dem Daumenknöchel so fest wie möglich auf den Dritten Augenpunkt auf der Mitte der Augenbrauen. Die Reizung lässt bereits nach einigen Minuten nach.

DD. 20 – Ertasten Sie die kleine Vertiefung am Außenwinkel der Nasenlöcher. Drücken und reiben Sie die Stelle. Die Nase wird frei und die Hitze verringert sich.

BL. 2 – Drücken Sie den Punkt auf dem Knochenrand am inneren Augenwinkel.

DD. 4 – Dieser Punkt ist eine zentrale Stelle für alle Beschwerden, die mit dem Gesicht, insbesondere mit der Nase zusammenhängen. Drücken Sie diesen Punkt fünf- bis zehnmal mit mittlerem Druck.

Husten

In der chinesischen Medizin erklärt man Husten als ein Symptom, das von Mangelerscheinungen oder einem Überschuss an Kälte, Hitze oder Trockenheit verursacht wird und das man nach Menge und Zusammensetzung der Schleimabsonderung beurteilt. Der erste Schritt zur Selbstbehandlung besteht darin zu lernen den Husten zu beurteilen. Vielleicht hört sich das verwirrend an. Fragen Sie daher

Ihren Arzt oder Heilpraktiker und erläutern Sie ihm Ihre Beobachtungen. Die fünf häufigsten Hustenarten werden im Folgenden erklärt:

1. Überschuss an Hitze verursacht dicken, zähflüssigen, grünlichen Schleim.
Der Husten klingt rau und rasselnd, das Abhusten des Schleims ist schwierig. Der Husten ist von Fieber, Durst, Schwitzen und Schlafstörungen begleitet. Die grünliche Schleimabsonderung lässt auf einen Husten infolge übermäßiger Hitze schließen. Der Körper verträgt eine starke Behandlung.

SELBSTHILFE-MASSNAHMEN

Bei der Selbsthilfe geht es um folgende vier Punkte:
die Hitze im Körper regulieren;
das Bedürfnis nach Flüssigkeit regulieren;
den Hustenreiz lindern;
die Schleimabsonderung fördern.

Innere Anwendungen
• Vermeiden Sie Nahrungsmittel, die Schleim erzeugen wie Bananen, Milchprodukte, stärkehaltige Lebensmittel (außer Gerste und Reis), tiefgefrorene, fette Lebensmittel, gebrannte Erdnüsse, kalte Speisen und Getränke, weißen Zucker.
• Nehmen Sie verstärkt kühlende Nahrungsmittel zu sich (siehe Teil I, Kapitel 3). Probieren Sie Gerstensuppe mit Mungo-Bohnensprossen und frisch gemahlenem oder vorgekochtem Meerrettich, Wasabi oder scharfem Senf als Gewürzzutat, um den Schleim leichter abhusten zu können.
• Grüner chinesischer Tee und Chrysanthemen-Tee wirken kühlend.
• Knoblauchsirup hilft bei Husten, Erkältungen und Asthmaanfällen. Mischen Sie einen Teelöffel voll Knoblauchsaft mit Honig. 20 bis 30 Tropfen Knoblauchsaft befreien den Hals und die Lunge von zu viel Schleim.
• Bereiten Sie einen Knoblauchumschlag vor und wickeln Sie diesen über Nacht um einen Fuß. Dies löst dicken weißen oder sogar grauen Nasenschleim. Drücken Sie eine Knoblauchzehe klein und rühren Sie den Knoblauch mit ein wenig Speiseöl zu einer Paste. Verteilen Sie die Paste auf einem dünnen Tuch und falten Sie es zusammen. Stellen Sie den Fuß auf das zusammengefaltete Tuch, umwickeln Sie ihn mit einer Mullbinde und ziehen Sie einen Socken darüber, damit der Verband nicht verrutscht. (Wenn Knoblauch längere Zeit direkten Hautkontakt hat, stellt sich unter Umständen ein leichtes Brennen ein.)
• Cayenne-Pfeffer bewirkt, dass die heißen, trockenen Schleimhäute wieder mit Feuchtigkeit versorgt werden. Cayenne-Pfeffer passt zu vielen Speisen, beispielsweise zu leicht gedünstetem Gemüse, das mit einer Sauce aus Ölivenöl und Zitronensaft angerichtet wird.
• Lästigen Husten werden Sie schneller los, wenn Sie Winterrettich in Honig tränken. Teilen Sie dazu den Rettich in kleine Würfel und fügen Sie so viel Honig hinzu, dass alle Rettichwürfel mit Honig bedeckt sind. Anschließend lassen Sie das

Ganze zwei bis drei Tage stehen, bis der Rettich genügend Wasser gezogen hat. Rühren Sie die Flüssigkeit gründlich um und nehmen Sie nach Bedarf einen Löffel voll davon ein oder geben Sie einen Löffel Rettichsaft in eine Tasse mit warmem Wasser.

Wenn Ihnen das Ansetzen zu lange oder umständlich erscheint, können Sie den Rettich auch klein raspeln und mit einem Drittel der Menge Honig mischen. Die Einnahme erfolgt auf dieselbe Weise. Kinder mögen das letztere Rezept besonders gern.

Äußere Anwendungen

• Bei Husten müssen Hals und Bronchien beruhigt werden. Der Schleim wird nach einer Dampf-Inhalation leichter abgehustet. Drücken Sie Knoblauch klein oder nehmen Sie Knoblauchtinktur, geben Sie dem heißen Wasser zusätzlich ein wenig Thymianöl bei. Thymianöl bekämpft Bakterien äußerst wirkungsvoll.

• Sanfte Massagen am Hals und auf der Brust fördern ebenfalls die Schleimlösung. Probieren Sie diese Behandlung in Kombination mit Inhalation.

2. Ein Überschuss an Kälte verursacht Husten mit glasiger Schleimproduktion. Husten mit glasiger, farbloser Schleimabsonderung geht einher mit Frieren, klammen Händen und Füßen, Schüttelfrost, Verlangen nach warmen Getränken, Teilnahmslosigkeit und blasser Gesichtsfarbe – allesamt Anzeichen von zu viel Kälte im Körper. Die Teilnahmslosigkeit des Kranken deutet auf eine Mangelerscheinung.

SELBSTHILFE-MASSNAHMEN

Regen Sie die Blutzirkulation an, fördern Sie Schwitzen und Schleimabsonderung, meiden Sie Stimulanzien und stärken Sie den Qi-Fluss.

Innere Anwendungen

• Vermeiden Sie weißen Zucker, weißes Mehl, Koffein sowie rohe Früchte und Gemüsesorten. Nehmen Sie es mit Orangen und Orangensaft nicht allzu wichtig. Rohe Früchte erhöhen die Feuchtigkeit im Körper, was gerade in diesem Zustand nicht wünschenswert ist. Aspirin, Alkohol, schmerzstillende Mittel, Antidepressiva, Antikoagulans, Antibabypille und Steroide entziehen dem Körper das Vitamin C.

• Gemüsesorten mit wärmenden Eigenschaften und Gemüsebrühe sind in diesem Zustand am besten geeignet. Nehmen Sie Schnittlauch, Schalotten, Zwiebeln, Yamswurzeln, Karotten, Kletterbohnen, Winterkohl, Kohlrabi, Okra und Shiitake. Letztere tragen überdies zur Schleimlösung bei. Kreislaufanregend, schweißtreibend und wärmend wirken Gewürze wie Ingwer, Koriander und Zimt. Weitere Nahrungsmittel mit wärmenden und schleimlösenden Eigenschaften sind Reis, Hiobstränen, schwarze und weiße Bohnen, Saubohnen, Schweine- und Rindernieren, Karpfen, Makrelen, Garnelen, Aal und Muscheln.

• Den Vitamin-C-Bedarf decken Sie mit Spargel, Mangoldgemüse, Brokkoli, Senf-

und Rübengemüse, Rosenkohl, grünen Erbsen, Rettich und Petersilie.

• In der chinesischen Heilkräuterküche hat sich Ma huang als das beste Mittel gegen Bronchialkrämpfe, Asthma, Erkältungskrankheiten, Heuschnupfen und Stirnhöhlenkatarrh erwiesen. Ma huang wirkt austrocknend und anregend. Wegen seiner kreislauffördernden Wirkstoffe sollte Ma huang bei Bluthochdruck nicht eingesetzt werden. Setzen Sie das Mittel nach zehn Tagen ab oder auch vorher, wenn sich der Zustand gebessert hat (Arzneimittelbehörden warnen vor Kräuterrezepturen, die Ma huang enthalten; hierzu weitere Information im Anhang).

3. Dehydration nach Fieber ruft einen stoßartigen, trocken-heißen Reizhusten mit geringer Schleimbildung hervor.

Diese dritte Art von Husten tritt nach Fieber auf und wird begleitet von trockenem, rauem Hals, Schlafschwierigkeiten, roten, trockenen Lippen und wenig Durst. Der Auswurf kann blutig sein. Dieser Hustentyp gehört in die Kategorie Mangelerscheinung. Die Hitze im Körper wird nicht mehr durch Fieber verursacht, sondern durch Flüssigkeitsmangel. In der chinesischen Medizin lautet die Diagnose Mangel an Feuchtigkeit und Verlust von Qi. Das fehlende Verlangen nach Flüssigkeit deutet auf eine derart starke Schwächung des Körpers hin, dass dieser sich nicht mehr aus eigenen Kräften regenerieren kann.

SELBSTHILFE-MASSNAHMEN

Suchen Sie einen Arzt oder Heilpraktiker auf. Regulieren Sie den Hitzeüberschuss, führen Sie den Lungen Feuchtigkeit zu, regulieren Sie die Schleimbildung und stärken Sie Ihr Qi.

Die beschriebenen Symptome weisen auf einen ernsten Zustand hin, bei dem es angebracht ist einen Arzt oder Heilpraktiker aufzusuchen. Eine Behandlung mit Heilkräutern hilft zwar auch in diesem Fall, sollte aber von einem Fachmann verschrieben werden. Eine sehr sinnvolle Erste-Hilfe-Maßnahme ist der Verzehr wärmender Nahrungsmittel und der Verzicht auf kalte Getränke, rohe Früchte und Gemüsesorten. Für die Ernährung gelten ansonsten alle Vorschläge von Punkt 1).

4. Kälte ist in den Körper eingedrungen und hat die Krankheit tiefer in den Organismus verlagert. Die Folge ist ein chronischer, rasselnder Husten.

Diese vierte Art von Husten ist durch ein rasselndes Geräusch in der Brust gekennzeichnet. Er tritt nach einer Erkältung auf und deutet darauf, dass sich der Körper von der Krankheit nicht erholt hat oder, was wahrscheinlicher ist, dass die Erkrankung tiefer in den Organismus eingedrungen ist und sich dort festgesetzt hat. Bei diesem Husten bilden sich große Mengen schaumigen Speichels, insbesondere am Morgen. Weitere Symptome sind weicher Stuhlgang, Schüttelfrost und Appetitverlust.

SELBSTHILFE-MASSNAHMEN

Suchen Sie einen Arzt oder Heilpraktiker auf. Führen Sie dem Körper Wärme zu, regen Sie den Stoffwechsel an und bauen Sie Qi auf.

Innere Anwendungen

- Vermeiden Sie kalte und kühlende Speisen (siehe Teil I, Kapitel 3).
- Vermeiden Sie Nahrungsmittel, welche die Schleim- und Flüssigkeitsproduktion erhöhen (siehe Teil I, Kapitel 3).
- Schränken Sie Ihren Konsum von Koffein, weißem Mehl, Zucker, Alkohol und Nikotin ein oder verzichten Sie besser ganz darauf.
- Befolgen Sie die unter Punkt 2 aufgeführten Vorschläge zur Ernährung.
- Um Ihr Qi wieder aufzubauen, essen Sie möglichst Süßkartoffeln, Kartoffeln, Sellerie, Karotten, Kletterbohnen, Winterkohl, weiße Rüben, Okra, Shiitake und Kastanien – oder fügen Sie den einen oder anderen Reisbrei zu, um den Körper zu wärmen.

Äußere Anwendungen

- Moxibustion ist hilfreich, wenn Kälte tief in den Körper eingedrungen ist. (Anleitungen zur Moxibustion finden Sie in Teil I, Kapitel 4. Auf der Körperkarte sind die entsprechenden Punkte und die Abkürzungen angegeben.)
Wärmen Sie folgende Punkte:
DD. 4 – stimuliert den Qi-Fluss und das Blut im ganzen Körper und vertreibt Wind und Hitze sowie Wind und Kälte.

MAG. 36 – hat eine tonisierende Wirkung auf den ganzen Körper und stellt die Magen-Milz-Funktion wieder her.
Das Brustbein und der obere Rückenbereich zwischen den Schulterblättern hängen unmittelbar mit der Lunge zusammen. Moxibustion ist in diesen Regionen ebenfalls wohltuend und hilfreich.

5. Wettereinflüsse greifen die Lunge an und verursachen Husten.

Wenn das Wetter im Spätherbst trocken ist, kommen viele Patienten in Peters Praxis und klagen über Probleme der Atemwege und Bronchien. Trockenes Spätherbstwetter greift häufig die Lunge an. Kaltes Wetter belastet die Nieren und zehrt zusätzlich an den Kräften eines bereits geschwächten Körpers. Die Folgen sind Husten und trockener Mund. Eventuell treten Rückenschmerzen im Lendenwirbelbereich auf, und es kommt zu häufigem Wasserlassen oder Schwierigkeiten beim Wasserlassen. Feuchtes Wetter belastet die Milz und den Magen. Die Folgen sind Verdauungsprobleme und Husten – je nachdem, ob Hitze- oder Kälteeinfluss vorliegt – mit dickem, gelbem Auswurf oder mit viel weißem, schaumigen Schleim.

SELBSTHILFE-MASSNAHMEN

Treffen Sie je nach Wetter die richtigen Vorbeugemaßnahmen.
Stärken Sie Ihren Körper und sein Immunsystem.

Halsentzündung

Die chinesische Medizin ordnet den Hals- und Nasenbereich dem meridianen System der Lunge zu. Deshalb ist bei jeder Erkältung, bei jedem Husten und bei jeder Halsentzündung die Lunge mitbetroffen. Der Hals gehört darüber hinaus zu einem Bereich, durch den viele Meridiane laufen. Jedes Ungleichgewicht im Herz, in der Milz, in den Nieren oder im Magen kann sich in Gestalt einer Halsentzündung äußern. Die Begleiterscheinungen (Bauchschmerzen, Übelkeit, Fieber und Schüttelfrost) werden durch die Kanäle bestimmt, in denen das Ungleichgewicht liegt. Bei anhaltenden Halsschmerzen sollten Sie einen erfahrenen Arzt oder Heilpraktiker aufsuchen, um die Ursachen klären zu lassen.

Innere Anwendungen

• Chinesisches Süßholz hilft gegen Halsentzündung. Es ist in Pulverform erhältlich und wird in Japan unter der Bezeichnung Kanzôtô (*japanisch Kanzô bedeutet Süßholz*) verkauft.

• Honig und Zitrone in heißem Wasser aufgelöst – Omas Hausmittel – ist gegen Halsschmerzen noch immer das beste Mittel.

• Essen Sie frische Ananas; denn sie enthält das Enzym Bromelin, das abgestorbene, durch eine Infektion entstandene Zellreste entsorgt. Auf diese Weise trägt es auch zur Heilung von Halsentzündungen bei. Eine ähnliche Wirkung hat ein Teelöffel voll Tatarpaste mit einer Tasse Ananassaft vermengt.

• In Japan hat man Knoblauchgeruch nie gemocht. Deshalb wird Knoblauch nach einem alten Rezept zuerst gekocht, dann klein gedrückt und anschließend mit Honig (nicht Wasser) auf kleiner Flamme gedünstet, bis ein dicker Sirup entstanden ist. Nehmen Sie einen Teelöffel voll davon, wann immer Sie mögen.

• In Japan schreibt man Pflaumen eine sehr heilsame Wirkung bei Halsbeschwerden zu. Ein altes Hausmittel, das auch heute noch oft Anwendung findet, ist ein in den meisten Naturkostläden erhältlicher Pflaumenextrakt, dem eine Knoblauchzehe beigegeben wird. Überbrühen Sie den Pflaumensaft und Knoblauch in einer Tasse mit heißem Wasser und rühren Sie gut um, bevor Sie trinken. Eine noch wirksamere Variante dieses Rezeptes stammt von einer meiner Lieblingsratgeberinnen für Gesundheitsmittel, Tojo Yuriko. Ihr zufolge wird der Pflaumenextrakt mit gesalzenem Bancha-Tee und ein wenig braunem Zucker verrührt. Die Mischung anschließend gurgeln, ausspucken, dann erneut einen Schluck nehmen und das Ganze wiederholen, bis die Tasse leer ist.

• Zu dieser Mischung gehören Lotuswurzeln, Winterrettich und Goldsiegelwurz. Raspeln Sie jeweils eine Tasse voll Winterrettich und Lotuswurzel. Füllen Sie zwei Tassen Wasser in einen Topf und fügen Sie drei bis fünf Gramm Goldsiegelwurz hinzu. Geben Sie den Rettich und die Lotuswurzel hinein und lassen Sie das Ganze zehn bis 15 Minuten kochen. Das Getränk wirkt antibakteriell, blutreinigend und beruhigt den rauen Hals. Trinken Sie dreimal am Tag davon. Nehmen Sie für den Rettich eine möglichst große Schüssel, wenn Sie ihn klein raspeln, denn er ergibt eine größere Menge als man erwartet. Kinder mögen das Getränk lieber mit Honig.

• Klettenwurzeln sind ein gutes Mittel bei rotem, entzündetem Hals und leicht erhöhter Temperatur. Raspeln Sie die Wurzeln und drücken Sie den Saft anschließend mit einem Tuch aus. Erwachsene sollten dreimal am Tag zwei Teelöffel, Kinder dreimal am Tag einen Teelöffel einnehmen. Klettenwurzelsaft ist auch zum Gurgeln geeignet.

• Beifuß wirkt antibiotisch und hilft bei rotem, entzündetem Hals. Kochen Sie eine Handvoll der getrockneten Blätter in einem Topf mit zwei Tassen Wasser. Reduzieren Sie die Hitze und lassen Sie die Blätter zehn Minuten auf kleiner Flamme sieden. Gurgeln Sie damit mehrere Male am Tag.

Äußere Anwendungen

• Gurgeln Sie mit warmem Salzwasser alle zwei oder drei Stunden. Durch die Wärme wird der Blutfluss im betroffenen Bereich angeregt. Die Salzlösung tut dem angegriffenen Gewebe gut. Goldsiegelwurz besitzt antibakterielle Eigenschaften und kann deshalb der Salzlösung zusätzlich beigegeben werden, ebenso wie Goldsiegelwurz und roter Pfeffer. In Japan fügt man Salzlösungen Reisessig zu, normaler, heller Essig aber hat die gleiche Wirkung.

• Essig-Inhalationen lindern ebenfalls Halsentzündungen. Seihen Sie beim Einatmen des heißen Essigdampfes jedoch vorsichtig. Es ist nicht nötig den Kopf sehr tief über die Schüssel zu beugen, um eine Wirkung zu spüren.

• Auch schwarzer Tee ist ein hervorragendes Mittel zum Gurgeln. Lassen Sie ihn abkühlen, bis er lauwarm ist, und gurgeln Sie damit stündlich, bis die Beschwerden abklingen.

• Machen Sie aus einem kleinen Stück geraspelter Ingwerwurzel eine Kompresse. Mischen Sie den Ingwer mit 45-prozentigem Alkohol, erhitzen Sie die Mischung, bis der Ingwer sein volles Aroma entwickelt. Tauchen Sie anschließend ein sauberes Leintuch in die Flüssigkeit und legen Sie die Kompresse auf, bis die Flüssigkeit im Stoff abkühlt. Wichtig ist, dass der Alkohol heiß ist beim Auflegen oder Umwickeln.

Akupressur bei Halsentzündung
(Auf der Körperkarte sind die Akupressurpunkte genau angegeben und die Abkürzungen erläutert.)
KG. 22 – Drücken Sie am unteren Rand des Adamsapfels mit sanftem Druck drei- bis fünfmal in die kleine Vertiefung. Dies löst den Schleim, befreit den Hals von der Blockade und mildert den Hustenreiz.
LU. 11 – Drücken Sie drei- bis fünfmal fest auf diesen Punkt und halten Sie den Druck jeweils für 15 Sekunden. Die Hitze im Hals wird dadurch verringert. Das beruhigt die Stimmbänder.
DD. 4 – Dieser Punkt liegt auf dem Handrücken im fleischigen Teil zwischen Daumen und Zeigefinger. Drücken Sie diesen Punkt, um die Qi-Energie im ganzen Körper anzuregen. An dieser Stelle sind Pressur oder Moxibustion zu

empfehlen. Drücken dieses Punktes hilft auch gegen Kopfschmerzen.

G.B. 20 – Drücken dieses Punktes hilft gegen Kältesymptome und Entzündung im Hals.

BL. 12 – Dieser Punkt eignet sich für eine Moxibustion. Allerdings benötigen Sie dazu die Hilfe eines Partners. Sie können die Stelle aber auch mit einem Fön wärmen. In der chinesischen Medizin heißt es, dass Kälte und Wind an diesem Punkt in den Körper eindringen und sich bei Fû Chi, dem vorhergehenden Punkt (G.B. 20), festsetzen.

Kloß im Hals (Globussymptom)

Wer das Gefühl hat, ihm sitze ein Kloß im Hals, ist darüber höchst beunruhigt. Die meisten Menschen fürchten, dass es sich um eine bösartige Krebsgeschwulst handeln könnte, und eilen zum Arzt, der aber nichts Verdächtiges feststellen kann. Die westliche Medizin bezeichnet diese Erscheinung als Globussymptom. Es ist meist psychisch und nur selten organisch bedingt und kann daher mit den Mitteln der Schulmedizin nicht behandelt werden (siehe dazu auch die Terminologie der chinesischen Medizin unter Leberfunktionsstörungen im Abschnitt Ungleichgewicht in der Leber.)

Die chinesische Medizin diagnostiziert diesen Zustand als Disharmonie der Leberenergie, die im Körper emporsteigt und sich im Hals festsetzt. Der „Kloß" im Hals wird häufig durch Kummer, Depressionen oder andere seelische Belastungen verursacht. Sie brauchen also nicht gleich das Schlimmste zu befürchten, wenn bei

Ihnen ein solches Gefühl im Hals auftritt. Gehen Sie aber trotzdem zum Arzt oder zu einem Heilpraktiker, damit das Gleichgewicht der Leber und der Lebermeridiane wiederhergestellt wird.

Fieber

• Geraspelter, frischer Ingwer, den man in Wasser kocht und mit Honig verrührt, wärmt den Körper und wirkt harn- und schweißtreibend. Oder machen Sie sich bei Fieber eine Ingwerbrühe mit in Scheiben geschnittenen Lauchzwiebeln oder normalen Zwiebeln und Winterrettich und streuen Sie zum Schluss ein paar Bonito-Flocken darauf.

• Winterrettich wird in die Kategorien scharf/süß und kühl/neutral eingeteilt. Im gekochten Zustand führt er der Lunge Feuchtigkeit zu, lindert den Husten, senkt das Fieber, wirkt verdauungsfördernd, wärmt und ölt die Stimmbänder, wenn die Stimme unter fiebriger Erkältung leidet. Er ist reich an Vitamin C und enthält Enzyme, die die Verdauungssäfte anregen. Die Schärfe des rohen, kühlenden Rettichs treibt den Schweiß aus den Poren und wirkt schleimlösend.

• Eine Suppe aus Wasserkresse, Ingwer und frischem Winterrettich senkt das Fieber. Schneiden oder raspeln Sie die Zutaten klein und kochen Sie das Ganze mit Gemüse und einem Schuss Sojasauce. Wasserkresse wirkt kühlend und harntreibend.

• Bereiten Sie eine Brühe aus frischen, rohen Zwiebeln. Die Anleitung finden Sie in diesem Abschnitt unter „Die gewöhnliche Erkältung".

Schleim

• Festsitzenden Schleim lösen Sie mit einem Gurgelmittel aus Ingwer. Halten Sie ein Stück Ingwerwurzel über eine offene Flamme, bis sie gut angebräunt ist. Anschließend umwickeln Sie sie mit Alufolie und dämpfen sie. Wenn die Wurzel weich ist, gießen Sie heißes Wasser darüber und gurgeln mit der Flüssigkeit, sobald sie abgekühlt ist.

• *Kumquat-Sirup gegen Schleimbildung*
Die Frucht schmeckt bittersüß und verströmt einen wundervollen Duft. Der Sirup, der sich aus ihr gewinnen lässt, hat einen herrlich vollen, runden Geschmack. In Japan und China ist Kumquat ein altes Hustenmittel, das schleimlösend wirkt, die Verdauungssäfte anregt und belebende Eigenschaften hat.
1 Kilo Kumquat
200 g Kristallzucker
3 Tl. Honig

Füllen Sie die kleinen, bittersüßen Mini-Orangen in einen breiten runden Krug, bedecken Sie sie mit Kristallzucker und lassen Sie das Ganze ziehen, bis sich der Zucker vollgesogen hat und klebrig wird. Nun fügen Sie den Honig hinzu, gut umrühren; lassen Sie die Mischung ziehen, bis sie dick geworden ist und einen orange-honigfarbenen Ton angenommen hat. Trinken Sie ungefähr alle drei Stunden eine Tasse davon, damit der trockene Reizhusten nachlässt.

• Lotuswurzel zur Schleimlösung: Raspeln Sie eine große, ungeschälte Lotuswurzel und drücken Sie den Saft der Wurzel mit einem Tuch aus. Rühren Sie Honig hinein und trinken Sie den Saft über zwei bis drei Tage verteilt jeweils ein- oder zweimal am Tag. Die Wurzel hat antiseptische Eigenschaften und soll zugleich schleimlösend wirken.

• *Brühe aus Perilla-Blättern zur Schleimlösung*
100-200 g grüne Perilla-Blätter
¼ Tasse Kristallzucker
720 ml 45-prozentigen Alkohol

Waschen und zerkleinern Sie die Blätter, bevor Sie sie in einen breiten Krug füllen. Fügen Sie den Alkohol und den Zucker hinzu und lassen Sie das Ganze drei Monate stehen. Danach gießen Sie die Brühe ab und trinken nach Bedarf jeweils eine kleine Tasse davon. Wenn der Alkohol zu stark ist, verdünnen Sie die Flüssigkeit mit Wasser. Die Brühe ist auch zum Gurgeln geeignet.

Erkältungen vorbeugen
• *Kräuterwein I*
Dieser braune, angenehm schmeckende Kräuterwein bringt Ihre Lebensgeister zurück, wenn Sie sich abgespannt und matt fühlen und keinen Appetit haben. Der Wein ist ein Tonikum für den ganzen Organismus. Er regt Stoffwechsel und Blutkreislauf an und macht die Haut wieder rosig. Er reguliert die Harnfunktion und macht den Kopf wieder frei. Trinken Sie den Wein, wenn Sie das Gefühl haben, dass Sie sich eine Erkältung einfangen könnten. Trinken Sie den Wein nicht,

wenn Sie bereits mit einer Erkältung im Bett liegen.

30 g Ginsengwurzel

40 g Tragant

15 g Chinesisches Süßholz

15 g Chinesischen Zimt

1 l 45-prozentigen Alkohol

50 g Fruktose

100 g granulierten Zucker

Füllen Sie alle Zutaten in ein Einweckglas und lassen Sie die Mischung mindestens einen Monat stehen. Es wird empfohlen jeweils 20 ml in eine kleine Tasse zu geben und zwei- bis dreimal täglich vor den Mahlzeiten zu trinken.

• *Kräuterwein II*

Dieses duftende, hellbraune Getränk hat einen angenehm vollmundigen Geschmack, wirkt verdauungsanregend und stärkt den Körper während der kalten Wintermonate. Aufgrund der milden Wirkung kann man den Kräuterwein den ganzen Winter über trinken. Er ist für Erwachsene, Kinder und ältere Menschen gleichermaßen geeignet. Die Pfingstrose wirkt blutbildend und vitalisierend, die Datteln und das Süßholz haben wärmende Eigenschaften und ergänzen die Wirkung der Pfingstrose. Das Getränk wirkt schmerzlindernd und krampflösend.

30 g Pfingstrose

20 g Chinesischen Zimt

20 g rote Datteln

20 g Chinesisches Süßholz

10 g getrockneten Ingwer

1 l 45-prozentigen Alkohol

250 g Honig

Mischen Sie die Zutaten, füllen Sie sie in ein Einweckglas und lassen Sie das Ganze mindestens einen Monat ziehen. Es wird empfohlen jeweils 20 ml in eine kleine Tasse zu füllen und dreimal am Tag vor den Mahlzeiten zu trinken.

• *Hustenwein*

Bereiten Sie dieses Getränk im Sommer zu und halten Sie es das ganze Jahr über parat. Aprikosen sind durch die Eigenschaften leicht kühl und süß/sauer bestimmt. Die Früchte reduzieren die Hitze im Körper, wirken entgiftend und löschen den Durst. Bei übermäßigem Verzehr bewirken die hustenlindernden Eigenschaften jedoch das Gegenteil.

1 kg Aprikosen, zur Hälfte reife, zur Hälfte unreife Früchte

400 g Kristallzucker

1 l 45-prozentigen Alkohol

Die Aprikosen in der Hälfte aufschneiden, den Kern entfernen, den Zucker hinzufügen und einen Liter Alkohol darüber gießen. Das Gemisch drei Monate stehen lassen, die Früchte herausnehmen und dann weitere zwei bis drei Monate ziehen lassen. Es wird empfohlen jeweils 20 ml in eine kleine Tasse zu füllen und nach Bedarf zu trinken, jedoch nicht mehr als dreimal täglich.

• *Quittenschnaps gegen Husten*

Quittenschnaps ist ein wirksames Mittel zur Vorbeugung gegen Husten und Erkältungen. Er muss jedoch ein Jahr reifen, bis er seine volle Wirkung entfaltet.

5-6 gelbe Quitten

150 g Kristallzucker

3 Zitronen
1 l 45-prozentigen Alkohol

Decken Sie die Quitten mit einem Handtuch ab und lassen Sie sie mehrere Tage stehen, damit sich der Nektar auf der Schale sammelt. Füllen Sie die Quitten in einen Krug um und fügen Sie drei geschälte Zitronen, Zucker und Alkohol

hinzu. Nach drei Monaten nehmen Sie die Zitronen heraus und lassen das Gemisch insgesamt ein Jahr ziehen. Es beugt Erkältungen vor und hilft gegen Husten und Asthmaanfälle. Es wird empfohlen jeweils 20 ml in eine kleine Tasse zu füllen und nach Bedarf zu trinken, jedoch nicht mehr als dreimal am Tag.

Erschöpfung und Chronisches Erschöpfungssyndrom

Wenn Sie weder an Blutarmut noch an einer Grippe leiden, sich aber trotzdem ständig erschöpft und müde fühlen, ist meist einer oder mehrere der folgenden Faktoren schuld daran: schlechte Ernährung, Schlaflosigkeit, Stress, Depressionen oder ein anderes seelisch bedingtes Problem. Erschöpfung kann auch eine Nebenwirkung narkotischer Schmerzmittel sein wie Anticonvulsiva, Antidepressiva, Antihistamin-Präparate, blutdrucksenkende Mittel, Antibaby-Pille, kodeinhaltige Mittel gegen Husten und Erkältung, Schlaftabletten, Muskelentspannungsmittel und Tranquilizer. Zu fetthaltige Nahrung kann Erschöpfung hervorrufen, weil sie bewirkt, dass das Blut nicht ausreichend Sauerstoff in die Körperzellen liefert, da die Arterien verhärten. Kohlenhydrat-Mangel, Alkohol, Rauchen sowie ständige Wechsel zwischen Fress- und Hungerphasen

können dem Körper Energie rauben. Chronischer Bewegungsmangel kann ebenfalls zu Erschöpfung führen. Zwischen Müdigkeit und einem Chronischen Erschöpfungssyndrom ist jedoch ein großer Unterschied. In der westlichen Medizin lautet der Fachbegriff dafür myalgische Enzephalomyelitis. Die Einführung des westlichen Fachterminus ist in diesem Zusammenhang sinnvoll, weil sich die Wörter auf Symptome beziehen, die auch bei anderen Erschöpfungszuständen eine Rolle spielen: Myalogie ist ein Muskelschmerz, Enzephalitis eine Hirnhautentzündung und Myelitis ist eine Entzündung des Rückenmarks. Zu völliger Antriebslosigkeit und körperlicher Schwäche, die für diese Erkrankung typisch sind, treten Schmerzen in der gesamten Muskulatur, eine Beeinträchtigung der Gehirnfunktion in Form von Verwirrtheit, Konzentrationsstörungen, schlechtem Gedächtnis und unklarem Denken.

Das Chronische Erschöpfungssyndrom trat zum erstenmal in den Achtziger-jahren bei jungen, stark überarbeiteten und unter Stress stehenden Menschen auf. Meist äußerte sich die Krankheit wie eine Erkältung mit Gelenkschmerzen und grippeähnlichen Symptomen, die lange anhielten. Man gab dieser Erkrankung damals den Spottnamen „Yuppie-Grippe". Doch im Laufe der Zeit haben Ärzte diese Symptome bei Menschen aller sozialen Schichten und Alters-gruppen beobachtet.

Auf einem medizinischen Kongress, der 1988 von Gesundheitsorganisationen veranstaltet worden war, fassten die Ex-perten diese Symptome schließlich unter der Bezeichnung Chronisches Erschöp-fungssyndrom zusammen, wenn die Be-troffenen für mindestens sechs Monate daran leiden. Die Symptome sind mehr als nur Müdigkeitein oder ein Mangel an Energie. Der Zustand der Patienten ist immerhin so ernst, dass sie eine normale Tätigkeit nicht mehr ausführen können, sich hinlegen müssen, aber trotz Schlaf keine Erholung finden können. Dazwi-schen gibt es kurze Phasen, in denen sie aktiv sind und ein normales Leben füh-ren. Besonders schwierig ist es für sie oft am Morgen (wenn der Magen und die Milz am aktivsten sind) und am Spät-nachmittag (wenn die Nieren am aktiv-sten sind). Die Mittagszeit ist dagegen in der Regel eine Zeit mit relativ normalem Leistungsniveau.[1]

Zu den Symptomen auf mentaler Ebene gehören die Störungen des Zentralen Nervensystems, die zuvor erwähnt wur-den – mangelnde Konzentrationsfähig-keit, Gedächtnisschwäche, Kopfschmer-zen, Schweregefühl im Kopf und das Be-dürfnis, den Kopf hinzulegen. Jüngere Studien haben gezeigt, dass diese Symp-tome von Sauerstoffmangel in bestimm-ten Gehirnregionen herrührt oder von neural bedingtem zu niedrigem Blutdruck (Hypotonie)[2]. Die Patienten fühlen sich häufig niedergeschlagen. Die chinesische Medizin deutet Depressionen als Blocka-de des Qi-Flusses oder Erschöpfung des Qi. Doch im Falle des Chronischen Er-schöpfungssyndroms litten die Betroffe-

---

1 *The Facts About Chronic Fatigue Syndrome*, hrsg. vom Department of Health and Human Services, Atlanta: Public Health Service Centers for Disease Control and Prevention 1995, S. 11-12
Die Ergebnisse der Arbeitsgruppe von 1988 wurden 1993 überarbeitet, weil die Symptome des Chroni-schen Erschöpfungssyndroms zunächst nicht klar genug von anderen Erscheinungsformen unerklär-barer chronischer Erschöpfungszustände abgegrenzt waren. Die Krankheit gilt heute als Unterkategorie Chronischer Erschöpfung (eine weiter gefasste Kate-gorie unerklärbarer Erschöpfung, die sechs Monate oder länger anhält), was wiederum in eine Kategorie Anhaltender Erschöpfung (Erschöpfung, die einen Monat oder länger anhält) eingeteilt wurde. Die klinische Beurteilung unerklärbarer chronischer Erschöpfung beruht auf folgenden Kriterien:
Die Erschöpfung besteht nicht aufgrund fortdauern-der Strapazen, kann durch Ruhe nicht behoben wer-den und wirkt sich schwerwiegend auf die berufli-chen, erzieherischen, sozialen oder persönlichen Aktivitäten des Betroffenen aus.
Hinzu kommt das gleichzeitige Auftreten von vier oder mehr der folgenden Symptome: erhebliche Beeinträchtigung des Kurzzeitgedächtnisses oder der Konzentrationsfähigkeit; Halsentzündung; sen-sible Lymphknoten; Muskelschmerzen; Schmerzen an Gelenken ohne Schwellung oder Rötung; Kopfschmerzen eines neuen Typs, oder Schwere-grades; unerholsamer Schlaf; Unwohlsein, das länger als 24 Stunden anhält, als Folge von Anstren-gung. Diese Symptome müssen sechs Monate oder länger vorhanden gewesen oder innerhalb der Zeit wiederholt aufgetreten sein, vor der Erschöpfung aber nicht zu beobachten gewesen sein.
2 Peter C. Rowe, Issam Bou-Holaigah, Jean S. Kann und Hugh Calkins: „Is Neurally Mediated Hypotension an Unrecognized Cause of Chronic Fatigue?", in *The Lancet*, März 1995, S. 623

nen nicht an Depressionen, als sie daran erkrankten. Die Depressionen stellen sich erst im Verlauf der Krankheit ein, wenn sie merken, dass ihre Funktionstüchtigkeit immer mehr nachlässt, und sie sich außerdem durch die Dynamik der Erkrankung niedergedrückt fühlen. Ein Teufelskreis, denn Depressionen können den Grad der Erkrankung verstärken.

Zu den Symptomen, die mit dem Verdauungssystem in Zusammenhang stehen, gehören wiederholte Infektionen durch Bakterien oder Hefepilze, Schmerzen, Blähbauch, Lebensmittelallergien, Appetitmangel, Gewichtsverlust, Durchfall, unverdaute Speisereste im Stuhl und andere Anzeichen, die dem Tai-Yin-Krankheitsbild entsprechen, dem ersten Yin-Stadium einer Erkrankung (siehe Abschnitt Umgng mit Stress und Stärkung des Immunsystems im Teil II). Die Allopathie bezeichnet diese Symptome als *Candida albicans*, Darmreizung und Lebensmittelallergie oder als Kolitis (chronische Dickdarmentzündung), Crohn-Krankheit (Entzündungen im Verdauungstrakt), Divertikulitis (entzündete Wandteile eines Hohlorgans).

Das Syndrom wird häufig durch eine Viruserkrankung ausgelöst, die von Fieber, Schüttelfrost und anderen grippeähnlichen Symptomen begleitet ist. Der Patient muss im Verlauf der Krankheit aufpassen, dass diese grippeähnlichen Beschwerden nicht wiederholt auftreten. Er sollte sich im Winter warm anziehen und besonders den Nackenbereich und die Nierengegend gut vor Kälte schützen. Die Erholung von dieser Krankheit kann sechs Monate bis ein Jahr dauern, wenn

es sich um einen leichten Fall handelt. In schweren Fällen kann die Rekonvaleszenz mehrere Jahre dauern. Chinesische Heilrezepte können zur Behandlung dieser Erkrankung sehr erfolgreich eingesetzt werden.

Vorbeugende Maßnahmen sind sinnvoll. Achten Sie daher auf Viruserkrankungen wie Meningitis, Drüsenfieber oder einige andere häufig auftretende grippeähnliche Viruserkrankungen, die mehrere Wochen dauern. Ist dies der Fall, ist die Gesundheit bereits ernsthaft gefährdet, denn daraus kann sich leicht ein Chronisches Erschöpfungssyndrom entwickeln. Sobald Sie die ersten Anzeichen an sich feststellen, sollten Sie einen Arzt oder Heilpraktiker aufsuchen, der eine Heilkräuter- oder Akupunkturbehandlung beginnt. Treiben Sie einen leichten Sport oder sorgen Sie auf sonstige Weise für körperliche Bewegung, damit Sie genügend Sauerstoff aufnehmen. Ernähren Sie sich gesund, arbeiten Sie in Maßen, reduzieren Sie Stress und Ärger, wann immer es möglich ist. Je eher Sie mit der Behandlung beginnen, desto besser sind die Aussichten. Derzeit gibt es noch keine Tests, um den Virus zu erkennen.

Energetik der chinesischen Medizin

Funktionsstörungen der Milz, der Nieren und/oder der Lunge schwächen das Blut, führen zu Wärmeverlust im Körper und zu Erschöpfung.

Luft und Nahrung sind der chinesischen Medizin zufolge die wichtigsten Mittel zur Steigerung der Energie. Die Lungen sind primär für die Aufnahme von Luft-Qi (Sauerstoff) zuständig. Magen und

Luft-Qi

KŌNG QI
KŪ KI

Korn-Qi

GŪ QI
KOKKI

Ursprüngliches Qi

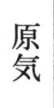

YUÁN QI
GEN KI

Milz sind für die Verdauungsprozesse verantwortlich. Hinzu kommt die Bauchspeicheldrüse, die Verdauungsenzyme bildet. Nährstoffe, die der Magen und die Milz durch den Aufspaltungsprozess aus der Nahrung ziehen, und das Luft-Qi sammeln sich in der Brust und werden im Körper auf den Meridian-Wegen verteilt. Der gesamte Organismus wird dadurch erwärmt und genährt. Ein Mangel an Lungen-Qi oder an Milz-Magen-Qi verringert die Qi-Menge, die insgesamt vom Körper aufgenommen werden kann, und führt zu Erschöpfung. So deutet die chinesische Medizin die Ursachen für die Erkrankung.

Doch das Erklärungsmodell reicht weiter. Denn außer der Aufnahme von Sauerstoff und Nahrung verfügt der Körper über eine zweite Energiequelle, die sich in den Nieren befindet. Diese Energie nennt man Yuan-Qi, eine aktive Form von Energie, die von Jing gebildet wird. Die Nieren speichern diese Energie und verteilen sie in Gestalt des nährenden Qi, wenn der Körper an Bewegungsmangel leidet oder wenn Mangelerscheinungen aufgrund schlechter Ernährung auftreten. Es handelt sich um eine Art Ausgleichsmechanismus, der immer dann zum Tragen kommt, wenn der Körper in Zeiten erhöhten Bedarfs mit zusätzlicher Energie versorgt werden muss, beispielsweise bei Stress oder Überarbeitung. Doch auch dieser Ausgleichmechanismus funktioniert nicht auf unbegrenzte Zeit. Wenn die Phasen von Überarbeitung, übertriebener sexueller Stimulation, Krankheit und emotionalem Stress zu lange dauern, werden diese

Energiereserven in den Nieren erschöpft. Das führt dann zu Erschöpfungszuständen des Körpers, die auf die Nieren zurückzuführen sind.

Wenn die Leber involviert ist.
Die Leber selbst erzeugt zwar keine Energie, aber sie speichert und verteilt Energie. Wenn sich die Energie in der Leber staut, was gewöhnlich durch Enttäuschung und Ärger geschieht, kommt es zu einem Überschuss an Qi in der Leber. Qi staut sich in der Leber, und das Blut wird nicht in den Mengen von der Leber freigegeben, wie es der Körper braucht, wenn er in Bewegung ist (nach der chinesischen Medizin eine wichtige Leberfunktion). Das Ergebnis ist Müdigkeit und Erschöpfung.

Kennzeichen von Erschöpfung
Die Art der Erschöpfung hängt von demjenigen Organ ab, das primär an dem Zustand beteiligt ist.
Wenn die Lunge nicht über genügend Qi verfügt, kommt es zu körperlicher Erschöpfung, Kurzatmigkeit, Anfälligkeit für Erkältungen, verstopfter oder permanent tropfender Nase, Unwohlsein bei Wind und Kälte, Antriebsschwäche, Lustlosigkeit, einem Gefühl der Isoliertheit und zu Introvertiertheit. Die Heilmittel der chinesischen Medizin und sanftes, leichtes Körpertraining bessern den Zustand des Patienten.
Erschöpfung aufgrund von Funktionsstörungen des Magen-Milz-Systems drücken sich besonders auf körperlicher Ebene aus, weil Milz und Magen für das Fleisch des Körpers verantwortlich sind.

Chronische Erschöpfung

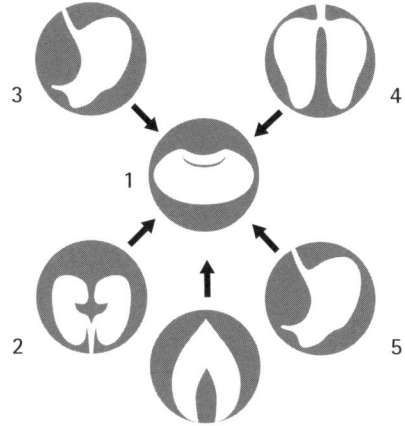

1. Blutmangel
2. Nierenschwäche
3. Milzschwäche
4. Lungen-Qi-
   Schwäche
5. Leber-Qi-
   Schwäche

Bei dieser Art der Erschöpfung tritt typischerweise ein Schweregefühl in den Armen und Beinen auf, es kommt zu Müdigkeit und Trägheit. Auf mentaler Ebene kommt es zu unklarem Denken. Eine Behandlung mit chinesischen Heilmitteln und bestimmte Maßnahmen bei der Ernährung stellen den Normalzustand des Patienten wieder her.

Wenn die Nieren an dem Erschöpfungszustand beteiligt sind, kommt es nicht nur zu Schweregefühl und Antriebslosigkeit. Der Körper ist völlig ausgelaugt. Dem Patienten fehlt es an Willenskraft, möglicherweise klagt er über Schmerzen im unteren Rückenbereich. In diesem Fall muss der Patient die Behandlung durch viel Ruhe ergänzen.

An der Blutbildung sind die Lunge, die Milz und die Nieren beteiligt. Die Nieren geben dem Körper Mark, die Lungen tragen Luft-Qi bei und das Magen-Milz-System leistet seinen Beitrag in Form von Nährstoffen, damit das Knochenmark gesundes Blut bilden kann. Eine Störung in nur einem dieser Organe beeinträchtigt die Blutqualität. Dem Blut fehlt es an Sauerstoff und Nährstoffen. Die sichtbaren und spürbaren Folgen sind trockene Haut, Schwindel, Blässe, Müdigkeit und Schlaflosigkeit – alles Anzeichen dafür, dass das Blut nicht zum Herzen gelangt.

Bei Erschöpfung, die von der Leber verursacht wird, treten andere Komponenten auf. Die Störung kommt nicht aufgrund eines Mangels, sondern wegen eines Überschusses zustande, durch den eine Qi-Blockade entsteht. In diesem Fall kann das Energieniveau nicht gehalten werden. Der Betroffene fühlt sich physisch wie psychisch mal müde und abgespannt, mal starr und blockiert. Die chinesische Medizin kann solche Fälle behandeln: In Kombination mit bestimmten Heilmitteln muss sich der Patient körperlichen Übungen unterziehen. Diese Art von Erschöpfung ist nicht so ernst und daher leichter zu behandeln. In der Regel zählt man sie

nicht zu den Chronischen Erschöpfungszuständen.

In Bezug auf Yin und Yang deutet man
Erschöpfung, die durch einen Mangel
entsteht, als Schädigung des Yang. Im
Körper stellt Yang das Qi dar, während
sich Yin auf die Körpersubstanzen wie
Blut, Körperflüssigkeiten oder Nährstoffe
bezieht. Wenn es zu einem Abfall von
Yang und Qi kommt, werden infolgedessen auch das Blut und die Körperflüssigkeiten in Mitleidenschaft gezogen.
Die Konsequenzen sind bekannt. Hinzu
kommt, dass der Körper an Wärme ein-
büßt, wenn sich die Körperflüssigkeiten
durch einen Abfall von Yang und Qi ansammeln. Die Gliedmaßen werden kalt,
Haut und Lippen werden blass, Durchfall
und Krämpfe treten auf. Chinesische
Ärzte bestätigen, dass bei Kältezuständen,
die mit wärmenden Kräutern wie Eisenhut behandelt werden, bevor man zu
Mitteln mit tonisierenden Eigenschaften
greift wie Ginseng oder Tragant, sehr gute
Erfolge erzielt wurden.

Innere Anwendungen

• Wer an Erschöpfungssyndromen leidet,
muss zuerst einsehen, dass sein Körper
völlig ausgelaugt ist. Deshalb besteht der
erste Schritt der Behandlung darin, den
Körper wieder aufzubauen, was mit dem
Verdauungssystem beginnt. Stärkung und
Aufbau der Reserven ist wichtiger, als
gleich mit einem Entgiftungsprogramm
anzufangen, das den Körper noch weiter
schwächen kann. Wer an einem Chronischen Erschöpfungssyndrom leidet, sollte
für die Behandlung einen Arzt oder Heilpraktiker zu Rate ziehen.

• Stärken Sie Ihr Immunsystem durch
die Vorschläge, die im Abschnitt Umgang
mit Stress und Stärkung des Immunsystems gemacht wurden.

• Schränken Sie den Konsum von Nahrungsmitteln ein, die die Nieren belasten
(siehe Teil I, Kapitel 3).

• Schränken Sie den Konsum von Nahrungsmitteln mit kalten und kühlenden
Eigenschaften ein. Meiden Sie eisgekühlte Lebensmittel und Getränke, Fruchtsäfte, rohes Obst und Gemüse sowie fette
oder tiefgefrorene Lebensmittel, denn
diese belasten den Magen und die Milz
(siehe Teil I, Kapitel 3).

• Rauchen Sie nicht, kaufen Sie nach
Möglichkeit keine pharmazeutischen
Mittel, vermeiden Sie Lebensmittel mit
Zusätzen und Konservierungsmitteln.

• Essen Sie vermehrt Nahrungsmittel
mit entgiftenden Eigenschaften, die auch
als Bluttonikum wirken, wie Leber, Mochi
und Beifuß-Tee.

• Essen Sie die Blutbildung fördernde
Nahrungsmittel (siehe Teil I, Kapitel 3).

• Nehmen Sie Nahrungsmittel mit
wärmenden Eigenschaften zu sich, die
das Qi kräftigen und die Milz und den
Mittleren Wärmebereich stärken (siehe
Teil I, Kapitel 3).

• Trinken Sie jeden Morgen ein Essig-
Tonikum: zwei Teelöffel Apfelessig und
einen Teelöffel Honig in einer Tasse mit
warmem Wasser verrührt. Reisessig ist
ebenso gut geeignet.

• Tee aus Di huang (*Rhemannia*) stärkt
den Körper und das Blut. Hierzu kochen
Sie drei bis neun Gramm Di huang zusammen mit zwei Tassen Wasser in einem
Topf. Lassen Sie ein Drittel des Wassers

verkochen und teilen Sie die restliche Menge in zwei Portionen auf. Trinken Sie den Tee nach dem Frühstück und nach dem Abendessen.

• Ein Absud aus Longan-Fruchtfleisch (Lychee-Art) stärkt Milz und Herz, wirkt als Blut- und Qi-Tonikum und wird zur Behandlung von Blutarmut eingesetzt sowie bei Schwindel- und Ohnmachtsanfällen. Kochen Sie fünf bis zehn Gramm mit zwei Tassen Wasser auf. Schalten Sie auf mittlere Hitze herunter und lassen Sie die Flüssigkeit noch fünf Minuten sieden. Das Fruchtfleisch können Sie essen, die Flüssigkeit zu oder nach dem Frühstück und Abendessen trinken.

Äußere Anwendungen

• Sich körperlich zu betätigen scheint vielleicht ganz unmöglich, doch mit leichten Übungen wird Ihr Körper den Erschöpfungszustand schneller überwinden. Versuchen Sie es mit gemütlichen Spaziergängen und erhöhen Sie das Tempo, sobald Sie sich kräftiger fühlen. Qi Gong und Atemübungen sind besonders hilfreich.

• Achten Sie darauf, dass Sie sich nicht erkälten oder eine Grippe zuziehen. Dies gilt ganz besonders im Winter. Die Chinesen sagen, die Kälte dringt am Nacken und an den Nieren in den Körper ein. Halten Sie diese Bereiche gut warm. Eine Erkältung oder eine Grippe kann den Erholungprozess weit zurückwerfen.

• Machen Sie Entspannungsübungen. Eventuell helfen auch Gesprächstherapien, um psychisch bedingten Erschöpfungszuständen entgegenzuwirken.

Füße

Die Füße sind im Dauereinsatz. Sie tragen uns an jedes Ziel, ob beim Gehen, Rennen, Schlittern, Springen, Hüpfen oder Klettern. Trotzdem sind sie die Körperteile, die am meisten vernächlässigt werden. Zu Unrecht, denn auf den Fußsohlen spiegelt sich der ganze Organismus wider. Die Fußsohlen sind deshalb ein wichtiger Bereich, dessen sich beispielsweise die Reflexzonentherapie annimmt, um durch Massage bestimmte Körperbereiche positiv zu beeinflussen. Die Akupunktur-Meridiane enden ebenfalls in den Füßen. Zwei der häufigsten Behandlungsmethoden, um Blockaden im Körper aufzulösen, erfolgen über Punkte an den Füßen. Gehen Sie deshalb liebevoll mit Ihren Füßen um, indem Sie sie pflegen, trocken halten und regelmäßig die Fußnägel schneiden. Bequeme Schuhe (hohe Absätze sind nicht nur für die Füße schlecht, sondern auch für den Rücken und die Körperhaltung) sind insgesamt von großer Wichtigkeit für das allgemeine Wohlbefinden. Doch noch mehr als das passende Schuhwerk lieben Füße frische Luft, Gras und Wasser. Gehen Sie so oft wie möglich barfuß.

Fußpilzerkrankungen

Fußpilze gedeihen vornehmlich in nasser, feuchter Umgebung. Die beste Vorsorge besteht also darin, die Füße trocken und sauber zu halten.

• Behandeln Sie Pilzinfektionen mit Teebaumöl. Man kann es auch für Pilzinfektionen der Zehennägel verwenden. Tragen Sie das Öl zwei- bis dreimal am Tag auf. Es enthält keinerlei Schadstoffe und verursacht keine Reizungen. Tragen Sie es unverdünnt auf oder verdünnen Sie es mit Wasser (als 10-prozentige Lösung mit 1 1/2 Teelöffel pro Tasse), um mit der Lösung zu waschen und die infizierte Wunde zu säubern. Teebaumöl gibt es in allen Apotheken, Drogerien und Gesundheitsläden.

• Knoblauch eignet sich ebenfalls zur Behandlung von Fußpilzerkrankungen. Zerdrücken Sie dazu eine Knoblauchzehe, wickeln Sie sie dann in ein dünnes Mulltuch und befestigen Sie dieses mit Heftpflaster am Fuß. Ziehen Sie einen Socken darüber und lassen Sie den Wickel über Nacht am Fuß. Wenn Sie die Anwendung mehrere Male wiederholt haben und die Haut nach ein paar Tagen rot zu werden beginnt, nehmen Sie eine Knoblauchlösung. Zerdrücken Sie dazu den Knoblauch, kochen Sie ihn in Wasser und tragen Sie die Lösung anschließend auf die infizierte Stelle auf.

• Chrysanthemen-Blätter haben ebenfalls eine antibakterielle Wirkung und wurden früher bei Schürf- und Schnittwunden zur Desinfektion verwendet. Bereiten Sie ein Fußbad mit Chrysanthemen-Blättern.

• Sehr wirkungsvoll gegen Fußpilz ist eine Lösung aus Da huang (*Rhizoma Rhei*, Rhabarberwurzel). Kochen Sie 30 Gramm Da huang in drei Tassen Wasser, bis zwei Drittel des Wassers verkocht sind. Lassen Sie die Lösung abkühlen und tragen Sie sie zwei- bis dreimal am Tag auf die betroffenen Stellen auf.

Wunde, juckende, müde Füße

• Wenn die Füße jucken und brennen, tun Massagen mit kühlendem Tigerbalsam gut, mit einer Kampfersalbe oder mit White-Flower-Öl, das man mit etwas Mandelöl vermischt (siehe Glossar).

• Nehmen Sie ein heißes Fußbad mit Sesamsamenöl und einer Lösung aus Hiobs-Tränen, wenn die Haut spröde und rissig ist.

• Der Lösung aus Hiobs-Tränen können Sie zwei bis drei Gramm japanischen Bergpfeffer (Sanshô, *Zanthoxylum bungeanum Maxim*) hinzufügen. Sie erhalten die Schoten in den meisten Asienläden mit Lebensmittelabteilung. Die Lösung ist ebenfalls gut für trockene, rissige Haut.

• Granatapfel lindert den Juckreiz. Bereiten Sie bei müden, juckenden Füßen ein Fußbad, indem Sie die Frucht aufschneiden, die Kerne zerkleinern und 15 Minuten lang in heißem Wasser einweichen. Gießen Sie die Lösung ins Fußbad und tauchen Sie die Füße 15 Minuten ein. Anschließend spülen Sie Ihre Füße mit warmem Wasser ab und massieren dann noch Tigerbalsam ein.

• Nehmen Sie vor dem Schlafengehen ein heißes Ingwer-Fußbad, wenn die Füße schmerzen und kribbeln. Tauchen Sie die Füße 15 bis 20 Minuten ins heiße Wasser, anschließend massieren Sie sie mit frisch gepresstem Zitronensaft. Waschen Sie den Saft mit kaltem Wasser ab und trocknen Sie die Füße sorgfältig. Ein paar zusätzliche Atemübungen vor dem Schlafengehen bringen Entspannung nach einem anstrengenden Tag.

• Eine 15minütige Fußmassage vor dem Schlafengehen tut so gut, dass Sie diese sicher wiederholen werden. Fußmassagen entspannen und bringen einen tiefen, erholsamen Schlaf.

Reflexzonen-Massage

Die Reflexzonen-Massage ist eine alte chinesische Behandlungsmethode, die den Körper in ein harmonisches Gleichgewicht bringt und dem allgemeinen Wohlbefinden dient. Die Therapie basiert auf der Vorstellung, dass alle Körperorgane in anderen Bereichen des Körpers zugehörige Reflexpunkte haben. Einige der empfindlichsten Punkte befinden sich an den Füßen.

Man hat den Körper in verschiedene Zonen unterteilt, um die zugehörigen Bereiche zu finden. Organe einer bestimmten Zone können stimuliert werden durch Drücken verschiedener Punkte in der entsprechenden Zone. Alle Organe haben eine Entsprechung an den Füßen. Die Zonen kann man auch als Energiebahnen deuten, durch die Qi fließt, vom Kopf bis zu den Händen und Füßen. Es gibt auch Energiebahnen, die horizontal verlaufen.

Zuerst wird auf den Fuß geklopft, um den Allgemeinzustand des Körpers herauszufinden. Empfindliche Punkte entsprechen Organen, die nicht im Gleichgewicht sind. Indem die Reflexpunkte stimuliert werden, wird das Qi im entsprechenden Organ stimuliert.

Auch Emotionen spielen bei den Blockaden eine Rolle. Schwellung, Verhärtung und Spannung drücken oft Emotionen wie Angst und Schuldgefühle aus. Reflexzonen-Therapeuten sagen, dass Angst und Schuldgefühle meistens mit Schmerzen im unteren Rückenbereich verbunden sind. Bei Angst zieht sich der Körper zusammen und verhindert den Qi-Fluss in den Rücken. Einige Therapeuten behaupten, dass sich Schuldgefühle als unbewusster Wunsch zur Selbstbestrafung äußern und zu Schmerzen im Körper führen. Eine Gesprächstherapie kann daher durchaus hilfreich sein, wenn man eine Reflexzonen-Behandlung macht.

Probieren Sie einige wichtige Reflexzonenpunkte selbst aus:

• Allergiker können sich von ihrer laufenden Nase und ihren tränenden Augen befreien, indem sie auf dem ersten Glied der großen Zehe in Richtung Fußnagel reiben.

• Bei aufgeblähtem Bauch und Verdauungsstörungen reibt und drückt man den Bereich unter dem Fußballen, wo sich die gesamte Verdauungszone und die Reflexzonen des Verdauungssystems befinden.

Blockaden im Verdauungstrakt manifestieren sich in dieser Zone des Fußes in Form von Beulen und Ablagerungen. Um die Beulen zu ertasten, strecken Sie zuerst die Zehen nach hinten. Strecken Sie dann mit dem Daumen fest den Spann. Nehmen Sie den Daumen in die andere Hand – beim innersten Teil des Spanns beginnend – und streichen dann quer über die Fußsohle. Empfindliche Stellen bemerkt man, wenn man dies ein paarmal gemacht hat. Reiben Sie diese Stellen gründlich.

• Verdauungsbeschwerden, die von zu viel Magensäure und Überessen herrühren, werden durch Reiben des Fußballens behoben. Der Punkt liegt direkt hinter dem Metatarsal-Phalangenalgelenk der großen Zehe.

• Das Lymphsystem stimulieren Sie durch Drücken der Punkte zwischen den Zehen auf dem Fuß.

• Frauen, die an Menstruationsschmerzen, unregelmäßigem Zyklus, anderen Unterleibsbeschwerden oder an Schmerzen im Lendenwirbelbereich leiden, erreichen Linderung durch regelmäßige Massage des Bereichs zwischen dem Fußgelenkknochen und der Ferse auf der Innenseite des Fußes.

• Es gibt viele gute Bücher über Reflexzonen-Massage, die Anleitungen für Selbsthilfe-Maßnahmen bieten (siehe empfohlene Lektüre im Anhang).

Leistungsfähigkeit von Gedächtnis und Gehirn

Bislang hatte man in der westlichen Medizin den Degenerationsprozess der Gehirnfunktionen für eine normale Erscheinung des Älterwerdens gehalten. Doch neuere Forschungen haben gezeigt, dass der Alterungsprozess nichts mit den Störungen der Gehirnfunktionen zu tun hat, die gemeinhin dem Alter zugeschrieben wurden. Gedächtnisverlust und Alzheimer gehören zu den meistgefürchteten Krankheiten im Alter.

Energetik der chinesischen Medizin
In der chinesischen Medizin hängt Gedächtnisstärke mit der Vitalität des Körpers, also mit der regenerativen Kraft Jing zusammen. Jing ist verantwortlich für gesundes Wachstum und Entwicklung, für gesunde Entwicklung der Sexualreife und Fortpflanzungsfähigkeit, für geregelten Schwangerschaftsverlauf, den normalen Alterungsprozess, für gesunde Knochensubstanz und für gesundes Haar sowie für die Gehirnfunktionen. Jing bildet darüber hinaus das Mark, woraus wiederum die Substanz für das Rückenmark, das Kno-

chenmark und das Blut gebildet wird. Die Jing-Energie sitzt in den Nieren. Wer ausreichend Jing-Energie besitzt, dem wird ein langes, gesundes Leben vorausgesagt. Ein Mangel an Jing-Energie führt bei Kindern zu verzögerter geistiger Entwicklung, bei Erwachsenen zu vorzeitigem Altern, Müdigkeit und sexuellen Fehlfunktionen.

1. Erschöpfung der Jing-Reserven

Das Gedächtnis lässt mit fortschreitendem Alter nach, wenn die Jing-Reserven in den Nieren erschöpft werden. Die Symptome des Alterungsprozesses sind Haarverlust, graue Haaren, Falten, Zahnverlust, schwache Knochensubstanz, allmähliche Verschlechterung des Gehörs und der Sehkraft, Impotenz, Mangel an Scheidensekretion, nachlassendes sexuelles Interesse, Unfähigkeit zu klarem Denken und Konzentrationsschwäche. Die Jing-Reserven erschöpfen sich durch Überarbeitung, ausschweifendes Sexualleben, mangelhafte Ernährung, chemische Zusätze und Konservierungsmittel in Lebensmitteln, zu viele und zu starke Gewürze, Koffein und Alkohol.
Ein Mangel an Jing-Energie in den Nieren kann auch angeboren sein, beispielsweise wenn die Eltern bei der Geburt des Kindes schon recht alt sind. Fehlbildungen kommen in diesen Fällen häufiger vor als bei jungen Eltern. Eine Geburt kann bei einer Frau die Jing-Kraft schwächen, muss es aber nicht, wie man an vielen Frauen sehen kann, die auch nach mehreren Geburten immer noch vital und kräftig sind.

Die körperliche Konstitution und die Lebensweise bestimmen, wie groß die Jing-Reserven im Körper sind.

SELBSTHILFE-MASSNAHMEN

Stärken Sie das Jing durch eine entsprechende Ernährungsweise. Nehmen Sie nierenstärkende Kräuter und Nahrungsmittel zu sich. Machen Sie meditative Übungen, wodurch die Hara-Energie aufgebaut wird (dichtes Nervengeflecht, das ca. fünf Zentimeter unterhalb des Bauchnabels liegt).

Innere Anwendungen

• Zucker schadet der Funktionstüchtigkeit des Gehirns. Meiden Sie alle einfachen Zuckerarten (weißen, raffinierten Zucker, braunen Zucker und Getreidesirup) zugunsten von Kohlenhydraten. Nehmen Sie Malz als natürlichen Süßstoff und greifen Sie lieber zu Früchten als zu gezuckerten Speisen, wenn Sie ein Verlangen nach Süßem haben.

• Allergien gegenüber Milch- und Weizenprodukten können zur Gedächtnisschwäche beitragen. Ernährungsberater schlagen vor, dass man diese Produkte für einen Monat vom Speiseplan streicht; wenn keine Verbesserung des Gedächtnisses festzustellen ist, kann man sie wieder in den Speiseplan aufnehmen.

• Die Vitamine des B-Komplexes, insbesondere Cholin und B_6, sowie Aminosäuren tragen erheblich zum Erhalt eines guten Gedächtnisses bei. Ein Mangel an diesen Gehirnnährstoffen oder übermäßiger Konsum von verfeinerten, gebratenen Speisen oder einfach von „Junk-Food" schwächen die Leistungsfähigkeit des Gehirns und damit auch die Gedächtnisfunktion. Vitamin B6 ist in kleinen Mengen in allen Nahrungsmitteln enthalten, den höchsten Anteil haben: Bierhefe, Karotten, Hühnerfleisch, Fisch, Fleisch, Erbsen, Spinat, Sonnenblumenkerne, Walnüsse und Weizenkeime. Reich an Cholin sind: Eidotter, Hülsenfrüchte, Fleisch, Milch und Vollkorngetreide.

• Essen Sie vermehrt Speisen, die das Yang und das Jing der Nieren stärken (siehe Kapitel 3).

• Ginseng, Bienenpollen, Lecithin und Ginkgo-Nüsse sind zur Verbesserung der Gedächtnisstärke ebenfalls zu empfehlen. (siehe auch im Abschnitt Umgang mit Stress und Stärkung des Immunsystems und im Glossar.)

• Der Ginkgo-Baum ist in Japan heimisch, wo er für seine Robustheit berühmt ist. Er war der erste Baum, der im Frühling nach Abwurf der Atombombe über Hiroshima wieder zu blühen begann. Die Blätter sollen die Blutzufuhr zum Gehirn fördern. Extrakte aus den Blättern und Kapseln sind in den meisten Gesundheitsläden erhältlich. Nehmen Sie über einen Zeitraum von zwei Monaten je zwei Kapseln zweimal täglich ein. Die Einnahme ist unbedenklich, weil die Kapseln keinerlei Giftstoffe enthalten.

Äußere Anwendungen

Geistig rege zu bleiben und aktiv am Geschehen in der Welt teilzunehmen ist enorm wichtig, wenn Sie so lange wie möglich geistig fit bleiben wollen. Machen Sie Gedächtnisübungen, beispielsweise mit Sprichwörtern, die Sie in Ihrer Jugend gelernt haben.

Wenn Sie für eine Prüfung lernen und das Wissen im Kurzzeitgedächtnis speichern müssen, um es schnell wieder abrufen zu können, dann legen Sie Ihre Lernzeit am besten auf den Vormittag. Das Langzeitgedächtnis ist in den Nachmittagsstunden aktiviert: Dinge, die man längere Zeit speichern muss, sollten besser am Nachmittag eingepaukt werden. Das wahre Geheimnis eines guten Gedächtnisses liegt aber sicher im Interesse, das Sie an der jeweiligen Sache haben, die Sie sich merken sollen oder wollen. Wenn Sie von vornherein denken, etwas sei nicht sonderlich wichtig, dann wird das Gedächtnis erst gar nicht richtig aktiviert, weil die Motivation fehlt. Die Konzentrationsfähigkeit können Sie aber steigern: Meditationsübungen erleichtern es Ihnen sich auch Dinge zu merken, die Sie persönlich nicht so interessant finden.

2. Ungleichgewicht im Herzen zerstört Shen
Das Gehirn findet in den Lehren der chinesischen Medizin kaum Erwähnung. Man spricht eher vom Geist oder von der Shen-Energie (Herz- oder Geistesenergie), die im Herzen sitzt. Ted Kaptchuk schreibt in seinem Buch *The Web That Has No Weaver*, Shen sei „die bestimmende Kraft des Selbst, die sich auf der geistigen, emotionalen und expressiven Ebene jedes Menschen ausdrückt."[1] Menschen mit starker Shen-Energie haben klare

---

1 Ted Kaptchuk, *The Web That Has No Weaver*. New York, Congdon & Weed, 1983, S. 45.

Augen, sind vital, emotional und psychisch ausgeglichen; sie drücken sich klar aus und zeigen Anteilnahme am Schicksal anderer Menschen.

Zwischen den Funktionen des Gehirns und des Herzens besteht eine enge Verbindung. Die Herzfunktionen ähneln denen in der Gehirnrinde – und dieser Teil des Gehirns ist für die Entstehung von Gedanken zuständig, für Aufnahmefähigkeit, Empfindungen, die Sprechfunktion, Kommunikationsfähigkeit und für das Gedächtnis. Die Leistungsfähigkeit des Gehirns hängt wesentlich von der Leistungsfähigkeit des Herzens ab und von der Shen-Energie, die im Herzen sitzt.

Ein gesunder Geist (Shen) hängt von der Qi- und Jing-Kraft ab.

Shen, Qi und Jing bilden zusammen die „Drei Schätze", die drei Vitalenergien des Körpers, die den Menschen ausmachen. Diese drei Energien stehen in einer ständigen Wechselbeziehung zueinander. Ein Mangel an einer der drei Energien beeinflusst auch die anderen beiden. Ein Mangel an Qi und Jing führt zu einer Beeinträchtigung oder Zerstörung von Shen. Die Folgen sind unklares Denken, ein schlechtes Gedächtnis als Folge verwirrter Gedankengänge, Unruhe, unruhige Augen, die unmöglich auf einen Punkt gerichtet werden können.

Störungen des Herzorgans oder der Herzkanäle werden verursacht durch Überarbeitung, emotionale Erregung über einen langen Zeitraum und zu viel Stress oder andere Formen seelischer Belastungen. All diese Faktoren tragen zu einer Zerstörung der Shen-Energie bei.

Selbst wenn noch genügend Qi- und Jing-Energie vorhanden sind, kann es zu einer völligen Ausbeutung der Shen-Energie kommen. Die Folgen mangelnder Shen-Energie sind Herzklopfen, Kurzatmigkeit bei Aufregung, Müdigkeit, Lethargie, Depressionen, benebelter Geist und Zögerlichkeit. Die Leistungsfähigkeit des Gehirns, das Denkvermögen ist ebenfalls herabgesetzt.

SELBSTHILFE-MASSNAHMEN

Bauen Sie die Shen-Energie durch Meditation auf.
Vermeiden Sie Stress und überarbeiten Sie sich nicht.

Innere Anwendungen

• Vermeiden Sie Alkohol, Zigaretten, Drogenkonsum, zu häufigen Geschlechtsverkehr und zwanghafte Verhaltensweisen.

• Siehe auch unter Innere Anwendung, Erschöpfung der Jing-Reserven.

Äußere Anwendungen

• Shen kann wieder aufgebaut werden durch: Qi Gong, Tai Chi, Zazen, Tao-Shen-Meditation, Yoga, Gebete und bewusste Pflege von Anteilnahme.

Alle diese Übungen tragen erheblich zu mehr Konzentrationsfähigkeit bei. Sie verbessern die geistige Kraft, Klarheit, Willensstärke und Aufnahmefähigkeit. Sie begegnen Ihrer Umgebung bewusster und spüren die Einheit von Körper und Seele. Sie haben mehr Kraft für die Kommunikation mit anderen Menschen und empfinden Anteilnahme für deren Wohlergehen. Sie werden viel ruhiger und gelassener.

• Die genannten Übungen tragen zum Stressabbau bei. Die Aufnahme von Luft-Qi, Sauerstoff, wird erhöht, was die körperliche und geistige Vitalität fördert.

• Gespräche mit Freunden, dem Lehrer oder Professor oder einem Therapeuten tragen ebenfalls zur Stressverminderung bei. Vertrauensvolle Gespräche befreien Sie eventuell von übertriebenen Sorgen und bringen mehr Ruhe und Gelassenheit in Ihr Leben.

• Trainieren Sie Ihr Gehirn: Machen Sie Kreuzworträtsel, spielen Sie Memory, Schach oder ähnliche Spiele, erlernen Sie eine Fremdsprache.

Gewichtsschwankungen und Gewichtsprobleme

Plötzliche Gewichtsschwankungen nach oben wie nach unten können ein Alarmzeichen sein, besonders wenn kein Grund dafür vorliegt. Da bei Gewichtsveränderungen häufig psychische Faktoren einen Ausschlag geben, sind sie relativ schwierig in den Griff zu bekommen. Doch Allopathie und chinesische Medizin können sich auf diesem Gebiet sinnvoll ergänzen. Wenn erst einmal lebensbedrohliche Faktoren, die für die Gewichtsveränderungen infrage kommen können, ausgeschlossen sind, kann man mit chinesischer Medizin versuchen, die Situation zu stabilisieren. Die Analyse der psychischen Befindlichkeit des Patienten ist dabei weniger von Bedeutung, weil die chinesische Medizin ohnehin von einem ganzheitlichen Ansatz ausgeht und die energetische, physische und psychische Komponente als Teile des Gesamtbildes betrachtet.

Peter macht die Beobachtung, dass viele übergewichtige Menschen nicht unbedingt sehr viele Kalorien oder große Mengen an Nahrung zu sich nehmen. Jüngere Untersuchungen haben auch ergeben, dass Übergewicht sehr viel mit dem Stoffwechsel zu tun hat, also mit der Art, wie Nahrung im Körper verwertet wird (Milzbehandlung in der chinesischen Medizin), oder mit der Kombination bestimmter Speisen.

Energetik der chinesischen Medizin

Die chinesische Medizin führt unerklärliche Gewichtsschwankungen auf eine Störung der Verdauungsfunktionen zurück, die hauptsächlich den Magen und die Milz betreffen. Der Magen nimmt die Nahrung auf und spaltet sie. Die Milz verwertet und wandelt die aufgespaltene Nahrung in Nährstoffe um, die mit der Luft (Sauerstoff) der Lungen für die Blut-

und Qi-Bildung gebraucht werden. Auf diese Weise werden die umgewandelten und verwertbaren Nährstoffe im Körper verteilt. Ein Ungleichgewicht der Magen/Milzfunktionen kann sowohl zu unkontrollierter Gewichtszunahme führen als auch zum Gewichtsverlust.

1. Plötzliche Gewichtsveränderung durch Funktionsstörungen in der Milz
Gewichtszunahme oder -abnahme kann von folgenden Beschwerdebildern begleitet sein: Magen- oder Zwölffingerdarmgeschwüre, Magenneurose, chronische Gastritis, chronische Darmentzündung, chronische Ruhr oder chronischer Durchfall, fahle Gesichtsfarbe, Appetitlosigkeit, Völlegefühl im Magen und aufgeblähter Bauch, Bauchschmerzen, die bei Druck nachlassen, Müdigkeit in den Gliedmaßen, Übelkeit, lockerer Stuhl, blasse, schlaffe Zunge. Gründe dafür können unregelmäßige Essgewohnheiten sein, extreme Sorgen, seelische Anspannung oder eine lange Krankheit.
Manchmal spielt es keine Rolle, was und wie viel man isst, man nimmt trotzdem nicht zu, auch wenn man gern ein paar Pfunde mehr hätte. Der Körper ist in diesem Fall nicht in der Lage, die Nahrung in Energie umzuwandeln und an das Gewebe weiterzuleiten.

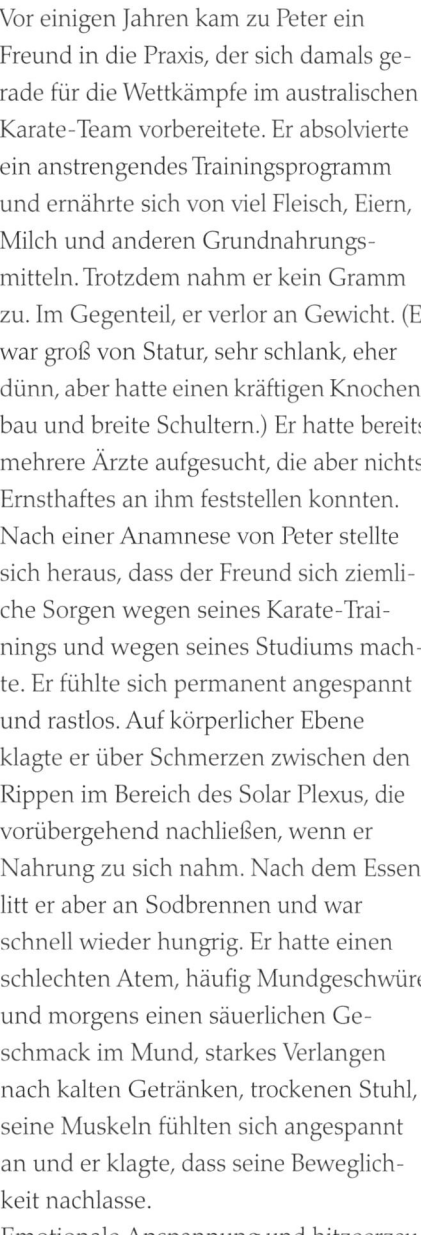

2. Aufgrund von Hitze im Magen lässt trotz Nahrungsaufnahme das Hungergefühl nicht nach.
Ganz egal, wie viel man isst, der Hunger hört trotzdem nicht auf. Diese Situation kann durch zu viel Hitze im Magen ausgelöst werden und folgende Begleiterscheinungen haben: schlechter Atem, trockener Mund, Magenschmerzen vor dem Essen und Verstopfung oder trockener Stuhl.

Vor einigen Jahren kam zu Peter ein Freund in die Praxis, der sich damals gerade für die Wettkämpfe im australischen Karate-Team vorbereitete. Er absolvierte ein anstrengendes Trainingsprogramm und ernährte sich von viel Fleisch, Eiern, Milch und anderen Grundnahrungsmitteln. Trotzdem nahm er kein Gramm zu. Im Gegenteil, er verlor an Gewicht. (Er war groß von Statur, sehr schlank, eher dünn, aber hatte einen kräftigen Knochenbau und breite Schultern.) Er hatte bereits mehrere Ärzte aufgesucht, die aber nichts Ernsthaftes an ihm feststellen konnten. Nach einer Anamnese von Peter stellte sich heraus, dass der Freund sich ziemliche Sorgen wegen seines Karate-Trainings und wegen seines Studiums machte. Er fühlte sich permanent angespannt und rastlos. Auf körperlicher Ebene klagte er über Schmerzen zwischen den Rippen im Bereich des Solar Plexus, die vorübergehend nachließen, wenn er Nahrung zu sich nahm. Nach dem Essen litt er aber an Sodbrennen und war schnell wieder hungrig. Er hatte einen schlechten Atem, häufig Mundgeschwüre und morgens einen säuerlichen Geschmack im Mund, starkes Verlangen nach kalten Getränken, trockenen Stuhl, seine Muskeln fühlten sich angespannt an und er klagte, dass seine Beweglichkeit nachlasse.
Emotionale Anspannung und hitzeerzeugende Speisen (schweres, rotes Fleisch und Milchprodukte) können zu über-

schüssiger Hitze im Magen führen, die sich in einigen oder in allen der zuvor genannten Faktoren äußert. Der Patient unterzog sich einer Akupunkturbehandlung, stellte seine Ernährung um und machte Entspannungsübungen. Zudem wurden ihm Heilkräuter verabreicht. Allmählich besserte sich sein Zustand. Obwohl er von Natur aus ein eher ängstlicher Mensch war und die Behandlung dadurch beeinflusste, dass er Fleisch und Eier nicht sofort uneingeschränkt von seinem Speiseplan streichen wollte, gelang es ihm, die nötigen Veränderungen in seiner Lebensweise herbeizuführen. Sein Karate-Training verlief erfolgreich und er beendete sein Studium ebenfalls ohne Schwierigkeiten.

SELBSTHILFE-MASSNAHMEN

Vermeiden Sie Ärger und Irritationen. Schrauben Sie Ihre Perfektionsansprüche zurück, um die Leber zu beruhigen. Die überschüssige Hitze im Magen reduzieren. Die Milzfunktion harmonisieren.

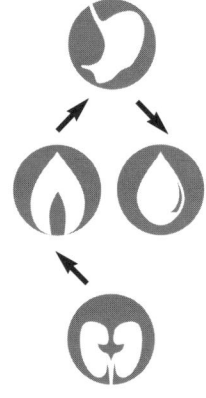

3. Gewichtszunahme und Flüssigkeitsspeicherung durch Funktionsstörungen der Milz
Wenn die Milz nicht richtig arbeitet, kann es ebenfalls zu unerklärlicher Gewichtszunahme und zudem zu einer Flüssigkeitsspeicherung im Körper kommen. Ein zu hoher Anteil der Nahrung und der Flüssigkeit wird nicht in Energie umgewandelt. Die Flüssigkeit sammelt sich an und kann zu erheblichen Gewichts-

schwankungen führen. Begleiterscheinungen können sein: kalte Hände und Füße, Müdigkeit, lockerer Stuhl und Schweregefühl insbesondere in den Händen und Füßen, müde Gliedmaßen, Verlangen nach Flüssigkeit, was aber nach dem Trinken Völlegefühl oder Aufblähung des Leibes verursacht.

SELBSTHILFE-MASSNAHMEN

Halten Sie regemäßige Mahlzeiten ein. Versuchen Sie sich weniger Sorgen zu machen und sich den Kopf nicht wegen Kleinigkeiten zu zerbrechen. Schränken Sie den Verzehr von rohen, kalten Speisen ein oder verzichten Sie ganz darauf.

4. Funktionsstörungen der Nieren mit Mangel an Feuer in diesem Organ schwächen die Milz.
Die Milz- und Nierenmeridiane hängen eng miteinander zusammen und sind ihrerseits auf das endokrine System abgestimmt. Besonders Frauen sind von Funktionsstörungen in diesem Bereich betroffen, was sich merklich auf das Körpergewicht auswirkt. Faktoren wie rohe und kalte Speisen, Alkohol, spätes Zubettgehen, Überarbeitung oder intensives Studium, physischer oder emotionaler Stress, zu reges Sexualleben können Beschwerden hervorrufen wie: Kälteempfinden, Schweregefühl, Müdigkeit oder Energiemangel, Haarausfall, Schmerzen im unteren Rückenbereich mit Frösteln, kalte und schmerzende

Knie, lockerer Stuhl, Harnblockaden mit Ödembildung, insbesondere im unteren Körperbereich.

Peter behandelte eine Patientin, die ungefähr Mitte Dreißig war und über Übergewicht klagte, sich aufgedunsen fühlte und seit über einem Jahr an chronischem Durchfall litt. Sie hatte eine sehr helle und weiche Haut, versuchte den Durchfall mit Mitteln aus der Apotheke zu beseitigen, was aber nicht viel half. Ihre Zunge war leicht angeschwollen, hatte Flecken an den Rändern und einen schmierigen, margarineartigen Belag. Die Patientin erklärte, sie friere leicht und habe oft Durst, fühlte sich aber unmittelbar nach dem Trinken immer aufgebläht. Ihr Appetit war gering.

Um die überflüssigen Pfunde loszuwerden, ernährte sie sich von den typischen Diätvorschlägen aus Frauen- und Modezeitschriften. Ihr Speiseplan bestand hauptsächlich aus rohem Obst und Gemüse, ein wenig Fleisch und Fisch und Brot. Die Diagnose lautete: Feuchtigkeitsstau (Ödeme, Aufblähung) aufgrund von Qi-Mangel in der Milz (zu wenig Energie, um die Nahrung in Energie umzuwandeln). Die Milz ist die Quelle der Körpersäfte, die im Blut, im Speichel und in der Lymphflüssigkeit zirkulieren.

Der Feuchtigkeitsüberschuss bewirkt die Entstehung von Ödemen und Schwellungen, weil sich die Flüssigkeit im Gewebe einlagert. Wenn die Flüssigkeit dort nicht mehr gespeichert werden kann, fließt sie in die Gelenke, in die Nebenhöhlen, in den Unterleib, die Lunge und in die Zwischenräume zwischen Haut und Muskeln. Die Patientin wurde mit Moxibustion gegen den überhöhten Flüssigkeitsanteil (Ödeme) im Körper behandelt. Zur Stärkung des Verdauungssystems sollte sie außerdem ihre Ernährung auf gekochte Speisen umstellen – bestehend aus gedünstetem oder gekochtem Gemüse, leichten Suppen, Eintöpfen und Vollkorn-Produkten. Im weiteren Behandlungsverlauf wurden ihr Heilkräuter verschrieben, damit sich ihr Energiepegel erhöhte. Nach zwei Sitzungen hatte sich ihr Stuhlgang normalisiert, ihr Appetit hatte sich verbessert, und sie war sichtbar besserer Laune. Sie fühlte sich wohler und vitaler. Die Pfunde schmolzen ohne Diät und ohne Anstrengung.

SELBSTHILFE-MASSNAHMEN

Streichung von Nahrungsmitteln, die die Milz belasten.
Reduzierung der Flüssigkeit im Körper.
Stress und Übearbeitung vermeiden, um die Nieren nicht zu belasten.

5. Nahrungsaufnahme zur falschen Tageszeit.

Die richtige Tageszeit spielt, teilweise zumindest, eine Rolle, um ein normales Körpergewicht zu halten. Peter behandelte einen 40-jährigen Mann mittlerer Größe, der seit acht Jahren in Japan lebte und 75 kg wog, als er hier ankam. Im Laufe der acht Jahre hatte er es dann auf 108 kg gebracht. Er hatte sich untersuchen lassen, aber sein Blutdruck wurde innerhalb der Normalwerte eingestuft und auch seinem Herzen fehlte nichts.

Über sonstige Beschwerden konnte er nicht klagen.

Peter erfuhr aber von ihm, dass er nur eine Mahlzeit am Tag zu sich nahm: ein üppiges Abendessen um 20 Uhr abends. Er frühstückte nie und aß zu Mittag nur einen Happen. Er nahm große Mengen an Flüssigkeit zu sich, hauptsächlich Mineralwasser, trieb keinen Sport und setzte sich abends nach dem Essen gern zum Lesen aufs Sofa. Er ging in der Regel zwischen 22.30 und 23.00 Uhr ins Bett, hatte aber einen unruhigen Schlaf.

Die Gewichtsprobleme dieses Patienten waren hauptsächlich auf seine Essgewohnheiten zurückzuführen. Er aß zu spät am Tag eine zu reichhaltige Mahlzeit, während er tagsüber hungerte. Die chinesische Medizin sagt, dass jedes Organ zu bestimmten Zeiten am Tag für zwei Stunden besonders aktiv ist. Die beiden maßgeblichen Verdauungsorgane Magen und Milz sind zwischen 7.00 und 9.00 Uhr morgens (Magen) beziehungsweise zwischen 9.00 und 11.00 Uhr (Milz) am aktivsten. Deshalb gelten die Morgen- beziehungsweise Vormittagsstunden als die Zeit, in der man bevorzugt reichhaltige Mahlzeiten zu sich nehmen darf. Dieser Patient hatte sich Essenszeiten angewöhnt, die dieser Uhr exakt entgegenlaufen. Er aß am meisten, wenn sich die Magentätigkeit dem Nullpunkt nähert. Kein Wunder also, dass die Nahrung nicht ausreichend verdaut und in Energie umgewandelt werden konnte. Darüber hinaus hatte der Mann durch die selbst auferlegte Hungerdiät während des Tages seinen Stoffwechsel soweit herabgesetzt, dass alle Körperfunktionen auf Sparflamme schalteten, um Fettreserven für den Notfall zu bilden.

Zuerst musste durch eine Akupunkturbehandlung der Punkte MAG. 36 und DD. 11 sein Stoffwechsel wieder auf Normalfunktion gebracht werden. Seine Ernährung setzte sich fortan aus mehreren kleinen Mahlzeiten am Tag zusammen (obwohl es ihm anfangs schwerfiel, morgens zu frühstücken). Er nahm abends um 19.00 Uhr nur noch ein bescheidenes Essen zu sich und sollte danach einen kleinen Verdauungsspaziergang machen. Nach und nach baute er auch ein wenig Sport in seinen Tagesablauf ein. Nach acht Wochen hatte er 10 kg abgenommen, fühlte sich bedeutend wohler, hatte mehr Energie und konnte besser schlafen. Das Letzte, was Peter von ihm hörte, war, dass er zum Frühstück am liebsten Haferbrei mit Rosinen aß.

SELBSTHILFE-MASSNAHMEN

Essen Sie zwei- bis dreimal am Tag oder nehmen Sie mehrere kleine Mahlzeiten über den Tag verteilt zu sich.
Essen Sie morgens oder in den Vormittagsstunden am reichhaltigsten.
Die Abendmahlzeiten sollten bescheiden, aber nahrhaft sein.

Andersgeartete Gewichtsprobleme können mit der Schilddrüsenfunktion zusammenhängen. Die Schilddrüse wird in der chinesischen Medizin dem Zusammenspiel zwischen Herz-, Leber- und Milzfunktion zugeordnet. Gewichtsprobleme, die mit der Schilddrüse zusammenhängen, sollten von einem Arzt oder Heilpraktiker behandelt werden.

Innere Anwendungen

• Schränken Sie den Verzehr von magen- und milzbelastenden Speisen ein oder verzichten Sie ganz darauf. Dazu gehören: eisgekühlte Getränke, kalte oder eisgekühlte Speisen, koffeinhaltige Getränke, Milchprodukte, weißer Zucker und schwer verdauliches, rotes Fleisch.

• Vermeiden Sie große Mengen an Flüssigkeitsaufnahme am Tag, wenn Sie zu Ödembildung neigen.

• Vermeiden Sie in jedem Fall entschlackende Trink-Diäten und Abführmittel. Sie schädigen damit die Milz und erschweren es dem Körper sein Gewicht von selbst wieder zu regulieren.

• Empfehlenswert sind Nahrungsmittel, die den Magen und die Milz stärken, beispielsweise frisches Blatt- und Wurzelgemüse, das gekocht und warm gegessen werden sollte, Fisch und Hühnerfleisch, gekochter Tofu, Vollkorn und Getreide, Hülsenfrüchte.

• Geben Sie nur wenig Gewürze an die Speisen und beschweren Sie das frische und leicht gedünstete Gemüse nicht mit Sahne- und Käsesaucen.

• Getrocknete Mandarinenschalen, Wilde Yamswurzel, frischer Ingwer und Knoblauch, Chinesische Rote Datteln und Lycium-Beeren können Sie regelmäßig an Suppen, Eintöpfe und leicht gedünstete Gerichte geben, um damit den Qi-Fluss anzuregen und den Magen zu stärken.

• Azuki- und Weiße Bohnen hemmen die Ödembildung. Schwert- und Sojabohnen sind sehr proteinhaltig und besonders für Menschen mit Gewichtsproblemen zu empfehlen. Essen Sie regelmäßig Bohnen und trinken Sie zweimal am Tag eine Bohnenbrühe (siehe Anleitung zur Zubereitung im Anhang). Azuki-Bohnensprossen sind hervorragend. Servieren Sie braunen Reis dazu und streuen Sie Sesamsamen über das Bohnen-Reisgericht. Kauen Sie alle Speisen sorgfältig.

• Nehmen Sie vermehrt Fisch zu sich. Fisch enthält Omega-3-Fette, essenzielle Fettsäuren mit einem Enzym, die eine Synthese mit Prostaglandinen (hormonähnliche Sustanzen) bilden, welche für die Durchblutung, die Reproduktion, den Stoffwechsel und das Wachstum wichtig sind. Kammmuscheln sollen die Fettablagerung verhindern und Müdigkeit aus dem Körper vertreiben. Sie sind jedoch bei Neigung zu Ödembildung nicht angezeigt.

• Kombu ist eine kräftige, breitfächrige Seealge, die man in der japanischen Küche für Dashi (Brühe) verwendet. Sie ist reich an Mineralstoffen, arm an Kalorien, wirkt blutdrucksenkend und hemmt Arterienverhärtung. Darüber hinaus trägt sie mit dazu bei, dass sich kein Fett im Körper ablagert.

• Trinken Sie Genmai-Tee (der manchmal auch unter der seltsamen Bezeichnung „Popcorn-Tee" verkauft wird). Ersetzen Sie Kaffee und schwarzen Tee durch selbst gemachte Tees aus den Samen von Kassiaschoten (Habu-cha) und aus Löwenzahnblättern. Enzian-Tee schmeckt sehr bitter, tut aber gut, wenn man zu viel gegessen hat oder unter Blähungen leidet. Machen Sie mit drei Gramm Enzian und 1 1/2 Tassen Wasser einen Sud, teilen Sie die Flüssigkeit in vier Portionen auf und trinken Sie hiervon jeweils nach den Mahlzeiten.

Äußere Anwendungen

• Machen Sie sooft wie möglich ein Sitzbad. Sitzbäder regen die Durchblutung an, verscheuchen die Müdigkeit und vermitteln ein angenehm leichtes Körpergefühl.
• Treiben Sie Sport. Vielleicht haben Sie dieses Thema längst abgehakt und für sich beschlossen, dass Sie Sport nicht mögen. Doch versuchen Sie Ihrer Gesundheit zuliebe Ihre Einstellung gegenüber körperlicher Bewegung zu ändern. Das ist leichter als Sie denken.

Akupressur, um den Appetit zu regulieren.
(siehe Körperkarte, wo die Punkte genau angegeben und die Abkürzungen erklärt sind.)
MAG. 36 – Durch diesen Punkt werden der Stoffwechsel und die Verdauung angeregt. Auch Moxa-Anwendungen sind geeignet.

EG. 12 – Wärmt und stärkt die Verdauungsorgane.
Mit Druck, ungefähr zwei Fingerbreit auf beiden Seiten der Wirbel, behandeln Sie den Rücken unmittelbar unterhalb der Schulterblätter bis hinunter zu den Hüftknochen.

Tägliche Bauch-Qi-Massage
Ein tägliche Qi-Massage beugt Blähungen und Verstopfung vor. Führen Sie die Massage jeden Morgen und jeden Abend durch. Lassen Sie die Hände neunmal über die Bauchdecke kreisen. Beginnen Sie knapp oberhalb des Bauchnabels, indem Sie die linke Hand über die rechte legen und die Hände nach unten kreisen lassen bis knapp oberhalb des Schambeins, allmählich nach rechts weiterkreisen. Die Bewegung sollte ohne Unterbrechung sanft und flüssig verlaufen. Atmen Sie dabei tief ein und aus und versuchen Sie mit dem Unterleib zu arbeiten, indem Sie ihn beim Atmen ausdehnen und wieder zusammenfallen lassen. Stellen Sie sich einen weißen Lichtball unter Ihren Handflächen vor, der den Qi-Fluss mit den Handbewegungen anregt.

Gynäkologische Probleme

Dysmenorrhoe (schmerzhafte Menstruation), dunkle Klumpen im Menstruationsblut, verlängerter Zyklus, starke Blutungen, Stimmungsschwankungen (Gereiztheit, Wutanfälle, Depressionen), Unfruchtbarkeit, Erschöpfung nach der Periode, Endometriose (Vorkommen von gebärmutterähnlichem Gewebe außerhalb der physiologischen Schleimhautauskleidung der Uterushöhle, das ähnlichen zyklischen Veränderungen unterworfen ist wie das der Gebärmutter), Leukorrhoe (übermäßiger Weißfluss), Hefepilz- und Vaginalinfektionen (Candida albicans), Fibroma (gutartige Bindegewebsgeschwulst) und Zysten, Probleme im Klimakterium.

Dysmenorrhoe

Schmerzhafte Menstruationsbeschwerden, die man unter dem Begriff Dysmenorrhoe zusammenfasst, sind ein häufig auftretendes gynäkologisches Problem. Die Symptome sind oft blasse Gesichtsfarbe, starkes Schwitzen, kalte Extremitäten, Übelkeit und Erbrechen.
Die chinesische Medizin erklärt diese Beschwerden mit unterschiedlichen energetischen Bedingungen. Wegen einer Reihe verwandter Syndrome werden die Selbsthilfe-Maßnahmen bei dieser Erkrankung (einschließlich innerer und äußerer Anwendungen) am Ende des Abschnitts Stimmungsschwankungen aufgeführt.

Energetik der chinesischen Medizin

1. Qi- und Blut-Stau

Blutstauungen und Qi-Stagnation behindern die harmonische Blutzirkulation und verursachen Schmerzen, eine häufige Diagnose im Zusammenhang mit diesem Problem. Die Krämpfe treten gewöhnlich im Unterleib auf und strahlen auf die Seiten aus. Wenn die Beschwerden hauptsächlich durch Qi-Stauung hervorgerufen werden, hält sich der Schmerz in erträglichen Grenzen. Gleichzeitig kann es zu Spannungsschmerzen im Brustkorb und in den Brüsten, geringem Blutfluss mit dunklen Blutklumpen und unregelmäßigem Zyklus kommen. Schuld an Qi- und Blutstauungen sind häufig nervöser Stress oder Depressionen. Mangelnde Hygiene während der Menstruation oder nach einer Geburt können ebenfalls zu Infektionen führen, was wiederum Krämpfe nach sich zieht.

SELBSTHILFE-MASSNAHMEN

Es gilt, die Qi- und Blutzirkulation anzuregen, um die Stauung aufzulösen, den Schmerz zu lindern und den Stau von Kälte und Feuchtigkeit im Körper abzubauen.

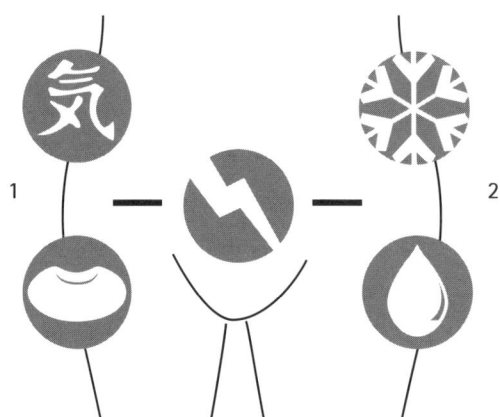

2. Wenn sich Kälte und Feuchtigkeit im Körper stauen, wird der harmonische Fluss von Qi und Blut behindert. Das führt zu Blockaden und Schmerzen.

Diese zweite Variante eines Ungleichgewichts verursacht Schmerzen vor und während der Menstruation. Der Schmerz konzentriert sich in der Mitte des Bauchs und strahlt von dort möglicherweise zum Rücken hin aus. Die Schmerzen lassen bei Wärmezufuhr und Drücken des Bauchs nach. Zu den Begleiterscheinungen gehören blasse Gesichtsfarbe, kalte Hände und Füße, geringe Blutung mit hellroten Blutklumpen und verspäteter Zyklus.

Die Beschwerden werden durch äußere Einflüsse wie durch mangelhafte Ernährung mit hohem Konsum kalter Getränke und Speisen sowie von rohem Obst und Gemüse verursacht. Der Zustand kann auch durch Kälte und feuchtes Wetter während der Menstruation ausgelöst werden. Die Widerstandskraft des Körpers ist während der Menstruation geschwächt, deshalb kann Kälte während dieser Zeit leichter in den Körper eindringen und sich im „Haus des Blutes"

(Uterus) sammeln. Die Blutung wird dadurch geschwächt und verursacht einen schmerzhaften Blutstau.

SELBSTHILFE-MASSNAHMEN

Wärmen Sie den Körper, um die Kälte zu vertreiben, den Qi-Fluss anzuregen und die Schmerzen zu lindern.

3. Blut- und Qi-Mangel

Bei einem Mangel an Blut und Qi ist der Körper nicht kräftig genug für regelmäßige, gesunde Menstruationsblutungen. In diesem Fall treten die Schmerzen gegen Ende oder nach Ablauf der Periode ein. Der Schmerz fühlt sich an, als sei er durch ein in der Mitte des Bauches nach unten ziehendes Gewicht verursacht. Wärme und Druck lindern den Schmerz. Weitere Begleiterscheinungen sind blasse Gesichtsfarbe, Herzklopfen, Energiemangel, Kurzatmigkeit, geringe, helle Blutung und eventuell ein verspäteter Zyklus. Weitere Symptome wie Kopfschmerzen, Schwindel, Stimmungsschwankungen, Gereiztheit, Schmerzen im Nacken, in den Schultern und im Lendenwirbelbereich sowie kalte Extremitäten hängen mit dem schwachen Blutkreislauf zusammen.

Ein Mangel an Qi und Blut kann durch eine allgemein schwache Konstitution und/oder durch die Nachwirkung einer schweren oder chronischen Erkrankung verursacht sein. Der Mangel wird durch die Menstruation verstärkt, weil diese für den Körper Stress bedeutet. Die Menstruation schwächt die Blutversorgung des Körpers und entzieht der Gebärmutter (Haus des Blutes) Nahrung.

SELBSTHILFE-MASSNAHMEN

Stärken Sie Ihren Körper, stellen Sie das vitale Energieniveau wieder her, nähren Sie das Blut und verbessern Sie die Blutzirkulation, um den Schmerz zu lindern.

4. Mangel an Yang oder Jing
Yang-Mangel führt ebenfalls zu Menstruationsschmerzen, weil die Yang-Energie für die Blutzirkulation zuständig ist. Ein Yang-Mangel zieht eine zu geringe Zirkulation von Qi nach sich, was sich wiederum auf die Blutzirkulation auswirkt und zu verspäteten Menstruationsblutungen und Schmerzen führt.

Zu viele Geburten, Abtreibungen und Fehlgeburten können die generative Jing-Energie in den Nieren schwächen und zu Blutmangel und Unterversorgung der Gebärmutter führen, wodurch Schmerzen im Unterleib entstehen.

SELBSTHILFE-MASSNAHMEN

Im ersten Falle ist Aufbau und Stärkung der Yang-Energie angebracht.
Im zweiten Fall muss die Jing-Energie genährt werden, um den Schmerz zu lindern.

Dunkle Klumpen im Menstruationsblut

Normalerweise stören sich die Frauen nicht daran, wenn sie dunkle Blutklumpen im Menstruationsblut bemerken. In der chinesischen Medizin ist diese Verdickungen des Blutes jedoch ein Hinweis darauf, dass mit dem Leber-Qi etwas nicht in Ordnung ist. Man sollte dies als Warnung nehmen und einen Arzt oder Heilpraktiker dazu befragen. Es ist besser, frühzeitig dafür zu sorgen, dass die Klumpen verschwinden, als später ernste Probleme zu haben, wie Endometriose, Zysten, Geschwulste oder im schlimmsten Fall sogar Gebärmutter- oder Brustkrebs.[1]

Energetik der chinesischen Medizin
1. Stagnation von Leber-Qi und Blut
Stauungen des Leber-Qi und des Blutes blockieren den Blutfluss. Das Blut setzt sich fest, statt ungehindert und gleichmäßig abzufließen. Dunkle Blutklumpen entstehen durch Stauung des Leber-Qi und führen zu einem Blutstau in der

---

1 Bob Flawes, *Endometriosis & Infertility and Traditional Chinese Medicine: A Laywoman's Guide*, Boulder: Blue Press, 1989, S. 60

Leber. Frisches Blut ist normalerweise hell und leuchtend rot, altes Blut hingegen dunkelrot, manchmal sogar fast schwarz, und bildet dicke Klumpen, weil der Blutfluss blockiert war und das Blut im Körper gelagert hatte.

Wenn man sich überisst, bleibt Nahrung im Darm zurück. Blut, das zu lange im Körper lagert, kann durch Traumata blockiert worden sein. Die Ursache dafür kann ein lang anhaltender Blutmangel und Feuchtigkeit sein, beides Faktoren, die den Qi-Fluss behindern. Unterleibsoperationen, eine Abtreibung oder Antibaby-Pillen können eine Stagnation des Leber-Qi bewirken.

Anzeichen für eine Qi-Blockade und Leberstagnation sind Unbehagen oder ein Engegefühl in der Brust, im Bauch oder im Kopf, aber auch Aufregung, Ärger, Enttäuschung, Depressionen, Blutklumpen im Menstruationsblut, Spannen in den Brüsten vor Einsetzen der Blutung, ein unregelmäßiger Zyklus und Krämpfe zu Beginn der Periode.

Die Schmerzen treten lokal auf und sind stechend und ziehend. Die Krämpfe lassen nach, wenn der Blutfluss einsetzt. Weitere Anzeichen sind auch Krampfadern am Unterleib, Hämorrhoiden, Verdickungen oder pochender Schmerz beim Geschlechtsverkehr.

2. Blutstau in der Leber verbunden mit Kälte
Manchmal ist ein Blutstau in der Leber auch mit Kälte verbunden. In diesem Fall sieht das Blut heller aus und der Körper zeigt noch andere Anzeichen, die auf Kälte deuten, wie eine rötliche oder bläuliche Zunge (ein Arzt kann den Unterschied

feststellen) und Krämpfe, die bei Wärme nachlassen. Eine Frau mit diesen Symptomen hat unter Umständen Fertilitätsprobleme, weil die Gebärmutter ebenfalls kalt ist.

SELBSTHILFE-MASSNAHMEN

Versorgen Sie Ihren Körper mit wärmenden und nährstoffreichen Lebensmitteln, die den Blutstau und die Leber-Qi-Stagnation auflösen, die Leber beruhigen und stärken und den Qi-Fluss anregen.

Schleppender Zyklus

Energetik der chinesischen Medizin
1. Yang- oder Jing-Mangel der Nieren
Ein Mangel an Yang-Energie in den Nieren bedeutet, dass dieses Organ die Fortpflanzungsfunktionen nicht richtig steuern kann. Die Menstruationsblutung zieht sich lange hin, was auf eine Nierenschwäche hindeutet. Zu den Symptomen gehören Schmerzen im Lendenwirbelbereich, Schwäche- und Kältegefühl im Bereich der Taille, allgemeines Kälteempfinden, Energiemangel, Zurückgezogenheit, Schwindel, Klingeln in den Ohren, Blässe, lockere Zähne, Haarausfall, Appetitlosigkeit, kalte und schmerzende Knie, häufiges oder unkontrolliertes Wasserlassen oder Blockade beim Wasserlassen, Ödeme, verminderte Libido, Ausbleiben der Regel, Unfruchtbarkeit oder Leukorrhoe.

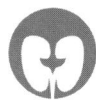

SELBSTHILFE-MASSNAHMEN

Wichtig sind Aufbau und Stärkung des Nieren-Yang sowie der regenerativen Jing-Energie.

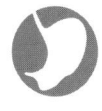

2. Milzschwäche
Bei Milzschwäche ist der Blutfluss in den Gefäßen beeinträchtigt, was entweder zu sehr starken Blutungen oder Schmier- blutungen führt. Wenn Sie an Verdau- ungsbeschwerden leiden und außerdem schnell blaue Flecken bekommen, könn- ten Sie an Milzschwäche leiden.

SELBSTHILFE-MASSNAHMEN

Stärken Sie die Milz.

Starke Menstruationsblutung

Energetik der chinesischen Medizin
Sehr starke Menstruationsblutungen sind entweder auf einen Überschuss oder auf einen Mangel zurückzuführen.

1. Überschüssige Hitze in der Leber
Überschüssige Hitze in der Leber führt dazu, dass das Blut aus dem Körper ge- drückt wird. Ursachen können zu viel fet- te, ölige Tiefkühlkost sein oder zu hoher Alkoholkonsum. (Nicht jede Frau, auf die das zutrifft, muss daran leiden. Das Pro- blem taucht verstärkt bei Frauen auf, die für diese Art des Ungleichgewichts anfällig sind.)

SELBSTHILFE-MASSNAHMEN

Bändigen Sie das Feuer in der Leber. Stärken Sie die Leber und bauen Sie das Yin auf.

2. Milzschwäche
Auch bei diesem Krankheitsbild kann Milzschwäche eine Rolle spielen. Das Blut fließt dann nicht harmonisch in den Gefäßen, was zunächst zu einer sehr starken Blutung führt, die dann in eine sehr schwache Blutung übergeht.

SELBSTHILFE-MASSNAHMEN

Stärken Sie die Milz.

Stimmungsschwankungen: Gereiztheit, Wutausbrüche, Depressionen

Susan Lark schreibt in ihrem vielgeprie- senen Buch *PMS: Self-Help Book* (siehe empfohlene Lektüre im Anhang), dass PMS (prämenstruelles Syndrom) meist mit Ängstlichkeit, Gereiztheit und Stim- mungsschwankungen einhergeht. Diese Symptome sind wenige Tage vor der Periode am ausgeprägtesten und lassen mit Beginn der Blutung nach.

1. Qi-Stau in der Leber
PMS ist ein tpischer Fall von Qi-Stau in der Leber, der meist durch zu viel und zu lang anhaltenden Stress verursacht wird.

Stress führt zu Qi-Blockaden in der Leber, die den Blut-Fluss behindern. Das Blut wiederum behindert den Qi-Fluss in der Leber – ein Teufelskreis, der die Leber und ihre Meridiane in zweierlei Hinsicht beeinflusst: Erstens ist die Leber das Organ, dessen Funktionsweise am leichtesten durch Emotionen gestört wird und am empfindlichsten auf Stress reagiert. Zweitens ist die Leber für den harmonischen Fluss von Qi und Blut zuständig. Wenn die Leber nicht im Gleichgewicht ist, kommt es infolgedessen zu einer Behinderung des Qi- und Blutflusses. Ärger ist ein Gefühl, das mit der Leber in Zusammenhang gebracht wird. Wenn sich das Leber-Qi und das Blut stauen, entstehen Ärger und Gereiztheit.

Der namhafte Gynäkologe Bob Flaws, der nach den Methoden der chinesischen Medizin behandelt, sagt: „Die Gefühle tauchen sporadisch auf, wenn sich das Qi zuerst aufstaut, und brechen aus, wenn sich genügend Druck angesammelt hat. Menschen, deren Leber-Qi gestaut ist, sind deshalb abwechselnd gereizt und griesgrämig."[2]

SELBSTHILFE-MASSNAHMEN

Reinigen und stärken Sie die Leber, regen Sie das Leber-Qi und das Blut an und bauen Sie Stress ab.

Richtlinien zur Selbsthilfe

Frauen, die an PMS und anderen Menstruationsproblemen leiden, müssen vor allem für eine geregelte Verdauung sorgen, den Körper wärmen, die Energie im Magen und in der Milz stärken, die Leber entgiften und unterstützen und die Qi- und Blutzirkulation anregen.

Innere Anwendungen

• Schränken Sie den Konsum von kalten oder eisgekühlten Speisen und Getränken ein, insbesondere vor und während der Menstruation.

• Essen Sie weniger rohes Obst und Gemüse sowie weniger Salate, Zitrusfrüchte, Sojabohnen und Sojabohnen-Produkte wie Tofu (vor allem kaltes Tofu), ferner Hirse, Buchweizen, Milchprodukte, Algen, Salz und weißen Zucker. Trinken Sie keine großen Mengen Flüssigkeit zu den Mahlzeiten.

• Nehmen Sie vermehrt Vollkorn-Produkte zu sich, die jedoch gut durchgekocht sein müssen.

• Streichen Sie scharfe Speisen und schweres, rotes Fleisch vom Speiseplan.

• Verzichten Sie auf Speiseeis. Es ist wegen des hohen Zuckergehalts und der Kälte, die den Verdauungstrakt belastet, besonders schädlich. Milchprodukte fördern generell die Schleimbildung im Körper. Viele Frauen machen die Erfahrung, dass sich die Unterleibskrämpfe verschlimmern, wenn sie kurz vor Einsetzen der Periode Eis essen.

2 Bob Flawes, *Endometriosis & Infertility and Traditional Chinese Medicine*: *A Laywoman's Guide*, Boulder: Blue Press, 1989, S. 60

- Belasten Sie die Leber nicht mit Medikamenten, Konservierungsmitteln und anderen Lebensmittelzusätzen.
- Überessen Sie sich nicht.
- Nehmen Sie bevorzugt Nahrungsmittel zu sich, die wärmend wirken und leicht verdaulich sind. Empfehlenswert sind Speisen, die den Magen und die Milz stärken (siehe Teil I, Kapitel 3 und den Abschnitt Umgang mit Stress und Stärkung des Immunsystems).
- Rein vegetarische Ernährung enthält oft nicht genügend Proteine. Die chinesische Medizin empfiehlt deshalb den Verzehr von ein wenig Fleisch, um den Körper mit tierischen Proteinen zu versorgen, vor allem von Innereien. Beachten Sie aber die Anleitung zur Zubereitung von Innereien im Anhang.
- Essen Sie vermehrt Nahrungsmittel, die im Falle eines Qi-Staus Qi-aktivierend wirken (siehe Teil I, Kapitel 3).
- Bei gehemmter Blutzirkulation sollten Sie gut gekochte Auberginen, Amazake (ein süßes Reisgetränk), Safran, Basilikum, Esskastanien (ganz oder gemahlen) und wärmende Speisen zur Stärkung der Milz zu sich nehmen.
- Blutreinigende und blutbildende Eigenschaften besitzen folgende Nahrungsmittel: Weizengras, Spirulina, chlorophyllhaltige Speisen, Sirupmelasse, Di huang *(Rhemannia)*, getrocknete Longan-Früchte oder Longan-Tee, Löwenzahnblätter, Beifuß, Färberdisteln, Mochi, Leber, Nieren, geronnenes Schweine- oder Kälberblut und Austern.
- Dang gui ist ein Blut-Tonikum. Es reguliert den Zyklus und hilft bei Dysmenorrhoe. Darüber hinaus regt es die Blutzirkulation an und lindert die Schmerzen, die durch den Blutstau zustande kommen. Dang gui können Sie in der Küche verwenden oder als Tee trinken mit roten Datteln, mit chinesischem Süßholz und Pfingstrosenwurzel. Füllen Sie dazu jeweils drei Gramm der Zutaten in einen Tontopf mit drei Tassen Wasser und lassen Sie das Ganze aufkochen. Danach lassen Sie es sieden, bis ein Drittel verkocht ist. Trinken Sie es zweimal am Tag. Dang gui sollte jedoch nicht während der Menstruation, zu Beginn einer Schwangerschaft sowie bei Blähsucht und Verstopfung genommen werden.
- Dang-gui-Brühe kann man regelmäßig zum Kochen verwenden (siehe Rezept im Anhang).
- Hühnerfleisch besitzt wärmende Eigenschaften. Ich habe diese Erfahrung gemacht, als meine Periode mehrere Monate ausgeblieben war. Es war Winter, als ich damals nach China fuhr. Wo ich wohnte, gab es keine Heizung, und wenn ich morgens aufwachte, war ich halb erfroren. Neben dem regelmäßigen Kung-Fu- und Qi-Gong-Training sollte ich jeden Tag Hühnerfleisch essen – in Suppen, Eintöpfen und manchmal mit Dang gui, roten Datteln oder einem Ei. Nach ungefähr einer Woche bemerkte ich im Gesicht meines Lehrers viele Pickel. Er erklärte dies damit, dass das Hühnerfleisch in seinem Körper zuviel Hitze erzeuge. Ich aber freute mich, dass am Ende jenes Monats meine Periode wieder eingetreten war – und das trotz der kalten Witterung.
- Black-Chicken-Pillen, Pillen der Marke „White-Phoenix" und Hühnerbrühe-Ersatz sind hervorragende Mittel zur zu-

sätzlichen Einnahme bei Stau des Leber-Qi, Periodenkrämpfen, Yang- und Blutmangel und schlechter Durchblutung. Sie sind erhältlich in Asienmärkten mit Drogerieartikeln oder direkt beim Hersteller (siehe Einkaufsinformationen im Anhang).

• Jasmintee mit einem Teelöffel Thymian beruhigt angegriffene Nerven. Der Tee duftet wunderbar zart und mild.

• Die Schmerzen lindern Sie mit Nachtkerze, Kernen von Schwarzen Johannisbeeren und Borretschöl. Sie enthalten viel Linolsäure. Man kann sie in Tablettenform oder als Pulver kaufen (Dosierung: zweimal täglich 500 mg). Noch besser sind linolhaltige Nahrungsmittel: Sonnenblumenkerne, Maisöl, Nierenbries, Bries, mageres Fleisch, Hülsenfrüchte, grünes Gemüse, Fisch (besonders öliger wie Hering und Makrele), Fischleber und Flachssamenöl. Kaufen Sie hauptsächlich kalt gepresstes Speiseöl, weil hier die Antioxidantien beim Verarbeitungsprozess nicht verloren gegangen sind.

• Machen Sie sich einen Gute-Laune-Wein (siehe Rezept im Anhang).

Äußere Anwendungen

• Kompressen mit frischem, geraspeltem Ingwer sind ein gutes Mittel zur Linderung von Schmerzen. Legen Sie die Kompresse 20 Minuten auf Ihrem Bauch. Ein Heizkissen hilft gegen Schmerzen im unteren Teil des Rückens (siehe Teil I, Kapitel 4, Anleitung, wie Kompressen gemacht werden).

Akupressur bei Krämpfen und Stimmungsschwankungen
(Auf der Körperkarte sind die Punkte genau angegeben und die Abkürzungen erklärt.)

MI. 6 – Dieser Punkt harmonisiert die Energie in der Leber und in den Nieren, stärkt die unteren Yin-Bahnen und regt die Zirkulation von Qi und Blut an. Er wird auch bei der Behandlung der weiblichen Fortpflanzungsorgane stimuliert. Machen Sie eine Ingweranwendung und Moxibustion oder drücken Sie den Punkt fest mit dem Finger.

LG. 20 – Drücken Sie auf diesen Punkt, der genau in der Mitte der Schädeldecke liegt. Die Stimulierung dieses Punktes hilft bei Gereiztheit. Er reguliert die Körpermitte und wirkt damit dem Schweregefühl entgegen.

KG. 12 – Dieser Punkt reguliert das zentrale Qi, wärmt und stärkt Magen und Milz und wirkt als Tonikum für den ganzen Körper. Drücken Sie den Punkt beim Ausatmen.

MI. 9 – Dieser Punkt harmonisiert die Nieren- und Leberenergie. Nur sanft drücken!

BL. 23 – Die Punkte liegen auf beiden Seiten der Wirbelsäule. Ein Drücken dieser Punkte stimuliert und reguliert Yin und Yang in den Nieren, was für einen regelmäßigen Zyklus sehr wichtig ist. Drücken Sie die Punkte mit den Fingern oder machen Sie eine Moxibustion.

BL. 17 – Dies ist der wichtigste Punkt, um mittels Fingerdruck oder Moxibustion den Blutstau aufzulösen.

Unfruchtbarkeit

Eine Unfruchtbarkeit der Frau ist dann gegeben, wenn bei regelmäßigem Geschlechtsverkehr während der befruchtungsfähigen Zeit nach einem Jahr noch keine Schwangerschaft eintritt. Unfruchtbarkeit besteht medizinisch auch dann, wenn eine Schwangerschaft nicht ausgetragen werden kann. Die westliche Medizin führt Unfruchtbarkeit auf hormonelle Störungen zurück:

Entweder können durch einen Verschluss der weiblichen Eileiter die befruchtungsfähigen Eier die Gebärmutter nicht erreichen oder die Eier sind nicht befruchtungsfähig oder es liegt ein physischer Defekt der Gebärmutter vor. Häufig hängt die Lösung des Problems jedoch vom richtigen Zeitpunkt und der richtigen Technik ab. Japanische Bücher zu diesem Thema enthalten meist Illustrationen, die die Positionen zeigen, die häufig zur Schwangerschaft führen.

Peter ist mit einem Paar befreundet, das fünf Jahre lang vergeblich auf Nachwuchs hoffte. Die beiden gaben es schließlich auf und adoptierten ein Kind. Nachdem der psychische Druck, der durch den Kinderwunsch auf ihnen lastete, nun weggefallen war, wurde die Frau prompt innerhalb eines Jahres schwanger. Dies ist kein Einzelfall.

Energetik der chinesischen Medizin

Die chinesische Medizin unterscheidet verschiedene Muster von Ungleichgewicht bei unfruchtbaren Frauen.

1. Jing-Mangel oder Mangel an Nieren-Yin oder Nieren-Yang

In den Nieren sitzt die Jing-Energie – jene Kraft, die den Fortpflanzungsmechanismus steuert. Damit eine Schwangerschaft eintritt, müssen aber auch die Yin- und die Yang-Energie in den Nieren im Gleichgewicht sein. Eine Störung ist beispielsweise dann gegeben, wenn, was häufig der Fall ist, Blutmangel vorliegt, weil die Nieren nicht genügend Jing freigeben, um Mark zu produzieren. Mark erzeugt Knochenmark und Knochenmark bildet Blut.

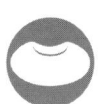

SELBSTHILFE-MASSNAHMEN

Stärken Sie die Nieren und bauen Sie das regenerative Qi (Jing) auf.

2. Zu wenig Blut

Zu wenig Blut führt bei Frauen zu unregelmäßigen Zyklen, schwacher Blutung, zu Dysmenorrhoe oder Amenorrhoe. Typische Begleiterscheinungen sind häufiges Wasserlassen, Drang zum Wasserlassen in der Nacht, Schmerzen im unteren Teil des Rückens, Knieschmerzen, kalte Füße, Schwindel und Müdigkeit, trockene Haut, fahle Gesichtsfarbe, Sehstörungen und trockenes Haar.

SELBSTHILFE-MASSNAHMEN

Bauen Sie das Blut auf und stärken Sie es.

3. Unfruchtbarkeit durch unregelmäßigen Zyklus oder durch völliges Ausbleiben der Regelblutung

Der Gynäkologe Bob Flaws schreibt in *Endometriosis & Infertility and Traditional Chinese Medicine: A Laywoman's Guide*:

„Die gesamte Diagnose und Behandlung von Unfruchtbarkeit basiert in der chinesischen Medizin auf dem Gedanken, dass der ‚väterliche Samen und das Blut der Mutter aufeinandertreffen, sich vereinigen, miteinander verschmelzen und den Fötus in der Gebärmutter bilden'."[3]

Gesundes Blut und ein regelmäßiger Zyklus gelten in der chinesischen Medizin als die wichtigsten Voraussetzungen für eine Schwangerschaft. Wenn Sie die unten aufgeführten grundlegenden Regeln befolgen, werden Sie Ihrem Ziel, schwanger zu werden, sehr viel näher kommen. Bitte wenden Sie sich zugleich an Ihren Arzt, der Ihnen weitere Vorschläge macht.

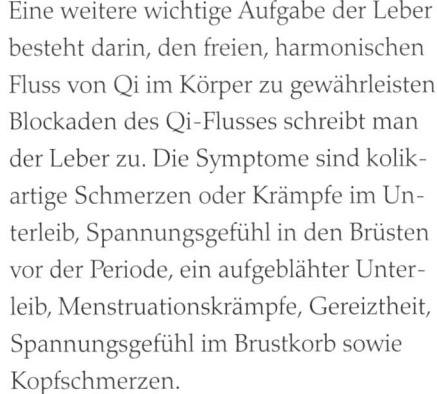

> ## SELBSTHILFE-
> ## MASSNAHMEN
>
> Stärken Sie die Magen-Milzfunktionen.

4. Qi-Stau in der Leber

Die Leber ist unmittelbar am Menstruationsvorgang beteiligt. Sie speichert Blut, und wenn die Blutmenge in der Leber ausreicht, vollzieht sich der Zyklus normal. Wenn aber zu wenig Blut vorhanden ist, kann es zum Ausbleiben der Regel und zu Unfruchbarkeit kommen. Zwischen Leber und Blut besteht eine Wechselbeziehung. Eine Veränderung der Blutqualität beeinflusst die Leber.

Eine weitere wichtige Aufgabe der Leber besteht darin, den freien, harmonischen Fluss von Qi im Körper zu gewährleisten. Blockaden des Qi-Flusses schreibt man der Leber zu. Die Symptome sind kolikartige Schmerzen oder Krämpfe im Unterleib, Spannungsgefühl in den Brüsten vor der Periode, ein aufgeblähter Unterleib, Menstruationskrämpfe, Gereiztheit, Spannungsgefühl im Brustkorb sowie Kopfschmerzen.

Die Leber reagiert von allen Organen am empfindlichsten auf emotionale Störungen wie Aufregungen. Umgekehrt können aber auch viele emotionale Schwankungen auf ein Ungleichgewicht der Leber zurückgeführt werden. Der Qi-Fluss wird träge oder stagniert sogar, wenn man unter Stress steht beziehungsweise großen Ärger oder Enttäuschung unterdrückt.

> ## SELBSTHILFE-
> ## MASSNAHMEN
>
> Regen Sie den Qi- und Blutfluss durch Stressabbau an. Machen Sie Ihrem Ärger oder Ihrer Enttäuschung Luft und stärken Sie die Leber.

5. Kälte in der Gebärmutter schafft nicht die Voraussetzung für eine Empfängnis.

Unfruchtbarkeit kann an einer kalten Gebärmutter liegen oder an einem Kältestau in der Gebärmutter. In der chinesischen Medizin bedeutet Leben Wärme. Kälte in

---

3 Bob Flawes, *Endometriosis & Infertility and Traditional Chinese Medicine: A Laywoman's Guide,* Boulder: Blue Poppy Press, 1989, S. 63

der Gebärmutter verhindert die Entwicklung von Leben und behindert den Fluss von Qi und Blut. Grund dafür ist ein Mangel an Yang-Energie in den Nieren oder überschüssige Kälte in der Gebärmutter. Letzteres kann durch zu hohen Konsum von eisgekühlten Getränken und tiefgefrorenen Speisen verursacht sein oder durch Schüttelfrost während der Menstruation. Treffen Sie die notwendigen Maßnahmen, um sich innerlich und äußerlich warm zu halten.

Anzeichen für Kälte in der Gebärmutter sind lang anhaltende, aber leichte Menstruationsblutungen, wobei das Blut mit dunklen Blutklumpen vermischt ist. Hinzu kommen Unterleibsschmerzen, die jedoch bei Wärme nachlassen. Wenn ein Mangel an Yang-Energie vorliegt, treten die Symptome auf, die weiter oben unter Funktionsstörungen der Nieren beschrieben wurden.

SELBSTHILFE-MASSNAHMEN

Erhalten Sie die Wärme in der Gebärmutter, indem Sie auf alle kalten Getränke und Speisen verzichten. Regen Sie den Qi-Fluss an.

6. Ansammlung von Feuchtigkeit verhindert den natürlichen Fluss von Körperflüssigkeiten im Bauch.

In der westlichen Welt sind Frauen häufig von einer Ansammlung von Feuchtigkeit betroffen. Auffallend ist, dass Frauen, die daran leiden, häufig übergewichtig sind. In der chinesischen Medizin gilt zu viel Fettgewebe als Ursache von Funktionsstörungen der Milz. Die Milz kann in diesem Fall die Nahrung nicht genügend umwandeln und weiterleiten. Nahrung, die vom Körper nur mangelhaft verarbeitet wird, kondensiert und erzeugt so Feuchtigkeit und Schleim. Auch dies führt zu einer Beeinträchtigung des harmonischen Blut- und Qi-Flusses. Die Feuchtigkeit ist schwer und fließt im Körper nach unten. Typischerweise schwellen dann die Füße und Beine an, es kommt zu Leukorrhoe, häufigem Wasserlassen, lockerem Stuhl, der mitunter mit Schleim vermischt ist, Fettansammlung im unteren Körperbereich, verspäteter, leichter Regelblutung oder manchmal völligem Ausbleiben der Regel.

SELBSTHILFE-MASSNAHMEN

Stärken Sie die Milz, beseitigen Sie Feuchtigkeit und Schleim und regen Sie den Blut- und Qi-Fluss an.

Innere Anwendungen

• Meiden Sie oder reduzieren Sie den Konsum von kühlen oder kalten Getränken und Speisen, die Feuchtigkeit erzeugen (siehe Teil I, Kapitel 3).

• Wärmen und schützen Sie die Nieren und bauen Sie mit Schweinenieren Jing-Energie auf. (siehe Einflüsse der Nahrung im Teil I, Kapitel 3, wo Sie mehr über nierenstärkende Nahrungsmittel erfahren; siehe auch Rezeptvorschläge und sachgemäße Zubereitung von Innereien im Anhang.)

• Mungo-Bohnen und weiße Bohnen stärken die Nieren. Essen Sie möglichst einmal pro Woche ein Bohnengericht. Trinken Sie mehrmals pro Woche eine Brühe aus Mungo-Bohnen, und das dreimal am Tag (siehe Rezeptvorschlag im Anhang). Probieren Sie auch das Rezept für den Kürbis- und Mungo-Bohnen-Eintopf aus.

• Nehmen Sie Nahrungsmittel zu sich, die die Feuchtigkeit und den Schleim beseitigen. (siehe Einflüsse der Nahrung im Teil I, Kapitel 3).

• Trinken Sie Tees, die als Leber-Tonikum wirken und das Gleichgewicht der Leber wiederherstellen (siehe Rezepte im Anhang).

Äußere Anwendungen

Akupressur bei Qi-Stau in der Leber
(Auf der Körperkarte sind die Punkte genau angegeben und die Abkürzungen erklärt.)
LEB. 3 – Dieser Punkt beruhigt die Leber, regt den Qi-Fluss in der Leber an, lindert Schmerzen unter den Rippen und beruhigt die Seele.
LEB. 4 – Dieser Punkt kann zusammen mit dem oberen Punkt stimuliert werden, um die Qi- und Blutzirkulation anzuregen und die Schmerzen zu lindern.
BL. 18 – Dieser Punkt unterstützt die Leberfunktionen, er lindert Schmerzen an den Rippen und den Seiten und beruhigt die Seele.
LEB. 14 – Dieser Punkt beruhigt die Leber, er löst Blockaden auf und lindert Schmerzen und Spannungsgefühl an den Rippen und in den Brüsten.
LG. 17 – Dieser Punkt beeinflusst das generelle Qi, regt den Qi-Fluss an, lindert Schmerzen und Spannungsgefühl im Brustkorb und in den Brüsten und hilft bei Blähbauch.
HB. 6 – Dieser Punkt beruhigt Shen (die Energie, die im Herzen sitzt), hilft bei Depressionen und Melancholie und mildert das Spannungsgefühl in der Brust.
MI. 6 – Dieser Punkt korrigiert Zyklusstörungen, lindert Menstruationsschmerzen und harmonisiert Milz-, Leber- und Nierenkanäle.

• Bei Blutstauungen hilft Akupressur im gesamten Bereich des Kreuzbeins. Verwenden Sie Moxa, wenn die Beschwerden durch Kälte oder durch Mitwirkung von Kälte ausgelöst wurden.

• Zyklusregulierender Wein Färberdisteln haben einen warmen, wundervoll rot-gelben Farbton. Die meisten Frauen wissen nicht, dass man aus Färberdisteln außer Tee auch einen Wein machen kann, der den Zyklus reguliert.
Zur Zubereitung brauchen Sie:
50 g getrocknete Färberdisteln
1 l 45-prozentigen Alkohol
100 g granulierten Zucker
100 g Honig

Vermengen Sie die Zutaten bis auf 10 g Färberdistel und lassen Sie das Ganze einen Monat stehen. Fügen Sie dann 10 g Färberdisteln hinzu und lassen alles weitere zehn Tage ziehen. Danach füllen Sie die Flüssigkeit durch ein Sieb in eine Flasche um. Trinken Sie eine kleine Tasse (20 ml) am Nachmittag und/oder abends nach den Mahlzeiten.

• Machen Sie Tai Chi, Qi Gong oder Yoga, wenn Sie schwanger werden möchten, aber unter Stress stehen, zu perfektionistisch sind oder ein Leben führen, das Ihnen kaum Zeit zum Atmen lässt. Überlegen Sie, ob für Sie ein Kurs in Stress-Management in Frage kommt. Wenn Sie alles versuchen und trotzdem nicht schwanger werden, sollten Sie einen Gang zurückschalten und mehr Ruhe in Ihr Leben bringen.

Endometriose

Energetik der chinesischen Medizin

Die chinesische Medizin kennt den Begriff „Endometriose" nicht. Die Symptome versteht man hier als Hinweis für eine Ansammlung von Blut in der Gebärmutter und in den Eierstöcken.

1. Qi-Stau in der Leber
Das Leber-Qi sorgt für den harmonischen Blutfluss im Körper. Wenn ein Qi-Stau in der Leber der Grund für die Endometriose ist, muss zu allererst der Blutfluss wieder angeregt werden.

2. Qi-Mangel
Wenn das Qi zu schwach ist, um das Blut zu leiten, sammelt es sich in den Eierstöcken und in der Gebärmutter an.

3. Erschöpfung der Qi-Reserven und geschwächtes Leber-Qi
Endometriose hat häufig etwas mit dem Lebensstil berufstätiger Frauen zu tun. Stress und Überarbeitung erschöpfen die Qi-Reserven des Körpers. Frauen denken oft, sie müssten doppelt soviel leisten wie Männer. Dies schafft eine Situation, die das Leber-Qi schwächt.

> ## SELBSTHILFE-MASSNAHMEN
>
> Entspannen Sie sich.
> Stellen Sie Ihre Ernährung um, damit sich der Qi-Stau in der Leber auflöst und die Leber gestärkt wird.
> Treiben Sie Sport, um den Stoffwechsel zu aktivieren.
> Sorgen Sie für regelmäßigen Schlaf, essen Sie zu regelmäßigen Zeiten und schaffen Sie eine Balance zwischen Arbeit und Entspannung.

Innere Anwendungen

• Sehr wichtig ist es kalte und rohe Speisen, Getränke, Früchte und Gemüse zu meiden.

• Meiden Sie zuviel Flüssigkeit, Zucker, Honig, Melasse, Ahornsirup und Malzsirup. Dies alles erzeugt Feuchtigkeit und schwächt die Milz und die Fähigkeit des Körpers, Qi und Blut zu bilden. Im *Inneren Klassiker des gelben Kaisers* heißt es, dass süße Geschmacksrichtungen die Leber beruhigen. Menschen mit einen Leberungleichgewicht haben ein Verlangen nach Süßem. Doch wenn man zu viel davon zu sich nimmt, bewirkt es genau das Gegenteil.

• Meiden Sie nach Möglichkeit Nüsse, Schokolade, Rind- und Schweinefleisch, Milchprodukte, Eier, Zitrusfrüchte, Ananas, Äpfel, Birnen, Salz, alle gehärteten Fette, Gebratenes, Fast-Food, Kaffee und Alkohol. Alle diese Speisen und Getränke verschlimmern den Zustand.

• Koffeinhaltige Getränke – Kaffee, Tee und Cola – und dekoffeinierte Getränke kühlen den Körper. Frauen mit Menstruationsproblemen, Schwangere oder Frauen im Klimakterium sollten versuchen keinen Kaffee zu trinken.

• Wärmen Sie den Mittleren Wärmebereich mit Vollkorn-Produkten, Hülsenfürchten, kleinen Mengen an Fleisch (insbesondere Innereien), Fisch und Hühnerfleisch, gedünsteten oder leicht gekochten Gemüsen (siehe Empfehlungen zur Wärmung des Mittleren Wärmebereichs im Abschnitt Einflüsse der Nahrung im Teil I, Kapitel 3).

• Regelmäßigkeit ist wichtig. Vielen Frauen gelingt es heutzutage nicht mehr regelmäßige Ess- und Schlafzeiten einzuhalten, was leicht zu ein paar Pfunden mehr führen kann. Ein sensibler Organismus reagiert auf solche Unregelmäßigkeiten und ist dadurch in seinen Funktionen beeinträchtigt. Natürlich können Frauen mit Babys und Kleinkindern nicht immer regelmäßige Schlafzeiten einhalten. Versuchen Sie es trotzdem.

Bei Endometriose sollte man eine Weile keinen Geschlechtsverkehr haben und während der Periode keinen anstrengenden Sport treiben. Beides kann den Qi- und Blut-Fluss beeinflussen. Manchmal ist es angebracht, während der Menstruation Sex zu vermeiden, weil dadurch der Qi- und Blutfluss umgekehrt werden kann, was zu einem Blutstau führt.

• Körperliche Bewegung ist gut, um den Stoffwechsel in Schwung zu bringen, um die Bildung von Qi und Blut anzuregen und um Stauungen aufzulösen.

• Entspannen Sie sich. Ruhe ist wichtig für die Fortpflanzungsorgane. Pausen tun dem gesamten Organismus gut.

Leukorrhoe

Energetik der chinesischen Medizin
Weißfluss wird in der chinesischen Medizin in zwei Kategorien untergeteilt: erstens als Folge von Hitze im Körper, die sich mit Feuchtigkeit mischt und so Flüssigkeit produziert, und zweitens Ausfluss durch Kälte und Feuchtigkeit.

1. Feuchte Hitze im Unterleib
Feuchte Hitze ist durch einen gelblichen Ausfluss gekennzeichnet, der normalerweise dickflüssig ist. Manchmal kommt ein beißendes Gefühl und zu starke Periode mit heftiger Blutung hinzu.

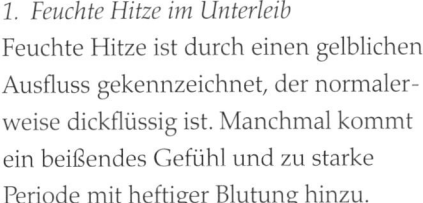

SELBSTHILFE-MASSNAHMEN

Reduzieren Sie die Hitze und die Feuchtigkeit im Körper.

2. Eine schwache Milz verarbeitet unzureichend Flüssigkeiten.
Kalte Feuchtigkeit entsteht, wenn die Milz Flüssigkeiten nicht richtig verarbeitet. In der Milz bildet sich dann Feuchtigkeit und im Magen sammelt sich Wasser an. (Man bezeichnet diesen Zustand als Mangel an Milz-Qi, Blutstau oder Funktionsstörungen im Mittleren Wärmebereich.) Die Folgen sind durchsichtiger, geruchloser Ausfluss und Klumpen im Menstruationsblut. Begleiterscheinungen können sein: Verdauungsbeschwerden, Appetitmangel, Erschöpfung oder leichte Ermüdbarkeit, Übelkeit, chronischer Durchfall oder wässriger Stuhl, Anorexie,

Kopfschmerzen, Spannungsgefühl in der Brust, wässrige Hautrisse, Entzündungen, ungleichmäßiger Urinstrahl, Probleme während der Schwangerschaft, Leberleiden und Hämorrhoiden.

SELBSTHILFE-MASSNAHMEN

Meiden Sie Speisen, die das Verdauungsfeuer herabsetzen.
Stärken Sie die Milz und den Mittleren Wärmebereich.

Innere Anwendungen

• Im ersten Fall sollten Sie Speisen vermeiden, die Hitze und Flüssigkeit erzeugen (siehe Teil I, Kapitel 3).

• Essen Sie vermehrt Nahrungsmittel mit kühlenden Eigenschaften, die Yin aufbauen (siehe Teil I, Kapitel 3).

• Essen Sie Nahrungsmittel, die Feuchtigkeit aufsaugen (siehe Abschnitt Einflüsse der Nahrung im Teil I, Kapitel 3).

• Im zweiten Fall sollten Sie kühle, kalte und feuchte Speisen meiden (siehe Teil I, Kapitel 3).

• Nehmen Sie wärmende Speisen zu sich, die Yang aufbauen (siehe Teil I, Kapitel 3).

• Auch Nahrungsmittel, die Feuchtigkeit aufnehmen, sind geeignet (siehe Teil I, Kapitel 3).

Hefepilzinfektion, Candida albicans und Vaginitis

Unter Vaginitis versteht man eine erhöhte Ausscheidung von Vaginalsekreten, deren Farbe und Geruch nicht normal sind. Die Beschwerden sind begleitet von Jucken der Schamlippen und/oder Jucken in der Scheide, von brennenden Irritationen, manchmal auch von Brennen beim Wasserlassen, ein Problem, das viele Frauen zum Gynäkologen führt. Wenn Schmerzen beim Wasserlassen auftauchen, denken sie zunächst meist an eine Blasenentzündung oder Ähnliches, auch wenn die wahre Ursache eine Vaginitis ist. Entzündungen der Harnwege verursachen Schmerzen im Inneren des Körpers. In diesem Fall wird der brennende Schmerz jedoch durch den Urin verursacht, der die entzündeten Schamlippen passiert.

Energetik der chinesischen Medizin

1. Feuchtigkeit im Unterleib

Der Ausfluss wird durch einen Stau im Dick- und Dünndarm verursacht oder durch ein Ungleichgewicht im Magen-Milz-System, was zu einer Reduzierung des Milz-Qi führt. In beiden Fällen sammelt sich Feuchtigkeit an, die in den Unterleib fließt.

Akupunktur und Ernährungsregeln helfen in beiden Fällen. Menschen mit Funktionsstörungen der Milz haben oft eine Vorliebe für Süßigkeiten. Versuchen Sie während der Behandlung ihr Verlangen im Zaum zu halten.

SELBSTHILFE-MASSNAHMEN

Stärken Sie das Milz-Qi, entschlacken Sie den Dick- und Dünndarm und vertreiben Sie die Feuchtigkeit aus Ihrem Körper.

Innere Anwendungen

• Meiden Sie solche Nahrungsmittel, die Feuchtigkeit erzeugen, insbesondere Erdnüsse und Ananas (siehe Teil I, Kapitel 3).

• Im Falle von Feuchtigkeit und Milzbeschwerden eignen sich als Nahrungsmittel Rote Bete, schwarze Sesamsamen, gesalzene schwarze Sojabohnen, Kapern, getrockneter Ingwer, Hiobstränen, Rüben, Maulbeeren und Pinienkerne.

• Zur Darmentleerung eignen sich Vollkorn-Produkte, frisches, leicht gedünstetes Gemüse und Hülsenfrüchte.

Fibroma und Zysten

Energetik der chinesischen Medizin

1. Qi- und Blut-Stau

Die Bildung von Geschwülsten (Fibroma) und Zysten verknüpft die chinesische Medizin mit Qi- und Blut-Stau. Behinderungen des Qi-Flusses führen dann zu Schmerzen im Unterleib, Dysmenorrhoe und Unfruchtbarkeit. Die Hauptursache von Qi-Staus ist Stress. Die Leber ist in Mitleidenschaft gezogen und behindert daher den freien Fluss des Qi. Hält der Zustand länger an, bilden sich Verdickungen und Blutklumpen oder Zysten, so der Fachbegriff in der westlichen Medizin. Wenn sich das Blut festsetzt, können

folgende Beschwerden auftreten: Gebärmuttergeschwülste, Uterushämorrhagie (Gebärmutterblutung) mit dicken Klumpen im Menstruationsblut und schwache, unregelmäßige Blutungen, Gebärmutterhals-Dysplasie, Eierstockzysten und Tumore.

Die genannten Erkrankungen sind nur einige von vielen, die Zysten und Fibroma verursachen können. Wenn Sie glauben, dass Sie an einer dieser Beschwerden leiden, lassen Sie sich von einem Arzt untersuchen. Die chinesische Medizin bietet überdies Heilmittel, die für diese Fälle sehr hilfreich sind (siehe auch Abschnitt Dunkle Blutklumpen im Menstruationsblut).

2. Überschuss an Kälte

Ein Zuviel an Kälte kann ebenfalls das Blut und den Qi-Fluss blockieren. Blut und Qi stauen sich in der Gebärmutter und im Becken. Entweder kommt die Kälte von innen – beispielsweise durch zu viel kalte Getränke oder Salate – oder sie kommt von außen, beispielsweise durch kaltes Wetter. Die Symptome sind Kältegefühl und Schmerzen im Unterleib, die bei Wärme nachlassen, dunkles, verklumptes Menstruationsblut, Abneigung gegen Kälte, späte oder ausbleibende Menstruation, Verdickungen, Leukorrhoe, Schmerzen im Lendenwirbelbereich oder an den Knien, Tinnitus, häufiges Wasserlassen und Wasserlassen in der Nacht.

3. Schwaches Nieren-Yang

Eine Schwäche der Yang-Energie in den Nieren kann angeboren sein oder durch lange Krankheit, Mattigkeit, sexuelle Er-

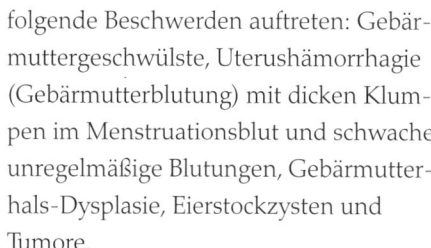

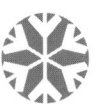

schöpfung, Aufputschmittel oder beim Altern entstehen. Die Folgen sind Kälte in der Milz, in den Empfängnisgefäßen, in den Lenkergefäßen, in den Eindringenden Gefäßen (eine Gruppe von insgesamt acht Energiebahnen außerhalb des Meridian- und Organsystems; das Eindringgefäß – Chong mai – ist ein Energiekanal, der mit der Gebärmutter verbunden ist und eine wichtige Funktion für den Zyklus, die Fruchtbarkeit und die Schwangerschaft hat).

SELBSTHILFE-MASSNAHMEN

Bauen Sie Stress ab, regen Sie den Qi-Fluss an, lösen Sie den Blutstau auf, wärmen Sie den Körper, stärken Sie Milz und Magen und gegebenenfalls die Nieren. Betätigen Sie sich körperlich, treiben Sie Sport. Eventuell sollten Sie einen Arzt aufsuchen.

• Stärkungstrunk für Frauen
150 g Dang gui
50 g rote Datteln
50 g Lycium-Beeren
50 g Chinesische Süßholzwurzel
1 l 45-prozentigen Alkohol
100 g Honig
50 ml Mirin

Geben Sie alle Zutaten in einen Tontopf oder in einen chinesischen Kräuterkocher und gießen Sie 1½ Tassen Wasser hinzu, lassen Sie das Ganze sieden, bis ein Drittel des Wassers verkocht ist. Trinken Sie die Flüssigkeit zweimal am Tag vor oder zwischen den Mahlzeiten. Das Getränk wärmt den Körper, regt die Durchblutung an, reguliert den Zyklus, stärkt die Gebärmutter und hilft gegen Schlaflosigkeit, Ängstlichkeit, Nervosität und leichte Verstopfung. Die Kräuter können am nächsten Tag noch einmal aufgekocht werden.

Menopause

Die Chinesen nennen die Menopause den „dritten Abschnitt" im Leben einer Frau. Was verbirgt sich hinter dem Begriff? Die Menopause kann für jede Frau (und Männer und Familien) eine ganz andere Bedeutung haben. Bei manchen Frauen setzt die Menopause in den mittleren Lebensjahren ein und dauert bis Anfang Sechzig. Andere Frauen zeigen früher Symptome wie Nachtschweiß, Hitzewallungen, Stimmungsschwankungen und Weinen – alles Folgen des sinkenden Hormonspiegels.
Medizinisch gesehen beginnt die Menopause mit der letzten Menstruationsblutung. Die Eierstöcke produzieren weniger Östrogene. Unter Umständen reduziert sich die Östrogenproduktion so stark, dass die Periode ganz aufhört. Rund 80 Prozent aller Frauen leiden in den Wechseljahren unter unregelmäßigen, starken Blutungen, Hitzewallungen, Gereiztheit, Ängstlichkeit und Depressionen. Hinzu kommen trockene Augen, Sehstörungen, Gelenkschmerzen, Veränderungen der Libido. Osteoporose ist eine der schwersten Krankheiten, die nach den Wechseljahren auftreten können. Hinzu kommen weitere Probleme, die mit dem Alterungsprozess zusammen-

hängen. So steigt das Risiko an Brust-, Gebärmutterhals- und Gebärmutterkrebs zu erkranken. Mit dem veränderten Hormonhaushalt kann es außerdem zu Hautveränderungen, zu einer Unterfunktion der Schilddrüse und zu Herzgefäßerkrankungen kommen.

Die Wechseljahre können auch ganz problemlos vorübergehen. Doch für jene, die das Gefühl haben weniger gut damit zurecht zu kommen, gibt es Möglichkeiten zur Selbsthilfe sowie Mittel und Wege die Beschwerden zu lindern.

Innere Anwendungen

• Meiden Sie Zucker, Kaffee, Fett und Alkohol. Diese Dinge könnten die Beschwerden verschlimmern.

• Meiden Sie eiskalte Getränke und rohe Nahrung.

• Milchprodukte sind zwar wegen ihres Kalziumgehalts gesund, erzeugen aber Feuchtigkeit und Schleim im Körper und sollten deshalb weniger gegessen oder ganz gemieden werden. Empfehlenswert sind andere Kalziumquellen wie Spargel, Sirupmelasse, Brokkoli, grünblättriges Gemüse, Hafer, Lachs und Tofu.

• Vor, während und nach den Wechseljahren sollte man Magen und Milz stärken. Wenn diese Organe gesund sind, wird der Körper großzügig mit Qi, regenerativer Jing-Energie und Blut versorgt. Dadurch bleiben auch die Nieren-, Herz-, Leber- und Lungenfunktionen intakt.

• Die Nieren müssen genährt werden, um die Jing-Energie aufrechtzuerhalten. Jing erzeugt Mark, woraus die Knochen gebildet sind (siehe Teil I, Kapitel 3).

• Wärmende Gewürze unterstützen die Magen-Milz-Funktionen, z. B. Ingwer, Knoblauch, Kardamom und Muskatnuss.

• Gekochte, warme Speisen sind für Frauen in den Wechseljahren gesünder. Gekochte Speisen sind leichter zu verdauen. Sie sind in gewisser Weise durch den Kochvorgang vorverdaut. Der Magen hat also weniger Arbeit sie aufzuspalten und kann die Nährstoffe leichter aufnehmen. Die Speisen sollten nur gedünstet oder leicht angebräunt werden, damit die wertvollen Inhalte der Lebensmittel erhalten bleiben. Die Milz hat es leichter, die Nahrung umzuwandeln und zu verwerten. Die hier empfohlenen Speisen sind gut für die Linie, verhindern, dass sich Feuchtigkeit (oder sagen wir Fett) ansammelt und halten den Körper straff und vital.

• Essen Sie Nahrungsmittel, die reich an Vitamin A sind, um sich vor Gebärmutterhals- und Brustkrebs zu schützen. Zusätzliche Mengen können ab 20 000 I.U. pro Tag schädlich sein. Es ist daher auf jeden Fall gesünder Vitamin A über die Nahrung aufzunehmen. Blattgemüse – Löwenzahnblätter, Kohl- und Rübengemüse – schützt vor Osteoporose und starken Menstruationsblutungen. Essen Sie nur hin und wieder rohe Früchte, Nüsse und Samen (nicht geröstet und gesalzen), kaufen Sie Fleisch von natürlich aufgezogenen Tieren und schneiden Sie das Fett vor dem Kochen weg. Meiden Sie stark natriumhaltige, kalte Nahrungsmittel.

• Greifen Sie zu ungesättigten Ölen wie Flachs-, Sesam-, Mais- und Färberdistelöl; oder nehmen Sie mehrfach gesättigtes Olivenöl. Kaltgepresstes Öl ist reichhaltiger. Vitamin-E-Spender sind Weizenkeim-, Sojabohnen- und Maisöl. Vitamin E ist seit langem als gesundheitsfördernd für die weiblichen Fortpflanzungsorgane bekannt. Es mildert die Hitzewallungen und beeinflusst günstig das Scheidenmilieu und die Harnwege. Beides kann nach der Menopause trocken und für Infektionen anfällig sein.

• Die chinesische Medizin bietet Frauen in den Wechseljahren viele Heilmittel. Suchen Sie einen Spezialisten für chinesische Heilkräuterkunde auf, der die für Sie richtige Formel zusammenstellt.

• Ruhe und körperliche Bewegung sind während der Wechseljahre wichtig, damit die Knochen stark und die Muskeln straff bleiben. Leichtes Joggen und Gewichtheben sind geeignete Sportarten, die durch Yoga oder Tai Chi ergänzt werden sollten. Peter meint, Frauen könnten sich bereits in jungen Jahren auf die Wechseljahre vorbereiten, wenn sie regelmäßig Sport trieben und sich gesund ernährten.

Rezept[4]:
Hühnerleber und Kohlrabi mit Datteln und Zimt

Das Gericht ist ein Tonikum für die Leber und löst Qi-Staus in der Leber. Hühnerleber ist süß und warm. Sie ist ein Qi- und Blut-Tonikum, fördert die Durchblutung, vertreibt Kälte, beruhigt das Yin und stärkt Leber und Nieren.

Kohlrabi ist stechend, süß/bitter, unterstützt Yang, nährt und tonisiert das Qi und das Blut, nimmt Feuchtigkeit weg und löst Blutstaus. Essen Sie nicht zuviel Kohlrabi und meiden Sie das Gemüse, wenn Sie Hautverletzungen oder -ausschläge haben. In diesen Fällen wählen Sie besser kühlendes Blattgemüse wie Spinat.

Für 2 Personen:
10 g Chinesische rote Datteln
10 g Chinesischen Zimt
500 g Leber
Salz und Pfeffer
1 große, rote Paprika
1 Kopf Kohlrabi (oder eine andere grünblättrige Gemüsesorte)
Öl und Sake (oder Weißwein)
Knoblauch und Ingwer zum Braten

Zubereitung:
Die Datteln waschen und einweichen. Datteln und Zimt in 2 cl Wasser geben und auf kleiner Stufe erhitzen, bis der Zimt weich ist. Wenn nötig, Wasser hinzugießen, bis sich eine breiige Flüssigkeit ergibt wie bei Saucen.
Die Leber in 1 cm große Stücke schneiden und mit Salz und Pfeffer bestreuen. Die Paprika in dünne Ringe oder Streifen schneiden. Die Stengel vom Kohlrabi abschneiden und die Blätter waschen.
Die Leber mit einem Schuss Sake anbraten, bis sie durch ist, und mit Knoblauch und Ingwer würzen.
Die Pfanne säubern und schnell die Paprika und das Gemüse anbraten. Ein wenig Wasser hinzugießen und mit Sake, Knoblauch und Ingwer abschmecken.
Die Leber mit dem Paprika bedecken, Sauce darübergießen und das Gemüse an den Rand dazulegen.

Rezept[4]: Zitronen-Sesam-Aubergine mit Garnelen

Auberginen haben blutbildende und blutkräftigende Eigenschaften, sie wirken als Qi-Tonikum, reduzieren Hitze, beruhigen Yang und lösen Blutstaus auf, sie lindern Schmerzen und lassen Schwellungen zurückgehen.

Garnelen sind Süß, sie unterstützen und tonisieren Yang, Qi und Blut, nähren Qi, lösen Blutstaus auf, vertreiben Kälte und wirken abführend.

Für 4 Personen:
16 Garnelen
2 El. Sake
Salz
1 El. Stärkemehl
8 japanische oder zwei normale Auberginen*
1 rote oder grüne Paprika
$1/2$ Tl. Pfefferkörner (japanischer Bergpfeffer, Sanshô)
$1^{1}/_{2}$ El. Sesamöl
Saft einer frisch ausgepressten Zitrone
2 El. Sojasauce
etwas geraspelten Ingwer

Zubereitung:
Die Garnelen waschen, Schalen und Darm entfernen und längs teilen. In eine Marinade mit Sake, einer Prise Salz und 1 El. Stärkemehl 20 Minuten einlegen. Heißes Wasser hinzufügen und kochen, bis sich die Farbe ändert. Abtrocknen und zur Seite stellen.
Die Auberginen waschen, die Spitzen entfernen und längs schneiden, in drei oder vier Scheiben teilen. Die Paprika waschen und trocknen, die Kerne entfernen und in Längsrichtung in Scheiben schneiden.

Das Gemüse dünsten oder leicht anbraten. (Frauen mit kalter Konstitution und Blutstau sollten darauf achten, dass die Auberginen gut gar werden, ohne sie matschig zu kochen, so dass die Auberginenschale die Farbe nicht verliert.) Nach der Aubergine die Paprika hinzugeben.
Für die Sauce die Pfefferkörner zerstoßen und mit $1^{1}/_{2}$ El. Sesamöl, dem Saft einer ganzen Zitrone und 2 El. Sojasauce in die Pfanne geben. Auf mittlerer Stufe garen. Die Gewürze nicht anbrennen lassen. Sobald diese ihr Aroma abgeben, die Hitze abstellen und den geraspelten Ingwer hinzugeben.
Die Aubergine und die Paprika auf einem Teller verteilen, die Garnelen in die Mitte legen und die Sauce darüber gießen.

Rezept[4]: Acht-Schätze-Leber

Ein Gericht, das als Leber-Qi-Tonikum wirkt und das Leber-Qi und das Qi im ganzen Körper anregt.

Für 4 Personen:
3 g Dang gui
3 g Sternanis
3 g getrocknete Orangenschalen
2 g Chinesisches Süßholz
3 g Muskatnuss
10 g Chinesischen Zimt
3 g Gewürznelken
500 g Hühnerleber
1 Ingwerstück 3 cm groß
2 Knoblauchzehen

---

* Normale Auberginen schneiden, mit Salz bestreuen und zehn Minuten stehen lassen; abspülen und verwenden.

1 Stange Lauch
2 Tassen Kräuterbrühe
4 El. Canolaöl
1 El. Sojasauce
4 Eier
2 Bund gelben oder grünen chinesischen
Schnittlauch oder grüne Knoblauchstengel (wenn Sie Knoblauchstengel
verwenden, streichen Sie den normalen
Knoblauch aus dem Rezept.)
1 El. Sake
1 El. Mirin (wenn Sie keinen Mirin –
süßen Sake – verwenden, nehmen Sie
1 Tl. Honig oder natürlichen Süßstoff)
Öl für den Wok
Salz

Zubereitung:

Die Leber auf beiden Seiten gut mit Salz
bestreuen und über Nacht in den Kühlschrank stellen. Gründlich abspülen und
in mundgerechte Stücke schneiden. Den
Schnittlauch oder die Knoblauchstengel
in 3 cm lange Teile schneiden und zur
Seite stellen.
Die ersten sieben Gewürze der Liste in
ein Taschentuch wickeln, zubinden und
in drei Tassen Wasser 20 Minuten kochen
lassen.
Den Ingwer und den Knoblauch schälen
und in Öl auf mittlerer Hitze eine Minute
anbraten. Die Sojasauce, den Lauch und
die Leber hinzugeben. Ein bis zwei Minuten bei großer Hitze kochen, bis die
Zutaten gar sind. Zwei Tassen Kräuter
hinzugeben und mit dem Gewürzbeutel
auf mittlerer Stufe kochen lassen. Wasser
nachgießen, wenn es verkocht.
Wenn das Wasser am Ende vollständig
verdampft ist, die Leber beiseite legen
und den Wok auswaschen.
Rapsöl in den Wok gießen, die Eier verrühren und zur Seite stellen.
Um den Schnittlauch oder die Knoblauchstengel zu garen, ein wenig mehr
Öl hinzugeben sowie eine Prise Salz.
Das Gemüse hinzugeben sowie Sake
und Mirin und das Ganze kurz bei hoher
Hitze anbraten. Während das Gemüse
noch gart, aber trotzdem die Farbe
behält, die Leber und Eier hinzufügen.
Auf hoher Flamme unter ständigem
Rühren eine Minute kochen lassen.
Sofort servieren.

---

4 Bitte beachten Sie: Einige der hier aufgeführten
Rezepte enthalten Lebensmittel, von denen an anderer Stelle abgeraten wurde. In diesem Abschnitt
werden Vorschläge gemacht, die als grobe Richtlinien, aber nicht als unumstößliche Regeln gedacht
sind. Nahrungsmittel mit kühlenden Eigenschaften
zum Beispiel stellen ein Gleichgewicht in den Rezepten her, in denen sie aufgeführt sind. Man kann
sie bedenkenlos essen, wenn man nicht zuviel davon
nimmt. Achten Sie aber darauf, dass Sie sie warm
essen und gut durchgegart.

Haare

Fast alle Ärzte sind sich einig darüber, dass Haare ein wichtiger Indikator für den allgemeinen Gesundheitszustand sind. An den Haaren erkennt man, ob der Körper über genügend Spurenelemente und Mineralstoffe verfügt oder ob zu viele toxische Substanzen vorhanden sind. Dergleichen lässt sich anhand eines Verfahrens feststellen, das heutzutage in der westlichen Welt immer häufiger angewandt wird: Die Haaranalyse.

Es gibt eine Reihe von Faktoren, die Haar und Kopfhaut angreifen. So sind fettige Haare auf eine Überproduktion von Talg zurückzuführen. Trockene, brüchige Haare sind Folge einer Unterfunktion der Talgdrüsen. Schuppen sind Hautteilchen, die von der Kopfhaut abgestoßen werden: Trockene, weiße Schuppen entstehen durch zu wenig Talgabsonderung der Kopfhaut, während gelbliche, schmierige Schuppen von zu viel Talg herrühren.

Energetik der chinesischen Medizin

1. Funktionsstörungen der Nieren, der Lunge oder des Dickdarms

Chinesische Ärzte stellen fest, dass sich Funktionsstörungen in einem der Ausscheidungsorgane – Nieren, Dickdarm und Lunge – in der Haarstruktur bemerkbar machen. Demnach hat ein Mensch mit gesunden Nieren kräftiges, gesundes Haar. Haar, das ausdünnt, ist möglicherweise auf Nierenprobleme zurückzuführen, es sei denn, es liegt eine erbliche Veranlagung für Kahlköpfigkeit

oder schütteres Haar vor. Wer viel Zucker isst, schwächt die Nieren und schadet so dem Haar. Spärliche Haarpracht kann die Folge sein.

Auch die Lungen leisten einen Beitrag zur Haarqualität. Trockenes, brüchiges Haar kann auf ein Ungleichgewicht in der Lunge deuten. Doch man sollte nicht außer Acht lassen, dass viele Haarprobleme durch Haarpflegemittel oder falsche Behandlung des Haares verursacht werden. Färben, Fönen, Dauerwellen, Glattziehen der Haare, heiße Lockenwickler und Lockenstäbe schaden dem Haar und können Dermatitis hervorrufen. Strapazieren Sie Ihr Haar nicht mit aggressiven Shampoos und parfümierten Haarpflegemitteln. In vielen Gesundheitsläden gibt es umwelt- und hautfreundliche Haarpflegemittel. Heute gibt es keinen vernünftigen Grund mehr, Haar und Kopfhaut mit scharfen Chemikalien zu schädigen.

SELBSTHILFE-MASSNAHMEN

Probleme mit der Kopfhaut und mit den Haaren können ebenso wie Hautprobleme durch eine Umstellung der Ernährung behandelt werden.

Innere Anwendungen

• Meiden Sie raffinierte Kohlenhydrate, Milchprodukte, tierische Fette und gebratene, ölige Speisen. Diese Nahrungsmittel führen zu Verstopfungen. Die Haut ist ein Sekundärausscheidungsorgan des Körpers. Was dieser nicht über den Verdauungstrakt ausscheiden kann, versucht er über die Talgdrüsen loszuwerden. Nach der makrobiotischen Lehre sind Eingeweide und Haare miteinander verbunden, was im strukturell ähnlichen Aufbau der Darmzotten und der Haare zum Ausdruck kommt. Wenn die Zotten von Fett umschlossen werden, ist die Aufnahmefähigkeit von gesättigten Fetten herabgesetzt. Das überschüssige Fett wird dann durch die Haut ausgeschieden. Mahlzeiten kurz vor dem Schlafengehen verstärken daher Haut- und Haarprobleme.

• Wenn die Haare schnell ergrauen, ist dies meist auf falsche Ernährung oder Stress zurückzuführen. Gesundes, volles Haar behalten Sie länger, wenn Sie Eidotter, frische Früchte und frisches Gemüse, Fleisch, Geflügel, Sojabohnen und Sojabohnen-Produkte, Vollkorn-Produkte und Hefe essen. Diese Lebensmittel enthalten die Stoffe Inositol und Biotin (Vitamin H), die das Haar nötig braucht, um gesund zu bleiben. Darüber hinaus tragen sie zu einer gesunden Darmflora bei.

• Sesamsamen (insbesondere schwarze Sesamsamen, die man in Asienläden erhält) verhindern Glatzenbildung im Alter.

• Essen Sie möglichst viel braunen Reis, Hijiki (Seetang), Kombu und Nori (Meerlattich). Gründlich kauen!

• Kopfhautprobleme kann man behandeln, indem man ungesättigte Fettsäuren zu sich nimmt, die in der Nachtkerze und in Leinsamenöl enthalten sind. Die Struktur von brüchigen, trockenen Haaren lässt sich mit dem Öl aus Schwarzen Johannisbeeren oder mit Lachsöl verbessern. Befolgen Sie die Dosierungsempfehlung auf den Flaschen.

• Ihre Haarfarbe behalten Sie länger, wenn Sie täglich einen Absud aus Ho shou wu (*Polygoni Multiflori Radix*) trinken (5 g in $1^{1}/_{2}$ cl Wasser kochen). Fügen Sie 5 g Lycium-Beeren und 3 g Du zhong hinzu. Trinken Sie die Flüssigkeit als Tee oder als Kräuterschnaps-Tonikum.

Äußere Anwendungen

• Denken Sie daran, dass äußere Anwendungen das Problem nicht wirklich lösen. Damit behandelt man nur die Symptome.

• Bei Haarverlust und schütterem Haar ist ein Absud aus Ingwer mit Sesamsamen oder Kamillenöl zu empfehlen. Tragen Sie die Mischung auf die Problemzonen auf und massieren Sie sie gut ein. Wickeln Sie ein Handtuch um den Kopf und lassen Sie die Kräuter einige Minuten auf die Kopfhaut einwirken. Die Lösung können Sie dann mit einem milden Shampoo auswaschen.

• Bei Schuppen hilft Aloe vera Gel, das man auf die Kopfhaut aufträgt.

• Peter hat an sich selbst beobachtet, dass seine grauen Haare nach monatelangen, täglichen Qi-Gong-Übungen und einer Reihe tibetischer Übungen, die man als „Fünf Riten" bezeichnet, wieder dunkler wurden. Mehr Informationen zu diesem Thema finden Sie im Anhang unter „Empfohlene Lektüre".

Schütteres Haar und Haarausfall

Haarausfall kann durch schlechte Durchblutung, schwere Krankheit, Operationen, Strahlung, Hautkrankheiten, plötzlichen Gewichtsverlust, Eisenmangel, Diabetes, Schilddrüsenerkrankung, Medikamente, Chemotherapie, Stress, falsche Ernährung, Vitaminmangel oder Schwangerschaft verursacht werden. Peter stellte fest, dass Haarausfall häufiger in den Übergangszeiten des Jahres auftritt. Haarausfall kann auch erblich bedingt sein, hormonell oder durch den Alterungsprozess. Die meisten Frauen stellen zwei oder drei Monate nach der Geburt eines Kindes verstärkten Haarausfall fest, der mit der hormonellen Umstellung während und erneut nach der Schwangerschaft zusammenhängt.

Innere Anwendungen

• Biotin ist für gesundes Zellwachstum und für die Haare wichtig. Die natürlichen Quellen von Biotin sind gekochter Eidotter, Salzwasserfisch, Fleisch, Milch, Geflügel, Sojabohnen, Vollkorn-Produkte und Hefe. Es heißt, dass Biotin den Haarverlust bei Männern stoppt. Biotinhaltige Shampoos sind in Gesundheitsläden erhältlich. Dieses Vitamin sorgt außerdem für eine normale Funktion der Schweißdrüsen und nährt die Nerven und das Knochenmark. Babys mit trockener, schuppiger Kopf- oder Gesichtshaut leiden möglicherweise an Biotinmangel. Saccharin reduziert die Aufnahme von Biotin durch den Körper.

• Makrobiotiker glauben, dass Haarausfall ein Zeichen für ein Ungleichgewicht der Leber und der Lebermeridiane ist. Muramoto Naboru rät in seinem Buch *Healing Ourselves* zum Verzicht auf Alkohol, Essig (andere Fachleute haben keine Einwände gegen Ume-Essig), chemische Präparate, Zucker, rotes Fleisch, gebratene Speisen und Öl. Statt Fleisch empfiehlt er, mehr Algen zu essen, beispielsweise Hijiki (Seetang), Wakame und Kombu (Braunalgen). Bohnen, insbesondere dicke weiße Bohnen und Lima- und Navybohnen unterstützen die Leberfunktionen und enthalten weniger Öl als andere Hülsenfrüchte, die gut für die Leber sind.

Äußere Anwendungen

• Bei Haarausfall ist es wichtig, die Kopfhaut zu stimulieren. Legen Sie sich 15 Minuten lang mit dem Kopf nach unten auf ein schräges Brett oder machen Sie einen Kopfstand, wie man ihn in Yogakursen lernt, wodurch die Durchblutung der Kopfhaut angeregt wird. (Bei Kopfstand besteht ohne fachmännische Anleitung Verletzungsgefahr.) Massieren Sie die Kopfhaut täglich.

• Skepsis gegenüber normalen Shampoos und Haarspülungen ist angebracht. Viele Menschen reagieren allergisch auf diese Produkte. Wenn Sie sich nicht erklären können, warum Sie Haarausfall haben, versuchen Sie es einmal mit einem Haarpflegemittel auf natürlicher Basis aus dem Gesundheitsladen.

Hämorrhoiden

Chinesische Heilbehandler wenden bei Hämorrhoiden die gleichen Verfahren an wie bei jedem anderen Krankheitszustand: Sie werten die Begleitsymptome aus und stellen die Diagnose nach den Anzeichen des Ungleichgewichts.

Energetik der chinesischen Medizin

1. Stau im Verdauungstrakt

Menschen, die zu Übergewicht neigen und oft reichhaltige, scharfe oder fette Speisen essen, zu viel Alkohol trinken und wenig faserreiches, frisches Gemüse und Vollkorn zu sich nehmen, entwickeln leicht Hitze und Feuchtigkeit im Dick- und Dünndarm. Qi staut sich in den Eingeweiden und ruft allgemeines Unwohlsein hervor, Völlegefühl, Druck im Kopf, in den Händen, in der Brust, in den Gliedmaßen und im Bauch. Es kommt zu Aufstoßen und Blähungen, Verstopfung, Schnaufen beim Luftholen, Schwierigkeiten beim Schlucken und einem Völlegefühl unter den Rippen. Hämorrhoiden sind kleine Geschwülste und wunde Stellen in und um den Mastdarm und After. Der Behandler verschreibt in diesem Fall Kräuter, um Qi zu entstauen und die Verdauung und Ausscheidung zu erleichtern.

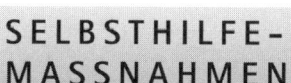

SELBSTHILFE-MASSNAHMEN

Qi anregen und tonisieren.
Hitze und Feuchtigkeit reduzieren.

2. Ansammlung von Hitze und zu wenig Feuchtigkeit

In diesem Fall hat die Hitze stark überhand genommen. Die Symptome deuten auf akute Ansammlung von Hitze hin, wobei auch Fieber auftritt, Hitze, die mit Infektionen in Verbindung steht, Entzündungen, Schmerzen mit einem Gefühl von Hitze oder Brennen, Verletzungen oder Infektionen mit Eiterbildung, gelber oder grünlicher Ausfluss aus dem After und großer Durst mit starkem Verlangen nach kalten Getränken. In diesem Fall verschreibt der Heilbehandler Kräuter, die die Hitze bekämpfen.

Unter Umständen treten Anzeichen von zu wenig Feuchtigkeit auf wie trockener Mund und Hals, trockene Haut, trockener Stuhl, wenig Urin und instabile Blutzuckerwerte. Aufgrund des Feuchtigkeitsmangels muss der Patient beim Stuhlgang stark pressen, er belastet damit die Analwände.

SELBSTHILFE-MASSNAHMEN

Hitze abbauen.
Feuchtigkeit herstellen.

3. Qi-Erschöpfung führt zu Organvorfall

Normalerweise neigen Patienten mit überschüssiger Hitze dazu, sehr aktiv zu sein, spannungsgeladen, warm und gesellig. Doch Behandler stellen zuweilen

auch fest, dass Patienten mit Hämorrhoiden, die an Qi-Mangel leiden, körperlich schwach sind und sich leicht Sorgen machen. Sie stehen unter Stress oder sind deprimiert. Die Gründe für diesen Zustand können sein: Überarbeitung, eine Geburt oder mangelhafte Ernährung. Zu den Symptomen zählen Kältegefühl im Körper, kalte Hände und Füße, Kurzatmigkeit, Mattigkeit, fahle Gesichtsfarbe, Schwindelanfälle, Appetitmangel, Organvorfall oder Rektumvorfall und Hämorrhoiden, die sich vom After ausbereiten. In diesem Fall ist das zentrale Qi geschwächt und die Beckenbodenmuskulatur kann die Organe nicht in ihrer Position halten. Die Organe senken sich und drücken auf den Rektalbereich, was zu einem Blutstau in der Umgebung führt.

SELBSTHILFE-MASSNAHMEN

Suchen Sie einen Arzt oder Heilpraktiker auf. Das Qi des Magens und der Milz muss gestärkt werden.
Leicht bekömmliche Speisen essen: Reisbrei und gut gekochte Vollkorn-Produkte, Hühnerfleisch und Gemüsebrühe.
Gönnen Sie sich mehr Ruhe und versuchen Sie Ihre Gefühle zu zeigen.

Innere Anwendungen

• Vermeiden Sie Zucker, Koffein, Alkohol und Tabak.
• Schränken Sie Ihren Konsum an hitzeerzeugenden Nahrungsmitteln drastisch ein, das sind: schwarzer Pfeffer, Cayenne-Pfeffer, schweres, rotes Fleisch (insbesondere Lammfleisch), fette Speisen, Milchprodukte, scharfe Speisen und scharfe, wärmende Gewürze.
• Kühlen Sie den Körper mit entsprechenden Nahrungsmitteln (siehe Kapitel 3) – dies gilt jedoch nicht für Menschen mit kalter Konstitution oder für solche, die an Mangelerscheinungen leiden.
• Menschen mit Mangelerscheinungen sollten Lebensmittel essen, die den Mittleren Wärmebereich und die Magen-/Milzfunktionen unterstützen (siehe Kapitel 3).
• Essen Sie vermehrt Nahrungsmittel, die den Qi- und Blutfluss anregen (siehe Kapitel 3).
• Nahrungsmittel, die Feuchtigkeit erzeugen, halten die Eingeweide geschmeidig und erleichtern die Darmbewegungen: Taro, Wilde Yamswurzel, Konnyaku und Nattô.
• Beruhigende Nahrungsmittel reduzieren Stress. Dazu gehören Longan-Früchte (oder Lychees), Pilze, Austern, Reis, Rosmarin, Weizen und Weizenkeime.
• Regelmäßiger Verzehr von Reisbrei entschlackt den Darm, reduziert Hitze und stimuliert Qi: 1 Tasse braunen Reis, $1/4$ Tasse Kastanienmehl, 2 Tl. Pinienkerne und $1/4$ Tasse gehobelten Winterrettich und Sellerie während der letzten halbe Stunde des Kochens hinzufügen. Kastanien (gemahlen) helfen bei Analhämorrhagie. Sie sind ein Nieren-Tonikum und stärken den Lendenwirbelbereich und die Knie. Winterrettich regt die Verdauung an und kühlt die Eingeweide. Sellerie kühlt das Feuer im Frühstadium von aufsteigendem Leber-Yang. Pinien-

kerne halten das Herz und die Lungen mit Feuchtigkeit geschmeidig, harmonisieren den Dickdarm und helfen bei Verstopfung. Spinat kühlt ebenfalls; wenn Sie mögen, garnieren Sie den Reisbrei mit etwas Spinat. (siehe Zubereitung von Reisbrei im Anhang.)

• Nehmen Sie zehn bis 15 Gramm getrocknete Lotuswurzel und kochen Sie sie mit zwei Tassen Wasser, bis die Hälfte des Wassers verdampft ist. Den Sud dreimal täglich trinken. Lotuswurzel hat blutstillende Eigenschaften. Deshalb stoppt dieses Mittel die Blutung im Rektalbereich und ist auch bei Blutungen eines Magengeschwürs geeignet oder bei Blut im Urin und anderen inneren Blutungen. Trinken Sie die Flüssigkeit, sobald Sie Verstopfung mit Blutung haben.

Äußere Anwendungen

• Ein Pflaster aus Lotuswurzel stillt die Blutung. Schneiden Sie die Wurzel in dünne Scheiben (genügend, um die betroffene Stelle damit zu bedecken) und wickeln Sie die Scheiben in eine dünne Mullbinde, die Sie zuvor in den Saft der Wurzel getaucht haben (siehe innere Anwendungen, oben), damit der Saft das Tuch durchweicht und die Haut erreicht. Legen Sie das Pflaster auf den äußeren Analbereich auf.

• Bei Hämorrhoiden muss der Analbereich sorgfältig sauber gehalten werden. Waschungen und Sitzbäder sind hilfreich, weil sie den Rektalbereich wärmen, angenehm sind und die Durchblutung anregen. Hocken Sie sich hierzu in die Sitzwanne und lassen Sie den Rektalbereich ins Wasser eintauchen. Das ist besser als sich hinzusetzen, weil sonst Druck auf den empfindlichen Stellen lasten würde.

• Im Falle eines Rektalvorfalls (wenn die Muskeln zusammenfallen und der Mastdarm/das Rektum sich anfühlen, als seien sie in sich zusammengefallen) legen Sie ein saugfähiges Tuch auf den After, das Sie vorher in eine schwache Meersalzlösung getaucht haben. Halten Sie das Tuch während des Badens auf dieser Stelle.

• Machen Sie ein Heilpflaster aus Wegerich, Kampfer, Kalendula und Goldsiegelwurz. Füllen Sie 100 Gramm frische oder 60 Gramm getrocknete Kräuter in eine Flasche mit einer Tasse Olivenöl beziehungsweise Sesam- oder Mandelöl und lassen Sie die Lösung zwei Wochen lang stehen. Stellen Sie die Flasche an einen dunklen Ort und schütteln Sie sie jeden Tag. Pressen Sie dann die Kräuter aus, fangen Sie das Öl auf und geben Sie noch einen Teelöffel Vitamin-E-haltiges Öl hinzu. Anschließend rühren Sie in das Öl so viel geschmolzenes Bienenwachs, bis die Flüssigkeit genügend Konsistenz hat, dass sie sich gut verstreichen lässt; sie sollte nicht mehr verlaufen. Füllen Sie die Öl-Wachs-Mischung zum Aufbewahren in einen Glasbehälter mit Schraubverschluss (zum Beispiel in ein sauberes Honigglas). Tragen Sie die Mischung jeweils direkt auf die Haut auf. (siehe Anhang Informationen zum Gebrauch von Kampfer.)

• Machen Sie eine Moxa-Anwendung über dem Steißbein (LG. 1). (siehe Kapitel 4, Anleitung für Moxibustionsanwendungen.)

• Ein Bad mit Blättern des Winterrettichs ist ein altes Heilrezept aus Nordjapan.

Kochen Sie die getrockneten Blätter fünf Minuten in Wasser auf und geben Sie den Sud Ihrem Badewasser bei. Bleiben Sie im Bad sitzen, bis Ihr Körper richtig warm geworden ist. Nach dem Bad zerschneiden Sie eine kleine Menge der Blätter und wickeln sie in eine dünne Mullbinde. Diese legen Sie direkt auf die betroffene Stelle auf. Das Bad soll auch das Hautbild verbessern.

• Häufige Darmentleerungen lindern den Zustand. Die verdaute Nahrung darf nicht zu lange im Darm verbleiben, um Infektionen der Hämorrhoiden zu vermeiden.

• Schwache Rektalmuskeln begünstigen Rektalvorfall und chronische Verstopfung. Wenn Hämorrhoiden und Verstopfung ein chronischer Zustand sind, helfen Kegel-Übungen, um die Muskulatur im betroffenen Bereich zu kräftigen.
Zuerst müssen Sie den Muskel ertasten, den man einsetzt, wenn man den Urin zurückhält (Pubococcygeus). Dieser Muskel schließt auch den After. Um den Muskel zu stärken, spannen Sie ihn zuerst an, dann entspannen Sie ihn wieder – zuerst langsam, dann schnell. Versuchen Sie die Übung auf 200-mal am Tag zu steigern. Diese Übungen können Sie ganz unauffällig immer und überall durchführen.

Akupressur bei Hämorrhoiden
(siehe Körperkarte, wo die Punkte genau angegeben und die Abkürzungen erklärt sind.)

BL. 30 – Dieser spezielle Punkt zur Behandlung von Hämorrhoiden liegt direkt auf dem Steißbein. Moxa oder Akupressur sind in diesem Bereich anzuwenden.
LU. 6 – Der Dickdarm wird in diesem Fall über das korrespondierende Yin-Organ, die Lunge, behandelt. Der Punkt auf dem Arm wird bei akuten Blutstauungen stimuliert, beispielsweise wenn Blut im Auswurf auftaucht.
LG. 1 – Das Pressen und Massieren der Steißbeinspitze führt zu einer Stimulation des Qi im gesamten unteren Körperbereich.
LG. 20 – Dieser Punkt auf der Kopfspitze wird häufig zur Behandlung von Hämorrhoiden stimuliert.
MI. 6 – Dieser Punkt reguliert den Qi-Fluss im ganzen Körper.

Akupressur, um das Qi der Milz zu stimulieren
MAG. 26 – Verbessert die Verdauungsfunktionen.
MI. 6 – Die Stimulation dieses Punktes stärkt das Qi der Milz und unterstützt die Aufspaltung der Nahrung sowie die Weiterleitung der Nährstoffe.
LG. 20 – Der Punkt auf dem Scheitel wird normalerweise mit Nadeln stimuliert. Er führt die Yang-Energie im Körper nach oben und ist der wichtigste Punkt bei Organvorfällen. Zu Hause kann zusätzlich Moxa angewendet werden.

Hautprobleme

Akne, Furunkel, Ekzeme, Ausschlag, Hautirritation durch Reinigungsmittel, Warzen, Tipps für reine, glatte Haut.

Die Wechselwirkung zwischen Gesichtsfarbe, Vorgängen in den Gefäßen und der Beschaffenheit der Haut ist vergleichbar mit der Wechselwirkung, die zwischen dem Schlagen einer Trommel und dem Ton, der darauf folgt, besteht oder vergleichbar mit einem Gegenstand und dem Schatten, den er wirft oder einem Laut und seinem Echo. Man kann diese Dinge nicht isoliert voneinander betrachten![1]
Aus dem *Inneren Klassiker des Gelben Kaisers*

Chronische Hautprobleme gehören zu den Beschwerden, die am schwierigsten in den Griff zu bekommen sind. Die chinesische Medizin ist in der Lage, auch chronische Hautprobleme wie Akne oder Ekzeme deutlich zu mildern. Die Behandlung schließt eine Ausbalancierung des ganzen Körpers mit ein, denn mit der Bekämpfung der sichtbaren Symptome allein ist es nicht getan. Im Gegenteil, wenn man nur die Symptome im Auge hat, ohne nach den Ursachen zu fragen, verlagert sich das Ungleichgewicht in einen anderen Bereich und kann unter Umständen zu ernsthafteren Erkrankungen führen. Hautprobleme werden in der chinesischen Medizin normalerweise mit Heilkräutern und einem Ernährungsplan behandelt. Erkrankungen wie Gürtelrose können allein durch Akupunktur geheilt werden. In Japan hat Moxibustion eine lange Tradition in der Behandlung von Hauterkrankungen.

Warum kann die chinesische Medizin oft so viel mehr gegen Hauterkrankungen bewirken als andere herkömmliche Behandlungsweisen? Der Hauptgrund dafür liegt wohl in der Wiederherstellung des gesamten körperlichen Gleichgewichts und der Harmonisierung des Blutes. Akupunktur kann viel ausrichten, wenn Hautprobleme auftauchen, die auf Stress zurückzuführen sind. Mit Akupunktur lässt sich Ausgeglichenheit und Ruhe wiederherstellen. Akupunktur, Kräutermedizin und Moxibustion stärken das Immunsystem, erhöhen die Zahl der weißen Blutkörperchen, kräftigen die Abwehrkräfte des Körpers gegen entzündliche Vorgänge und stimulieren die Ausschüttung von natürlichen Antihistaminen, die der Körper unter Umständen braucht. Darüber hinaus beschleunigen die Mittel der chinesischen Medizin die Heilung geschädigten Gewebes und verbessern die Durchblutung, wodurch sich schneller wieder neue Hautzellen bilden.

Energetik der chinesischen Medizin

Die westliche Medizin führt Hauterkrankungen auf allergische Reaktionen zurück, auf Pilz-, Bakterien- oder Viren-

---

1 Paul Unschuld, ed., *Introductory Readings in Classical Chinese Literature.* Netherlands, Kluwer Academic Publishers, 1988.

infektion oder auf nervlich bedingte Störungen. Aus der Sichtweise der chinesischen Medizin entstehen Hauterkrankungen durch Wind und Hitze, welche die Meridiane oder Gefäße blockieren. Das Blut drückt infolgedessen die gestaute Feuchtigkeit aus den Poren, wodurch Ausschläge oder andere Veränderungen des Hautbilds entstehen.

Akne

Pickel sind nicht nur eine lästige Erscheinung in den Teenagerjahren. Akne oder Pickel entstehen auch, wenn sich der Hormonspiegel der Geschlechtshormone (Androgene) im Körper verändert und die Aktivität der Talgdrüsen anregt, die dann mehr Fett als nötig produzieren und die Poren verstopfen. Verstopfte Poren erkennt man als schwarze oder weiße Mitesser. Wenn Bakterien mit ins Spiel kommen und die Pickel entzünden, können daraus schlimme, rote Pusteln entstehen.

1. Ungleichgewicht hervorgerufen durch überschüssige Hitze

Die chinesische Medizin beschreibt Akne als einen Zustand, der durch überschüssige Hitze entsteht, wobei der Körper aufgrund von schlechter Ernährung und Stress nicht mehr in der Lage ist die überschüssige Hitze zu eliminieren. Alle ganzheitlichen Heilbehandler sind sich einig darüber, dass schlechte Ernährung und Akne unmittelbar zusammenhängen. Peter berichtet von einem seiner Patienten, dem ein Arzt jahrelang Antibiotika gegen seine Akne verschrieben

hatte; ein anderer Arzt sagte ihm, seine Pickel entstünden, weil er sehr viel Sport treibe und deshalb übermäßig stark schwitze, sodass dies die Poren verstopfe. Niemand hatte ihn nach seiner Ernährungsweise gefragt. Der Patient hatte jedoch einen ziemlich hohen Alkoholkonsum, aß gerne und oft Süßigkeiten, dafür aber wenig Vollkornprodukte und Gemüse. Die Hautprobleme des Patienten wurden daraufhin mit Akupunktur, Heilkräutern und äußerer Anwendung von Aloe vera behandelt. Zu diesen Maßnahmen kam eine Umstellung der Ernährung hinzu. Der Patient sollte weniger Nahrungsmittel zu sich nehmen, die Hitze erzeugen, beispielsweise rotes Fleisch, gebratene Speisen, Süßigkeiten und Alkohol. Er hielt sich daran. Sein Speiseplan sah nun folgendermaßen aus: viel gedünstetes Gemüse, Fisch, weißes Hühnerfleisch, Vollkorn, ein wenig Obst, Kräutertees und Wasser. Innerhalb von sechs Monaten waren die Pickel verschwunden. Seine Hautprobleme waren und sind beseitigt. Pickel tauchen nur dann prompt wieder auf, wenn er Alkohol trinkt.

Nach der makrobiotischen Lehre sind die Stellen im Gesicht, wo Pickel sprießen, ein Hinweis dafür, dass sich in entsprechenden Körperregionen Schleim und Fettsäuren ablagern. Pickel auf den Wangen deuten auf Probleme in der Lunge und im oberen Atmungstrakt hin. Pickel zwischen den Augenbrauen sind ein Hinweis für ein Ungleichgewicht der Gallenblase; Pickel oberhalb der Oberlippe und am Kinn sind auf Störungen der Prostata oder der Geschlechtsorgane zurückzuführen; Probleme in den Eingeweiden lassen Pickel auf der Stirn entstehen.

Innere Anwendungen

• Vermeiden Sie Alkohol, Kaffee, Tee und Cola, kalte Speisen und Getränke, Schokolade, fette Tiefkühlkost, rotes Fleisch und fetten Fisch, beispielsweise Tunfisch, Flunder und Krustentiere. (Letzteres ist umstritten; viele an der fernöstlichen Medizin orientierte Behandler raten davon ab, westliche Ernährungsberater empfehlen jedoch Krustentiere – probieren Sie aus, wie Sie darauf reagieren.) Vermeiden Sie gesättigte Fette, Speiseeis, weißen Zucker, Honig, Ahornsirup, Weißmehl, süßen Reis und Mochi, das aus geschältem, süßem Reis gemacht wird.

• Nehmen Sie vermehrt kühlende, entschlackende, faserreiche Nahrung zu sich (siehe Kapitel 3).

• Essen Sie faserreiche Nahrungsmittel, wozu die meisten Gemüsesorten gehören, Vollkornprodukte sowie Lebensmittel mit gallertartiger Masse, die entschlackend wirken, beispielsweise Taro- und Yamaino-Kartoffeln, Kanten (aus Meeralgen bestehende Pflanzengelatine), Nattô und Konnyaku (Yams-Schnitten).

• Milchprodukte können allergische Hautreaktionen hervorrufen. Wenn Sie den Verdacht haben, auf Milchprodukte allergisch zu reagieren, versuchen Sie einen Monat lang keine Milchprodukte zu sich zu nehmen. Danach bauen Sie allmählich wieder Milchprodukte in Ihren Speiseplan ein, um festzustellen, ob Sie allergisch reagieren oder nicht. Lebensmittelallergien können sich sofort äußern oder mit Verzögerung auftreten. Manchmal sind chronische Symptome, für die es keine Erklärung gibt, auf Lebensmittelallergien zurückzuführen. Die häufigsten Anzeichen dafür sind: Akne, dunkle Ringe und Anschwellung unter den Augen, chronischer Durchfall, schlechte Absorption, chronische Infektionen und chronische Entzündungen. Weitere Hinweise zu Lebensmittelallergien finden Sie unter Lektüreempfehlungen im Anhang.

• Stärken Sie die Nieren. Dieses Organ ist maßgeblich an den Ausscheidungsvorgängen von unverwertbaren Stoffen im Körper beteiligt. (siehe Abschnitt Nieren-Tonika in Kapitel 3). Beim Kochen von Azuki-Bohnen empfiehlt es sich etwas mehr Wasser zu nehmen. Die Bohnen darin kochen, bis sie weich sind, das restliche Wasser aufheben und trinken, wenn es abgekühlt ist. Es ist ein hervorragendes Nierenstärkungsmittel. Trinken Sie davon dreimal am Tag und heben Sie den Rest im Kühlschrank auf. Bitte vor dem Trinken aufwärmen.

• Lycium-Beeren sind ein Leber- und Nierentonikum. Die kleinen, länglichen Beeren sind in getrockneter Form erhältlich und können an Suppen oder Eintöpfe gegeben werden. Wenn man Salatdressings oder Saucen damit verfeinern möchte, weicht man die Lycium-Beeren in heißem Wasser, in Sake oder Wein auf. Sie schmecken angenehm süß und erfreuen das Auge bei allen Tofu- und Salatgerichten.

• Tees aus Hiobstränen (Hatomugi) und Dokudami kühlen das Blut und klären die Haut.

• Fischlebertran hilft bei Pickeln, die während der Pubertät sprießen. Nehmen Sie 2500 I.U. (internationale Einheiten) Vitamin A in Form von Fischlebertran ein, um die Talgproduktion und die Verdickung um die Fettfollikel auf der Haut zu verringern.

Fisch und Fischleber mit einem hohen Vitamin-A-Gehalt sind: Seeteufel (20 000 I.U.), getrockneter Yatsume-Aal (25 000 I.U.), Aalleber (15 000 I.U.), Kabeljau (6300 I.U.), Tintenfisch (5000 I.U.), geschmortes Aalfleisch (4700 I.U.), Tunfisch (954 I.U.) sowie Bonito (Makrelenfisch, 832 I.U.).

Äußere Anwendungen

• Narbenbildung verhindern Sie mit regelmäßigem Auftragen von Aloe vera als Salbe oder Gel oder mit Vitamin-E-haltigem Öl. Tragen Sie die Mittel morgens und abends auf die Haut auf.

• Reiskleie lindert rote, feurige Akne. Mit der Kleie klingt die Entzündung ab. Füllen Sie ca. 1/4 Kleiemasse in einen Becher, verteilen Sie die Menge in ein Taschentuch und binden Sie dieses an den Enden zu einem kleinen Ballen zusammen. Anschließend mit einem 1/4 Liter Wasser kochen, bis das Wasser trüb wird, dann abkühlen lassen. Die Flüssigkeit können Sie als Waschemulsion verwenden, die Reiskleie tragen Sie mit einem

Pad auf die Aknestellen auf. Wiederholen Sie die Anwendung täglich, bis sich das Hautbild geklärt hat.

• Frische oder getrocknete Dokudami-Blätter, die in einem Tiegel auf die gleiche Weise wie oben beschrieben mit frischem Steinbrech erhitzt werden, haben ebenfalls eine entzündungshemmende Wirkung. Auch Spülungen oder Lotionen aus Dokudami-Tee sind ideal (10 g getrocknete Blätter auf 1 l Wasser. Aufkochen lassen, die Hitze herunterschalten und fünf Minuten sieden lassen. Vor dem Auftragen abkühlen lassen. Der Tee kann mehrere Wochen im Kühlschrank aufbewahrt werden. Vor dem Auftragen leicht erwärmen.) Tragen Sie die Flüssigkeit nach dem Bad auf, wenn die Poren geöffnet sind. Einige Minuten einwirken lassen, dann mit warmem Wasser abspülen.

Furunkel und andere Hautunreinheiten

Ein Furunkel ist eine schmerzhafte, entzündete Anschwellung eines Haarfollikels. Die Haut um und unterhalb des Haarbalgs entzündet sich und bildet einen roten, dicken Knoten. Im Verlauf der Entzündung dehnt sich der Herd aus und bildet Eitertaschen mit weißen Punkten in der Mitte. Entzündete Furunkel gehen manchmal mit leicht erhöhter Temperatur einher. Sie bilden sich bevorzugt an dicht behaarten Körperstellen, die häufiger Reibung, Druck oder Feuchtigkeit ausgesetzt sind. Wenn mehrere Furunkel an einer Stelle auftreten, nennt man dies eine Karbunkelbildung.

Energetik der chinesischen Medizin

Die chinesische Medizin betrachtet Furunkel als Steigerung von toxischer Hitze und Feuchtigkeit im Körper, gegen die man Heilkräuter einsetzt.

SELBSTHILFE-MASSNAHMEN

Abbau der überschüssigen Hitze und Feuchtigkeit.

Innere Anwendungen

• Vermeiden Sie Zucker und einfache Kohlenhydrate, die das geschwächte Immunsystem zusätzlich belasten.

• Schränken Sie den Verzehr von Speisen ein, die Feuchtigkeit im Körper bilden (siehe Kapitel 3).

• Furunkel können durch Lebensmittelallergie entstehen. Fragen Sie einen Ernährungsberater nach geeigneten Maßnahmen, um zu klären, auf welche Nahrungsmittel Sie gegebenenfalls allergisch reagieren. Weitere Informationen zu Lebensmittelallergien finden Sie in dem Buch von Murray/Pizzorno, *Encyclopedia of Natural Medicine* (siehe Anhang).

• Nehmen Sie vermehrt Nahrungsmittel zu sich, die die Feuchtigkeit im Körper reduzieren (siehe Einflüsse der Nahrung im Kapitel 3). In der Liste sind Garnelen aufgeführt, die Sie in diesem Fall jedoch meiden sollten.

• Essen Sie vermehrt Speisen mit hitzereduzierenden Eigenschaften (siehe Einflüsse der Nahrung im Kapitel 3).

• Essen Sie Nahrungsmittel mit blutreinigenden Eigenschaften. Dazu gehören chlorophyllhaltige Lebensmittel (siehe Kapitel 3).

• Ein Absud aus Di huang (*Rehmannia*) reinigt und verbessert das Blutbild. Fragen Sie Ihren Arzt oder Heilpraktiker nach einem geeigneten Rezept.

• Klettenwurzel reinigt das Blut von Giftstoffen. Man kann sie an gedünstete Speisen geben. Weichen Sie die Wurzel vor dem Kochen zehn Minuten lang in Wasser ein oder machen Sie sich einen Tee daraus. Hierzu die Wurzel raspeln und in 1^1/$_2$ l Wasser kochen, bis sich das Wasser dunkel färbt. Trinken Sie mehrmals täglich von diesem Tee.

• Goldsiegelwurz bekämpft die Entzündung. Geben Sie 15 bis 20 Tropfen in eine Tasse mit warmem Wasser. Auch Kampfer wirkt entzündungshemmend. Am besten ist frischer Kampfer, aber Kampferpulver oder -tinktur sind auch geeignet. Nehmen Sie 260 bis 500 mg täglich oder befolgen Sie die Einnahmeempfehlung auf dem Beipackzettel. Nehmen Sie dieses Mittel zehn Tage lang täglich ein – nicht länger. Die US-amerikanischen Lebensmittel- und Medikamentebehörden haben vor der Einnahme dieses Mittels gewarnt. Weitere Informtionen dazu finden Sie im Anhang.

Äußere Anwendungen

• Klettenwurzel (*Arctium lappa, A. majus*) ist eine in vielen Teilen der Welt (in Asien, Europa und Nordamerika) wildwachsende Pflanze, deren Samen und Wurzeln in der chinesischen Medizin seit mehreren hundert Jahren eingesetzt werden. Die Wurzel kann für medizinische Zwecke verwendet werden, die hier genannte Art ist aber nicht für den Verzehr geeignet. Klettenwurzel besitzt antibakterielle und antiseptische Eigenschaften. Umschläge aus der Wurzel und den Blättern helfen gegen Furunkel. Die Wurzel raspeln, die Blätter hinzufügen, sofern sie erhältlich sind, und die Flüssigkeit auspressen. Tauchen Sie ein Tüchlein in den Saft und legen Sie es über Nacht auf die betreffende Stelle auf. Mit einem dünnen Mulltuch abdecken und befestigen.

• Klettenwurzel und Chinesisches Süßholz ergeben eine hochwirksame Lotion gegen Furunkel. Füllen Sie drei Gramm geraspelte Chinesische Süßholzwurzel und frische, zerkleinerte oder getrocknete Klettenwurzel in einen Becher mit heißem Wasser. Lassen Sie die Flüssigkeit ca. 15 Minuten abkühlen, bis sie nur noch lauwarm ist. Tauchen Sie ein Pad oder ein Tüchlein hinein und tragen Sie den Sud auf die betreffenden Stellen auf.

• Kuzu, erhältlich in Asienläden und Naturkostläden, wird manchmal mit Pfeilwurzstärke verwechselt. Die beiden Gewächse sind jedoch nicht miteinander verwandt. Mischen Sie das Kuzuwurzelpulver mit warmem Wasser und tragen Sie die Lösung direkt auf die betroffenen Stellen auf. Es saugt die angesammelte Flüssigkeit ab.

• In Wasser verdünnter Ginseng-Exrakt, der direkt auf die Furunkel aufgetragen wird, zieht die Flüssigkeit ab, ohne die Haut zu verletzen.

Ekzeme

Ekzeme sind die häufigste Form chronischer Hauterkrankungen. Rund 40 Prozent der Patienten, die Peter wegen dermatologischer Beschwerden behandelt, leiden an Ekzemen. Diese kleinen, juckenden Hautschädigungen sondern eine gelbliche Flüssigkeit ab. Der Juckreiz ist oft so stark, dass man Babys Handschuhe anzieht, damit sie sich nicht fortwährend kratzen. Nach einiger Zeit schwillt die Haut an und verfärbt sich dunkel. Im akuten Stadium ist die Haut

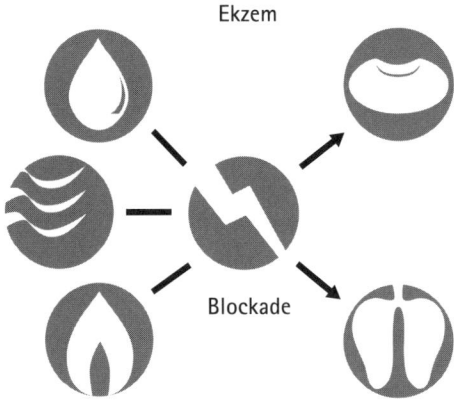

218

dick angeschwollen, sie juckt, bildet Krusten und bricht. Die nachwachsende Haut ist dick und dunkel. Häufig ist die Haut mit Staphylokokken (Kugelbakterien) übersät.

In Japan kommt diese Art der Hauterkrankung häufig vor. Sie befällt meistens das Gesicht, den oberen Teil der Brust, die Handgelenke und die Hände, die Falten in den Knien und Ellbogen und die Leistengegend. In der Regel sind Menschen betroffen, die erblich vorbelastet sind oder die Allergien oder Asthma haben.

Energetik der chinesischen Medizin

Aus der Sichtweise der chinesischen Medizin hängen Lunge und Haut zusammen. Die Lunge kontrolliert die Haut. Eine Funktionsstörung der Lunge oder im Lungenmeridian beeinträchtigt die Haut. Zu einem Ungleichgewicht der Lunge kann eine Nierenentzündung hinzukommen, ein Ungleichgewicht des Magen- Darmtrakts oder gynäkologische Probleme. Das Zusammenspiel all dieser Faktoren kann zu Hautproblemen wie Ekzembildung führen. Gründe für ein Ungleichgewicht können Stress und emotionale Anspannungen sein. Äußere Faktoren können Seifen- und Kosmetikallergien sein, Shampoo oder Kleidung aus Synthetikfasern. Meist lösen eine Mehrzahl von Faktoren Ekzeme aus. Mit Akupunkturbehandlungen versucht man, Wind, Feuchtigkeit und Hitze im Körper zu reduzieren und Giftstoffe, die in Kanälen und Gefäßen lagern, abzubauen. Peter hat an den Patienten, die er wegen Ekzemen behandelte, die Beobachtung gemacht, dass sie entweder

Lungen- oder Dickdarmprobleme hatten, was darauf schließen lässt, dass sie entweder Schwierigkeiten hatten, etwas in sich aufzunehmen oder Schwierigkeiten, etwas aus dem Körper auszuscheiden. Ekzeme erfordern in der Regel eine langwierige Behandlung, wobei Akupunktur im Allgemeinen gute Erfolge zeigt. Wichtig ist die Geduld nicht zu verlieren. Es kann Wochen oder sogar Monate dauern, bis sich eine Besserung des Hautzustandes bemerkbar macht.

SELBSTHILFE- MASSNAHMEN

Verwenden Sie Hautpflegemittel und Gesundheitsprodukte auf natürlicher Basis.
Suchen Sie einen Dermatologen oder Heilpraktiker auf.

Innere Anwendungen

• Vermeiden Sie Speisen, die Feuchtigkeit im Körper produzieren und die Hitze steigern. (siehe Kapitel 3).
• Stellen Sie fest, ob Sie auf bestimmte Lebensmittel allergisch reagieren. Wenn ja, streichen Sie sie vom Speiseplan. Lassen Sie sich von einem Spezialisten beraten, der Ihnen gegebenenfalls hilft, Ihre Ernährung entsprechend umzustellen.
• Essen Sie vermehrt Nahrungsmittel, die reich an Vitamin A sind. (siehe Umgang mit Stress und Stärkung des Immunsystems im Teil II).
• Nehmen Sie vermehrt Nahrungsmittel zu sich, die eine kühlende Wirkung haben (siehe Kapitel 3).

• Essen Sie bevorzugt Speisen mit hohem Zinkgehalt, beispielsweise Bierhefe, Eidotter, Fisch, Hülsenfrüchte (insbesondere Lima- und Sojabohnen), Pilze, Geflügel, Meeresfrüchte (insbesondere Austern und Sardinen), Sojalecithin, Kürbis- und Sonnenblumenkerne, Pekanonüsse und Vollkorn. Nehmen Sie aber Ergänzungsstoffe, die Zink enthalten, mit Vorsicht ein. Wenn die tägliche Dosis 100 mg übersteigt, erzielen Sie das Gegenteil und schwächen damit das Immunsystem. Eine Dosierung, die darunter liegt, wirkt vorteilhaft. Der Zink/Kupfer-Haushalt im Körper muss ausgewogen sein. Deshalb empfehlen wir, Zink lieber mittels Nahrung als durch Ergänzungspräparate zuzuführen.

• Wenn die Ekzembildung von asthmatischen Beschwerden begleitet ist, essen Sie Nahrungsmittel, die schleimlösend wirken, beispielsweise Winterrettich, Knoblauch, frischen Ingwer, Kohlrabi, Majoran, Senfblätter (siehe Einflüsse der Nahrung in Kapitel 3).

• Frische Klettenwurzel ergibt einen heilsamen Tee oder mischen Sie Klettenwurzelpulver im Verhältnis 4 : 1 mit warmem Wasser. Die wirksame Substanz der Klettenwurzel heißt Inulin; sie trägt mit dazu bei, die spezifische Immunschwäche zu beheben, an der Menschen mit Ekzemen leiden, und ist außerdem auch gegen Staphylokokken-Erreger wirksam.

Äußere Anwendungen

• Raspeln Sie eine Klettenwurzel und pressen Sie den Saft aus. Verteilen Sie das Mark in ein sauberes Leintuch und legen Sie es wie ein Pflaster mehrere Stunden am Tag auf die betroffenen Stellen auf. Wiederholen Sie die Anwendung eine Woche lang einmal täglich. Danach müsste eine Besserung eingetreten sein – wenn nicht, brechen Sie die Anwendungen ab.

• Kräutermischungen, die Chinesisches Süßholz und Kamille enthalten, lindern vorübergehend den Juckreiz.

• Brühen Sie mit zwei Teelöffeln Chrysanthemenblüten einen Tee auf und fügen Sie natürlich gegorenen Essig hinzu. Tragen Sie die Flüssigkeit direkt auf den Ausschlag auf. Dieses Mittel eignet sich für Babys, die wegen Ausschlägen auf dem Kopf behandelt werden müssen. Natürlich gegorener Essig enthält keine künstlichen Zusätze, die eine Allergie auslösen könnten. Sie bekommen ihn in jedem Naturkostladen.

• Kosmetika können Chemikalien und allergieauslösende Zusatzstoffe enthalten, die den Zustand der Haut verschlimmern. Haarwaschmittel auf natürlicher Basis, Make-up und Haarsprays (ohne Treibgas) sind in Gesundheits- und Naturkostläden erhältlich. Natriumbikarbonat ist ein hervorragendes Haarwaschmittel für Menschen mit empfindlicher Kopfhaut.

Akupressur bei Ekzemen
(siehe Körperkarte, wo die Punkte genau angegeben und die Abkürzungen erklärt sind.)
Der Juckreiz und die allergische Reaktion wird durch Drücken des 7. Halsnackenwirbels gelindert. Drücken und Massieren Sie die Stelle unterhalb dieses dicken, hervorstehenden Wirbels am Nackenansatz. Drücken Sie so fest wie möglich,

bis Sie eine deutliche Reaktion unter der Haut spüren.

GV. 20 – Dieser Punkt lindert die allergische Reaktion und befreit den Kopf von Wind und Hitze.

Ausschlag

Hautausschläge treten meistens entlang der Meridiane oder Nervenbahnen auf. Sie sind normalerweise ein Hinweis für Hitze oder Feuchtigkeit, die sich in den Bahnen entlang der Nerven staut. Doch woher weiß man, um welche Nervenbahnen es sich handelt? Versuchen Sie als ersten Schritt mithilfe einer Akupunkturgraphik festzustellen, ob der Ausschlag auf den eingezeichneten Linien eines bestimmtes Meridians verläuft. Befragen Sie bei chronischen Hautausschlägen einen Dermatologen oder Heilpraktiker.

1. Hitze staut sich in den Körperbahnen
Überschüssige Hitze geht häufig mit Fieber, Rötung und Anschwellung, Hitze und Jucken der betreffenden Stellen einher. Auch Durst und eventuell Verstopfung können je nach Wetterlage ein Hinweis auf gestaute Hitze in einem bestimmten Meridian oder im ganzen Körper sein.

2. Feuchtigkeit staut sich in den Körperbahnen
Zu viel Feuchtigkeit in den Körperbahnen erkennt man an Symptomen wie Appetitlosigkeit, Übelkeit und eventuell aufgeblähtem Bauch, falls der ganze Körper betroffen ist. Wenn Wind eine Rolle spielt, breitet sich der Ausschlag aus oder verschwindet vorrübergehend, taucht

aber dann an einer anderen Stelle wieder auf. Der Patient hat das Gefühl, es befände sich etwas unter der Hautoberfläche, das dort eingeschlossen ist. Chronische Hautausschläge sind schwer selbst zu behandeln, deshalb ist es in jedem Fall angebracht, einen Dermatologen oder Heilpraktiker aufzusuchen.

Die meisten Patienten mit Hautausschlägen, die Peter behandelte, hatten zugleich Lungen-, Magen-Darm- oder Leberprobleme. In der chinesischen Medizin nennt man die Haut auch „die zweite Lunge", weil sie wie die Lunge die Funktion hat Dinge aufzunehmen und abzugeben. Beschwerden im Magen-Darmtrakt deuten auf Schwierigkeiten hin, Abfallprodukte auszuscheiden. Die Leber ist ein Filterorgan, sie filtert Giftstoffe aus dem Körper.

SELBSTHILFE-MASSNAHMEN

Regulierung der Hitze und Feuchtigkeit. Die Hitze im Blut kühlen. Den Juckreiz unter Kontrolle bringen. Das Gleichgewicht in der Leber, im Magen-Darm-Trakt oder in der Lunge wiederherstellen.

Innere Anwendungen

• Nahrungsmittel, die Feuchtigkeit erzeugen, stören den Verdauungs- und Ausscheidungsvorgang. Dazu gehören in erster Linie Milchprodukte, die auch die Schleimbildung in den Lungen erhöhen. Fette, ölige Tiefkühlkost und „Junk-Food" und Speiseeis sind in diesem Zustand unbedingt zu meiden.

• Scharfe Speisen wirken sich manchmal schädigend auf die Lunge aus. Die Hitze kann den Juckreiz noch steigern. Also besser ebenfalls meiden.

• Essen Sie weniger Heiße und Warme Nahrungsmittel wie Lammfleisch, Milchprodukte, Schwarzer Pfeffer, Roter Pfeffer (siehe Kapitel 3).

• Nehmen Sie Nahrungsmittel zu sich, die die Feuchtigkeit reduzieren (siehe Kapitel 3).

• Tee aus Hiobstränen (Hatomugi) wirkt schleimlösend und kühlt den ganzen Körper.

• Chrysanthemen-Tee und Grüne Chinesische Tees gehören zu den kühlenden Teesorten.

Äußere Anwendungen

• Aloe vera ist ein bewährtes Mittel zur äußeren Anwendung. Überprüfen Sie trotzdem vorher, ob Sie eventuell allergisch darauf reagieren. Tropfen Sie dafür ein wenig auf einen Wattebausch und betupfen Sie damit eine kleine Stelle. Wenn keine allergische Reaktion auftritt, können Sie das Mittel auf den Ausschlag auftragen. Aloe vera kühlt die Haut und unterstützt den Vorgang, geschädigtes Gewebe wiederherzustellen sowie neue, gesunde Hautzellen zu bilden.

• Reinigen Sie die Haut lieber mit Reiskleie statt mit normaler Seife. Reiskleie können Sie auch in ein kleines Tuch oder in ein normales Stofftaschentuch füllen, dieses zubinden und im Badewasser schwimmen lassen. Bei Ausschlag, schorfiger Haut und anderen Hauterkrankungen hilft zusätzlich zur Reiskleie ein Absud aus Loquat-Blättern. Den Sud können Sie zusammen mit der Reiskleie ins Badewasser geben.

• Moxa-Anwendungen über dem Punkt Uranaitei beruhigen gereizte Haut.

Hautirritationen durch Reinigungsmittel

In manchen Städten ist das Leitungswasser so sehr mit Chemikalien versetzt, dass Fotomodelle ihr Gesicht mit destilliertem Wasser reinigen, um ihrem Teint nicht zu schaden. Mit Chemikalien belastetes Wasser und scharfe Waschmittel können zu Hautirritationen führen, die man „Hausfrauen-Ekzem" nennt: rote Pusteln und Risse in der Haut, die durch zu viel Umgang mit Wasser und Waschmitteln zustande kommen. Die Finger und Handrücken werden trocken und beginnen zu jucken. Die Irritation kann auf die Handinnenflächen übergreifen. Die Haut wird spröde und rissig.

Die folgenden Tipps helfen gegen trockene Haut, die auf eine schlechte Durchblutung zurückzuführen ist.

Innere Anwendungen

• Vermeiden Sie kühlende Nahrungsmittel wie rohes Obst und Gemüse, eisgekühlte oder kalte Getränke, Melonen und Nachtschattengewächse, wozu Tomaten, Auberginen etc. gehören, Hirse, Zucker und Süßigkeiten.

• Nehmen Sie Nahrungsmittel zu sich, die als Bluttonikum wirken (siehe Einflüsse der Nahrung im Kapitel 3).

• Wermut und Dang gui besitzen bluttonisierende Eigenschaften. Wermut kann man als Tee trinken, Dang gui kann man aufgießen und an die Suppe, den Eintopf oder eine Brühe geben.

• Wenn zusätzlich zu den Hautirritationen Schmerzen im unteren Teil des Rückens und dunkle Ringe unter den Augen auftauchen, sollten Sie Di huang und nierenstärkende Nahrungsmittel zu sich nehmen (siehe Kapitel 3).

Äußere Anwendungen

• Tragen Sie möglichst Gummihandschuhe, wann immer Sie mit Wasser und Waschlaugen in Berührung kommen.

• Aloe vera ist noch vor Vitamin-E-haltigen Ölen das beste Mittel zur äußeren Anwendung. Pressen Sie aus einer Kapsel so viel Öl heraus wie möglich und reiben Sie die Haut damit regelmäßig ein, bis sie wieder geschmeidig wird.

• Öl aus Sesamsamen enthält sehr viel Vitamin E. Sie können es direkt aus der Flasche verwenden und auftragen.

• In Japan macht man aus dem Fleisch von Auberginen ein Mus, das man auf die Haut aufträgt, um sie weich und geschmeidig zu machen.

Warzen

Warzen sind raue, runzlige, flache oder gewölbte Wucherungen der Haut, die durch Viren verursacht werden. Sie treten vorzugsweise dann auf, wenn das Immunsystem geschwächt ist, und bilden sich vornehmlich an Händen und Füßen, auf den Unterarmen und im Gesicht oder auf Hautbereichen, die ständiger Reibung oder Berührung ausgesetzt sind. Warzen verursachen normalerweise weder Schmerzen noch Juckreiz. Da sie

sehr leicht übertragen werden und sich schnell vermehren können, ist es am besten, man lässt sie in Ruhe, es sei denn sie bereiten Beschwerden.

SELBSTHILFE-MASSNAHMEN

Das Immunsystem stärken. Vermeiden Sie ständige Reibung auf immer den gleichen Hautstellen.

Innere Anwendungen

• Essen Sie möglichst keine schwerverdaulichen Speisen, vermeiden Sie eisgekühlte Getränke und kalte Speisen, die den Verdauungsapparat belasten und damit wiederum das Immunsystem schwächen. Darunter fallen auch Lebensmittel wie Tiefkühlkost, fette, ölige Speisen, rotes Fleisch und Milchprodukte.

• Nehmen Sie stattdessen leichtbekömmliche Nahrungsmittel zu sich, beispielsweise grünblättriges Gemüse, Wurzelgemüse, Kohlsorten, Vollkornprodukte und Hülsenfrüchte.

• Nehmen Sie vermehrt Nahrungsmittel zu sich, die das Immunsystem stärken (siehe Abschnitt Umgang mit Stress und Stärkung des Immunsystems im Teil II).

• Essen Sie blutreinigende und entgiftende Nahrungsmittel, die die Durchblutung anregen (siehe Kapitel 3).

• Reisbrei aus braunem Reis mit Hiobsstränen (im Verhältnis 1 : 4) und Sesamsamen ist einmal pro Woche als Bluttonikum empfehlenswert.

• Hiobstränen sind zur Behandlung von flachen oder gewöhnlichen Warzen angebracht. Kochen Sie 40 g in 1^1/$_2$ Tassen Wasser und trinken Sie den Sud zweimal am Tag, oder kochen Sie 60 g mit 200 g Reis und essen Sie davon täglich. Getrocknete Shiitake-Pilze geben dem kleinen Zwischengericht eine Extranote im Geschmack und stärken darüber hinaus ebenfalls die Abwehrkräfte. Die Warzenwurzel rötet sich unter Umständen etwas und entzündet sich noch mehr, aber dann trocknet die Warze aus und verschwindet.

Äußere Anwendungen

• Legen Sie zerkleinerte, frische Wermutblätter (*Folium Artemisiae*) auf die Warzen. Sie müssen die Blätter mehrere Male am Tag wechseln. Die Warzen sollten so nach drei bis zehn Tagen abfallen.

• Ein traditionelles chinesisches Heilmittel zur Behandlung von Warzen sind Moxakugeln aus getrockneten Wermutblättern. Halten Sie eine Moxakugel direkt über die Warze und lassen Sie sie abbrennen. Die Kugel sollte die gleiche Größe haben wie die Warze. Verwenden Sie fünf bis sieben Kugeln und führen Sie die Behandlung über zwei bis drei Tage durch. Die Warze verfärbt sich dunkel, trocknet aus und fällt innerhalb von wenigen Tagen ab.

• Gegen den erhöhten Giftstoffgehalt im Körper helfen Moxa-Anwendungen über dem Punkt DÜD. 4 (siehe Körperkarte). Diese Behandlung ist völlig schmerzfrei. (siehe Abschnitt Anleitung zu Moxa-Anwendungen in Kapitel 4.)

• Die Wirkstoffe von Bibergeil lassen Warzen abheilen, entgiften den Körper und regen den Kreislauf an. Machen Sie eine Kompresse aus Bibergeilöl und legen Sie sie mehrere Stunden oder über Nacht auf die Warzen. Nehmen Sie für die Kompresse eine Mullbinde und tauchen Sie sie in das Öl ein, bis sie sich ganz vollgesogen hat. Die Kompresse auf die Warze legen, mit Gaze oder mit Plastik umwickeln und festkleben.

Tipps für reine, glatte Haut

Falten gehören zum normalen Alterungsprozess der Haut. Doch die Meister der asiatischen Kampfsportarten und Yogis haben oft bis ins hohe Alter eine schöne, glatte Haut mit einem zarten Schimmer. Aber wer ist im normalen Leben schon ein Yogi oder ein Meister in einer anderen asiatischen Sportdisziplin? Trotzdem gibt es Möglichkeiten, den Alterungsprozess der Haut zu beeinflussen.

Das Geheimnis des Erfolges ist in diesem Fall die Verbesserung der Stoffwechselvorgänge. Wenn der Körper die Nahrung gut und leicht verarbeiten und alle Giftstoffe schnell wieder ausscheiden kann, spiegelt sich dies im Teint wider. Die Haut bleibt zart und glatt. Ein gut funktionierender Stoffwechsel hängt wesentlich von ausgewogener Ernährung, körperlicher Bewegung, ausreichend Schlaf und regelmäßiger, gründlicher Ausscheidung von Giftstoffen ab.

Innere Anwendungen

• Das Rauchen schadet der Haut am meisten.

• Schöne, straffe Haut bewahren Sie sich, wenn Sie folgende Nahrungsmittel regelmäßig zu sich nehmen: Leicht gedünstetes frisches Gemüse, Vollkorn, Hülsenfrüchte, regelmäßige Einnahme von Hiobstränen, Tee aus Hiobstränen (Hatomugi-cha), Sojabohnen und Sojabohnen-Produkte. (siehe Richtlinien zur Ernährung in Kapitel 3.)

• Die Japaner sagen, Sojabohnen seien Schönheitsbohnen. Asiatinnen sind bekannt für ihre schöne Haut, was auf den reichlichen Verzehr von Sojabohnen und Sojabohnenprodukten zurückgeführt wird. Zu den geläufigsten Produkten aus Sojabohnen gehören: Tofu, Miso, Nattô, Sojamilch und fermentierte Schwarze Sojabohnen. Im alten Japan zeichnete die Frauen des Hofes ein „Geruch nach Reiskleiemiso" aus. In ihren Küchen ließen sie Miso ablagern, um ihn einzulegen. Hände von Frauen, die viel mit der Miso in Berührung kamen oder sie sogar darin badeten, waren immer zart und geschmeidig.

Sojabohnen enthalten sehr viel Malz, wodurch die Melaninbildung in der Haut verlangsamt wird, darüberhinaus sie sind reich an Lecithin. In Japan gebraucht man Sojabohnen sogar zum Entfernen von Make-up, weil die Wirkstoffe unverwertbares Fett aufsaugen. Sojabohnen fördern den Stoffwechsel und tragen zur Ausscheidung von Giftstoffen bei.

• Walnüsse sollen alten chinesischen Berichten über Heilkunde zufolge „zur Gesunderhaltung des Körpers beitragen, der Haut ein jugendliches Aussehen verleihen und das Schwarz der Haare erhalten". Walnüsse wärmen die Lunge und sind ein Tonikum für das Qi der Nieren und für das Blut. In China schätzt man sie seit Jahrhunderten wegen ihres Beitrags zur Schönheit. Manche chinesische Behandler schwören darauf, dass Walnüsse noch wirkungsvoller seien, wenn man sie zerkleinert und als Pulver isst.

• Sitzbäder regen die Entgiftungsvorgänge in der Leber und in den Nieren an. (siehe Anleitung im Kapitel 4.)

Äußere Anwendungen

• Ein Aufguss aus Loquat-Blättern, frischen Sojabohnen und gegärten Hiobstränen ergeben eine wunderbare Pflegelotion für das Gesicht. Wie so oft in der Kräuterheilkunde ist das, was zur inneren Anwendung geeignet ist, auch gut zum Auftragen auf die Haut. Gurken sind ein gutes Beispiel dafür: Frische Gurkenscheiben oder Gurkensaft kühlen die Haut und lindern Juckreiz. Gurken besitzen auch als Nahrungsmittel kühlende Eigenschaften.

Sommersprossen und Leberflecke

Dunkle Hautflecken führt man normalerweise auf eine Stauung des Blutes zurück, das durch Qi-Stau in der Leber verursacht wird. Wenn sich Blut ansammelt, ohne einen Klumpen oder eine Blutmasse zu bilden, kommt es zu Beschwerden wie: Ausbleiben der Regelblutung, schmerzhafte Menstruation, chronische Scheidenentzündung, emotionale Unausgeglichenheit, trockene Haut, rissige Lippen, dunkle Flecken auf der Haut, gelbliche Gesichtsfarbe, Durst, Neigung zu kalten Händen und Füßen, Verstop-

fung und Frostbeulen. Wenn mehrere dieser Symptome auftreten, sollten Sie einen Arzt oder Heilpraktiker aufsuchen.

SELBSTHILFE-MASSNAHMEN

Den Qi-Fluss in der Leber anregen und das Blut reinigen.

Innere Anwendungen

• Schränken Sie den Verzehr von Nahrungsmitteln ein, die die Leber belasten, oder verzichten Sie besser ganz darauf. Zu diesen Nahrungsmitteln gehören: Alkohol, Kaffee, Zucker, extrem säuerliche Speisen wie Sauerkraut und sauer eingelegte Lebensmittel.

• Vermeiden Sie Speisen, die den Magen und die Milzfunktionen beeinträchtigen: fette, ölige Tiefkühlkost, Milchprodukte, kalte Speisen und Getränke, auch Fruchtsäfte. Zügeln Sie Ihr Verlangen nach Süßigkeiten. Sie belasten den Magen und die Milz und schwächen damit eine bereits angegriffene Funktion, die zum Element Erde gehört. Der ganze Organismus leidet darunter.

• Reisbrei mit Ingwer, Chinesische Rote Datteln, Fenchelsamen, Lauchzwiebeln oder Azuki-Bohnen regen den Qi-Fluss im Blut an. (Diese Nahrungsmittel sind nicht angezeigt für Menschen, die an Polyurie und Nocturia leiden.)

• Dokudami-Tee, Habucha- und Sennesblättertee sind gute Ersatzgetränke für normalen Tee und Kaffee. Löwenzahn-Tee und -Kaffee sind ein Lebertonikum.

Äußere Anwendungen

• Sitzbäder regen die Entgiftungstätigkeit der Leber und Nieren an, was Wunder für die Haut bewirken kann.

Herz- und Kreislauferkrankungen

Herzkrankheiten stehen in der westlichen Medizin an erster Stelle. Zu Recht, denn Herzkrankheiten sind bei uns immer noch die Hauptursache für frühzeitigen Tod. Da die westliche Lebens- und Ernährungsweise auch in Japan immer mehr an Einfluss gewinnt, werden Herzkrankheiten auch dort früher oder später zu einem großen Gesundheitsproblem werden.

Was das Herz in der chinesischen Medizin bedeutet

Die chinesische Medizin betrachtet das Herz als den Herrscher über den Körper. Das Herz ist an allen Vorgängen im Körper und in der Seele beteiligt. Es stellt das Element Feuer dar und ist das Zentrum einer Einheit. Das Herz ist der Punkt, von dem aus der Mensch gesteuert und bestimmt wird.

Im Herzen sitzt das Bewusstsein. In der chinesischen Anschauung gibt es keine Trennung zwischen dem Herzen als Organ und der Seele als psychisch emotionaler Ebene. Herz und Seele sind Eins. Geistige und emotionale Vorgänge, Erlebnisse, Erfahrungen finden im Herzen statt. Im Herzen sitzt Shen, die geistige Energie des Körpers. Das Herz und der Herzmeridian beeinflussen das Bewusstsein und die Reaktionen des Menschen auf seine Umwelt. Wird die Shen-Kraft zerstört, hat dies schwerwie-

Qi-Abwehrkraft

KUÁNG SHÉN
KI SHIN

gende Folgen für die Gesundheit des Menschen: Unklares Denken, Schlaflosigkeit, Bedürfnis sich zurückzuziehen, Wahnvorstellungen, Angstattacken und ein Verlangen nach Drogen oder Alkohol. Umgekehrt kann ein lang anhaltendes emotionales Ungleichgewicht zu einer Disharmonie von Shen führen.

Das Herz steuert den Blutkreislauf, ist verantwortlich für das ganze Gefäßsystem und damit für die gesamte „innere Kommunikation". Ob der Blutkreislauf intakt ist, erkennt man an der Gesichtsfarbe. Ein Mensch mit gesunder Gesichtsfarbe hat eine gute Durchblutung. Menschen, die blass und fahl aussehen oder eine bläuliche Gesichtsfarbe haben, sind offensichtlich nicht gesund. Überschüssige Hitze im Körper drückt sich in rötlicher Gesichtsfarbe aus.

Das Herz steuert auch die Lungenfunktionen. Sprechstörungen führt man auf ein Ungleichgewicht der Herzmeridiane zurück. Ein Riss in der Mitte der Zunge ist ein Anzeichen für eine angeborene Herzschwäche.

Hypoglykämie

Energetik der chinesischen Medizin
Hypoglykämie ist ein relativ neuer Begriff in der westlichen Medizin. In der chinesischen Medizin wurde das Syndrom jedoch schon seit Jahrhunderten diag-

nostiziert. Wir verstehen darunter heute niedrige Blutzuckerwerte, in China bedeutet dies Nierenschwäche oder Funktionsstörungen im meridianen System des Magens und der Milz. Häufig kommt es in diesem Zusammenhang zu einem Blutmangel in der Leber.

1. Störungen im Verdauungssystem

Durch Sorgen, schlechte Ernährung und Überlastung wird die Energie der Milz und des Magens erschöpft. Die Umwandlung und Weiterverarbeitung der Nahrung ist dann beeinträchtigt. Begleiterscheinungen sind Bauchschmerzen, Erschöpfung, Übelkeit und kalte Gliedmaßen.

> ## SELBSTHILFE-MASSNAHMEN
>
> Führen Sie regelmäßige Essenszeiten ein und unterstützen Sie die Magen-/Milzfunktionen.
> Stress abbauen und Sorgen vermeiden. Gönnen Sie sich mehr Ruhe und arbeiten Sie weniger.
> Lachen Sie öfter. Suchen Sie nach Wegen dem Leben mehr abzugewinnen und sich wohler zu fühlen.

2. Mangel an Nieren-Yang

Überarbeitung und intensives Sexualleben schwächen das Yang der Nieren. Die Folgen sind Energiemangel, Haarausfall, lockere Zähne, Kälteempfindlichkeit in der Taille, Schmerzen im Lendenwirbelbereich, kalte und schmerzende Knie, lockerer Stuhl, häufiges Wasserlassen und sexuelle Antriebsschwäche.

> ## SELBSTHILFE-MASSNAHMEN
>
> Das Nieren-Yang stärken.
> Mehr Entspannung, Stress abbauen.

3. Blutmangel in der Leber

Wenn man einen ohnehin geschwächten Körper weiter belastet, kann dies zu ernsthaften Mangelerscheinungen führen. Hämorrhagie, chronische Krankheiten, Sorgen, Arbeiten, obwohl man müde ist, Überanstrengung der Augen – all das erschöpft die Blutvorräte in der Leber und verursacht Beschwerden wie Sehstörungen, trockene Augen, Gereiztheit, Schlaflosigkeit, blasse Lippen und blasse Gesichtsfarbe, Taubheitsgefühl in den Gliedmaßen, schwache Menstruationsblutungen oder Ausbleiben der Regel und/oder verspäteten Zyklus, Blutarmut und zu niedrigen Blutdruck.

> ## SELBSTHILFE-MASSNAHMEN
>
> Das Blut stärken. Sorgen und Ängste vermeiden, weniger arbeiten. Einen Arzt oder Heilpraktiker aufsuchen, um eine Moxibustions-, Akupunktur- und Heilkräuterbehandlung einzuleiten.

Innere Anwendungen

• Vermeiden Sie alle Nahrungsmittel, die den Magen und die Milz belasten: Alkohol, koffeinhaltige Getränke, kalte und eisgekühlte Speisen und Getränke sowie fette, ölige Speisen.

- Die gleichen Nahrungs- und Genuss-mittel belasten auch die Nieren. Verzichten Sie darüber hinaus auf Schokolade und Zitrusfrüchte.
- Das Gleiche gilt für die Leber. Vermeiden Sie alle Nahrungsmittel der genannten Gruppe, ebenso chemische Zusätze in Lebensmitteln oder Medikamente.
- Nehmen Sie vermehrt wärmende Lebensmittel zu sich, die den Magen und die Milz nähren (siehe Einflüsse der Nahrung im Kapitel 3). Probieren Sie das Rezept gegen Hypoglykämie am Ende dieses Kapitels.
- Essen Sie Lebensmittel, die das Blut stärken und blutbildend sind (siehe Einflüsse der Nahrung im Kapitel 3).
- Essen Sie Nahrungsmittel, die als Yang- und als Leber-Tonikum wirken (siehe Kapitel 3).
- Menschen, deren Blutzuckerspiegel zu niedrig ist, leiden häufig an Schwindelanfällen, Schwächegefühl, Schweißausbrüchen und Ohnmachtsanfällen. Versuchen Sie diesen Erscheinungen entgegen zu wirken, indem Sie mehrere kleine Mahlzeiten über den Tag verteilt zu sich nehmen. Auf diese Weise verbrauchen die Verdauungsvorgänge weniger Energie, und der Energiepegel bleibt gleichmäßig.
- Essen Sie Kohlenhydrate und leicht gekochte Vollkorn-Produkte, beispielsweise Vollkornnudeln. Diese erhalten ebenfalls das Energieniveau.
- Banch-Tee mit dem Fruchtfleisch von Umeboshi-Pflaumen regen die Verdauung an.
- Safran-Schnaps, ausgepresster Eisaft und die „Vier-Gemüse-Suppe" fördern die Blut- und Qi-Bildung (siehe Anhang).

Äußere Anwendungen

- Legen Sie Ingwer-Kompressen auf den Bauch und über die Nieren. Sie wärmen den Körper, stimulieren die Nierenenergie und regen den Qi-Fluss an.
- Machen Sie regelmäßig Hüftbäder mit Ingwer oder auch mit den Blättern des Winterrettichs.
- Machen Sie Moxibustionsanwendungen mit Ingwer oder Salzringen über dem Bauchnabel. Moxa und Akupressur der Punkte MI. 6 und MAG. 36 sind ebenfalls geeignet. (siehe Körperkarte, wo die Punkte genau angegeben und die Abkürzungen erklärt sind.)
- Probieren Sie diese Selbst-Massage, um übermäßiges Verlangen nach Süßigkeiten zu zügeln:

Setzen Sie sich bequem hin.

Mit der linken Hand drücken Sie auf den Punkt, der innen auf der Höhe des Schulterblatts, ungefähr drei bis fünf Zentimeter von der Wirbelsäule entfernt liegt. Der Punkt befindet sich zwischen dem Schulterblatt und dem Rückgrat. Der Bereich fühlt sich womöglich fest und hart an.

Mit der rechten Hand drücken Sie auf den gleichen Punkt auf der gegenüberliegenden Seite. Drücken Sie drei Minuten lang auf beide Punkte, und zwar so fest Sie können.

Führen Sie die Hände am Nacken entlang bis zur Hälfte des Nackens, bis die Finger den Muskel erreichen, der nahe der Wirbelsäule liegt. Diesen Punkt drücken.

Führen Sie die Hände weiter nach oben bis zum Schädelansatz. Drücken Sie dann mit den Daumen auf die empfindlichen Punkte, die drei bis fünf Zentimeter von der Wirbelsäule entfernt liegen.

Herzgefäßerkrankungen – Bluthochdruck

Bluthochdruck nennt man auch die „stille Krankheit". Sie zeigt fast keine äußeren Symptome, kann aber tödlich sein. Bluthochdruck kann zu Arterienverhärtung (Arteriosklerose, Atherosklerose) und zu Herzanfall führen. Das Risiko einer Herzgefäßerkrankung kann durch Früherkennung und entsprechende Lebensweise jedoch weitgehend verhindert werden.

Die westliche Medizin bezeichnet Bluthochdruck häufig mit dem Fachbegriff „Primäre (essentielle) Hypertonie" und führt die Ursachen der Erkrankung auf eine Störung im Gehirn und des Sympathiskussystems zurück, das den Körper in einen ständigen Alarmzustand versetzt. Auf diese Weise wird mehr Blut ins Gehirn gepumpt, während sich die peripheren Arterien zusammenschnüren. Anhaltender Bluthochdruck schädigt das Herz, die Nieren und andere Organe. Arteriosklerose, Zigarettenrauchen, Stress, Fettleibigkeit, Abhängigkeit von Aufputschmitteln, hoher Konsum von natriumhaltigen Nahrungsmitteln und die Anti-Baby-Pille können Bluthochdruck auslösen. Erste Warnzeichen für schwere Herzgefäßerkrankungen sind Herzklopfen und Bluthochdruck. Daraus können sich andere Krankheiten entwickeln, beispielsweise Angina pectoris (Herzkrampf). Bei den ersten Anzeichen sollten sofort die entsprechenden Maßnahmen ergriffen werden.

Atherosklerose

Atherosklerose ist eine degenerative Erkrankung der Arterien, die zu den Krankheitsstadien der Arteriosklerose gehört (Arteriosklerose ist der Oberbegriff für eine Reihe von Blutgefäßerkrankungen, die durch Verdickung und Verhärtung der Arterienwände gekennzeichnet ist). Im Falle von Atherosklerose lagert sich Fett an den Gefäßwänden ab, die durch Bluthochdruck geschwächt oder verletzt wurden. Die Gefäße verengen und verhärten sich und verlieren schließlich mehr und mehr an Elastizität. Die Ursachen der Krankheit sind angeblich ungeklärt, obwohl es zahlreiche Faktoren gibt, die auf die Lebensweise und Ernährung als primäre Krankheitsgründe hindeuten. Im Verlauf der Krankheit vermindert sich die Blutversorgung, Zellen sterben ab, es bilden sich Blutpfropfen und im schlimmsten Fall kommt es zu einem Gehirnschlag oder Herzanfall, wenn eine wichtige Blutbahn, die ins Gehirn oder ins Herz führt, verstopft ist.

Angina pectoris

Angina pectoris äußert sich durch einen drückenden Schmerz in der Brust, der auch von Schmerzen in der linken Schulter und in der linken Hand begleitet ist. Diese Schmerzen treten in der Regel bei Stress und Bluthochdruck auf; sie werden durch zu geringe Sauerstoffversorgung des Herzmuskels verursacht. Häufig ist dieser Zustand auf Arteriosklerose zurückzuführen. Angina pectoris ist eine ernstzunehmende Erkrankung, die von einem Arzt behandelt werden muss. Akupunktur kann unterstützend dazu beitragen, den Körper in sein Gleichgewicht zurückzubringen. Bitte suchen Sie in jedem Fall einen Arzt auf.

Grundlegende Richtlinien

Die unteren Blutdruckwerte nennt man den diastolischen Blutdruck, der die Häufigkeit der Herzschläge im Ruhezustand angibt. Dieser Wert ist ausschlaggebend für den Gesundheitszustand. Wenn er permanent über 100 liegt, versuchen Sie ihn auf 80 zu vermindern, indem Sie folgende Richtlinien einhalten:

• Trinken Sie keinen Kaffee und keine koffeinhaltigen Getränke.

• Hören Sie mit dem Rauchen auf.

• Versuchen Sie Ihr Idealgewicht (mit einer Toleranz von fünf Pfund nach oben oder unten) zu halten.

• Schränken Sie Ihren Konsum an Salz und gesättigten Fetten ein.

• Nehmen Sie verstärkt Kalium, Kalzium und Magnesium zu sich. Kalzium ist in vielen grünblättrigen Gemüsesorten enthalten; Magnesium ist in Fisch, Fleisch, Meeresfrüchten, Sirup-Melasse, Bierhefe und braunem Reis enthalten. Es gibt weitere natürliche Quellen für diese Mineralstoffe.

• Bauen Sie gezielt Stress ab.

• Treiben Sie regelmäßig Sport. Suchen Sie eine Form der Bewegung, die Dehnübungen mit einschließt und die kräftigt. Bauchatemtechniken entspannen. Probieren Sie Yoga, Tai Chi oder andere asiatische Formen der Körperbewegung.

Energetik der chinesichen Medizin

1. Herz- und Nieren-Disharmonie in Kombination mit Yin-Mangel im Herz

Das Ungleichgewicht entsteht durch lange Krankheitsphasen, intensives Sexualleben, frühe oder zu viele Geburten, wiederholte Fehlgeburten und/oder Abtreibungen sowie durch Überarbeitung ohne ausreichende Ruhephasen. Dem Körper werden dadurch Flüssigkeiten entzogen, was zu einer Disharmonie zwischen Nieren (Wasser) und Herz (Feuer) führt. Dies in Kombination mit einem Yin-Mangel im Herzen (verursacht durch Stress) erzeugt Beschwerden wie Schlaflosigkeit, Herzklopfen, unruhiger Schlaf mit häufigem Träumen, Ängstlichkeit und Bluthochdruck.

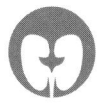

SELBSTHILFE-MASSNAHMEN

Weniger Arbeiten oder Studieren, die sexuelle Aktivität verringern.
Den Stress abbauen.
Das Nieren-Yin durch entsprechende Ernährung aufbauen.

2. Hitze in der Leber und in der Gallenblase

Diese Form des Ungleichgewichts entsteht durch zu viel Alkohol oder Kaffee, fette, ölige oder gebratene Speisen und/ oder durch Rauchen. Wenn der Überschuss an Hitze in der Leber und in der Gallenblase durch die Lebensweise verschlimmert wird, beispielsweise durch reges Sexualleben oder Überarbeitung, führt dies zu Störungen in den Nieren und im Nierenmeridian. Damit wird die kühlende Energie von Yin vermindert. Das Regula-

231

tiv zu der überschüssigen Hitze fällt damit aus, die Nieren sind nicht in der Lage die Hitze von der Leber unter Kotrolle zu halten. Die Hitze steigt im Körper hoch und verursacht dann Kopfschmerzen, Schwindel, gerötetes Gesicht oder gerötete Augen, Sehstörungen, Gereiztheit und Wutausbrüche, Schlaflosigkeit und Ruhelosigkeit, Verstopfung, bei Frauen Menstruationsstörungen, konzentrierten Urin, Nasenbluten, Gelbsucht, bitteren Geschmack im Mund, Hörprobleme, schlechtes Gedächtnis, Hexenschuss und Schmerzen in den Unterschenkeln. Darüber hinaus kann Stress einen Überschuss an Feuer im Herzen erzeugen, der zu gemeinsamen Symptomen der Leber- und/oder Nierenprobleme führt. Zu den Symptomen gehören die oben genannten und Herzklopfen, durch Träume gestörter Schlaf, Ängstlichkeit und Bluthochdruck.

SELBSTHILFE-MASSNAHMEN

Vermeiden Sie alles, was die Leber angreift.
Belasten Sie die Nieren, die Leber und das Herz nicht. Arbeiten Sie weniger, bauen Sie Stress ab und reduzieren Sie vorübergend Ihre sexuelle Aktivität. Suchen Sie einen Arzt auf. Akupunktur eignet sich, um diese Formen des Ungleichgewichts zu korrigieren. In Verbindung mit einer Heilkräuterbehandlung können gute Erfolge erzielt werden, um gegebenenfalls auch den Bluthochdruck zu beseitigen. Zu der Behandlung gehören auch: Ernährungsumstellung, sanfte Sportarten und Entspannungsübungen.

3. Erschöpfung des Herz-Qi

Dieser Zustand kann durch anhaltende emotionale Aufregungen entstehen, durch seelische Irritationen oder durch chronische Krankheiten. Die Symptome von Herzrhythmusstörungen, Herzerkrankungen und Neurosen machen sich durch Herzklopfen, Kurzatmigkeit bei Aufregung oder Anstrengung, Depressionen, Unentschlossenheit, Schlaflosigkeit und unregelmäßigen Puls bemerkbar.

SELBSTHILFE-MASSNAHMEN

Entspannen Sie sich, beruhigen Sie die Seele.
Lassen Sie chronische Krankheiten behandeln.

4. Chronische Krankheiten, Stress, Hämorrhagie und anhaltende Milzschwäche führen zu Blutarmut, Neurosen, Herzklopfen etc.

Die westliche Medizin fasst die folgenden Symptome unter den Begriffen Anämie, Neurose oder Astenie zusammen: Herzklopfen, Schwindel, Schlaflosigkeit, viele Träume während der Nachtruhe, schlechtes Gedächtnis, Angstzustände, Gereiztheit, blasse Gesichtsfarbe, blasse Lippen und schwacher Puls. Chinesische Ärzte und Heiler bezeichenen diese Erscheinungen zusammenfassend als Blutmangel im Herzen.

Westliche Mediziner behandeln Herzerkrankungen mit einer Kombination aus Diät und Medikamenten. Die chinesische Medizin schlägt ebenfalls eine Umstellung der Ernährung vor, sie empfiehlt zu-

sätzlich Akupunktur und Heilkräuter, die individuell verschrieben werden müssen.

SELBSTHILFE-MASSNAHMEN

Suchen Sie einen Arzt oder Heilpraktiker auf.
Stärken Sie die Magen-/Milzfunktionen.

5. Loderndes Leber-Yang- und Herzfeuer

In diesem Falle ist das Leber-Qi an der Herzerkrankung beteiligt. Eine lang andauernde Stagnation des Leber-Qi, die durch zu viel Alkohol, Rauchen, zu fette oder Tiefkühlkost, chronische Depressionen oder extreme Gefühlswallungen zustandekommt, erzeugt Leber-Qi-Feuer. Der Zustand äußert sich durch Symptome wie: starke Kopfschmerzen mit Schwindel, Wechseljahrbeschwerden bei Frauen, gerötetes Gesicht und gerötete, schmerzende Augen, Tinnitus, Gereiztheit, bitterer Geschmack im Mund, Erbrechen von saurer oder bitterer Flüssigkeit, Schlaflosigkeit, Bluthochdruck, Verstopfung, Nasenbluten und in schlimmeren Fällen Blutspucken.

SELBSTHILFE-MASSNAHMEN

Suchen Sie einen Arzt oder Heilpraktiker auf.
Das Feuer mindern.
Die Qi-Stauung in der Leber beseitigen, die Leber entgiften und stärken.
Entspannung und Stress abbauen.

6. Gehirnschlag als Folge eines Ungleichgewichts von Leber-Wind

In diesem Fall treffen wir auf eine komplizierte Diagnose der chinesischen Medizin. (Schlagen Sie dazu Bedeutung von Wind im Kapitel 2 nach.) Wind wandert im Körper von einer Stelle zur nächsten und ruft Symptome hervor, die mal auftauchen und dann wieder verschwinden. Wind ist schnell und ändert rasch die Richtung. Zuckungen sind ein gutes Beispiel für Symptome, die mit Wind zusammenhängen. Wind ist Yang, er ist leicht und greift häufiger den oberen Teil des Körpers an. Wenn zu wenig Yin in der Leber vorhanden ist und das Yang der Leber ansteigt, kann im Lebermeridian ein Vakuum entstehen, in dem Wind erzeugt wird. In diesem Fall ist das Gleichgewicht sowohl von Yang als auch von Yin gestört. Diese Art des Ungleichgewichts nennt man Leber-Feuer, das sich in Wind verwandelt. Die Symptome äußern sich in Kopfschmerzen, Schwindel, schweren Gleichgewichtsstörungen, Taubheitsgefühl und Zittern in den Gliedmaßen, unkontrolliertem Zucken der Hände und Füße. Symptome wie diese können zu plötzlicher Ohnmacht, Gehirnschlag, Koma, Zerebrogefäß-Unfall und Pseudo-Zerebrogefäß-Unfall mit Hemiplegie (Lähmung einer Körperhälfte), Gesichtslähmung, Aphasie (Sprachstörung) oder sogar zum Tod führen.

SELBSTHILFE-MASSNAHMEN

Suchen Sie einen Arzt auf.

Innere Anwendungen

• Vermeiden Sie Nahrungsmittel, die das Leber-Qi blockieren: Alkohol, koffeinhaltige Getränke und scharfe Speisen, schweres, rotes Fleisch, Zucker und Süßigkeiten, überflüssige Arzneien und Medikamente, Lebensmittelzusätze und Konservierungsstoffe. Überessen Sie sich nicht.

• Essen Sie keine Speisen, die das Herz angreifen (siehe Einflüsse der Nahrung in Kapitel 3).

• Essen Sie keine Zitrusfrüchte und keine Schokolade, wenn die Nieren mit betroffen sind. Nehmen Sie vermehrt nierenstärkende und Yin-aufbauende Nahrungsmittel zu sich (siehe Kapitel 3).

• Essen Sie frisches Gemüse und Obst, Hülsenfrüchte, Vollkorn, Fisch und Tofu. Essen Sie Speisen mit wärmenden Eigenschaften, um die Magen-/Milzfunktion zu stärken: orangefarbene und gelbe Gemüsesorten, Wurzelgemüse, Vollkorn und Getreide, Hülsenfrüchte und etwas Hühnerfleisch (siehe Kapitel 3 und den Abschnitt Umgang mit Stress und Stärkung des Immunsystems im Teil II).

• Kombinieren Sie die oben genannten Nahrungsmittel mit leichten Speisen: Gurken, Wasserkresse und Luzernesprossen, um das Leber-Yang zu kühlen.

• Die „Ähnlichkeitsregel" besagt, dass Herzmuskelfleisch das Blut und das Herz stärkt.

• Bei Funktionsstörungen der Leber sind kühlende Nahrungsmittel angebracht, die das Leber-Yang kühlen und die Leber beruhigen. (siehe Kapitel 3.)

• Reisbrei ist gut für den Verdauungsapparat. Fügen Sie Weizenbeeren hinzu (zwei Drittel Reisbrei ein Drittel Weizen-Beeren), um Herz und Shen zu stärken und zu beruhigen. Selleriereisbrei kühlt das Herz, stärkt den Mittleren Wärmebereich und die Verdauungsfunktionen. Bereiten Sie den Brei lieber mit einem Sud aus Chrysanthemen zu als mit Wasser. Die kühlenden Eigenschaften des Chrysanthemen-Tees vermindern das Feuer im Herzen. (Zubereitung von Reisbrei siehe Anhang.)

• Safran ist süß im Geschmack und neutral in der Energie. Er regt die Blutzirkulation und die Verdauung an, wirkt schweißtreibend und hat schmerzstillende sowie verjüngende Eigenschaften. Safran passt gut zu Reis und zu gedünsteten Gerichten.

• Austern (in Maßen) haben eine vorteilhafte Wirkung auf das Herz. Sie sind Süß und Warm im Geschmack und in ihrer Energie, und sie bauen Alkoholgifte ab. Sie enthalten eine Aminosäure, die den Blutdruck reguliert. Austern sind gut bei Bluthochdruck und bei niedrigem Blutdruck sowie bei anderen Herzerkrankungen.

• Longan-Früchte (oder auch Lychees) beruhigen das Herz. Sie sind in Asienläden erhältlich. Kochen Sie 2 Tl. des getrockneten Fruchtfleisches in einem Tontopf. Essen Sie die Früchte zum Frühstück mit ein wenig braunem Reis (der ebenfalls eine beruhigende Wirkung hat). Longan-Tee eine Woche lang zwei- bis dreimal täglich trinken. Versuchen Sie festzustellen, ob sich eine seelische Beruhigung eingestellt hat.

• Ein altes japanisches Volksrezept bei Herzbeschwerden wird aus Azuki-Bohnen mit Klettenwurzel hergestellt. Die

Bohnen nehmen die überschüssige Flüssigkeit aus dem Körper, die Klettenwurzel kühlt und kräftigt den Mittleren Wärmebereich. Kochen Sie auf kleiner Flamme eine Tasse Azuki-Bohnen mit 1/2 Tasse Wasser in einem Topf. Die klein geschnittene Klettenwurzel zehn Minuten einweichen lassen, das Wasser abschütten und die Wurzelstückchen dann 20 Minuten lang mit den Bohnen kochen. Fügen Sie ein wenig Sojasauce als Würze hinzu und essen Sie das Gericht zweimal am Tag, am besten mit ein wenig braunem Reis vermischt.

• Tôchû-Tee, erhältlich in japanischen Lebensmittelläden, wirkt blutdrucksenkend. Die chinesische Bezeichnung für diese Pflanze lautet Du zhong (Eucommia ulomoides). In China wird ihre gesundheitsfördernde Wirkung auf das Herz erforscht, sie soll die Blutzirkulation harmonisieren und ein Leber- und Nieren-Tonikum sein. Sie können einen Tee daraus machen und täglich trinken. Die Wirkstoffe haben in großen Dosen einen milden, beruhigenden Effekt. Von schädlichen Wirkungen bei Überdosierungen ist nichts bekannt.

• Chrysanthemenblüten-Tee trinkt man in China, um hohen Blutdruck zu senken und um eventueller Arterienverhärtung vorzubeugen.

• Die japanische Kräuterpflanze Dokudami (Houttuynia cordata), ein winterhartes Gewächs aus der Familie Saururaceae, findet in der Volksmedizin häufig Erwähnung bei Herzbeschwerden. Die Wirkungsweise der Pflanze ist im „Roten Buch" von Chikuda Tayoshi dokumentiert. Das Buch war bereits während der frühen Showa-Periode ein Gesundheitsführer, der in jedem japanischen Haushalt zu finden war. Menschen mit Herzproblemen tranken jeden Tag Dokudami-Tee. Die Pflanze soll entgiftende Eigenschaften besitzen, die Verdauungsfunktionen anregen und das Hautbild verbessern. In aus Japan importierten Gesundheitstees ist diese Pflanze enthalten. In den USA kann man die Tees in japanischen Gesundheitsläden kaufen (siehe Anhang), man kann den Tee aber auch selbst zubereiten: 30 g Dokudami-Blätter auf eineinhalb Tassen Wasser geben und kochen lassen, bis ein Drittel des Wassers verdampft ist. Trinken Sie täglich drei Tassen warmen Dokudami-Tee.

• Wenn Sie sich bisher vorzugsweise von tierischen Proteinen ernährt haben, versuchen Sie sich auf grünblättriges Gemüse umzustellen. Pressen Sie den Saft aus den Blättern und trinken Sie jeden Tag eine Tasse. Oder essen Sie regelmäßig leicht gedünstete Löwenzahnblätter, Kale, Senfblätter, Mangold und Bok Choy, dazu passt ein Dressing aus Zitronensaft, Olivenöl und Cayenne-Pfeffer, das die Leber reinigt.

• Fischtran enthält EPA- und DHA-Fettsäuren, die für die Bildung von Prostaglandinen mit verantwortlich sind. Prostaglandine verhindern die Bildung von Blutpfropfen und reduzieren die Blutfettwerte. Die diesbezüglich gehaltvollsten Fische sind jene mit rotem Fleisch: Sardinen, Lachs und Makrelen. EPA zerfällt durch den Kochvorgang. Am besten nehmen Sie die Fettsäuren durch Sashimi (roh) auf. Achten Sie aber darauf, dass der Fisch immer frisch ist.

• Essigreis und Sojabohnen

Der Essig wirkt Toxikaminen entgegen, die die Blutgefäße des Verdauungstrakts verengen. Die Oxidation der Sojabohnen spaltet Fette, die die Arterien verstopfen.

$1/2$ Tasse getrocknete Sojabohnen

Reisessig oder weißer Essig

Die Sojabohnen einweichen, das Wasser abschütten, mit kaltem Wasser nachspülen. Die Sojabohnen dann gut garen, in einen Krug füllen und den Essig aufgießen. Jeden Tag ein bisschen davon essen, um den Dickdarm regelmäßig zu entleeren.

• Getränk aus Kombu und Shiitake-Pilzen

Kombu beugt Arterienverkalkung vor, ist aber nicht geeignet für Menschen mit Schildrüsen- und Verdauungsproblemen.

50 ml Einweichwasser von den Shiitake-Pilzen

100 ml normales Wasser

3 Stück „Silber-Kombu" (mit weißer Haut überzogen)

Die Zutaten mischen und über Nacht stehen lassen. Einem gedünsteten Gericht beigeben (die Kombu vor dem Servieren entfernen) oder am nächsten Tag auspressen und trinken. Zuvor erwärmen.

• Zwiebelschalen-Brühe

Zwiebeln wirken abführend und werden oft an Miso-Suppe gegeben. Sie beugen Bluthochdruck vor, weil sie den Darm entleeren.

Schalen von 2–4 Zwiebeln

1–2 l Wasser (hängt von der Menge der Zwiebelschalen ab)

Zuerst die Schalen im Wasser aufkochen, dann die Hitze reduzieren und die Zwiebelschalen darin zehn Minuten ziehen lassen. Mit der Flüssigkeit kann man gedünstete Gerichte wie beispielsweise Miso-Suppe oder Reisbrei zubereiten. Die Wirkstoffe der Zwiebeln stärken die Kapillarwände.

• Eingelegte Schalotten beugen Angina pectoris vor. Das Rezept stammt aus China: Die Schalotten über Nacht in verdünnter Essiglösung einweichen und am nächsten oder übernächsten Tag essen.

• Pinienkerne sind ein Mittel gegen Arterienverkalkung. 100 g Pinienkerne in 750 ml Sake oder 45-prozentigen klaren Alkohol geben und stehen lassen, bis der Alkohol zu verdunsten beginnt und die Flüssigkeit eindickt. 20 ml am Tag nach den Mahlzeiten trinken.

Äußere Anwendungen

• Fußbäder mit Ingwer oder Ingwer-Kompressen, die man auf die Fußsohlen und oben auf die Füße legt, regen die Blutzirkulation an. Legen Sie eine Wärmflasche auf die Kompressen, damit sie warm bleiben.

• Machen Sie anschließend eine Fußmassage und massieren Sie dabei insbesondere die Fußwölbung. Diese Zone ist mit dem Herzen und den Nieren verbunden. Massieren Sie dann die Zehen, insbesondere die Mittelzehe (Blutzirkulation) und vierte Zehe (autonomes Nervensystem). Drehen Sie das Fußgelenk mit einer Hand nach links und nach rechts, während Sie mit der anderen Hand die Zehen nach vorn und nach hinten biegen.

• Beginnen Sie mit Meditationsübungen oder mit langsamen, meditativen Bewegungsübungen. Besonders empfehlenswert dafür sind beispielsweise Qi Gong oder Yoga. Diese Übungen schließen Atemübungen und das Prinzip der Einheit von Körper und Geist mit ein. Sie eignen sich besonders bei gestressten Menschen, die dazu noch an Herzbeschwerden leiden.

• Moxibustion bei Herzbeschwerden wurde traditionsgemäß an folgenden Punkten angewandt:
Großer Zeh, 4 mm unterhalb des Nagelrandes am Gelenk;
in der Mitte der Fußwölbung.
Brennen Sie an jedem Punkt täglich drei Moxakugeln ab.

Akupressur bei Herzbeschwerden
(siehe Körperkarte, wo die Punkte genau angegeben und die Abkürzungen erklärt sind.)
MAG. 36 – Eine Stimulierung dieses Punktes tonisiert den ganzen Körper, sie reguliert den Herzschlag und den Herzrhythmus.
Mi. 6 – Eine Stimulierung dieses Punktes regt die Blutzirkulation an, macht den Hals frei unterstützt die Stimulierung des folgenden Punktes HAT. 7; hilft auch bei Schlafstörungen.
HAT. 7 – Dieser Punkt reguliert das Herz und beruhigt Shen.

Rezept: Eintopf gegen niedrige Blutzuckerwerte (Hypoglykämie)

Machen Sie bei zu niedrigen Blutzuckerwerten einmal in der Woche diesen Eintopf.

1 Tasse Azuki-Bohnen
2 Stücke Kombu (ca. 5 cm)
1/2 Zwiebel
1–2 Knoblauchzehen
1 Stück Ingwer (ca. 3 cm)
6–8 Japanische Pfefferkörner (Sanshô), leicht zerstoßen (nach Belieben)
2 Tl. Canolaöl
1 ganzen Winterkohl, Hokkaido-Kürbis oder große Rüben, geschält und in mundgerechte Stücke zerteilt
3–4 Tassen Wasser, Gemüse- oder Hühnerbrühe
1 Tl. Lycium-Beeren (nach Belieben)
3 getrocknete Chinesische rote Datteln (nach Belieben)
1/4 Tasse kleingehackte Walnüsse (nach Belieben)
1 Tl. Honig (nach Belieben)
1-2 Tl. Sojasauce oder 1 Tl. Miso-Paste mit einem 1 Tl. Sojasauce
kleingehackte Schalotten
1 Tl. normale oder schwarze Sesamsamen

Zubereitung:
Die Bohnen mit dem Kombu in einem Liter Wasser vorkochen, Wasser hinzugießen, falls es verdampft. Wenn die Bohnen weich sind, abtropfen lassen und das Bohnen-Kombu-Wasser aufheben; hiervon über mehrere Tage ein- bis zweimal täglich ein wenig trinken.
Die Zwiebeln klein hacken, den Knoblauch zerdrücken, den Ingwer klein schneiden, die Pfefferkörner zerstoßen und mit 2 Tl. Canolaöl in den heißen Topf geben. Rasch anbräunen, bis die Zwiebeln glasig sind.
Kohl, Kürbis oder Rüben hinzugeben und mit der Brühe übergießen, bis sie davon

bedeckt sind. Die Lycium-Beeren, Datteln, Walnüsse und/oder den Honig nach Belieben hinzufügen und das Ganze dünsten lassen.

2 El. Sojasauce (oder 1 El. Sojasauce und 1 El. Miso-Paste) hinzufügen und gut umrühren.

Erst wenn der Kohl oder die Rüben weich sind, werden die vorgekochten Bohnen (ohne Kombu) in den Topf gefüllt.

Den Eintopf mit den Schalotten und Sesamsamen garnieren. Als Beilage eignet sich brauner Reis.

Rezept: Herrliche Grüne Austern

Austern und Pilze beruhigen die Seele; Spinat kühlt, die Zwiebeln regen die Durchblutung an und Pinienkerne sind ein Qi- und Blut-Tonikum, lösen Blutstaus auf und vertreiben Kälte und Wind aus dem Körper.

Für 4 Personen
1/2 kg Austern
1/2 Zwiebel
10 Shiitake-Pilze
1 Kopf Spinat
1–2 Tl. Olivenöl
2 zerdrückte Knoblauchzehen
1/4 Tasse Pinienkerne
Safran
Weißwein

Zubereitung:
Die Austern in Salzwasser waschen, abtropfen lassen und beiseite stellen.

Die Zwiebeln würfeln, die Pilze in Scheiben schneiden. Den Spinat gründlich waschen und trocken schütteln, in kleine Stückchen teilen.

Den Pfannenboden mit Olivenöl bedecken und den Knoblauch und die Zwiebeln auf kleiner Flamme anbräunen, bis die Zwiebeln glasig sind.

Die Pinienkerne etwas zerdrücken und an die Zwiebeln geben. Eine Minute kochen lassen. Dann die Austern in die Pfanne geben. Wenn diese fast gar sind, den Spinat zufügen und leicht dünsten. Das Gericht mit langkörnigem, braunem Reis servieren.

Rezept: Herz O-hitashi

O-hitashi ist eine Beilage, die man häufig zu traditionellen japanischen Gerichten reicht. Dieses Rezept möchten wir allen empfehlen, die leicht reizbar sind, die leicht entzündete Nasen bekommen, trockene oder rissige Lippen und einen trockenen Mund oder ein gerötetes Gesicht haben, an Fußpilzerkrankungen leiden und sich leicht Infektionen einfangen oder an Bluthochdruck, Bauchfell- und Magenentzündungen leiden.

Für 4 Personen
1/2 Tasse Napa-Kohl
250 g Chrysanthemen-Blätter
250 g dunkelgrünes Blattgemüse
(außer Senfgemüse)
250 g Spinat
10 cm große Scheiben Winterrettich
Tomaten (nach Belieben)
Gurken (nach Belieben)
Makrelenflocken (nach Belieben)
Sauce
2 El. Sojasauce
Saft einer Zitrone
1 El. helle Miso-Paste
1 Tl. Sesamöl

Zubereitung:
Die Blätter der Blattgemüse sowie die Chrysanthemenblätter waschen und trocken schleudern, in 5 cm große Teile schneiden und dünsten.

Wenn die Blätter gar sind, aber noch ihre frische Farbe haben, diese von der Platte nehmen und mit kaltem Wasser abschrecken. Die abgekühlten Blätter mit den Händen zu kleinen Ballen formen und das restliche Wasser herausdrücken. Den Winterrettich fein raspeln oder hobeln, die Flüssigkeit ausdrücken. Kurz vor dem Servieren den Blättern eine Portion Rettich beifügen und – wenn Sie mögen – mit den gewürfelten Tomaten und Gurken garnieren.

Die Zutaten für die Sauce mischen und an die Blätter geben. Die Makrelenflocken nach Belieben darüber streuen.

Kopfschmerzen

Kopfschmerzen treten in den unterschiedlichsten Formen auf. Doch bevor Sie zur Tablette greifen, versuchen Sie herauszufinden, um welche Art von Kopfschmerz es sich handelt. Gesünder als der schnelle Griff zur Tablette sind Selbsthilfe-Anwendungen, mit denen Sie Kopfschmerzen ebenso gut wieder loswerden wie mit Aspirin.

SELBSTHILFE-MASSNAHMEN

Das Feuer kühlen.
Stress abbauen.
Einen Arzt oder Heilpraktiker aufsuchen, um eine genaue Diagnose zu stellen.

Energetik der chinesischen Medizin

1. Aufsteigendes Leber-Yang
Kopfschmerzen interpretiert die chinesische Medizin oft als die Folge von Yang-Energie (Feuer), die von der Leber aus im Körper hochsteigt und sich im Kopf festsetzt.

Unter der Schädeldecke breitet sich ein pochender Schmerz aus, der Nacken und die Schultern sind steif, möglicherweise färbt sich das Gesicht leicht rötlich oder, was häufiger vorkommt, die Augen röten sich.

2. Blockade im Magen oder im Dickdarm
Die chinesische Medizin ordnet verschiedene Teile des Kopfes verschiedenen Organen und Meridianen zu. Kopfschmerzen in der Stirn und im Augenbereich deuten auf ein Ungleichgewicht im Magen und in den Dickdarmkanälen hin. Begleiterscheinungen dieser Art von Kopfschmerzen können chronische Verstopfung und eine verstopfte Nase sein.

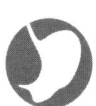

SELBSTHILFE-MASSNAHMEN

Reinigen Sie den Magen und den Dickdarm. Bauen Sie Stress ab.

Innere Anwendungen

• Vermeiden Sie Speisen, die die Magen-/Milz- oder die Lungen-/Dickdarmkanäle verstopfen (siehe Kapitel 3).

• Überessen Sie sich nicht, um den Magen, die Milz und die Leber nicht unnötig zu belasten.

• Essen Sie bevorzugt leicht verdauliche Nahrungsmittel, die nicht lange im Magen und im Darm verbleiben.

Äußere Anwendungen

Akupressur bei Kopfschmerzen

• Um schnelle Linderung zu erreichen, drücken und reiben Sie die folgenden Punkte mit kreisenden Bewegungen. (siehe Körperkarte, wo die Punkte genau angegeben und die Abkürzungen erklärt sind.)

Yin Tao/Indô – Das Dritte Auge liegt genau zwischen den Augenbrauen. Durch Reiben dieses Punktes erreichen Sie sofortige Linderung.

LEB. 4 – Dieser Punkt löst Qi-Blockaden im ganzen Körper auf. Die Stelle fühlt sich eventuell empfindlich an. Den Punkt reiben und drücken.

MAG. 36 – Dieser Punkt tonisiert den ganzen Körper. Drücken und Reiben.

DW. 5 – Stimulierung dieses Punktes ist besonders bei Migräne und Kopfschmerzen mit geröteten Augen zu empfehlen. Das nimmt die Hitze aus dem Kopf.

3. *Blockaden in der Gallenblase und/oder in den Meridianen des Dreifachen Erwärmers*

Bei Migräne treten die Schmerzen beispielsweise oft auf nur einer Schläfenseite auf – ein Hinweis für Störungen in der Gallenblase und in den Meridianen des Dreifachen Erwärmers. Der Dreifache Erwärmer hat kein Entsprechungsorgan in den Eingeweiden, aber es gibt eine Bahn, die durch die Schläfen läuft. Der Dreifache Erwärmer steuert den Stoffwechsel und die Verteilung von Körperflüssigkeiten.

SELBSTHILFE-MASSNAHMEN

Lassen Sie eine Akupunkturbehandlung machen. Akupunktur löst die Blockaden in den genannten Meridianen. Für sofortige Selbsthilfe stimulieren Sie die nachfolgend aufgeführten Akupressurpunkte.

• *Akupressur bei Kopfschmerzen auf nur einer Kopfseite*

(siehe Körperkarte, wo die Punkte genau angegeben und die Abkürzungen erklärt sind.)

LEB. 4 – Regt den Qi- und Blutfluss im ganzen Körper an und löst Blockaden auf.

Tai Yang – Drücken Sie leicht mit dem Daumen auf die Vertiefung der Schläfe. Kreisende Bewegungen durchführen.

DW. 5 – Massieren dieses Punktes nimmt die Hitze aus dem Kopf und den Augen. Bei Migräne geeignet.

GB. 43 – Ein von der Körpermitte entfernt liegender Punkt, den Sie finden, indem Sie die Stelle zwischen dem kleinen und dem vierten Fußzeh ertasten. Der Punkt liegt zwischen den beiden Sehnen, wo die Zehen miteiander verbunden sind. Die Stelle ist eventuell recht empfindlich. Leicht drücken und reiben.

Tai-Yang-Ungleichgewicht
Schmerzen im Hinterkopf oder am hinteren Schädelansatz nennt man Tai-Yang-Kopfschmerz. Diese Art von Kopfschmerzen können die Vorboten einer Erkältung sein. Die Schmerzen hängen mit der Blase und dem Dünndarm zusammen.

SELBSTHILFE-MASSNAHMEN

Halten Sie sich warm.
Trinken Sie warme Getränke, beispielsweise Ingwer-Tee.
Gehen Sie früh ins Bett.

Äußere Anwendungen

• Hobeln oder raspeln Sie einen Winterrettich, drücken Sie den Saft aus und tauchen Sie ein sauberes Leintuch in den Saft. Halten Sie sich das Tuch dann unter die Nase, um die Kopfschmerzen zu vertreiben.

Akupressur bei Tai-Yang-Kopfschmerzen
(siehe Körperkarte, wo die Punkte genau angegeben und die Abkürzungen erklärt sind.)
BL. 10 – Diesen Punkt mehrere Minuten lang massieren. Das Ergebnis ist eine Linderung der Kopfschmerzen und eine Entspannung des Nackens und der Schultern.
BL. 60 – Massieren Sie diese Körperstelle intensiv und die Qi-Blockaden im Blasenmeridian werden sich lösen.
DD. 3 – Das Massieren dieses Punktes des Dünndarmmeridians trägt ebenfalls dazu bei die Kopfschmerzen nachhaltig zu lindern.

Körpergeruch und schlechter Atem

Der Körper scheidet Giftstoffe und Abfallprodukte auf drei unterschiedlichen Wegen aus dem Organismus aus. Die meisten giftigen oder unverwertbaren Stoffe werden über das Verdauungssystem ausgeschieden. Die Nahrung wird aufgespalten, im Darm weiterverarbeitet und schließlich ausgeschieden. Bei Funktionsstörungen des Verdauungssystems übernehmen andere Ausscheidungsorgane diese Aufgaben. Zu den anderen Ausscheidungsorganen gehören die Haut und das Atemsystem.

Energetik der chinesischen Medizin

Der Geruch, der von einem Menschen ausgeht, hat in der chinesischen Medizin bei der Diagnose immer eine wichtige Rolle gespielt. Chinesische Behandler überprüfen den Atem, den Stuhl und den Urin des Patienten, um Anhaltspunkte dafür zu finden, wo das Ungleichgewicht oder die Funktionsstörungen liegen. Doch man muss kein Arzt sein, um die unterschiedlichen Gerüche feststellen zu können. Auch ein Laie bemerkt sofort, dass es in einem Krankenzimmer ganz anders riecht als in anderen Räumen. Jeder Mensch hat einen für ihn typischen Geruch. Dennoch gibt es bei allen Unterschieden auch gemeinsame Merkmale, die für einen chinesischen Heiler sehr aufschlussreich sind.

Der Theorie der Fünf Elemente zufolge wird jedem Element ein Organ- und Meridiansystem zugeordnet. Jedes Element hat einen entsprechenden, unverkennbaren Geruch. Für die ungeübte Nase eines Laien ist es natürlich nahezu unmöglich, die verschiedenen Gerüche ein- und zuzuordnen. Doch wer darin ausgebildet ist, beherrscht diese Aufgabe.

Menschen mit Störungen an den Lungenmeridianen oder in der Lunge haben einen fischigen, fauligen Atem, wenn sie stark schwitzen. Weitere Anzeichen sind bleiche Wangen oder eine blasse, fahle Gesichtsfarbe mit rötlichen oder roten Flecken auf den Wangen. Die Stimme klingt oft schwach, kraftlos oder weinerlich. Unter Umständen ist der Brustkorb eingefallen oder aber breit ausladend, während die Person nur flach aus dem oberen Teil der Lunge heraus atmet. Die Gefühlslage solcher Personen ist oft gekennzeichnet durch Jammern, Klagen, Griesgrämigkeit oder aber Schwelgen in Kummer.

Bei Nierenfunktionsstörungen riecht der Atem verwest, metallisch oder schweflig. Die Haut hat einen bräunlichen bis dunkelgrauen oder bläulich schwarzen Ton, der um die Augen herum besonders auffällig ist. Eventuell klagt der Patient über Schwierigkeiten beim Wasserlassen oder über häufiges Wasserlassen. Seine Stimme klingt ängstlich oder verzagt. Er wirkt verantwortungsscheu und unorganisiert. Leberfunktionsstörungen äußern sich in einem ranzigen, säuerlichen oder stechenden Geruch, ähnlich wie bei ranziger Butter oder sauer gewordener Milch. Die Gesichtsfarbe weist eine grünliche Tönung auf, die Augen sind rötlich und leicht entzündet, sind trocken und jucken häufig. Weitere Anzeichen sind aufgeblähter Bauch und Anspannungsgefühl im unteren Rippenbereich. Leichte Reizbarkeit, die sich zu Zornausbrüchen steigern kann, oder umgekehrt Insichgekehrtheit kennzeichnen die Gefühlslage solcher Patienten, die nie ärgerlich, aber immer niedergeschlagen wirken. In der Psychologie bezeichnet man Depressionen auch als Ärger, der sich nach innen kehrt. Die Stimme klingt entweder herrisch oder traurig.

Bei einem Ungleichgewicht der Herzmeridiane riecht der Atem versengt, trocken oder wie angebrannt. Weitere typische Symptome sind: Schlaflosigkeit, Ängstlichkeit oder Herzklopfen. Der Betroffene kann seine Gefühle nicht äußern oder ist übertrieben überschwänglich. Er neigt zu Ruhelosigkeit und sucht nach ständiger Anerkennung, ohne je genug davon zu bekommen. Der Sprechfluss ist holprig, manchmal sehr schnell, und die Stimme klingt atemlos. Gelegentlich lacht und gluckst der Betroffene ohne erkennbaren Grund.

Von der Milz geht ein süßlicher, unangenehm schwerer Geruch aus, ähnlich wie der Duft vieler Blumen, der einem in einem kleinen Raum fast den Atem nehmen kann. Die Gesichtsfarbe hat einen gelblichen Ton, der von einem leichten Goldton bis zu dunklem Ockergelb variieren kann. In der chinesischen Medizin führt man Gelbsucht nicht auf Leberfunktionsstörungen zurück, sondern auf ein Ungleichgewicht im Magen-Milz-System. Häufig leiden die Betroffenen an Verdauungsproblemen und lockerem Stuhl mit unverdauten Speiseresten. Sie haben einen süßlichen, stickigen Geschmack im Mund und großes Verlangen nach süßen oder salzigen Speisen.

SELBSTHILFE-MASSNAHMEN

Hier helfen die Entschlackung des Dickdarms und die Wiederherstellung des Gleichgewichts in den anderen Organsystemen.

All diese Gerüche und Beschwerden lassen auf eine Ansammlung von Giftstoffen im Körper schließen, die auf die eine oder andere Weise ausgeschieden werden müssen. Wenn der Geruch stark und sofort wahrzunehmen ist, deutet dies auf eine Blockade im Dickdarm hin, der das wichtigste Ausscheidungsorgan ist. Bei Verstopfung werden die Giftstoffe auf anderem Wege – über den Atem und die Poren – ausgeschieden.

Der Menstruationsgeruch bildet eine Ausnahme. Der weibliche Körpergeruch wird durch den wechselnden Hormonspiegel des Monatszyklus bestimmt und ändert sich deshalb regelmäßig. Bei Leukorrhoe kommt es zu einem zähen gelben, grünlichen oder durchsichtigen Ausfluss, der nicht normal ist und auf zu viel feuchte Hitze oder feuchte Kälte im Körper hinweist. In diesem Fall muss ein Arzt zu Rate gezogen werden.

Innere Anwendungen

• Meiden Sie Nahrungsmittel, die den Darm verstopfen, wie Milchprodukte, raffinierte und verfeinerte Lebensmittel (insbesondere Weißmehl und Zucker), fette, ölige Tiefkühlkost, schweres, rotes Fleisch und rotfleischigen, fetten Fisch.

• Verzichten Sie auf Alkohol, koffeinhaltige Getränke und Nikotin.

• Verdauungsfördernde Ernährung besteht aus frischen, faserreichen, leicht gekochten Gemüsen, Hülsenfrüchten, Sojabohnen und Soja-Produkten, etwas Hühnerfleisch, Fisch und Vollkornprodukten (siehe Verstopfung im Abschnitt Verdauungsstörungen in Teil II).

Äußere Anwendungen

• Körperliche Bewegung ist ein Muss. Bewegung regt die Darmtätigkeit an, wodurch der Darminhalt leichter transportiert und ausgeschieden werden kann. Bewegung bringt zum Schwitzen, wodurch Giftstoffe über die Poren ausgeschieden werden. Zugleich wird die Sauerstoffaufnahme über die Lungen erhöht, was eine reinigende Wirkung für die Lunge hat. Die erhöhte Sauerstoffzufuhr, das Luft-Qi, versorgt den gesamten Organismus mit Nährstoffen und kräftigt und strafft den Körper.

• Eine Hautbürste eignet sich hervorragend, um die Poren offen zu halten, damit die Giftstoffe über die Haut ausgeschieden werden können. Reiben Sie die Haut regelmäßig mit einer Bürste aus Naturborsten trocken.

• In Japan schwören manche Frauen auf feinkörniges Meersalz zur Reinigung der Haut und Poren. Reiben Sie das Salz direkt auf die feuchte Haut oder streuen Sie es auf einen Waschlappen, mit dem Sie über die Haut rubbeln. Das Salz sticht ein wenig auf der Haut, aber dafür sieht sie danach um so frischer aus. Meersalz soll übrigens auch desodorierende Wirkung haben.

Mundgeruch

Mundgeruch deutet auf eine Störung oder Verstopfung des Verdauungsapparats hin, insbesondere des Dickdarms, des Magens oder aber der Lunge. Auch für Mundgeruch sind die Ursachen zuviel fettes Essen, Zucker, Alkohol und schlackenreiches, rotes Fleisch.

• Beachten Sie die Ausführungen zum Thema Verstopfung im Abschnitt über Verdauungsstörungen in Teil II.

• Jasmin-Tee wird wegen seiner geschmacksneutralisierenden Eigenschaft geschätzt. Eine Tasse Jasmin-Tee nach einem fetten Essen mit viel Knoblauch gibt einen angenehm süßen und neutralen Geschmack im Mund.

Krampfadern

Energetik der chinesischen Medizin

Krampfadern sind farblich veränderte, gewundene und erweiterte Venen in den Beinen, die durch Blutstauungen verursacht werden. Frauen leiden viermal so häufig an Krampfadern wie Männer. Bis zu 50 Prozent aller Erwachsenen in der westlichen Welt neigen zu Krampfadern. Schuld daran ist ein Ungleichgewicht in den Leber- und Milzmeridianen. Diese beiden Meridiansysteme laufen an den Innenseiten der Beine um die Venenbahnen herum. Der Herzkanal, der für die Blutzirkulation sorgt, kann ebenfalls betroffen sein.

Im Zusammenhang mit Krampfadern treten manchmal auch Erschöpfung auf, dumpfe Schmerzen, Unbehagen und ein Schweregefühl am ganzen Körper.

1. Plötzliche Gewichtszunahme und Bewegungsmangel

Gewichtszunahme innerhalb kurzer Zeit, Schwangerschaft und Bewegungsmangel erhöhen das Blutvolumen im Körper und schwächen die Venenwände in den Beinen. Durch den erhöhten Druck dehnen sich die Venen aus und reißen. Das Blut, das normalerweise kontinuierlich von den Beinen zurück in die Herzkammern gepumpt wird, staut sich teilweise in den Beinen. Fettleibigkeit und mangelnder Muskeltonus erhöhen das Risiko von Krampfadern.

Frauen mit Krampfadern haben häufig auch Menstruationsprobleme, Kopf-schmerzen, steifen Nacken und steife Schultern und Schmerzen im Unterleib – insgesamt alles Hinweise für einen Qi- und Blutstau in der Leber. Ebenfalls treten aber Atembeschwerden und Krampfadern häufig gemeinsam auf, was dann mehr auf eine Qi-Störung der Lunge hinweist, weil das Lungen-Qi die Herztätigkeit unterstützt, indem es zur Blutzirkulation beiträgt.

> ## SELBSTHILFE-MASSNAHMEN
>
> Vermeiden Sie rasche Gewichtszunahme. Sorgen Sie für körperliche Bewegung. Regen Sie den Qi-Fluss an. Stärken Sie die Leber und die Milz.

2. Verstopfung

Interessanterweise treten Krampfaderprobleme in Ländern, in denen die Nahrung aus faserreichen Produkten besteht, viel weniger auf. So leiden in Japan und in China viel weniger Menschen unter Krampfadern. Ballaststoffreiche Ernährung sorgt für einen geregelten Stuhlgang. Offensichtlich müssen also Ernährung und Krampfadern – oder besser ausgedrückt: Verstopfung und Neigung zu Krampfadern – etwas miteinander zu tun haben. Schwer verdauliche Nahrung, die lange im Darm verbleibt, drückt auf den Unterleib und behindert den Rückfluss des Blutes von den Beinen zum

Herzen. Der erhöhte Innendruck im Unterleib schwächt auf lange Sicht die Venenwände in den Beinen und kann auch zu Divertikeln im Dickdarm führen, was sich schließlich als Hämorrhoiden bemerkbar macht. Ballaststoffreiche Ernährung kann diesen Erscheinungen vorbeugen und Abhilfe schaffen, wenn sie bereits aufgetreten sind.

SELBSTHILFE-MASSNAHMEN

Entschlacken Sie den Darm.
Siehe Abschnitt Verdauungsbeschwerden unter Verstopfung in Teil II.

Innere Anwendungen

• Vermeiden Sie Nahrungsmittel, die die Leber belasten, und essen Sie nie zu viel auf einmal. Alkohol, koffeinhaltige Getränke, schwer verdauliches, rotes Fleisch, weißer Zucker, Nikotin (Rauchen), Lebensmittelzusätze und Konservierungsstoffe sowie Medikamente tragen stark zur Krampfaderbildung bei.

• Schränken Sie den Konsum von Lebensmitteln ein, die den Magen und die Milz belasten. Dazu gehören: eisgekühlte Getränke, kalte Speisen, koffeinhaltige Getränke, weißer Zucker und schwerverdauliches, rotes Fleisch.

• Nehmen Sie bevorzugt Nahrungsmittel zu sich, die den Qi-Stau in der Leber auflösen und den Qi-Fluss insgesamt anregen (siehe Kapitel 3).

• Die wichtigste Maßnahme gegen Krampfadern besteht in faser- und ballaststoffreicher Ernährung. Essen Sie möglichst viel Vollkorn, leicht gedünstetes Gemüse, Obst und Hülsenfrüchte. Diese bringen Flüssigkeit in den Verdauungstrakt und fördern so die Darmbewegungen. Die faserreichen Nahrungsmittel ziehen Wasser in den Darm und halten so die Eingeweide in Bewegung.

• Essen Sie möglichst viel Knoblauch, Zwiebeln, Schnittlauch und Lauchzwiebeln. Sie gehören alle zur Familie der Liliaceae (Alliaceae) und erhalten die Elastizität der Venen- und Kapillargefäße.

• Auberginen wirken als Qi- und Bluttonikum, regen die Durchblutung an und lindern Schwellungen. Sie dienen zur Behandlung von Analhämorrhoiden, Karbunkeln, Hautgeschüren und von entzündlichen Vorgängen im Zellgewebe der Brust.

• Senfblätter, Majoran, Zwiebeln und viele andere Nahrungsmittel, die in Kapitel 3 aufgeführt sind, regen ebenfalls die Blutzirkulation an.

• Lecithin und Vitamin E beugen den Krampfadern vor. Lecithin hält die Zellwände geschmeidig, Vitamin E aktiviert den Zellaufbau und fördert die Durchblutung. Zu den Vitamin-E-Spendern gehören Vollkorn-Produkte, dunkelgrünes Blattgemüse, Nüsse und Samen, kaltgepresste Speiseöle. Sojabohnen sind besonders reich an Lecithin.

Äußere Anwendungen

• Bringen Sie mit körperlicher Bewegung die Durchblutung und die Muskeln in Schwung. Laufen, Radfahren, Schwimmen und Wandern aktivieren den Herzmuskel. Sanftere Körperübungen wie Tai Chi, Yoga und selbst Spazierengehen sind ebenfalls gut. Die sanfteren Bewegungsarten sind beispielsweise während der Schwangerschaft vorteilhaft oder für Menschen, die zu Thrombose neigen. Die Übungen fördern die Muskelkontraktion in den Beinen, wodurch das angestaute Blut wieder in den Kreislauf zurückgepumpt wird.

• Atemübungen erhöhen die Blutzirkulation und fördern damit den Blutrücklauf zum Herzen. Menschen mit Herzproblemen sind tägliche Atemübungen von mindesten 30 Minuten sehr zu empfehlen. Lassen Sie sich von Ihrem Arzt beraten, bevor Sie mit sportlicher Betätigung beginnen. Eine halbe Stunde am Tag für körperliche Bewegung lässt sich immer integrieren, beispielsweise, indem man die Zeit aufteilt: 15 Minuten am Morgen, 15 Minuten am Abend.

Leberprobleme

Hepatitis, Leberträgheit (Cholestase), alkoholgeschädigte Fettleber, Leberzirrhose, Gallensteine (Cholezystitis).

Mit den Begriffen der westlichen Medizin erklärt, erfüllt die Leber vier Aufgaben: Sie entgiftet den Körper, sie wandelt die Nahrung um, damit der Körper sie verwerten kann, sie speichert Nährstoffe und produziert die Gallenflüssigkeit Heparin (gerinnungshemmender Stoff im Blut) und die Proteine, die im Blutplasma schwimmen. Die Leber gehört zu den lebenswichtigen Organen und darf deshalb nicht übermäßig mit Giftstoffen belastet werden. Eine gesunde Leber gewährleistet einen funktionierenden Stoffwechsel und einen vitalen Körper.

In der westlichen Medizin unterscheidet man eine ganze Reihe von Lebererkrankungen, beispielsweise Hepatitis, die durch Virusinfektion verursacht wird; Fettleber und Leberzirrhose entstehen durch übermäßigen Konsum von Alkohol; die Bildung von Gallensteinen ist auf zu viel Cholesterin in der Nahrung zurückzuführen, in Kombination mit anderen Faktoren wie Sex, Hektik, Fettleibigkeit und Drogen. In der chinesischen Medizin kommen die hier genannten Merkmale in Bezug auf Leberprobleme nicht vor, ebenso wenig wie spezifische Erreger, die zu Veränderungen des Gesundheitszustands und zur Entwicklung einer einzigen Krankheit führen. Ein chinesischer Heilbehandler oder jemand, der nach der chinesischen Medizin behandelt, untersucht den Patienten und stellt die Diagnose aufgrund der spezifischen Symptome, die dieser Patient zeigt. Der Behandler misst den Puls, untersucht die Zunge, die Augen und die Färbung der Augen sowie eine Reihe anderer Merkmale, die für ihn aufschlussreich sind. Er ist sich auch über den Zusammenhang und das Zusammenspiel der Organe und Meridiane bewusst, und er weiß, dass bei einem Ungleichgewicht der Leber sehr wahrscheinlich auch andere Organe betroffen sind.

Energetik der chinesischen Medizin

In der Theorie der chinesischen Medizin ist die Leber das Organ „Holz" (siehe Kapitel 2). Die Leber entgiftet das Blut, das durch sie hindurchfließt. Das Blut passiert aber nicht nur die Leber, es wird in der Leber gespeichert, während der Körper ruht. Die Leber gibt Blut frei, sobald der Körper wieder in Bewegung ist. Zur Leber gehört auch das periphere Nervensystem und sie spielt eine große Rolle bei der Steuerung des neuromuskulären Systems. Die Leber ist verantwortlich für den harmonischen Fluss der Qi-Energie im Körper. Für das gesundheitliche Gleichgewicht und die Regenerierung des Körpers ist es unerlässlich, dass die Leber gesund ist und dass Qi die Meridiane ungehindert und stetig durchströmen kann. Kreativität, sexuelles Verlangen und der Wille etwas zu schaffen, hängen maßgeblich von der Leber ab. Die Libido wird von der Leber gesteuert, deshalb kann Sex vorübergehend angestauten Ärger abbauen, der mit einem Ungleichgewicht der Leber in Zusammenhang steht. Doch seien Sie vorsichtig mit diesem Mechanismus, ausschweifendes Sexualleben über einen längeren Zeitraum kann die regenerative Energie in den Nieren schädigen. Die Folgen können vorzeitiges Altern sein, Gedächtnisschwäche, Erschöpfung, Schmerzen und Schwäche in den Knien und Unregelmäßigkeiten beim Wasserlassen. Auf Dauer gesehen ist es dem Körper zuträglicher mit diesen Energien zu haushalten, um die regenerative Kraft von Jing zu bewahren.

Stress und emotionale Erregung können dieses sensible Organ aus dem Gleichgewicht bringen. Da die Leber gleichzeitig für den harmonischen Qi-Fluss im Körper zuständig ist, belastet eine Störung nicht nur das Organ selbst, sondern den ganzen Körper. Lang anhaltender Stress und andere negative emotionale Umstände tragen nicht selten zu Lebererkrankungen bei oder sind sogar manchmal ausschließlich darauf zurückzuführen.

Hepatitis

Die Schulmedizin (Allopathie) unterscheidet zwei Hauptarten von Hepatitis, die durch Virusinfektionen verursacht sind: Hepatitis A und Serum-Hepatitis B. Beide Hepatitisarten sind hochgradig ansteckend. Hepatitis A wird durch persönlichen Kontakt oder durch verseuchtes Essen und Wasser übertragen. Touristen sind besonders gefährdet, wenn sie Speisen oder Wasser unklarer Herkunft und Qualität zu sich nehmen. Hepatitis B wird über das Blut übertragen, beispielsweise durch Bluttransfusionen, verunreinigte Spritzen und Nadeln, blutsaugende Insekten und beim Geschlechtsverkehr. Die Symptome sind: Fieber, Schwäche, Übelkeit und Erbrechen, Erschöpfung, Schläfrigkeit, Kopfschmerzen, Bauchschmerzen und Gelbsucht.

Das Virus ist zwei bis drei Wochen vor und eine Woche nach Auftreten der Gelbsucht extrem ansteckend. Es nistet sich im Darm ein. Isolierte Behandlung und Hygiene sind daher unbedingt angebracht.

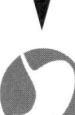

Energetik der chinesischen Medizin

Den Diagnosebegriff „Hepatitis" gibt es in der chinesischen Medizin nicht. Leberprobleme werden durch eine Reihe von Symptomen angezeigt, die einer Gelbsucht vorausgehen oder zu Gelbsucht führen. Gleiches gilt für die Beschwerdebilder, die für Hepatitis typisch sind.

1. Qi-Blockade in der Leber

Unterdrückter Ärger, Frustration und Stress sollen die Hauptursachen für die Entwicklung einer Hepatitis sein. Die typischen Symptome sind Schmerzen seitlich und unterhalb der Rippen, Beklemmungsgefühl in der Brust, Neigung zum Seufzen, Depressionen, Ängstlichkeit, Reizbarkeit und plötzliche Wutausbrüche. Bei Frauen treten Unregelmäßigkeiten im Zyklus auf und ein Spannungsgefühl in den Brüsten. Beschwerdebilder wie diese gehen einer Hepatitis voraus oder sind Hinweise für eine erhöhte Gefährdung sich durch das Virus anzustecken.

2. Gestautes Qi der Leber dringt in das Organpaar Milz/Gallenblase ein.

Das gestaute Qi in der Leber steigt nach oben und dringt in die Milz und in den Magen ein. Bei schwacher Milzfunktion kann es zum Zusammenbruch des Verdauungssystems kommen. Die Symptome machen sich durch Schmerzen in der Magengrube bemerkbar, Aufstoßen mit Säurerückfluss, Übelkeit und Erbrechen, Appetitlosigkeit, Magen-, Zwölffingerdarmgeschwüre, Durchfall und jene Beschwerden, die unter Punkt 1) aufgeführt sind. Ein Qi-Stau in der Leber/Gallenblase beeinflusst unter Umständen den Fluss der Gallenflüssigkeit und führt zu einem bitteren Geschmack im Mund, Verstopfung, weil es in den Eingeweiden an Gallenflüssigkeit fehlt, Gallensteinen und Schmerzen im unteren Teil des Rückens und an den Seiten. Hepatitis kann sich durch diese Symptome äußern.

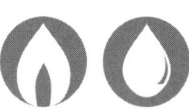

3. Feuchte Hitze in der Leber

Gelbsucht führt man in der chinesischen Medizin auf ein Ungleichgewicht in der Milz zurück. In diesem Fall befällt jedoch die Feuchte Hitze in der Milz – was normalerweise als Krankheitserreger bezeichnet wird, der über das Verdauungssystem in den Körper eingedrungen ist – die Leber. Die Feuchte Hitze staut sich und behindert den Fluss der Gallenflüssigkeit, die von der Leber kommt. Dadurch werden die Gallenblase und die Milz angegriffen und verursachen die gelbliche Gesichtsfarbe.

Weitere Symptome können sein: Hellgelbe Gesichtsfarbe und gelbe Augen, bitterer Geschmack im Mund, Fieber oder Fieber mit Schüttelfrost (was auf einen Kampf zwischen dem Schützenden Qi und dem eindringenden Krankheitserreger hindeutet), Durst, trüber Urin, Verdauungsprobleme (insbesondere Appetitmangel), Übelkeit, Erbrechen, Sauerfluss, Völlegefühl und Aufblähung im Bereich unterhalb der Rippen, Bauchaufblähung, dunkler, konzentrierter Urin, Durchfall mit Schleim im Stuhl und heller, orangefarbener Stuhl. Bei Frauen kann es zu dickflüssigem, gelbem, übelriechendem Ausfluss kommen. Bei Männern treten eventuell Schmerzen oder Schwellung und ein brennendes

Gefühl in den Hoden auf. Feuchte Hitze kann durch übermäßigen Alkoholkonsum über einen längeren Zeitraum, durch fette oder tiefgefrorene Nahrungsmittel und übertriebenen Zuckerkonsum entstehen. Feuchte, tropische Hitze kann ebenfalls diesen Zustand herbeiführen. Die westliche Medizin bezeichnet diese Symptome als akute Hepatitis, akute Pankreatitis (Entzündung der Bauchspeicheldrüse), Leberzirrhose oder Cholezystitis (Entzündung der Gallenblase).

SELBSTHILFE-MASSNAHMEN

Auflösung der Leber-Qi-Blockade.
Die Gallenblase und Milz beruhigen und stärken.
Die Feuchtigkeit und Hitze reduzieren.
Einen Arzt oder Heilpraktiker aufsuchen.

Innere Anwendungen

• Vermeiden Sie Nahrungsmittel, die die Leber angreifen: Alkohol, Kaffee und andere koffeinhaltige Getränke, stark gewürzte Speisen, schwere, rote Fleischsorten, tiefgefrorene Lebensmittel, Zucker und Süßigkeiten, weißes Mehl, chemische Präparate und Medikamente.

• Nehmen Sie keine Antibiotika über einen längeren Zeitraum ein. Der Stau in der Leber wird dadurch verschlimmert.

• Essen Sie nicht über den Hunger, das belastet die Leber unnötig.

• Nehmen Sie vermehrt Nahrungsmittel zu sich, die die Leber beruhigen, reinigen und stärken (siehe Kapitel 3).

• Bauen Sie einige Nahrungsmittel in Ihren Speiseplan ein, die die Feuchtigkeit und Hitze reduzieren (siehe Kapitel 3).

• Reisbrei aus braunem Reis mit Gerste und Azuki-Bohnen stärken das Verdauungssystem und reduzieren die überschüssige Feuchtigkeit. Essen Sie Lycium-Beeren und ein wenig Schweine-, Rinder- oder Hühnerleber von Freilandtieren, um die Leber zu stärken (siehe Zubereitung von Reisbrei und Innereien im Anhang).

• Leichte Gemüsesuppen, beispielsweise Hühnerbrühe mit Karotten, Lauch, Winterrettich und Knoblauch lösen den Qi-Stau in der Leber auf und entziehen Feuchtigkeit.

• Ein Dressing aus Olivenöl, dem Saft einer halben Zitrone und einer Prise Cayenne-Pfeffer wirkt blutreinigend und regt das Leber-Qi an.

• Tees aus Löwenzahn, Dokudami, Enzian, Beifuß und Kassiesamen (Habucha) eignen sich gut, um die Leber zu reinigen.

• Saure Nahrungsmittel besitzen adstringierende und trocknende Eigenschaften. Wenn man nicht zu viel davon isst, sind sie gesund, weil sie den Schleim nehmen und verdauungsfördernd wirken. Sie regen die Gallenflüssigkeit an und tragen so dazu bei, dass Fette leichter absorbiert werden. Zu empfehlen sind: Zitronen, getrocknete Orangenschalen (in Asienläden erhältlich), Essig, Himbeeren, Brombeeren.

Äußere Anwendungen

• Die Leber ist ein extrem sensibles Organ und reagiert auf Schwankungen im Körper und der Psyche. Sie ist am meisten auf die Aufrechterhaltung des Gleichgewichts in Bezug auf Gemütsverfassung, Ernährung und Arbeit/Studium angewiesen. Ruhe und Entspannung sind das oberste Gebot in der Behandlung von Leberproblemen.

• Bettruhe und ausreichend Schlaf sind nötig, um Feuchtigkeit und Hitze in der Leber und in der Milz zu regulieren.

Leberträgheit, Fettleber und Leberzirrhose

Die sogenannte Fettleber (Cholestase) ist auf Störungen in der Produktion von Gallenflüssigkeit zurückzuführen. Die Mangelfunktion kann durch Gallensteine hervorgerufen werden, durch übermäßigen Alkoholkonsum und Giftstoffe. Sie kann während der Schwangerschaft auftreten oder erblich bedingt sein, kann aber auch durch Steroidhormone, verschiedene Chemiepräparate, Drogen, Virus-Hepatitis und Unterfunktion der Schilddrüse verursacht werden. Die Symptome äußern sich in Erschöpfung, Mattigkeit, Verdauungsbeschwerden, Allergien und Überempfindlichkeit gegenüber Chemiepräparaten, Verstopfung und bei Frauen in Prämenstruellen Syndromen. Der Begriff „Fettleber" bezeichnet den Umstand, dass sich Fett in der Leber abgelagert hat. Bei manchen Menschen führen bereits 25 Gramm Alkohol zur Bildung eines Fettdepots in der Leber. Die Folgen sind Leberfunktionsstörungen, die sich zu einem Leberschaden entwickeln können.

Unter Leberzirrhose versteht man einen degenerativen, entzündlichen Prozess des Lebergewebes. Die Leber wird hart und zersetzt sich. Im Frühstadium macht sich die Erkrankung durch Verstopfung oder Durchfall, Fieber, Übelkeit und Gelbsucht bemerkbar. Im fortgeschrittenen Stadium kommen Blutarmut, Bildung von blauen Flecken und Ödemen hinzu. Alkoholismus und Virus-Hepatitis sind die Hauptursachen von Leberzirrhose.

Energetik der chinesischen Medizin
1. Qi-Stauung

Bei einem Qi-Stau in der Leber dringt die Qi-Energie in den Magen und in die Milz ein und behindert den Verdauungs- und Ausscheidungsprozess. In diesem Zusammenhang treten häufig Schmerzen in der Magengrube auf, Aufstoßen mit Säurerückfluss, Übelkeit und Erbrechen, Appetitlosigkeit, Bauchschmerzen und Aufblähung des Bauches sowie Aufblähung an den Seiten und unter den Rippen, Bauchknurren (Borborygmus), Durchfall, Depressionen, Ängstlichkeit, Reizbarkeit, Wutanfälle. Bei Frauen kommt es zu Unregelmäßigkeiten im Zyklus und zu Dysmenorrhöe.

2. Feuchte Hitze in der Leber (siehe oben unter Hepatitis)

SELBSTHILFE-MASSNAHMEN

Verzicht auf Alkoholkonsum.
Den Qi-Stau auflösen, um die Schmerzen zu beseitigen und den Fluss von Leber-Qi in Gang zu setzen.
Den Stress abbauen.

Gallensteine (Cholezystitis)

Gallensteine entstehen, wenn bestimmte Substanzen in der Gallenflüssigkeit (häufig Cholesterol) durch eine Übersättigung in der Gallenblase nicht aufgelöst werden. Die Übersättigung entsteht durch einen erhöhten Cholesterolspiegel oder durch einen Mangel an Gallensalzen. Wenn sich ein Gallenstein gebildet hat, besteht die Gefahr, dass er sich mit der Zeit vergrößert. Gallensteine lösen nicht zwangsläufig Symptome aus, doch wenn sie dies tun, machen sie sich in Form von intervallweise auftretenden Bauch- und Rückenschmerzen bemerkbar, begleitet von Bauchaufblähung, Blähungen und Übelkeit sowie Unwohlsein nach üppigen Mahlzeiten. Fetthaltige Nahrung trägt zur Bildung von Gallensteinen bei. Manche Menschen können den Geruch von Fett nicht ertragen, ohne dass ihnen übel davon wird. Gallensteine lassen sich mit einer Ultraschalluntersuchung feststellen. Durch Akupunktur werden die Schmerzen gemildert und der Qi-Fluss angeregt, ebenso der Fluss von Gallenflüssigkeit in der Leber und in der Gallenblase. Heilkräuterbehandlung und Umstellung der Ernährungsweise bewirken häufig eine Bewegung der Steine. Große oder sehr viele Gallensteine sollten jedoch auf jeden Fall chirurgisch entfernt werden. Doch auch nach einer Entfernung der Gallensteine ist eine Akupunkturbehandlung sinnvoll, um die Ursachen der Entstehung zu beeinflussen.

Energetik der chinesischen Medizin
Gallensteine fallen in der Diagnosestellung der chinesischen Medizin unter Leber-Qi-Stau, der in die Milz und in die Gallenblase eindringt (siehe Hepatitits). Die Beschwerden lassen sich mit zahlreichen Heilkräutern behandeln. Fragen Sie Ihren Arzt oder Heilpraktiker nach einer genauen Diagnose und nach einer für Sie geeigneten Zusammenstellung an Heilmitteln.

SELBSTHILFE-MASSNAHMEN

Schränken Sie den Konsum von fetten Speisen ein oder verzichten Sie besser ganz darauf.
Schränken Sie dem Zuckerkonsum ein oder unterlassen Sie ihn ganz.
Essen Sie weniger tierische Proteine und erhöhen Sie stattdessen den Verzehr von Fisch und Vollkornprodukten.
Befolgen Sie die weiteren Empfehlungen, die unter Hepatitis (siehe Seite 248) angegeben sind.

Was Leberungleichgewicht in der chinesischen Medizin bedeutet

Die chinesische Medizin konzentriert sich im Gegensatz zur westlichen Schulmedizin weniger auf den Krankheitsverlauf, den ein bestimmter Krankheitserreger im Körper ausgelöst hat, als vielmehr auf die Merkmale, die durch ein bestimmtes Ungleichgewicht ausgelöst werden. Jedes Organ und jeder Meridiankanal weist eine Reihe von typischen Erscheinungsbildern auf, wenn das Gleichgewicht nicht mehr gegeben ist; solche typischen Erscheinungsbilder wirken sich zugleich auf die Tätigkeit anderer Organe und Meridiane aus. Wenn von Leberproblemen im Sinne der chinesischen Medizin die Rede ist, meint man damit etwas anderes als die westliche Schulmedizin. Neben den aufgeführten Symptomen zählen zu den typischen Anzeichen einer Lebererkrankung auch die folgenden:

1. Halsprobleme, die von Funktionsstörungen der Milz und von angeborenem Qi-Mangel in der Leber herrühren

Wenn die Funktion der Milz durch zu viel Konsum von rohen Nahrungsmitteln, eisgekühlten oder kalten Speisen und Getränken beeinträchtigt ist, kann sie die Nahrung und die Flüssigkeit nicht mehr spalten und weiterleiten. Die angesammelte Flüssigkeit wandelt sich in einen dicken, zähflüssigen Schleim um. Das gestaute Qi und der Schleim vermischen sich miteinander, steigen im Körper hoch und manifestieren sich im Hals. Dadurch entsteht ein Gefühl im Hals, als hätte man etwas verschluckt, das nun im Hals stecken geblieben ist. Die chinesische Medizin bezeichnet dies als „Pflaumkern-Blockierung". Die westliche Medizin sieht darin ein psychisch bedingtes Symptom, der Fachausdruck dafür lautet „Globus hystericus". Das Gefühl verstärkt sich in der Regel bei emotionaler Anspannung oder unter starkem Stress.

2. Qi-Stau in der Leber verursacht Blut-Stauung

Ein Laie stellt sich unter einem Blutstau wahrscheinlich zuerst eine Ansammlung von Blut im Gewebe vor, wie es nach einer Verletzung oder Prellung typisch ist. Die chinesische Medizin versteht unter diesem Begriff jedoch auch einen Stau der Blut-Energie. Es kommt zu einem Blutandrang im Unterleib, was Zyklusunregelmäßigkeiten wie beispielsweise Ausbleiben der Periode oder Zwischenblutungen hervorrufen kann, oder kalte Füße, Leberflecke im Gesicht und trockene Haut. Bei einer Verschlimmerung dieses Zustandes kann es zu Blutgerinnungen kommen, die Blutpfropfen bilden beispielsweise Ovarialzysten, Uterusfibrositis (Vermehrung des Bindegewebes in der Gebärmutter), Gebärmutterhals- und Brustkrebs. (Genauere Erläuterungen hierzu finden Sie unter *Endometriose, Infertility and Traditional Chinese Medicine* von Bob Flaws oder in *The Breast Connection* von Honora Wolfe, aufgeführt im Anhang unter Empfohlene Lektüre.)

3. Yang-Energie, die von der Leber hochsteigt

Erhöhter Blutdruck (Hypertonie) und Migräne können die Folge von lang anhaltendem Qi-Stau in der Leber sein. In diesem Fall erhitzt sich die Leber sehr stark. Das Feuer in der Leber entsteht durch extremen Alkoholkonsum über einen langen Zeitraum, Nikotin, Tabak, fette oder tiefgefrorene Lebensmittel und durch emotionales Ungleichgewicht wie Frustation, chronische Depressionen und extreme Gefühlszustände. Migräne

und erhöhter Blutdruck sind häufig begleitet von: Ärger, geröteten oder schmerzenden Augen, Tinnitus, Gereiztheit, Symptomen und Beschwerden, die für die Wechseljahre typisch sind, Durstempfinden, trockenem, bitterem Geschmack im Mund, Erbrechen von saurer oder bitterer Flüssigkeit, Schlaflosigkeit, Unruhe, Verstopfung, Nasenbluten, blutigem Auswurf, Schwindelanfällen.

4. Yin-Mangel in der Leber

Neurose, erhöhter Blutdruck (Hypertonie), Wechseljahrbeschwerden, Zyklusstörungen, Menière-Syndrom, Augenkrankheiten können das Ergebnis von mangelndem Yin in der Leber sein. Ein Yin-Mangel oder zu wenig Jing-Energie in den Nieren können für den Yin-Mangel in der Leber verantwortlich sein. Die Yin-Energie wird erschöpft durch Stress, Überarbeitung ohne entsprechende Ruhephasen, ausschweifendes Sexualleben, zu viele Geburten, wiederholte Fehlgeburten oder Abtreibungen, schwer verdauliche Nahrungsmittel, die viele Schlacken enthalten, lange Krankheitsphasen. Das Yang in der Leber steigt nach oben und verursacht Hitze im oberen Körperbereich. Die Folgen sind: klopfende Kopfschmerzen, Schwindel, verschwommene Sicht, Tinnitus, trockener Hals und Mund (eventuell mit bitterem Geschmack), Schlaflosigkeit, Gereiztheit und Herzklopfen.

5. Kältestau des Leber-Qi

Folgen eines Kältestaus in der Leber können sein: Hernie (Nabel- oder Leistenbruch), urologische Beschwerden und Prostatitis (Entzündung der Prostata). Wenn Kälte in den Körper eindringt, dann zieht sich der Leberkanal zusammen und blockiert Qi und Blut in der Leber. Beides staut sich im Unterleib und in den Geschlechtsorganen.

Innere Anwendungen

• Aloe vera ist ein wichtiges Leber-Tonikum, das auch bei Unfruchtbarkeit eingesetzt wird. Aloe vera reduziert den Überschuss an Feuer in der Leber. Rühren Sie zwei Teelöffel des Gels in warmes Wasser ein und trinken Sie davon zwei- bis dreimal am Tag.

• Aus Löwenzahn wird in Japan ein wunderbar aromatischer Kaffee hergestellt (siehe Einkaufsempfehlungen im Anhang). Mahlen Sie den Kaffee in einer Kaffeemühle und nehmen Sie einen Teelöffel auf zwei Tassen Wasser. Das Pulver im Wasser aufkochen und fünf Minuten sieden lassen. Füllen Sie den Kaffee in eine Thermosflasche und nehmen Sie ihn mit ins Büro.

• Siehe Kapitel 3: Nahrungsmittel, die insbesondere die Leber stärken.

Äußere Anwendungen

• Wenn einige der oben aufgeführten Symptome auf Sie zutreffen, sollten Sie einen Arzt oder Heilpraktiker aufsuchen. In diesem Fall sind auch Akupunkturbehandlungen empfehlenswert, die mit einer geeigneten Diät einhergehen sollten. Lassen Sie sich beraten.

• Falls Sie an Leberproblemen leiden, betrachten Sie diesen Zustand als Möglichkeit Ihr Leben zum Positiven und auf angenehme Weise zu ändern. Gönnen

Sie sich Erholung, arbeiten Sie weniger, versuchen Sie nicht alles perfekt zu machen, vergnügen Sie sich, gehen Sie tanzen usw. Vielleicht wäre ein Kurs in Yoga oder Meditationsübungen das Richtige für Sie. Betrachten Sie dies alles nicht als Pflicht oder Arbeit. Sie schaffen sich damit Freiräume, die Ihnen Gelegenheit geben, vom Rest der Welt Abstand zu nehmen – zumindest vorübergehend. Die Anforderung im Beruf oder seitens der Familie und alles, was Sie sonst im Alltag belastet, kann Sie für eine Weile nicht berühren.

Gesundheitsprobleme bei Männern

Ratgeber zu Gesundheitsproblemen bei Frauen gibt es genügend. Doch Männer werden in diesem Punkt mit Informationen zu Selbsthilfe-Maßnahmen bei typisch männlichen Gesundheitsbeschwerden recht stiefmütterlich behandelt. In diesem Kapitel geht es deshalb um gesundheitliche Störungen, die ausschließlich Männer betreffen.

Impotenz

Viele Männer machen zumindest für kurze Zeit in ihrem Leben die Erfahrung von Impotenz. Peter sagt dazu: „Die meisten männlichen Patienten, die ich kenne, haben Potenzprobleme in Kombination mit einem Mangel an Vitalität, der mit ihrer Lebensweise zusammenhängt." Die meisten Männer sind sich nicht bewusst darüber, dass mangelhafte Ernährung, zu wenig Schlaf, Überarbeitung, zu viel Geschlechtsverkehr, Alkoholkonsum und Rauchen zu Impotenz beitragen. „Rauchen ist am ungesündesten, weil Nikotin die Blut- und Sauerstoffversorgung des Penis reduziert."

Energetik der chinesischen Medizin

1. Yang- oder Jing-Mangel in den Nieren
„Zuviel Alkohol führt dazu, dass die Energie in den Kopf steigt. Versucht man in diesem Zustand den Beischlaf, mangelt es an Energie an der richtigen Stelle. Die Qi-Energie der Nieren wird erschöpft und verursacht Schmerzen im unteren Teil des Rückens." Dies äußert der Arzt Qi Bo im Gespräch mit dem Gelben Kaiser.[1]
In der Theorie der chinesischen Medizin stellt demnach Impotenz eine Funktionsstörung der Nieren und der Nierenmeridiane dar. Die Nieren speichern Jing, die generative Energie, und Yang-Energie (Feuer). Zu Mangelerscheinungen kommt

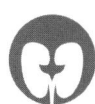

---

1 Aus dem *Inneren Klassiker des Gelben Kaisers*, Kapitel 3, Moashing Ni. Boston, Shambhala Publications, 1995, S. 11

es durch die zuvor dargelegte Lebensweise. Begleiterscheinungen können sein: Nierenentzündung, Schilddrüsenunterfunktion, Hexenschuss und Probleme beim Wasserlassen. Ein Mangel der Yang- und/oder Jing-Energie führt mit Sicherheit zu einem Verlust an sexueller Kraft oder, wenn sich der Zustand weiter verschlimmert, zu völliger Impotenz.

SELBSTHILFE- MASSNAHMEN

Yang der Nieren stärken und wärmen.
Jing-Energie stärken.
Einen Arzt oder Heilpraktiker aufsuchen.
Geschlechtsverkehr vermeiden, bis das Gleichgewicht wieder hergestellt ist.

2. Mangel an Yang-Energie in den Nieren in Kombination mit Ungleichgewicht in der Leber

Der Yang-Mangel in den Nieren tritt häufig mit einem gleichzeitigen Ungleichgewicht in der Leber auf. Die Lebermeridiane umgeben die Geschlechtsorgane, sie steuern die Blutzufuhr und wandeln Testosteron um, ein Androgen, das in den Hoden produziert wird und das der Körper nur verwenden kann, wenn es die Leber umgewandelt hat. Deshalb erklärt Peter, dass „eine Störung in der Leber immer auch eine Störung der Libido bedeutet". Anzeichen für ein Leber-Ungleichgewicht sind: Ängstlichkeit, Beklemmung in der Brust, Depressionen, Aufblähung an den Seiten und Rippen, Kopfschmerzen, Gereiztheit, gerötete Augen, Halsschmerzen und steife Schultern.

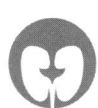

SELBSTHILFE- MASSNAHMEN

Suchen Sie einen Arzt oder Heilpraktiker für eine genaue Diagnosestellung auf.

3. Emotionale Faktoren

Impotenz kann auch durch emotionale Faktoren, wie Probleme mit der Partnerin, entstehen. Sie muß auf dieser Ebene behandelt werden. Die alten Taoisten sagten, der Kopf sei das wichtigste Sexualorgan. Für sie spielte eine Partnerschaft, die von Liebe, gegenseitiger Fürsorge und Achtung geprägt ist, die zentrale Rolle für ein gesundes Sexualleben.

SELBSTHILFE- MASSNAHMEN

Ziehen Sie in Betracht, ob emotionale Faktoren, die Sie nicht steuern können, eine Rolle spielen.

4. Diabetesausbruch bei Erwachsenen

Diabetes (Zuckerkrankheit) behindert die Blutzirkulation und kann deshalb ein Grund für Impotenz sein. Ärzte vermuten, dass 70 Prozent aller Männer, die an Diabetes leiden, impotent sind.

SELBSTHILFE- MASSNAHMEN

Suchen Sie einen Arzt oder Heilpraktiker auf. Eine Akupunkturbehandlung kann die Blutzirkulation erheblich verbessern.

5. Medikamente, die das parasympathische Nervensystem blockieren

Manche Medikamente – dazu gehören zum Beispiel bestimmte Antihistamine (bei Allergien), Mittel für den Blutdruck oder zur Behandlung von Geschwüren – blockieren das parasympathische Nervensystem oder haben Auswirkungen auf den Blutkreislauf, welche möglicherweise die Erektionsfähigkeit mindern. Lesen Sie den Beipackzettel und fragen Sie Ihren Arzt, ob sich das betreffende Medikament gegen ein anderes Präparat austauschen lässt, das diese Nebenwirkungen nicht hat. Zur Behandlung von Allergien, Bluthochdruck und Geschwüren kann man auch chinesische Heilkräuter erfolgreich einsetzen.

Innere Anwendungen

• Verzichten Sie auf Nikotin.

• Vermeiden Sie Nahrungsmittel, die die Nieren und die Leber belasten. Essen Sie in Maßen (siehe Kapitel 3 Einflüsse der Nahrung).

• Nehmen Sie wärmende Lebensmittel zu sich, um die Yang-Energie in den Nieren aufzubauen und die Leber zu beruhigen (siehe Kapitel 3 Einflüsse der Nahrung).

• Nehmen Sie vermehrt Nahrungsmittel zu sich, die eine reinigende, beruhigende und stärkende Wirkung auf die Leber haben (siehe Kapitel 3 Einflüsse der Nahrung).

• Zu empfehlen sind Nahrungsmittel, die den Mittleren Wärmebereich stärken. Der Mittlere Wärmebereich ist ein Energiezentrum im Brustkorb und die Quelle der Qi-Kraft, die nach der Geburt aufgebaut wird (siehe Kapitel 3 und den Abschnitt Umgang mit Stress und Stärkung des Immunsystems).

• Gesund ist die „Vier-Gemüse-Suppe" (siehe Rezept im Anhang).

• Fügen Sie möglichst vielen Gerichten die folgenden Kräuter zu: Sibirischen Ginseng, Koreanischen Ginseng (erhöht den Anteil körpereigener Steroide), Sarsaparillwurzel, Wilde Yamswurzel. Mischen Sie zwei bis drei Gramm Chinesisches Süßholz mit drei bis fünf Gramm eines dieser Kräuter und machen Sie davon einen Absud. Trinken Sie täglich eine Tasse davon.

Äußere Anwendungen

• Wenn mit einer Behandlung begonnen wird, sollten Männer mindestens hundert Tage keinen Geschlechtsverkehr haben, um die Körperreserven der neu gewonnenen sexuellen Energie zu pflegen.

• Die meisten Sportarten stärken den Körper und fördern die Vitalität, sei es Joggen, Leichtathletik, ein Ballsport etc. Andere Arten der Körperbewegung konzentrieren sich auf Dehnübungen und Training aller Muskeln. Solche Übungen und ebenso Übungen, die Atemtechniken beinhalten, erhöhen die sexuelle Kraft.

Prostatitis

Die Prostata-Drüse ist ein etwa walnussgroßes Organ, das den vorderen Teil der männlichen Harnröhre umgibt. Die Absonderungen dieser Drüse machen einen Teil der Spermien aus. Prostatitis oder Entzündung der Prostata ist eine häufige Erkrankung von Männern, die anfällig sind für Infektionen der Harnwege. Der Zustand kann leicht chronisch werden und ist schwierig zu behandeln. Anzeichen für eine Prostataentzündung sind Schmerzen im Dammbereich, Schmerzen beim Sitzen, Schwierigkeiten beim Wasserlassen und bei der Ejakulation, das Gefühl, als befänden sich immer noch ein paar Tropfen Urin in der Blase, tröpfelnder Urin, manchmal auch Blut und Schmerzen im unteren Rückenabschnitt. Prostataerkrankungen sind schwierig zu behandeln, weil die Drüse nur mit wenig Blut versorgt wird und das Immunsystem infolgedessen das Organ nur schwer vor Infektionen schützen kann. Die konventionelle Medizin bietet relativ wenige Mittel für eine erfolgreiche Prostatabehandlung. In der Regel werden Antibiotika verschrieben, was fraglich genug ist, denn auch Antibiotika können wenig ausrichten, wenn sie durch die mangelnde Blutversorgung an dieser Körperstelle den Infektionsherd nicht erreichen und bekämpfen können.

Energetik der chinesischen Medizin

1. Kälte staut sich in der Leber
Wenn sich Kälte in den Leberkanälen staut, zieht sich das Organ zusammen und bewirkt einen Qi- und Blutstau im Unterleib sowie in den Geschlechtsorganen. Die Folgen sind Schmerzen im Bereich der Harnröhre, Aufblähung des Unterleibs und Kälteempfinden im Unterleib, Schwellung oder Kontraktion des Hodensacks sowie Schmerzen in den Hoden, kalte Gliedmaßen und allgemeines Unwohlsein bei Kälte sowie Schwierigkeiten beim Wasserlassen. Eine

Prostataentzündung kann sich auch durch Symptome wie Nabel- oder Leistenbruch sowie Krämpfe in den Eingeweiden äußern.

SELBSTHILFE-MASSNAHMEN

Suchen Sie einen Arzt oder Heilpraktiker auf. Die Kälte muss aus der Leber und aus dem Unterleibsbereich vertrieben werden.
Vermeiden Sie alles, was die Prostata belasten könnte.
Vermeiden Sie Stress und Überarbeitung.
Treiben Sie Sport in vernüftigen Maßen.

Innere Anwendungen

• Vermeiden Sie Nahrungsmittel mit Substanzen, die die Prostata reizen: Kaffee, entkoffeinierten Kaffee, alle Speisen und Getränke, die Koffein enthalten, Alkohol, Nikotin, rote Paprika und stark gewürzte Speisen.
• Essen Sie vermehrt frisches Obst und Gemüse aus biologischem Anbau (leicht gedünstet), Algen, beispielsweise Kombu, Hijiki und Nori; Nüsse, Samen und Vollkorn-Produkte. Nehmen Sie insbesondere folgende Nahrungsmittel zu sich: Bienenpollen, gelbes und orangefarbenes Gemüse wie Hokaido-Kürbis, Winterkohl und Rüben; Sonnenblumenkerne und Walnüsse (zu einem Pulver vermahlene Nüsse sollen speziell für die Prostata gesundheitsfördernd sein).
• Nehmen Sie Speisen zu sich, die die Nieren und die Blase stärken (siehe Kapitel 3).

• Mais wirkt harntreibend und stärkt die Nieren. Löwenzahnblätter (leicht harntreibend, reinigen und stärken die Leber) sowie Tees aus Petersilie und Himbeerblättern (Tonikum für die Geschlechtsorgane) enthalten viele Mineralstoffe und haben ebenfalls eine harntreibende Wirkung.

• Trinken Sie reichlich. Dehydration belastet die Prostata sehr stark. Trinken Sie warmen Tee oder Mineralwasser, das Raumtemperatur hat. Verteilen Sie die Trinkmenge gleichmäßig über den ganzen Tag und nehmen Sie immer wieder einen Schluck.

• Fügen Sie den täglichen Mahlzeiten ein wenig Färberdistel- oder Weizenkeimöl bei (mehrfach ungesättigt). Das Öl der Nachtkerze oder Borretschöl sind ebenfalls geeignet.

Äußere Anwendungen

• Machen Sie heiße oder kalte Packungen und legen Sie diese auf den Dammbereich. Halten Sie bitte die angebene Reihenfolge ein: Legen Sie zuerst für vier bis acht Minuten eine heiße Packung auf, anschließend eine kalte Packung für eine Minute. Wiederholen Sie die Abfolge zwei- bis dreimal.

• Kegel-Übungen, die eigentlich für schwangere Frauen entwickelt wurden, weil sie mitunter den Urin nicht halten können, eignen sich auch für Männer mit Prostatabeschwerden. Versuchen Sie zuerst den Muskel zu ertasten, der zwischen dem Scham- und Steißbein liegt. Dieser Muskel stoppt den Urinfluss. Um ihn zu trainieren, müssen Sie ihn anspannen – gerade so als würden Sie versuchen den Urin zurückzuhalten. Dann wieder entspannen und erneut anspannen. Zählen Sie jeweils bis drei. Zehnmal wiederholen. Die gesamte Abfolge von Anspannen und Entspannen zwei- bis dreimal wiederholen.

• Massieren Sie den Dammbereich täglich, um einer Prostataentzündung vorzubeugen. Eine Selbstuntersuchung einmal im Monat ist ebenfalls angezeigt.

Prostatavergrößerung

In den USA kommt es bei 50 bis 60 Prozent aller Männer über Vierzig zu einer Vergrößerung der Prostata.[2] Die Drüse wächst an, wird breiter und größer, sie drückt auf die Harnröhre und infolgedessen auch auf die Blase. Früherkennungszeichen sind dünner Urinstrahl, erhöhtes Harndranggefühl; der Schließmuskel kann sich nicht mehr entspannen; es gibt Schwierigkeiten, den Urinfluss in Gang zu setzen, und es gelingt oft nicht mehr, ihn willentlich zu stoppen. Bei den meisten Männern bleibt es bei diesen Symptomen. Wenn sich der Zustand jedoch verschlechtert, treten Beschwerden auf wie Harnblasenentzündung (Zystitis), Harnvergiftung (Urämie) oder Niereninfektion, da sich die Blase nicht mehr vollständig entleert (Restharn).

Innere Anwendungen

• Stellen Sie Ihre Ernährung nach den Richtlinien um, die im Abschnitt Impotenz angegeben sind.

---

2 Michael Murray und Joseph Pizzorno, *Encyclopedia of Natural Medicine.* Rocklin, Ca., Prima Publishing, 1991, S. 480.

- Ein Heilkräuterbehandlung kann im Anfangsstadium einer Prostatavergrößerung sehr viel bewirken. Deshalb ist eine kombinierte Therapie aus Akupunktur und Heilkräutern besonders empfehlenswert.
- Machen Sie sich Tees aus Mai, Löwenzahnblättern, Petersilie und Himbeerblättern, um die Entzündung zu mindern und den Drang zum Wasserlassen sowie die damit verbundenen Beschwerden zu reduzieren.
- Männer mit Prostatavergrößerung profitieren von einem „Kraftstoffmix" aus Koreanischem Ginseng, Sibirischem Ginseng und Bienenpollen. Meeresalgen wie Kombu, Hijiki und Nori enthalten alle wichtigen Spurenelemente, die bei diesen Beschwerden unbedingt zugeführt werden sollten.
- Vitamin A und Betakarotin erhöhen die Anzahl der Spermien. Essen Sie möglichst oft gelbe Gemüsesorten wie Kabocha, Kürbis, helle Kohlsorten und Karotten, Aprikosen, dazu grünblättrige Salate (insbesondere Löwenzahn), Süßkartoffeln, rote Paprika und Brokkoli.
- Spirulina ist eine blau-grüne Alge, die extrem viele natürliche Nährstoffe enthält, beispielsweise alle nötigen Proteine, den gesamten B-Vitamin-Komplex, sehr viel Betakarotin und Mineralstoffe wie Kalzium, Eisen, Phosphor, Zink, Kalium, Magnesium und Selenium. Ein wahrer Energiespender.

Erkrankungen der Nieren und des Harnsystems

Häufiges Wasserlassen, Wasserlassen in der Nacht, Harnblockade, konzentrierter Urin, Nierenentzündung, Nierensteine, Blasensteine, empfindliche Blase, Ödeme.

Wenn es um Erkrankungen der Nieren geht, denkt man zuerst an Nierensteine, Nierenentzündung, Harnprobleme und Harnretention.

Energetik der chinesischen Medizin
Die chinesische Medizin begrenzt diese Art von Ungleichgewicht nicht ausschließlich auf die Nieren. In Bezug auf ihre Funktion beeinflussen die Nieren den Körper viel weitreichender als nach westlicher Anschauung.

Die Nieren und ihre Meridiane steuern die Fortpflanzungsfähigkeit, den sexuellen Reifeprozess, Unfruchtbarkeit und Regeneration. Verantwortlich für diese Vorgänge ist die in den Nieren sitzende Jing-Energie. Jing erzeugt die Strukturelemente des Körpers und reguliert das körperliche und geistige Wachstum. Die Nieren steuern die Körperflüssigkeiten und sorgen für die

Das Tor des Lebens

MÌNG MÉN
MEI MON

260

Funktionstüchtigkeit der Gelenke, insbesondere in der Lendengegend und in den Knien. Sie beeinflussen darüber hinaus die Struktur des Kopfhaars, die Ohren, das Gehör und die Gehirnfunktionen.

Die Nieren stellen das Element Wasser (Yin) dar und beherbergen zugleich den Funken des Lebens: Ming Men. Unter Ming Men versteht man die aktivierte Nieren-Essenz (Yang), die den ganzen Körper antreibt und das Vererbungsmuster beinhaltet. Ming Men ist kein Organ im westlichen Sinne, sondern Ming Men ist eine Kombination aus Stofflichkeit und Energie (Form und Funktion = Essenz), die aus dem Zusammenwirken der rechten und linken Niere entsteht. In der rechten Niere soll das Feuer des Körpers wohnen, in der linken das Wasser. Das Zusammenwirken von rechter und linker Niere wird bildlich in Form eines Wassertopfes dargestellt (Nieren-Wasser oder Yin): Unterhalb des Topfes brennt ein Feuer (Nieren-Feuer oder Yang). Das Zusammenwirken beider Teile erzeugt Dampf (Essenz). Das chinesische Begriffszeichen für Dampf enthält Qi, womit die Energie gemeint ist.

Nachdem die Energie erzeugt ist, wird sie vom Dreifachen Erwärmer an die drei Hauptenergiezentren des Körpers weitergeleitet: an den Oberen, Mittleren und Unteren Wärmebereich (Brenner), von wo aus die Energie in den gesamten Organismus gelangt. Sie wärmt den ganzen Körper und versorgt die Organe und das Organsystem mit vitaler Energie.

Zu den Aufgaben von Ming Men gehört auch die aktivierte Nierenenergie oder Vitalenergie an die Geschlechtsorgane freizugeben, wenn die Organe sexuell stimuliert sind.

Andere Organe, die Milz beispielsweise, hängen direkt mit der Nierenenergie zusammen. Die Milz empfängt durch diese Energie Wärme. Die Leber wird durch die Nierenenergie feucht gehalten. Und die Nieren reichen sogar bis in die Wirbelsäule, in das Gehirn, die Geschlechtsorgane und in die Knochen.

Nierenschwäche kann eine Reihe von Mangelerscheinungen hervorrufen: körperliche Fehlentwicklungen oder verzögerte geistige Entwicklung bei Kindern, Pubertätsverzögerung, Unfruchtbarkeit, Impotenz, Gedächtnisschwäche, Konzentrationsmängel, Angstzustände. Ein Ungleichgewicht der Nieren kann außerdem zu folgenden Symptomen führen: zu viel oder zu wenig Urin, Schmerzen im Lendenwirbelbereich und in den Kniegelenken, Haarausfall (sofern er nicht erblich bedingt ist), Tinnitus (Klingen in den Ohren), Hörprobleme und Sehschwäche. Nierenprobleme entstehen in der Regel aufgrund eines Mangels, hervorgerufen durch Überbeanspruchung von Organen, die durch Krankheit, Stress, schlechte Ernährung mit zu vielen fetten Speisen, kalte Getränke, Kaffee und koffeinhaltige Getränke, Alkohol und Medikamente verursacht ist. Schadstoffe, die auf diese Weise dem Körper zugeführt werden, müssen von den Nieren herausgefiltert werden.

1. Erschöpfte Yang-Energie

Wenn ein Mangel an Wärme in den Nieren besteht, fehlt Yang-Energie. Der Körper fühlt sich in der Taillenregion, in den unteren Gliedmaßen oder manchmal

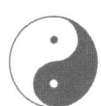

überall kalt an. Dies steht im Zusammenhang mit häufigem Wasserlassen, Wasserlassen in der Nacht oder Urinblockaden. Weitere Symptome sind: Schmerzen im Lendenwirbelbereich, kalte und schmerzende Knie, Energiemangel, Zurückgezogenheit, Schwindel, Tinnitus, Blässe, lockere Zähne, Haarausfall, Appetitlosigkeit, Ausbleiben der Menstruation, Unfruchtbarkeit, verringertes sexuelles Verlangen, Ödeme, Bettnässen, Konzentrationsprobleme, Gedächtnisschwäche und Unterfunktion der Schilddrüse.

Die Ursachen dafür können sein: lange Krankheit, angeborene Schwäche, extreme sexuelle Aktivität und hoher Konsum an kalten Speisen und Getränken.

SELBSTHILFE-MASSNAHMEN

Suchen Sie einen Arzt oder Heilpraktiker auf, um eine Kräuter- und Moxibustionsbehandlung durchführen zu lassen. Akupunktur eignet sich als Ergänzungstherapie.
Stärken Sie die Nieren.

2. Yin-Mangel in den Nieren

Zu wenig Yin oder kühle Energie in den Nieren führt zu einem Anstieg der Körpertemperatur am späten Nachmittag, begleitet von Symptomen wie gerötetes Gesicht, Nachtschweiß, dunkler, konzentrierter Urin, Verstopfung, Unruhe oder Gereiztheit, Schlaflosigkeit, Klingeln in den Ohren, Schmerzen im Lendenwirbelbereich und Schmerzen in den Fersen. Darüber hinaus kann der Yin-Mangel

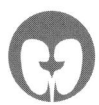

chronische Nierenentzündung hervorrufen, Diabetes oder chronische Ohren- und Gehörschwierigkeiten. Zu den möglichen Ursachen gehören: lange Krankheit, zu reges Sexualleben, Überarbeitung und schlechte Ernährung. Beachten Sie bitte, dass die gleichen Ursachen, die bei manchen Menschen zu einem Mangel an Yang-Energie in den Nieren führen, bei anderen einen Mangel an Yin-Energie verursachen. Die beiden Zustände kennzeichnet eine gewisse Polarität, die manchmal in das glatte Gegenteil umschlagen kann. Peter behandelte Patienten, die eindeutige Yin-Mangel-Symptome zeigten, welche plötzlich in einen Yang-Mangel umschlugen – und umgekehrt.

SELBSTHILFE-MASSNAHMEN

Die Symptome lassen sich mit Akupunktur und Heilkräutern sehr gut behandeln. Stärken Sie die Yin-Energie der Nieren.

3. Jing-Mangel

Die regenerative Energie des Körpers wird in den Nieren gespeichert. Bei Jing-Mangel wird die Yin-Energie in Mitleidenschaft gezogen, die Blutbildung behindert und Yang-Energie abgezogen. Die Symptome können eine Kombination aus den Beschwerdebildern von Yin- und Yang-Mangel sein: vorzeitiger Alterungsprozess, graue Haare, Gedächtnisschwäche, Zahnverlust, Senilität, Knochenschwäche, Impotenz ohne die Anzeichen von Hitze (konzentrierter Urin, Fieber

am Nachmittag, Verstopfung), Schmerzen im Lendenwirbelbereich, schlechte Blutqualität und präsenile geistige Verwirrtheit. Die Gründe dafür können sein: chronische Krankheiten, extreme sexuelle Aktivität, angeborener Jing-Mangel. Bei Kindern äußert sich Jing-Mangel in Form einer Verzögerung der körperlichen und geistigen Entwicklung, im verzögerten oder unvollständigen Schließen der Fontanelle, Bettnässen, schlechter Knochenentwicklung und verzögerter Entwicklung der Geschlechtsreife.

SELBSTHILFE-MASSNAHMEN

Entspannung, weniger arbeiten. Geschlechtsverkehr vermeiden, bis das Gleichgewicht wieder hergestellt ist. Einen Arzt oder Heilpraktiker aufsuchen, um die Nieren stärken zu lassen. Die Ernährungsvorschläge aus Kapitel 3 zur allgemeinen Tonisierung befolgen.

Innere Anwendungen

• Vermeiden Sie Nahrungsmittel, die die Nieren belasten (siehe Kapitel 3).

• Essen sie Nahrungsmittel, die das Yin und Yang (je nachdem, um welche Symptome es sich bei Ihnen handelt) stärken (siehe Kapitel 3).

• Essen Sie Hühnerfleisch (Freiland-Tiere), Innereien und Eier. Diese Lebensmittel wärmen und tonisieren.

• Muscheln haben wärmende Eigenschaften und sind ein Yang-Tonikum. Muscheln sollen besonders gut sein bei Hexenschuss und um die Temperatur der

Geschlechtsorgane zu erhöhen. Austern haben wärmende Energie, Venusmuscheln wirken kühlend und sind ein Yin-Tonikum.

• Nieren-Innereien sind ein sehr gutes Yang-Tonikum und wirken Gewichtsverlust entgegen. Nach der Ähnlichkeitsregel bewirkt der Verzehr von Nieren eine Stärkung der Nieren im Körper. Essen Sie Rinder-, Schweine-, Hühner- oder auch Lammnieren. Achten Sie bitte darauf, dass die Inneren von Tieren aus ökologischer Aufzucht stammen. (siehe im Angang Zubereitung von Innereien.)

• Lycium-Beeren oder Wolfbeeren sind kleine, rote, leicht süße Beeren, die Sie häufig an Suppen oder Eintöpfe geben sollten, um die Nieren zu stärken. Oder machen Sie einen Tee: ein bis zwei Teelöffel dieser Beeren in zwei Tassen Wasser kochen, bis ein Drittel des Wassers verdampft ist. Trinken Sie täglich zwei- bis dreimal eine halbe Tasse davon.

• Probieren Sie den Gesundheitstrunk aus dem Kochwasser von Azuki-Bohnen. Er stärkt die Nieren (siehe Rezeptvorschlag im Anhang).

• Nagaimo oder Yamaimo (Wilde Yamswurzel) ist eine dicke, weiße Wurzel, die ebenfalls gut für die Nieren ist. (Dies ist nicht Taro oder Albi.) Sie erhalten diese Wurzel in Asienläden und können sie dort auch getrocknet kaufen (dann wird sie Dioscorea genannt) und an Suppen oder Eintöpfe geben. Schälen und hobeln Sie die frische, ungekochte Wurzel zu einer breiigen Masse und fügen Sie dieser Soba-Nudeln bei. Man kann die kartoffelähnliche Wurzel auch in dünne Scheiben schneiden und als Salat essen. Streuen

Sie ein paar Rettichsprossen darüber und reichen Sie ein Dressing dazu aus Zitronensaft und Sesamöl.

• Wer die Symptome von Yin-Mangel aufweist, kann aus fünf bis zehn Gramm Wassermelonenkernen einen Aufguss bereiten. Mit 1½ Tassen Wasser kochen, bis ⅓ des Wassers verdampft ist. Diesen Aufguss dreimal täglich warm trinken.

• Bei Yang-Mangel empfiehlt sich Winterrettich. Kaufen Sie getrocknete Winterrettich-Scheiben in einem japanischen Lebensmittelladen. Dies in Wasser aufweichen und mit ein wenig Ume-Essig (Pflaumenessig) essen. Bestreuen Sie den Rettich mit schwarzen Sesamsamen, geraspelten Karotten oder mit ein wenig Wasserkresse und essen Sie ihn so. Oder kochen Sie Miso-Suppe mit Winterrettich. Die Rezepte helfen bei Wasserretention. Schweiß- und harntreibend wirkt auch geraspelter Winterrettich, den Sie mit Sojasauce kochen.

Nierensteine

Innere Anwendungen

• Wer je Nierensteine hatte, sollte reichlich Flüssigkeit zu sich nehmen und hohen Flüssigkeitsverlust durch extremes Schwitzen vermeiden. Sorgen Sie mit faserreicher Nahrung für regelmäßigen Stuhlgang und verzichten Sie auf abführende Mittel.

• Essen und trinken Sie keine oxalsäurehaltigen Lebensmittel (wie Spinat, Rote Bete, Rhabarber), keine Schokolade oder Vitamin-D-haltige Speisen, Milchprodukte, Alkalinmineralwasser oder mit Fluor angereichertes Wasser.

• Dokudami-Tee beugt der Bildung von Gallensteinen und Steinen in den Harnwegen vor. Kochen Sie 20 g Dokudami (frisch oder getrocknet) in 1 Liter Wasser. Sieden lassen, bis ein Drittel des Wassers verkocht ist. Dokudami wirkt harntreibend und reinigt das Blut von Aminosäuren, die durch den Verzehr von rotem Fleisch entstehen.

• Pfirsich-Schnaps
Pfirsich-Schnaps oder -Wein ist ein altes Hausrezept bei Nierenentzündung, bei Schleim im Urin und bei Erschöpfung. Das Getränk vitalisiert und stärkt.
¾ kg frische Pfirsiche
100 g Würfelzucker
1,8 l 45-prozentigen klaren Alkohol
Füllen Sie die Zutaten in einen Krug und lassen Sie sie drei Monate bis ein Jahr stehen. Trinken Sie nach dem Abendessen 20 ml davon.

Äußere Anwendungen

• Heiße Ingwer-Kompressen, die auf den Bauch und auf den Lendenwirbelbereich aufgelegt werden, stimulieren die Nieren und die Leber.

• Bei Yang-Mangel helfen heiße Fußbäder mit Senf. Sie wirken schweißtreibend. Nach dem Bad den Körper mit Ingwer-Kompressen abreiben. Die Anwendung fördert Durchblutung und Stoffwechsel.

• Hüftbäder mit getrockneten Blättern des Winterrettichs stimulieren den Stoffwechsel.

• Durch Körperübungen werden die inneren Organe bewegt. Menschen mit Yang-Mangel tut Schwitzen gut, um den Körper von den Giftstoffen zu befreien.

Bei Yin-Mangel sollten die Yin-Reserven aufgestockt werden: Versuchen Sie es mit Yoga oder Qi Gong.

• Bei Wasserlassen in der Nacht hilft Moxibustion über dem großen Zeh, zwischen dem Nagel und dem Zehengelenk. Verwenden Sie ein Moxastäbchen oder fünf kleine, korngroße Moxakügelchen. Tragen Sie Tigerbalsam auf die Stelle auf und wiederholen Sie die Anwendung eine Woche lang täglich.

Akupressur bei Nierenproblemen
(siehe Körperkarte, wo die Punkte genau angegeben und die Abkürzungen erklärt sind.)
• *Chronisch gefüllte oder empfindliche Blase*
Zu häufiges Wasserlassen kann zu Blasenempfindlichkeiten führen. Die Harnblase kann unter Umständen den Urin nicht mehr halten. Darüber hinaus stellt sich ein Gefühl ein, als sei die Blase immer voll. Hier hilft Stimulation der folgenden Punkte:
LG. 3 – Reflexpunkt für die Blase. Drücken Sie fünf- bis zehnmal oder verwenden Sie Ingwer-Moxa.
BL. 23 – Dieser Punkt reguliert die Nierenfunktion und das Qi der Nieren, er lindert Schmerzen in der Lendengegend. Der gesamte Sakralbereich – Akupressur und Moxastäbchen wärmen und stimulieren diesen Bereich.

• *Stärkung der Harnfunktionen*
KG 3 – Reflexpunkt für die Blase. Drücken Sie diesen Punkt mit leichtem bis mittlerem Druck.
BL. 23 – Stimuliert die Nieren, die Yin-Entsprechung der Blase.

• *Ödeme und müde Beine*
Diese Kombination lindert Schmerzen und Taubheitsgefühle, verbessert die Durchblutung, lindert Schweregefühl in den Füßen und Schwellung in den Gelenken. Pressen und reiben Sie die folgenden Punkte:
MI. 6 – Harmonisiert die Energie in den Nieren und in der Leber, tonisiert die unteren Yin-Bahnen und regt die Zirkulationen von Qi und Blut an. Mit mittlerem Druck fünf- bis sechsmal drücken.
LG. 9 – Wirkt harntreibend. Leichten Druck oder Moxibustion anwenden.
BL. 23 – Reguliert die Nieren- und Körperflüssigkeiten.
KI. 3 – Hilft bei Ödemen, Fieber am Nachmittag und Nachtschweiß. Diesen Punkt eine Minute lang fest drücken. Druck nachgeben und wiederholen.

Ödeme

Ödeme nennt man in der chinesischen Medizin auch „Wasserzysten". Darunter versteht man mit Giften versetztes Wasser, welche durch ein Ungleichgewicht im Körper zustandekommen. Wenn Sie mit dem Finger auf den geschwollenen Bereich drücken und die Druckstelle sofort wieder zurückgeht, sind die hier vorgeschlagenen Mittel geeignet. Falls die Delle in der Haut aber bestehen bleibt, ist es schwieriger die Ursache zu beseitigen. Sie sollten in diesem Fall einen Arzt oder Heilpraktiker aufsuchen

Innere Anwendungen
• Bei Ödemen ist Mai-Tee zu empfehlen, er wirkt harntreibend und sollte statt Kaffee oder Tee getrunken werden.

• Bei Ödemen und Feuchter Hitze im Unteren Wärmebereich, verbunden mit Schmerzen beim Wasserlassen, ist Dokudami-Tee geeignet. Die Kräuterpflanze gehört in die Kategorie Scharf und Kühl. Bei Symptomen, die auf Kälte hinweisen, ist Dokudami nicht geeignet.

• Sellerie- und Wassermelonensaft verbessert die Nierenfunktionen. Pressen Sie aus einer 20 Zentimeter langen Selleriestange den Saft aus und mischen Sie diesen mit dem Saft einer kleinen Melone (vorher die Kerne entfernen). Dieser Saft wirkt entgiftend, harntreibend und vitalisierend.

• Bei Urinblockade empfiehlt sich brauner Reis-Mochi vor dem Schlafengehen. Wenn Sie mitten in der Nacht aufwachen und das Gefühl haben, Sie müssten auf die Toilette gehen, versuchen Sie dem Drang zu widerstehen und warten Sie bis zum Morgen. Essen Sie tagsüber weiterhin Mochi, bis die Blase auf das Wasserlassen am Morgen konditioniert ist.

Rezept: Reisbrei bei Yin-Mangel in den Nieren

Die Schweinenieren stärken die Nieren, der Mais wirkt harntreibend und Walnüsse und Lycium-Beeren sind ein Nieren-Tonikum. (siehe auch Zubereitung von Innereien im Anhang.)

200 g Schweinenieren
1 Tasse braunen Reis
20 g Mais
20 Lycium-Beeren
$1/4$ Tasse Walnüsse
10–12 Ginkgo-Nüsse
7–8 Tassen Wasser
Ingwer- und Schalottenscheiben

Zubereitung:
Die Nieren teilen und das weiße, knorpelige Gewebe in der Mitte entfernen. 30 bis 40 Minuten dünsten.
Den Reis waschen und alle Zutaten, außer den Nieren, in den Topf geben. Auf kleiner Flamme kochen lassen.
Die Nieren klein schneiden, wenn sie abgekühlt sind, und in den Topf geben. Kochen, bis eine cremige Masse entstanden ist, und mit dem Ingwer und den Schalotten garnieren. Nicht salzen.

Rezept: Reisbrei als Nieren-Tonikum

Hilft insbesondere bei Ödemen.

1 Tasse brauner Reis
$1/4$ Tasse klein gehackte Mandeln
7– 8 Tassen Wasser
$1/2$ Tasse Azuki-Bohnen
$3/4$ Tasse grüne Kletterbohnen
Schalotten
1 Stück Ingwer, 3 cm lang, in Scheibchen geschnitten

Zubereitung:
Den Reis waschen, mit den Mandeln und Wasser in den Topf geben, dann auf kleiner Flamme kochen.
Die Azuki-Bohnen in einem Extratopf kochen, bis sie weich sind. Vom Herd nehmen und abtropfen lassen.
Die Kletterbohnen waschen, schälen und in 2 cm große Stücke schneiden.
Eine halbe Stunde bevor der Reisbrei gar ist (wenn er cremig wird), die Azuki-Bohnen hinzufügen.
Die Kletterbohnen 15 Minuten vor dem Servieren in den Topf geben.
Mit klein geschnittenen Schalotten und Ingwerscheibchen garnieren.

Ohrenprobleme

Die Funktion der Ohren wird über die Nieren gesteuert, insbesondere über deren regenerative Jing-Energie, die zugleich die regenerative Kraft des ganzen Körpers ist. Das Gehör wird im Alter häufig schlechter, weil sich die Jing-Energie zunehmend erschöpft. Im Fernen Osten gelten große, fleischige Ohren mit langen, breiten Ohrläppchen als Zeichen für ein langes, vitales Leben. Zugleich deuten sie darauf, dass der Betreffende mit viel Jing-Kraft gesegnet ist. Ohrenprobleme können andererseits Anzeichen sein für eine Nierenschwäche oder ein Ungleichgewicht im Gallenblasenmeridian sowie für eine Störung des Dreifachen Erwärmers und/oder des Dünndarm-Meridians.

1. Mangel an Jing

Eine allmähliche Verschlechterung des Gehörs deutet auf eine allmähliche Abnahme der regenerativen Jing-Energie in den Nieren. Bei Gehörproblemen müssen nicht unbedingt Schmerzen auftreten. Es geht vielmehr um ein Gefühl, als seien die Ohren geschlossen, oder um ein Klingeln, Summen oder Ticken in Verbindung mit einem fortschreitenden Gehörverlust. Die anderen Symptome haben wenig mit den Ohren selbst zu tun. Dazu gehören schlechtes Gedächtnis, Hexenschuss, Schwindelanfälle, Nachtschweiß, trockener Hals, Verstopfung, konzentrierter Urin und Schmerzen in den Unterschenkeln. Bei Tinnitus

können zusätzlich andere Meridiane betroffen sein. Diese Beschwerden kann nur ein Arzt behandeln.

SELBSTHILFE-MASSNAHMEN

Suchen Sie einen Arzt auf. Stärkung und Aufbau der Jing-Energie verzögern den Alterungsprozess. Es gibt viele Kräuter, welche die Jing-Energie stärken. Bauen Sie Stress ab und vermeiden Sie Überarbeitung.

Innere Anwendungen

- Meiden Sie Nahrungsmittel, die die Nieren schwächen, wie Alkohol, Kaffee und koffeinhaltige Getränke, Schokolade, Zitrusfrüchte und Säfte aus Zitrusfrüchten sowie sehr scharfe Speisen.
- Stärken Sie mit den geeigneten Nahrungsmitteln die Milz und den Magen (siehe Teil I, Kapitel 3).
- Nehmen Sie bevorzugt Nahrungsmittel zu sich, die als Nieren-Tonikum wirken (siehe Teil I, Kapitel 3).

2. Innere Hitze und Schleim

Bei starken Ohrenschmerzen wird Flüssigkeit abgesondert, Gehörverlust ist damit nicht verbunden. Der Zustand deutet vielmehr auf innere Hitze und Schleimablagerung hin. Die Beschwerden können durch Kälte verursacht sein oder durch ernsthaftere, kompliziertere Prob-

leme. Wenn der Schmerz nach ein bis zwei Tagen nicht abklingt, sollten Sie einen Arzt aufsuchen.

Äußere Anwendungen

• Bei Ohrenschmerzen hilft der Saft von Winterrettich. Raspeln Sie den Rettich, pressen Sie ihn aus und tauchen Sie ein bisschen Watte oder ein kleines Tüchlein in den Saft. Wischen Sie das Ohr damit aus und rollen Sie dann das Watte- oder Stoffstückchen zusammen, um einen Ohrstöpsel daraus zu machen. Lassen Sie diesen eine Stunde im Ohr. Wenn nötig, wiederholen Sie die Prozedur.

• Sud aus den Blättern der Klettenwurzel lindert Entzündungen der äußeren Gehörgänge. Nehmen Sie eine Handvoll getrockneter oder schattengetrockneter, frischer Blätter und kochen Sie diese mit einem Becher Wasser auf. Träufeln Sie die Flüssigkeit ins Ohr oder waschen Sie das Ohr damit aus. Anschließend machen Sie damit einen Ohrstöpsel und stecken ihn ins Ohr. Klettenwurzeln enthalten entzündungshemmende Wirkstoffe.

Akupressur bei Klingeln in den Ohren

• Einzelne Akupressurpunkte wirken bei Ohrenproblemen und Tinnitus. Ein Therapeut kann mit Sicherheit die Punkte herausfinden, die bei spezifischen Beschwerden benutzt werden, je nachdem, welche Meridiane betroffen sind.

(Auf der Körperkarte sind die Punkte genau angegeben und die Abkürzungen erklärt.)

GB. 2 – Dieser Punkt öffnet die Ohren, vertreibt Wind und regt den Qi-Fluss im Kopf an.

GB. 3 – Er verbessert das Gehör und ist bei Tinnitus zu empfehlen.

DW. 21 – Der Punkt verbessert das Gehör und ist bei Tinnitus und bei Absonderung von Flüssigkeit aus dem Gehörgang zu empfehlen.

DW. 17 – Massieren Sie die Rückseite des Ohrs, als wollten Sie die Taubheit und den Tinnitus herausreiben. Eine Stimulierung dieses Bereichs ist auch bei einer Verrenkung des Kiefergelenks und bei mangelnder Sehschärfe angezeigt.

Reisekrankheit

Vielleicht gehören Sie auch zu den Menschen, die gern verreisen, denen aber die Freude auf den Urlaubsort durch die Anreise verdorben wird. Die Fahrt im Auto, auf dem Schiff oder mit dem Flugzeug wird zum Alptraum, weil man sich krank fühlt. Das Unwohlsein kann sich bis zu Übelkeit mit Erbrechen steigern. Erwachsene und Kinder sind von diesem Zustand gleichermaßen betroffen, wenngleich Kinder in der Regel noch anfälliger sind. Reisekrankheit hat zweierlei Ursachen. Sie ist zum einen körperlich bedingt, wenn die Muskeltätigkeit im Magen träger wird oder den Verdauungsvorgang verhindert; dies kann durch Magensäure geschehen, welche die Nahrung nicht ausreichend verdaut. Die Bewegung löst dann Übelkeit oder Erbrechen aus (was meistens bei Kindern und älteren Menschen der Fall ist), hinzu kommen Verstopfung, Angstgefühle und Nervenflattern.

Zum anderen kann das Unwohlsein auch funktionell bedingt sein, und zwar wenn der Gleichgewichtssinn in den Ohren und der Gleichgewichtsmechanismus der Augen unterschiedliche Botschaften an das Gehirn schicken. Ein typisches Beispiel ist die Seekrankheit. Wenn der Gleichgewichtssinn in den Ohren das Schaukeln des Bootes wahrnimmt, die Augen aber im Bootsrumpf kein Schaukeln sehen, kommt es zur Aussendung unterschiedlicher Meldungen, die im Gehirn Verwirrung stiften. Das Nervensystem reagiert mit Übelkeit und Erbrechen.

Innere Anwendungen

• Mittel aus der Apotheke gegen Reisekrankheit sollte man am besten vermeiden. Das Allheilmittel bei Reisekrankheit ist Ingwer: Schneiden Sie rechtzeitig vor der Abreise einige würfelgroße Stückchen Ingwer zurecht und kochen Sie diese mit einigen Tassen Wasser auf. Lassen Sie die Ingwer-Stückchen dann noch zehn bis 15 Minuten ziehen. Trinken Sie vor Reiseantritt eine Tasse davon (lauwarm) und füllen Sie den Rest in eine Thermosflasche, die Sie auf die Reise mitnehmen. Nehmen Sie immer wieder einen Schluck, sobald Ihnen nicht ganz wohl ist. Je nach Schweregrad können Sie auch noch Kardamom und Fenchel hinzufügen, um das Verdauungssystem zu harmonisieren und Übelkeit, Magenkrämpfen, Magengrummeln und Blähungen vorzubeugen.

• Auf einer langen Reise sind Ingwerkapseln vielleicht praktischer. Nehmen Sie hin und wieder zwei Kapseln ein, sobald Sie meinen, dass es nötig ist. Schlucken Sie die Kapseln aber nicht ohne die Hülle, denn diese schützt die Speiseröhre. Kauen Sie zwischendurch immer wieder ein paar Fenchel- und Kardamomsamen, um die Übelkeit zu vertreiben.

Äußere Anwendungen

• Wichtig ist die Körperhaltung, wenn Sie Reiseübelkeit verhindern möchten. So sollten Sie sich im Auto weder zusammenrollen noch im Sitz herum lümmeln oder sich zusammensacken lassen, sonst wird nämlich der Energiefluss zum Magen gestört. Versuchen Sie den Kopf gerade zu halten, beziehungsweise richten Sie den Blick nicht nach unten (deshalb sollten Sie während der Fahrt auch nicht lesen oder ein Spiel spielen, welches Herunterschauen nötig macht). Blicken Sie lieber aus dem Fenster. Öffnen Sie während langer Autofahrten die Fenster immer einen spaltbreit. Wenn Sie mit dem Schiff unterwegs sind, schnappen Sie auf Deck so oft wie möglich frische Luft und vertreten Sie sich die Beine.

• Probieren Sie die Übelkeit mit einer Handgelenksmassage zu vertreiben. Die Nei-Guan-Massge (P.C. 6) wurde in China schon immer angewandt, um Übelkeit zu behandeln. Der Punkt liegt auf der Innenseite des Arms zwischen den beiden Sehnen, und zwar ungefähr fünf Zentimeter oberhalb des Handgelenksknick. Massieren Sie den Punkt einige Minuten lang oder drücken Sie mit dem Fingernagel oder dem stumpfen Ende eines Zahnstochers darauf.

Rückenschmerzen

Chronische Rückenschmerzen, Hexenschuss, Ischias

Menschen mit chronischen Rückenschmerzen machen einen Großteil der Patienten in Akupunktur-Praxen aus. Rückenbeschwerden sind neben Arthritis die häufigste Ursache für Krankschreibungen. Es gibt zahlreiche Ursachen für chronische Rückenschmerzen, doch in den meisten Fällen entstehen diese durch falsche Körperhaltung, ungeschicktes Heben von schweren Gegenständen oder durch heftiges Drücken und Ziehen bei der Verrichtung täglicher Arbeiten. Auch das Fehlen regelmäßiger körperlicher Betätigung und innere Funktionsstörungen können zu chronischen Rückenschmerzen führen. So greifen Überarbeitung und Stress die Nieren, die Leber und die mit diesen Organen zusammenhängenden Meridiane an und ziehen unter Umständen auch die Herz- oder Milztätigkeit in Mitleidenschaft. Die vier häufigsten Syndrome sind unten aufgelistet.

Energetik der chinesischen Medizin
1. Ungleichgewicht oder Funktionsstörung der Nieren
Die meisten Ursachen für Schmerzen im Lendenwirbelbereich werden durch äußere Einflüsse wie die oben bereits erwähnten verursacht. Wenn ein inneres Ungleichgewicht die Ursache ist, sind meist die Nieren davon betroffen. Eine Schwächung der Qi-Energie in den Nieren und im Blut kann die Folge von übermäßigem Konsum entgiftend wirkender

Lebensmittel sein, von zu viel Salz in der Nahrung oder in rohen Lebensmitteln, aber auch von übertrieben häufigen Darmentleerungen. Das Beschwerdebild kann auch in Kombination mit einem Blutstau auftreten, der sich als Ischiasschmerz oder in Gestalt kleiner Klumpen im Menstruationsblut äußert. Schmerzen in der Lendengegend sind nur eines von einer ganzen Reihe von Symptomen. Wenn eines davon bei Ihnen auftritt, sollten Sie einen Arzt aufsuchen. Alles, was mit den Nieren zu tun hat, sollten Sie nicht auf die leichte Schulter nehmen, denn schließlich hängt es wesentlich von diesem Organ ab, ob noch ein langes Leben voller Vitalität und Spannkraft vor Ihnen liegt.

Folgende Symptome weisen auf eine Funktionsstörung der Nieren und des meridianen Systems hin: Kälteempfinden in den Extremitäten, Gehörverlust oder Klingen in den Ohren, Müdigkeit, erhöhtes Schlafbedürfnis, Konditionsschwäche, heiserer, wunder Hals, häufiges Wasserlassen oder Schwierigkeiten beim Wasserlassen, geschwollene Augen und Lider, Impotenz oder geringes sexuelles Verlangen, Vergesslichkeit, Ängstlichkeit, Niedergeschlagenheit und Missmut. Alle diese Symptome treten in Kombination mit Schmerzen im Lendenwirbelbereich auf.

SELBSTHILFE-MASSNAHMEN

Bei diesem Krankheitsbild konzentriert sich die Behandlung zuerst schwerpunktmäßig auf eine Stärkung der Nieren.

2. Ungleichgewicht des Herzens

Wenn das Herz in Mitleidenschaft gezogen ist, sind Schmerzen im Lendenwirbelbereich und entlang der Wirbelsäule häufig von Stimmungsschwankungen begleitet sowie von extrem unregelmäßigem Schlaf, von Muskelschwäche, Gelenksteifheit, Ängstlichkeit, Unruhe und leichter Erregbarkeit, wobei sich der Betroffene schnell erschöpft fühlt. Auch Übelkeit, Durchfall oder häufiges Wasserlassen, Stimmungsschwankungen, Phobien, manisch depressive Zustände oder erhöhtes Verlangen nach salzigen, scharfen und kreislaufanregenden Speisen sowie Funktionsstörungen der Schildrüse kennzeichnen das Ungleichgewicht des Herzens.

SELBSTHILFE-MASSNAHMEN

Harmonisieren Sie Nieren und Herz.

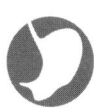

3. Funktionsstörungen der Milz

Folgende Symptome deuten auf eine Funktionsstörung der Milz: träge Verdauung, Blähungen, aufgeblähter Bauch, Verstopfung und Wasserstau nach üppigen Mahlzeiten, trockene Haut und trockener Mund, Wundheitsgefühl und Schwellung des Gesichts oder der Hände, Füße, Muskeln und Gelenke, Schüttelfrost oder kalte Extremitäten, Durchfall oder lockerer Stuhl mit Blähungen, unregelmäßiges Wasserlassen – entweder zu wenig, zu viel oder zu oft – Gingivitis (Zahnfleischentzündung), Zystitis (Harnblasenentzündung), Urethritis (Entzündung der Harnröhrenschleimhaut),

Prostata-Probleme, Verlangen nach süßen oder salzigen Speisen, Neigung zu apathischem oder unsicherem Verhalten (Wesenszug).

SELBSTHILFE-MASSNAHMEN

In diesem Fall wird ein Heilbehandler versuchen, die Milz- und Nierentätigkeit neu einzustellen und zu harmonisieren.

4. Yang-Überschuss in der Leber

Funktionsstörungen der Leber werden in der chinesischen Medizin mit Schmerzen im Lendenwirbelbereich in Verbindung gebracht und sind auf einen Yang-Überschuss in der Leber zurückzuführen. Beschwerden dieser Art treten häufig bei Männern mittleren Alters auf, die typischerweise auch an Kopfschmerzen leiden, an Verspannungen und Schmerzen im Nacken und in den Schultern. Die Augen und das Gesicht sind gerötet, der Patient leidet an Schlaflosigkeit, Herzklopfen, Schwindelgefühl, Reizbarkeit und einem Schwächeempfinden im unteren Körperbereich.

SELBSTHILFE-MASSNAHMEN

Reduzieren Sie die Yang-Energie und bauen Sie das Nieren-Yin auf, was sich stärkend auf das Yin der Leber auswirkt.

Innere Anwendungen

• Verzichten Sie möglichst auf Kaffee, Tee und Alkohol.

• Vermeiden Sie stark gesalzene Speisen, rohe Nahrungsmittel sowie kalte Getränke.

• Wenn die Milz mit betroffen ist, verzichten Sie auf Speisen, die das System Magen/Milz belasten; dazu gehören schwere, ölige Speisen, kalte oder tiefgefrorene Lebensmittel sowie kalte oder eisgekühlte Getränke.

• Wenn das Herz mit betroffen ist, versuchen Sie, Speisen zu meiden, die zu anregend auf den Organismus wirken, wie Chili, Wasabi, Meerrettich, Koffein und Alkohol.

• Wenn die Leber mit betroffen ist, meiden Sie Speisen, welche die Leber angreifen (siehe Teil I, Kapitel 3).

• Nehmen Sie möglichst viele Nahrungsmittel zu sich, die das Blut und die Qi-Energie aufbauen. Hierzu zählen leicht gedünstetes, frisches Gemüse, Vollkornprodukte und Hülsenfrüchte (siehe Teil I, Kapitel 3).

• Wenn die Nieren mit betroffen sind, setzen Sie auf Ihren Speiseplan Lebensmittel, die das Feuer in den Nieren aufbauen und die Nieren stärken, wie Mungo- und Weiße Bohnen, Fisch und Nieren (siehe Teil I, Kapitel 3; Anleitungen zur Zubereitung von Nieren finden Sie im Anhang). Ein empfehlenswertes Rezept ist auch eine Brühe aus Mungo-Bohnen (Rezept siehe Anhang).

• Wenn die Milz mit betroffen ist, nehmen Sie möglichst Lebensmittel zu sich, welche die Milz und den Mittleren Wärmebereich stärken (siehe Teil I, Kapitel 3).

• Wenn das Herz mit betroffen ist, essen Sie möglichst Speisen, die das Herz stärken (siehe Teil I, Kapitel 3).

• Im Falle eines Yang-Überschusses in der Leber sollten Sie kühlende Nahrungsmittel essen, die die überschießende Qi-Energie verringern und stattdessen das Yin der Leber stärken (siehe Teil I, Kapitel 3). Beraten Sie sich mit Ihrem Arzt oder Heilpraktiker, um einen ausgewogenen Speiseplan zusammenzustellen, mit dem Sie das Gleichgewicht wiederherstellen. Unter Umständen ist die Yin-Energie so stark reduziert, dass die Leber nicht mehr in der Lage ist, ihr eigenes Feuer unter Kontrolle zu halten, wenn Sie zu viele Nahrungsmittel mit kühlenden Eigenschaften zu sich nehmen.

• Die Nierentätigkeit kann mit Di huang (*Rehmannia*) verbessert werden. Für die „4-Gemüse-Suppe" benötigen Sie Wilde Yamswurzel, Pfingstrosenwurzel, Dang gui und drei bis fünf Gramm Di huang (Anleitung für die „4-Gemüse-Suppe" siehe Anhang). Bitten Sie zusätzlich Ihren Arzt oder Heilpraktiker um eine genaue Diagnose und um Auskunft, welche Kräuterrezeptur mit Di huang für Sie die richtige ist.

Äußere Anwendungen

• Ein erfahrener Masseur oder Therapeut kann symptomatische Schmerzen lindern. Der Behandler klärt den Patienten darüber hinaus über schädliche Haltungs- und Bewegungsmuster auf. Er zeigt ihm, wie er die entsprechenden Muskeln kräftigen und welche Übungen er in seinen täglichen Lebensablauf einbauen kann. Die Behandlung sollte sich also nicht in Schmerzlinderung erschöpfen. Bevor der Therapeut mit der Behandlung beginnt, sollten Sie ihm über etwaige Verletzungen berichten, damit er diese bei der Behandlung berücksichtigen kann und eine mögliche Reaktion empfindlichen, vorgeschädigten Gewebes verhindert wird. Auf diese Weise lässt sich der Schmerzzustand allmählich abbauen, ohne dass es durch die Behandlung zu weiteren Traumata kommt.

• Eine Haltungskorrektur ist angebracht bei chronischen, durch falsche Haltung hervorgerufenen Rückenschmerzen. Mit Iyengar-Yoga, Rolfing oder Alexander-Technik lassen sich falsche Haltungsmuster korrigieren.

• Einfache Übungen, die speziell für den Rücken entwickelt wurden, bringen ebenfalls Erleichterung. Diese Übungen müssen jedoch immer behutsam und langsam durchgeführt werden, damit sie nicht das Gegenteil bewirken. Führen Sie eine Übung nie gewaltsam durch. Hören Sie sofort auf, sobald sich ein unangenehmes Gefühl einstellt. Steigern Sie allmählich die Anzahl der Wiederholungen und versuchen Sie, die Positionen länger zu halten. Achten Sie darauf, ob sich nach einigen Tagen Muskelbeschwerden oder Schmerzen an der Wirbelsäule bemerkbar machen.

Übungen

Stellen Sie sich mit gespreizten Beinen gerade hin und bewegen Sie die Hüften in beide Richtungen mit zuerst kleinen, dann größeren, kreisenden Bewegungen. Um die Beweglichkeit der Wirbelsäule zu steigern, wippen Sie anschließend mit dem Becken sanft nach vorn und hinten.

Strecken Sie die Kniesehnen, indem Sie sich leicht vornüberbeugen. Die Beine bleiben dabei zusammen. Wenn Sie Schwierigkeiten haben, diese Position zu halten, spreizen Sie die Beinen etwas, bis Sie bequem stehen. Die Dehnung sollte sich bis ins Rückgrat ziehen. Atmen Sie tief ein und aus und halten Sie die Position, solange es Ihnen möglich und angenehm ist.

Von Rollübungen mit dem Nacken, die normalerweise die Nacken- und Schultermuskulatur dehnen, ist bei Arthritis abzuraten. Sie können Muskelkrämpfe verursachen oder den Zustand verschlimmern. Lassen Sie den Kopf stattdessen sanft nach vorn und hinten fallen, anschließend nach links und nach rechts. Wiederholen Sie die Übung jeweils viermal.

Folgende bekannte Yoga-Übung hilft gegen Schmerzen im mittleren und oberen Rückenbereich: Strecken Sie den rechten Arm über den Kopf, wobei Sie den Ellbogen einknicken, und versuchen Sie ihn mit der linken Hand zu greifen. Führen Sie den Ellbogen in kreisenden Bewegungen nach innen und nach oben, so dass sich die Muskeln auf der inneren Armseite und in der Achselhöhle dehnen. Versuchen Sie die Stellung zehn Sekunden lang zu halten. Anschließend führen Sie die linke Hand nach hinten und greifen am Rücken nach der rechten Hand. Versuchen Sie, diese Position so lange wie möglich zu halten. Wiederholen Sie die Dehnübungen mit dem anderen Arm beziehungsweise der anderen Hand.

Setzen Sie sich seitwärts auf einen Stuhl mit gerader Rückenlehne und stellen Sie die Füße flach auf den Boden. Atmen Sie aus und setzen Sie sich dann richtig herum auf den Stuhl. Versuchen Sie, die Rückenlehne des Stuhls mit beiden Händen fest zu umklammern. Atmen Sie tief ein und aus, damit der Atem bis in den unteren Rückenbereich strömen kann. Halten Sie diese Position etwa eine Minute lang und wiederholen Sie die Übung dann mit der anderen Seite.

Mit folgenden Übungen dehnen Sie den ganzen Rücken und die Schultern: Setzen Sie sich auf einen Stuhl und nehmen Sie die Zipfel eines Handtuchs in beide Hände. Strecken Sie die Arme nach oben bis über den Kopf. Führen Sie die Schultern bei dieser Bewegung bis auf Höhe der Ohren mit nach oben. Halten Sie diese Position zehn Sekunden lang und lassen Sie die Arme danach schnell wieder nach unten fallen. Wiederholen Sie die Übung mehrere Male, wobei Sie nach jeder Anspannung einen tiefen Seufzer ausstoßen.

Den oberen Rückenbereich und die Schultern kräftigen Sie, indem Sie sich gerade hinstellen, die Beine leicht spreizen und die Arme in großen Kreisen nach vorn schwingen lassen, so schnell Sie können. Versuchen Sie, Ihre Arme jeweils zehnmal kreisen zu lassen. Anschließend lassen Sie die Arme nach hinten schwingen, ebenfalls zehnmal. Die Energie in Ihrem Arm sollten Sie bis in die Fingerspitzen spüren.

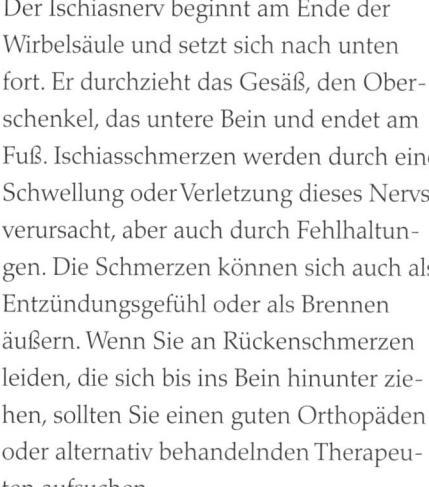

Ischias

Der Ischiasnerv beginnt am Ende der Wirbelsäule und setzt sich nach unten fort. Er durchzieht das Gesäß, den Oberschenkel, das untere Bein und endet am Fuß. Ischiasschmerzen werden durch eine Schwellung oder Verletzung dieses Nervs verursacht, aber auch durch Fehlhaltungen. Die Schmerzen können sich auch als Entzündungsgefühl oder als Brennen äußern. Wenn Sie an Rückenschmerzen leiden, die sich bis ins Bein hinunter ziehen, sollten Sie einen guten Orthopäden oder alternativ behandelnden Therapeuten aufsuchen.

Energetik der chinesischen Medizin

1. Wind und Kälte oder Wind und Feuchtigkeit dringen in den Körper ein und blockieren das Qi.

Wenn Schmerzen nur auf einer Seite des Körpers auftreten, spricht man von einer Qi-Blockade des Energieflusses. Gründe dafür können eine Verletzung oder auch umweltbedingte Faktoren sein, beispielsweise das Eindringen von Wind und Kälte oder Wind und Feuchtigkeit in den Körper, was den Energiestrom blockiert. Schmerzen, die im Körper von einer Stelle zur anderen wandern, werden durch Wind verursacht. Bei Kälte zieht sich der Körper zusammen: Man friert und die normalen Bewegungsabläufe sind blockiert. Verspannungen dieser Art rufen heftige, stechende Schmerzen hervor. Ischiasschmerzen im Lendenbereich und in den Beinen lassen sich als schwer und dumpf beschreiben. An feuchten Tagen verschlechtert sich der Zustand.

Das Ungleichgewicht im Energiefluss kann von der Gallenblase ausgehen und sich über einen Kanal auf der Außenseite, über einen Blasenkanal auf der Rückseite oder entlang des Magenkanals auf der äußeren Vorderseite des Beins fortsetzen.

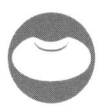

SELBSTHILFE-MASSNAHMEN

Lösen Sie die Energieblockade durch Wärmeanwendungen auf.
Suchen Sie zusätzlich einen Arzt auf, um eine genaue Diagnose zu erhalten.

2. Blutstau

Ischiasschmerzen können durch einen Blutstau ausgelöst werden, der von einer Verletzung oder von Menstruationsproblemen herrührt. Aber auch zu langer Aufenthalt in Kälte und Wind können zu einer Stauung des Blutes beitragen.

SELBSTHILFE-MASSNAHMEN

Versuchen Sie, sich bei windigem und kaltem Wetter weniger oder überhaupt nicht im Freien aufzuhalten.
Die Blutzirkulation muss angeregt werden. Dies sollte aber auf jeden Fall unter ärztlicher Aufsicht geschehen.

Innere Anwendungen

• Vermeiden Sie Nahrungsmittel, die Feuchtigkeit erzeugen, wie Speiseeis, kalte, rohe und ölige oder tiefgefrorene

Lebensmittel. Sie können zu einer Verschlechterung des Zustands beitragen.

• Schränken Sie Ihren Kaffeekonsum ein. Tests mit Ratten haben ergeben, dass löslicher Kaffee die Opiatrezeptoren im Gehirn blockiert und somit die Schmerzempfindlichkeit des Körpers erhöht.

Äußere Anwendungen

• Ingwerkompressen haben sich bei Ischiasschmerzen bewährt. Geraspelter Ingwer wird hierfür gekocht, bis sich das Wasser dunkelgelb färbt. Anschließend taucht man ein sauberes, weißes Tuch in den Sud, bis es sich voll gesaugt hat. Mit gepresstem Saft (oder einem Ingweröl-Extrakt) und Sesamöl kann man auch ein Massageöl mischen, das direkt auf den betroffenen Stellen einmassiert wird. Ingwerumschläge sind angebracht, wenn der Ischiasschmerz mit Blutstauungen und Menstruationsproblemen zusammenhängt. Die Umschläge werden auf den Unterleib gelegt.

• Akupressur und Moxibustion an einem bestimmten Punkt entlang der Blasenmeridiane lindern den Schmerz. Den Punkt finden Sie, indem Sie zuerst die hohle Stelle hinter dem äußeren Fußgelenksknochen ertasten und den Finger von dort sieben bis zehn Zentimeter nach oben führen, bis Sie auf einen wunden oder empfindlichen Punkt treffen. Drücken Sie fest auf diesen Punkt. Brennen Sie Moxakugeln über diesem Punkt ab oder wärmen Sie die Stelle auf beiden Seiten fünf bis zehn Minuten mit einem Moxastäbchen. Sie können auch auf die Stelle auf der Innenseite des Beins drücken, um Blockaden in den Blasenmeridianen aufzulösen. Moxa ist an diesen Punkten jedoch nicht angebracht. (Die Punkte, an denen sich die Harnblasenmeridiane befinden, sind auf der Körperkarte genau angegeben).

• Eine Reihe von Sportarten können bestehende Rückenbeschwerden durch bestimmte Bewegungsabläufe verschlimmern. Dazu gehören Baseball, Basketball, Fußball, Golf, Tennis und Gewichtheben. Besser sind Sportarten wie Schwimmen und leichte Yoga-Übungen.

Schlaflosigkeit

Dreißig von hundert Menschen der amerikanischen Bevölkerung leiden mindestens einmal im Jahr an Schlafstörungen. Ungefähr 50 Prozent dieser Fälle sind auf Stress oder psychische Faktoren zurückzuführen. Peter hat die Erfahrung gemacht, dass Schlaflosigkeit sehr gut mit Akupunktur zu behandeln ist.

Energetik der chinesischen Medizin

1. Geschwächte Nieren sind nicht in der Lage, das Herz-Feuer in Schach zu halten.
In diesem Fall treten Schlafstörungen im Zusammenhang mit Schmerzen im Lendenwirbelbereich auf, verbunden mit Fieber am Nachmittag und Hitze in den Handflächen oder in der Brustmitte, mit Ruhelosigkeit und Nachtschweiß. Die Ursache ist mit hoher Wahrscheinlichkeit ein Nierenschwäche. Das Wasser der Nieren kann das Feuer im Herzen nicht regulieren. Die Folgen sind Unruhe und Schlaflosigkeit. (Das Steuerungssystem der Fünf Elemente kontrolliert das Wasser der Nieren und das Feuer im Herzen.)

SELBSTHILFE-MASSNAHMEN

Das Nieren-Yin tonisieren und stärken.
Shen beruhigen.

2. Funktionsstörungen der Leber lassen den Körper zwischen 23.00 und 3.00 Uhr nicht zur Ruhe kommen.
Steifer Nacken und steife Schultern, Gereiztheit und Wutausbrüche, die Unfähigkeit Entscheidungen zu treffen, Kopfschmerzen und Schlaflosigkeit zwischen 23.00 und 3.00 Uhr – die Zeit, in der die Leber und die Gallenblase am aktivsten sind und die Leber sich regeneriert – sind Symptome, die auf eine Störung im Leber-Meridian hinweisen.

SELBSTHILFE-MASSNAHMEN

Die Leber beruhigen.
Shen beruhigen.
Entspannen.

3. Ungleichgewicht in der Milz
Wenn Schlaflosigkeit mit Obsessionen oder mit dem Grübeln über Probleme einhergeht, liegt wahrscheinlich ein Ungleichgewicht der Milz (Erde) zugrunde. Wenn Schlaflosigkeit zusammen mit Magenproblemen auftritt, kann man davon ausgehen, das das Problem vermutlich auf eine üppige Abendmahlzeit kurz vor dem Schlafengehen zurückzuführen ist.

SELBSTHILFE-MASSNAHMEN

Den Magen und die Milz stärken. Entspannen und Maßnahmen ergreifen, die Angstgefühle und Stress reduzieren. Essen Sie früher zu Abend und/oder gehen Sie nach dem Abendessen nicht gleich ins Bett.

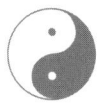

4. Yang tritt nicht in die Yin-Phase ein
Zu unregelmäßigem Schlaf gehören Einschlafschwierigkeiten, Schlafmangel, zu kurzer, unzureichender Schlaf, unterbrochener Schlaf, unruhiger Schlaf und zu frühes Aufwachen. Die Diagnose der chinesischen Medizin ist leicht nachzuvollziehen. Stellen Sie sich den Tag als ein Kontinuum zwischen Yin und Yang vor. Yin bedeutet ruhige Phasen, Yang aktive Phasen. Wenn man seine Aktivität am Ende eines Tages nicht herunterschalten kann, setzt sich die Yang-Phase fort, was zu den genannten Symptomen führt.

SELBSTHILFE-MASSNAHMEN

Versuchen Sie abends vor dem Schlafengehen zur Ruhe zu kommen. Beenden Sie die Arbeit früher. Vermeiden Sie körperliche Anstrengungen oder Sport vor dem Schlafengehen.
Sehen Sie sich abends oder kurz vor dem Schlafengehen keine aufregenden Krimis oder Nachrichten an.

Innere Anwendungen

• Essen Sie vor dem Schlafengehen keine üppigen Mahlzeiten. Sie belasten damit das Verdauungssystem: Der Magen und die Milz arbeiten auf Hochtouren, um die Nahrung aufzuspalten und weiterzuleiten, und sie entziehen damit der Leber die Kraft, die sie zwischen 23.00 und 3.00 Uhr braucht, um sich zu regenerieren.

• Verzichten Sie auf Tee oder Kaffee. Viele Menschen können nach 16.00 Uhr keine koffeinhaltigen Getränke mehr trinken, ohne Einschlafprobleme zu haben.

• Leicht bekömmliche Speisen unterstützten den Magen und die Milz, dadurch können belastende Gedanken verhindert werden, die manche Formen von Schlafstörungen kennzeichen (siehe Kapitel 3).

• Wenn das Nervensystem gestört ist, leidet der Körper unter Umständen an Vitamin B-Mangel. Hier helfen Vollkorn, Rindfleisch und Hühnerleber, Lebertabletten und Bierhefe, sie enthalten viel Vitamin B.

• Zahlreiche Kräuter mildern Schlafstörungen aller Art, etwa Einschlafschwierigkeiten, Aufwachen mitten in der Nacht oder flachen Schlaf. Fragen Sie Ihren Arzt oder Heilpraktiker nach geeigneten, unschädlichen Kräutern.

• Nehmen Sie täglich folgende Getränke und Nahrungsmittel zu sich, die die Funktion des autonomen Nervensystems regulieren und die Nerven beruhigen: Löwenzahn-Tee, einige gekochte Zwiebeln, angebräunte Kürbiskerne mit schwarzen Sesamsamen und/oder Miso-Suppe mit angebräunten braunen Reis-Mochi.

- Folgender chinesischer Tee eignet sich zur Behandlung von Schlaflosigkeit, die durch Stress, Hysterie und Nervenanspannung bedingt ist: Sie benötigen hierzu Chinesisches Süßholz, getrocknete Chinesische Rote Datteln und Weizen-Beeren. Kochen Sie insgesamt 60 Gramm (von allen Beigaben die gleiche Menge) in drei Tassen Wasser auf, reduzieren Sie die Hitze und lassen Sie den Tee sieden, bis zwei Drittel des Wassers verdampft ist. Trinken Sie morgens und abends je eine Tasse davon.

- Schnaps aus Roten Datteln
Rote Datteln sind ein Nahrungsmittel mit tonisierenden und leitenden Eigenschaften. Energetisch gesehen gehören sie in die Kategorie Süß und Neutral. Sie sollen die „neun Öffnungstore" des Körpers reinigen und die Durchblutung verbessern. Außerdem wirken sie beruhigend und sie entspannen die weiche Muskulatur.

1 Tasse Rote Datteln (mit oder ohne Kern)
750 ml 45-prozentigen klaren Alkohol
1/2 Tasse Honig
Füllen Sie die Zutaten in einen Krug und stellen Sie sie einen Monat lang an einen kühlen, trockenen Platz. Regelmäßig schütteln. Dann trinken Sie einmal täglich – und zwar nachmittags nach dem Essen – eine kleine Tasse (20 ml) davon. Das Mittel hilft bei Schlaflosigkeit, Kopfschmerzen, Angstzuständen, Neurosen, Unruhe, Depressionen und allgemeiner Nervosität. Das Rezept ist jedoch nicht geeignet bei Kopfschmerzen, die in Zu-

sammenhang mit Verstopfung auftreten. Für Menschen, die Probleme mit Gallensteinen haben, ist es ebenfalls nicht geeignet.

Äußere Anwendungen

- Eine Entspannung von Körper und Seele vor dem Zubettgehen behebt viele Schlafprobleme. Versuchen Sie sich bestimmte Entspannungstechniken anzueignen und gewisse „Entspannungsrituale" zur festen Gewohnheit zu machen: gemütliche Spaziergänge, warme Bäder, Fußbäder, die das Blut vom Kopf in die Füße leiten und so das Einschlafen erleichtern, Massagen, sanfte Musik (besser als ein Krimi vor dem Schlafengehen), Meditationsübungen, tiefes Atmen und ein Glas warme Milch.

- Massagen bewirken viel, wenn die Schlaflosigkeit von Muskel- und Knochenschmerzen oder von körperlicher Anspannung herrührt. Lassen Sie sich den Rücken mit wiederholten, leichten Klopfschlägen massieren.

- In Japan füllt man ein kleines Kissen mit Azuki-Bohnen und legt es sich unter den Kopf, um besser schlafen zu können. Nehmen Sie einfach die Daunen oder Federn aus einem kleinen Kissen heraus und füllen Sie es statt dessen mit Azuki-Bohnen aus. Die Bohnen sind recht teuer, doch in Japan hat man selbst in Zeiten der Not so viel Wert auf einen gesunden, erholsamen Schlaf gelegt, dass man die Bohnen lieber in das Kissen füllte, als sie zu verspeisen, um den Hunger zu stillen.

Sexualität

Ohne das harmonische Gleichgewicht zwischen Yin und Yang werden weder die besten Mittel aus den fünf Mineralstoffen noch die stärksten Aphrodisiaka etwas nützen.[1]
Aus dem *Klassiker des reizlosen Mädchens*

Die vollständige Klassik von Su Nu

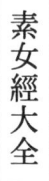

SŪ NǓ JĪNG DÀ GUÁN
SO JŌ KEI TAIZEN

Die chinesische Medizin definiert Aphrodisiaka als eine Methode oder ein Mittel, das die männliche Sexualkraft stärkt (wir beziehen auch die weibliche mit ein). Drei berühmte Frauen lehrten den Gelben Kaiser, wie er mithilfe eines harmonischen Sexuallebens ein hohes Alter erreicht. Die drei Frauen waren Su Nu, das reizlose Mädchen, Hsuan Nu, das geheimnisvolle Mädchen und Tsai Nu, das Regenbogen-Mädchen. Berichte ihrer Gespräche mit dem Gelben Kaiser und dem Tao-Weisen Peng-tse, der 800 Jahre alt geworden sein soll, sind in einem Buch festgehalten, das aus dem 3.–4. Jahrhundert v. Chr. stammt.

Die Beziehung zwischen Mann und Frau gilt in den alten chinesischen Lehren als die wichtigste weltliche Manifestation des universellen Prinzips von Yin und Yang: die beiden Pole von Licht und Dunkelheit, Hitze und Kälte, Trockenheit und Feuchtigkeit, Sommer und Winter. In diesem Sinne stellte Sex einen wichtigen und nötigen Beitrag für die Gesundheit und für ein langes Leben dar.

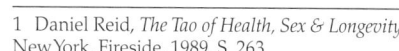

1 Daniel Reid, *The Tao of Health, Sex & Longevity.* New York, Fireside, 1989, S. 263

Energetik der chinesischen Medizin
1. Jing-Mangel
Worauf es ankommt, ist ein erfülltes und ausgewogenes Sexualleben zu führen, ohne die regenerative Jing-Energie zu erschöpfen. Nach westlichem Verständnis ist damit der biochemische Haushalt und das gesamte endokrine System gemeint. Jing ist somit eine generative Kraft, die über das körperliche Entwicklungspotential und die allgemeine körperliche Konstitution bestimmt. Die Jing-Energie leidet durch Überarbeitung, Krankheit, Nervosität, Schlafmangel, schlechte Ernährung, Medikamente, Alkohol und „negative Denkweise". Ein Mangel oder ein Ungleichgewicht der Jing-Energie führt zu vorzeitigem Altern und unerfülltem Sexualleben.

Eine taoistische Lehre besagt, dass die sexuelle Energie von Frauen unerschöpflich ist, weil sie ihre Körpersäfte und ihre Kraft auf dem sexuellen Höhepunkt nicht vergeben. Die alten chinesischen Aphrodisiaka waren deshalb vornehmlich für die Verjüngung und Erhaltung der männlichen Sexualkraft gedacht. Wir sind der Meinung, dass Frauen mit Zyklusproblemen, Erschöpfungserscheinungen oder allgemeinem Kälteempfinden im Körper und wenig Selbstwertgefühl sicher nicht über die sexuelle Lebendigkeit verfügen, die unsere taoistischen Vorväter oder heutige Tao-Meister den Frauen zuschreiben und zuschreiben. Aus diesem Grund wollen wir auch Möglichkeiten vorstel-

len, wie Frauen ihre sexuelle Energie steigern können. Eine schnelle Patentlösung für Probleme wie Impotenz, mangelndes sexuelles Interesse oder andere Störungen gibt es nicht. Die chinesische Medizin bietet zwar eine Reihe ganz hervorragender Aphrodisiaka und Sexualstimulanzien an, doch sollte man damit vorsichtig umgehen. Man muss wissen, in welcher Absicht man sie nimmt.

Wenn ein Mensch das Bedürfnis hat, mit mehreren Partnern intim zu sein und deshalb seine sexuelle Potenz mit Aphrodisiaka steigern möchte, wird vorübergehend Erfolg haben, indem er die Energie der Lebermeridiane steigert, die nach der chinesischen Medizin über die sexuelle Leistungsfähigkeit bestimmen. Wenn man diese Mittel jedoch über einen längeren Zeitraum einnimmt, kann dies zu einer Schwächung der Jing-Energie in den Nieren führen. Die Folgen sind nicht erstrebenswert: vorzeitiges Altern, Impotenz und andere schwerwiegende Gesundheitsprobleme.

SELBSTHILFE-MASSNAHMEN

Entspannen Sie sich, bauen Sie Stress ab, beruhigen Sie Ihre Seele, tonisieren Sie Yang und Jing in den Nieren und steigern Sie die Vitalität des gesamten Körpers. Meiden Sie Sexualverkehr, bis die Gesundheit wiederhergestellt ist.

2. Andere Faktoren in der Lebensweise

Sexuelle Antriebsschwäche hängt oft mit anderen Faktoren zusammen, die im Leben eine wichtige Rolle spielen. Eheprobleme oder eine unbefriedigende Beziehung sind der sexuellen Lust nicht zuträglich, auch geringe körperliche Bewegung, schlechte Ernährung, Überarbeitung, Stress oder eine Kombination aus allen genannten Faktoren können zu Disharmonie im Sexualleben beitragen. Das Problem wird sicher nicht allein dadurch gelöst, dass man zu einem Tonikum aus Schildkrötenblut greift oder einen Arzt oder Heilpraktiker wegen eines Kräuterrezepts oder wegen einer Akupunkturbehandlung aufsucht.

SELBSTHILFE-MASSNAHMEN

Machen Sie eine ehrliche Bestandsaufnahme, um herauszufinden, ob einer der genannten Faktoren auf Sie zutrifft. Unternehmen Sie etwas, um die Situation zu verändern, wenn dies angebracht ist.

3. Ungleichgewicht im Herzbeutel-Meridiansystem

Für den Herzbeutelmeridian gibt es in der westlichen Medizin kein entsprechendes Organ. Dennoch ist er für die gesunde sexuelle Antriebskraft von großer Bedeutung.

Dieser Meridian hängt mit dem Herzbeutel zusammen, der das Herz umgibt und schützt. Er schützt das Herz vor Einflüssen, die emotional bedingt sind und von anderen Organen ausgehend auf das Herz einwirken. (Die chinesische Medizin geht davon aus, dass jedes Organ bestimmte Emotionen erzeugt, beispielsweise Ärger, der von der Leber ausgeht oder Angst, die in den Nieren ihren Ursprung nimmt.)

Die Rolle, die der Herzbeutelkanal in Bezug auf das Geschlechtsleben spielt, hängt mit der kraftvollen, heißen Yang-Energie der Nieren- und Nierenmeridiane zusammen, von denen ein Großteil der vitalen, sexuellen Energie ausgeht. Das Gefühl von Liebe gepaart mit sexuellem Verlangen geht vom Herzbeutelmeridian aus, in dem sich körperliches Verlangen mit gefühlsmäßiger Liebe, die aus dem Herzen kommt, verbinden. Der Herzbeutelmeridian trägt somit – in der Theorie der chinesischen Medizin – zu einem harmonischen Gleichgewicht zwischen Sexualität auf der körperlichen und Liebe auf der gefühlsmäßigen Ebene bei.

SELBSTHILFE-MASSNAHMEN

Stellen Sie durch Stressabbau, weniger Arbeit, Lösung persönlicher Schwierigkeiten und Klärung von Beziehungsproblemen das Gleichgewicht im Herzbeutel und in den Nieren wieder her. Schränken Sie den Verzehr von Nahrungsmitteln ein, die die Nieren belasten (siehe Kapitel 3).

Äußere Anwendungen

• Ein Akupressurpunkt des Herzbeutelmeridians aktiviert diesen Energiekanal und trägt zur Wiederherstellung des Gleichgewichts in diesem System bei.

Der Punkt Herzbeutel 6 befindet sich zwischen den beiden dicken Sehnen auf der Innenseite des Arms drei Fingerbreit oberhalb des Handgelenks. Drücken Sie auf beiden Armen einige Minuten auf diesen Punkt. Sie werden merken, wie sich die Seele öffnet, Beklemmungsgefühle in der Brust nachlassen und wie sich das Zwerchfell entspannt. Stimulierung dieses Punktes wirkt darüber hinaus magenberuhigend und vertreibt Übelkeit. Auch auf emotionaler Ebene ist eine Veränderung festzustellen. Nach Behandlung dieses Punktes ist es nicht mehr ganz so schlimm, wenn das Selbstwertgefühl angeknackst ist, weil die Gefühle nicht erwidert werden und Sex als Mittel der Erfüllung eingesetzt wird.

Chinesische Aphrodisiaka

Die wirkungsvollsten Aphrodisiaka werden aus Pflanzen und aus bestimmten Teilen von Tieren hergestellt. Zu den sexuell stimulierenden Pflanzen gehören: Chinesische Lycium-Beeren, Ginseng, Dang gui, Chinesischer Zimt, Cornus officinalis und Chinesische Süßholzwurzel. Zu den Aphrodisiaka tierischen Ursprungs gehören Substanzen, die aus Hirschhorn oder Geweihen, von der Rotgepunkteten Eidechse oder aus den getrockneten Genitalien bestimmter Tiere gewonnen werden. Noch heute sind diese Substanzen begehrt, teilweise weil sie aufgrund ihrer Form eine phallische Symbolkraft besitzen oder weil sie angeblich eine „Essenz" haben, die für die Männlichkeit des Tieres steht. Viele dieser Tiere stehen auf der Liste der bedrohten

Tierarten. Sie sind vom Aussterben bedroht, weil sie wegen ihrer potenzfördernden Bestandteile immer noch gejagt werden. Wir möchten deshalb von der Verwendung von Arzneien oder von Aphrodisiaka, die von Tieren stammen, Abstand nehmen. Die Sexualkraft des Körpers lässt sich genauso gut mit einer Kombination aus Nahrungsmitteln, botanischen Mitteln und körperlicher Bewegung steigern.

Die chinesische Variante der „Ähnlichkeitsregel" basiert auf der chinesischen Betrachtungsweise über die Zusammenhänge in der Welt. Der Mensch und sein Umfeld gilt als Mikrokosmos des Universums, der von den Gesetzen des Wachstums, des Wandels und der Weiterentwicklung bestimmt ist. Alle Dinge, die uns umgeben, gehorchen diesen Gesetzen. Alle Dinge, die ähnlich aussehen oder eine ähnliche Struktur aufweisen, beinhalten eine ähnliche Energie. In der westlichen Welt existierte während des Mittelalters eine ähnliche Sicht der Dinge, die man die „Lehre der Zeichen" nannte. Gemäß dieser Theorie hat eine Wurzel, die ähnlich aussieht wie der menschliche Körperbau, eine tonisierende Wirkung auf den ganzen Menschen. Ginseng ist das beste Beispiel dafür.

Innere Anwendungen

• Austern, die manche Menschen mit den männlichen Hoden assoziieren, sind ein Yang-Tonikum und stärken die Sexualkraft. Austern, Rinder- und Hammelhoden sowie Truthahnfleisch gelten in der chinesischen Medizin als potenzsteigernde Nahrungsmittel. Auch Frauen essen diese Nahrungsmittel, weil sie besonders nach einer Geburt die Geschlechtsorgane wieder kräftigen sollen.

• Essen Sie Schweinenieren, um die Nieren zu stärken (siehe Zubereitung von Innereien im Anhang). Gegen Impotenz, Libidomangel, Spermatorrhoe, Hexenschuss und vorzeitige Ejakulation hilft ein Nierengericht, das mit Chinesischem Zimt, gekochtem Di huang, Lycium-Beeren, Kastanien, Walnüssen, Roten Datteln, Dang gui und Poria zu einer Grütze verarbeitet wird. (siehe Kapitel 4 unter Zubereitung von Reisbrei. Kochen Sie die Kräuter zusammen mit dem Reis, füllen Sie sie hierzu jedoch in ein dünnes Tuch oder in einen Teefilter, damit die Kräuter nach dem Kochen wieder leicht vom Reis getrennt werden können.)

• Chinesischer Zimt ist ein wirkungsvolles Yang-Tonikum, insbesondere für das Yang der Nieren. In China schätzt man es als Potenz-Tonikum. Es heißt, je dicker die Rinde, um so besser die Wirkung. Chinesischer Zimt schmeckt viel kräftiger als der Zimt, den wir kennen. Chinesischer Zimt ist für Menschen mit heißer Konstitution nicht angezeigt. Er empfiehlt sich für Menschen mit kalter Konstitution, bei Polyurie (Ausscheidung erhöhter Harnmengen), wiederholtem Aufstehen während der Nacht, weil man auf die Toilette muss, Impotenz, schmerzenden Knien und Hexenschuss.

• Bienenpollen, Ingwer, Ginseng, Kürbissamen (für Männer), Dang gui (für Frauen), Sesamsamen und Sibirischer Ginseng eignen sich zur Stärkung der Gesamtkonstitution und zur Steigerung der sexuellen Energie. Für die Zusammenstellung besonderer Pflanzenformeln empfehlen wir das Buch von Ron Teegarten, *Chinese Tonic Herbs*. (siehe empfohlene Lektüre im Anhang)

• Ein Absud aus Ginseng regt das sexuelle Verlangen an, sollte aber zur besseren Ausgewogenheit und Wirksamkeit mit anderen Kräutern vermischt werden. Jüngere Studien haben gezeigt, dass die Chinesische Süßholzwurzel zusammen mit Ginseng die Hirnanhangdrüse stimuliert und damit den Hormonhaushalt günstig beeinflusst. Chinesisches Süßholz und Chinesische Rote Datteln gehören zu den „leitenden" Kräuterpflanzen, die den Wirkstoff an die Stelle des Körpers leiten, wo er am wirksamsten ist. Fügen Sie dem Absud jeweils ein wenig von den anderen beiden Kräutern hinzu.

• Ginseng-Tonikum
5 g Ginseng
2–3 g Chinesischer Zimt
2–3 g Chinesische Rote Datteln
2–3 g Chinesische Süßholzwurzel
Füllen Sie die Kräuter in einen Kräuterkocher oder in einen Tontopf und gießen Sie eineinhalb Tassen Wasser hinzu. Trinken Sie von der Aufgussmischung mehrere Male am Tag oder auch mehr, wenn Sie sich geschwächt fühlen.

• Frauen-Tonikum
3–4 Scheiben Dang gui
2 Chinesische Rote Datteln
2–3 g Lycium-Beeren
2–3 Scheiben getrocknetes Chinesisches Süßholz
10–20 g Hühnerfleisch (vom Schenkel oder Flügel) oder ein Hühnerei

Bereiten Sie einen Absud daraus, indem Sie die Kräutermischung in einem Kräuterkocher mit 1½ Tassen Wasser kochen lassen, bis ein Drittel der Flüssigkeit verdampft ist. Nach einer Geburt, bei Blutarmut oder bei einem allgemeinen Kältegefühl im Körper empfiehlt es sich, das Getränk einen Monat lang täglich zu trinken, bis sich der Körper wieder erholt hat. Frauen, die sich gesund fühlen, trinken es einmal in der Woche, sollten aber das Süßholz während der Menstruation weglassen, weil es den Blutfluss verstärkt. Die Datteln, Beeren und auch Dang gui kann man essen. Den Geschmack von Dang gui finden die meisten Menschen jedoch etwas eigentümlich. Die Kräuter können einmal wiederverwendet werden, dann muss man sie wegwerfen.

• In jeder Kräuterrezeptur kann man Ginseng durch Codonopsis ersetzen, wenn die Wirkung von Ginseng als zu stark empfunden wird. Codonopsis ist ein Yin-Tonikum, hat neutrale Energie und ist süß im Geschmack. Die Wirkstoffe der Pflanze sind ähnlich wie die von Ginseng, haben aber nicht den erhitzenden, aufpeitschenden Nebeneffekt wie Ginseng. Codonopsis wirkt tonisierend auf den Mittleren Wärmebereich (die Lungen- und Milzenergie) und stärkt somit den gesamten Organismus. Die Anzeichen von Falschem Feuer wie im Fall von steifem Nacken und steifen Schultern, Kopfschmerzen und Bluthochdruck werden ausgeglichen. Codonopsis kann man ohne Bedenken jeden Tag einnehmen (nur das Chinesische Süßholz sollte gelegentlich weggelassen werden). In China gibt man im Winter kleine Wurzelstücke in die Suppe oder in den Eintopf und fügt zusätzlich jeweils ein bis drei Gramm Lycium-Beeren, Wilde Yamswurzel, Chinesische Rote Datteln und Tragant (wenn Sie haben) hinzu.

Äußere Anwendungen

Beruhigen Sie Ihre Seele mit Spaziergängen, Atemübungen, Meditation oder meditativen und körperlichen Übungen wie Qi-Gong oder Yoga. Mehr Vitalität erhalten Sie mit regelmäßig gesunder Ernährung, ausreichend Schlaf und regelmäßiger körperlichen Bewegung. (siehe Kapitel 6, Teil I Schmerz und Vitalität.)

Der dritte Punkt der Selbsthilfe-Maßnahmen lautet sexuelle Abstinenz. Dies mag vielleicht nicht für jeden auf Anhieb einsichtig sein. Doch wenn Sie sich daran halten, dann tun Sie es ohne Ausnahme. Die Taoisten sagen, die sexuelle Energie befinde sich in einem Bereich des Körpers, den sie „Tor des Lebens" nennen. Gemeint ist damit die Nebennierenrinde und das Nierenorgan. Sexuelle Erregung jeder Form (das Lesen erotischer Literatur oder Ansehen von Sexvideos mit eingeschlossen) bewirkt, dass die Energie in die Geschlechtsorgane wandert. Wegen der sexuellen Erregung verbleibt die Energie dort und wird verbraucht, ob man nun Geschlechtsverkehr hat oder nicht. Diese Energie sollte aber für eine Weile gespeichert und aufgebaut werden, wenn Sie wieder zu vollen Kräften gelangen wollen.

Versuchen Sie sich in Geduld zu üben und abzuwarten. Denn es ist alles andere als sinnvoll, diese Energie wieder anzuzapfen, bevor man sich vollständig wieder erholt hat. Geduld ist nicht nur in körperlicher Hinsicht ratsam, sondern sie lässt Ihnen auch auf seelischer Ebene die nötige Ruhe, um die Rolle zu erkennen, die Sexualität im Leben und für das allgemeine Wohlbefinden spielt.

Eine Anmerkung zu Ginseng

Ginseng oder Panax ginseng ist in der chinesischen Medizin die Königin der Kräuter und vielleicht die bei uns bekannteste chinesische Heilpflanze. Die chinesische Kräuterheilkunde hält Ginseng für das wirkungsvollste sexuelle Tonikum. Ginseng bedeutet wörtlich übersetzt „geheiligte Menschenwurzel". In China sind die Wirkstoffe von Ginseng seit 5000 Jahren bekannt. Man sagt der Pflanze nach, dass sie die Qi-Energie in den Meridianen und Organen wiederherstelle. Sie ist gleichermaßen für Männer und für Frauen geeignet.

Ginseng ist auch für die westliche und östliche Wissenschaft von großem Interesse. Forschungen haben gezeigt, dass die Pflanze über hochwirksame stimulierende Wirkstoffe verfügt, die sowohl die geistigen wie körperlichen Funktionen beeinflussen. Ginseng stärkt und schützt den Körper in Phasen großer Anspannung, fördert die Aktivität der Gehirnzellen, regt das endokrine System an und schützt die Organe vor radioaktiver Strahlung. Die Pflanze enthält Steroide, die vergleichbar sind mit den körpereigenen Geschlechtshormonen Testosteron und Östrogen. Dadurch trägt Ginseng zur Regulierung des endokrinen Systems

Ginseng

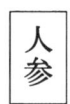

RÉN SHEN
NIN JIN

Roter Ginseng

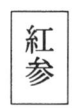

HÓNG SHĒN
KŌ JIN

Kirin-Ginseng

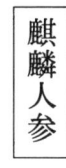

KI RIN
NIN JIN

bei, regt sanft den Stoffwechsel, den Blutkreislauf und die Verdauung an.

Ginseng, Genus Panax, gehört zu den Araliengewächsen. Man unterscheidet verschiedene Arten von Ginseng; die wildwachsenden Arten stammen aus China: aus der Mantschurei der weiße Tung Pei, der weiße Yi Sun, der rote Shiu Chu und der goldgelbe Kirin. Tung-Pei-Ginseng gilt qualitativ als am hochwertigsten und ist extrem teuer. Die Pflanze ist sehr selten und wird fast nie verwendet. Sie ist kräftig, weiß und manche ihrer Wurzeln sind über 200 Jahre alt. Yi Sun ist ebenfalls eine wildwachsende Ginsengart, die ähnlich aussieht wie Tung Pei. Der 77jährige Tao-Meister und Kräuterheilkundler Share K. Lew aus Canton in China, der in den USA lebt und dort Qi Gong und Tui-na-Massage lehrt, warnt jedoch davor, wilde Ginseng-Arten leichtsinnig als Tonikum einzunehmen. Die Wirkstoffe können auch schnell den gegenteiligen Effekt hervorrufen. Deshalb sollte wilder Ginseng nur als Arznei und unter Aufsicht eines Arztes oder Heilpraktikers eingenommen werden.

Roter Ginseng baut die Yin-Energie auf und mildert die Symptome, die durch Falsches Feuer verursacht werden: Bluthochdruck, Spannungskopfschmerzen und starker Sexualtrieb. Kirin Ginseng wirkt mild und ist für Menschen mit Yang-Konstitution geeignet, für die Koreanischer Ginseng zu stark und erhitzend wirkt.

Koreanischer Ginseng (auch Panax Ginseng genannt) stammt aus Korea. Er enthält mehr Yang-Wirkstoffe als Kirin Ginseng. Der Autor Tierra führt dies auf das Verfahren der Koreaner zurück, die Wurzel zu garen oder zu räuchern, um sie vor Insektenbefall zu schützen. Durch den Dampf färbt sich die Wurzel rot und erhält zusätzliche Wärme, was sie zu einem guten Sexualtonikum macht. Für Menschen mit Bluthochdruck, Herz- oder Leberbeschwerden ist diese Pflanze nicht geeignet. Die Wirkstoffe des Amerikanischen Ginseng (Panax quinquefolium, ebenfalls ein Araliengewächs) haben grundsätzlich Ähnlichkeit mit denen des Chinesischen Ginseng, sind jedoch milder in der Wirkung. Amerikanischer Ginseng regt auch die Produktion von Körperflüssigkeit an. Wer Chinesischen Ginseng zu stark findet, kann auf den milderen Amerikanischen Ginseng ausweichen.

Sibirischer Ginseng (*Eleutherococcus senticosus*; Araliaceae) wirkt ähnlich wie Panax Ginseng. Man verwendet die Pflanzenrinde zur Behandlung von Vitalitäts- und Ausdauermängeln. Deshalb wird sie häufig Sportlern zur Leistungssteigerung verschrieben. Sibirischer Ginseng hilft darüber hinaus bei rheumatischen Beschwerden, lindert Schwellungen und Blutergüsse, regt die Durchblutung an und vertreibt Kälteempfinden im Körper. (siehe dazu auch den Abschnitt „Umgang mit Stress und Stärkung des Immunsystems")

Produkte aus Ginseng, beispielsweise Ginseng-Tee, sind nicht sonderlich wirksam. Sie enthalten zu wenig Ginseng, um irgendeine Wirkung zu entfalten, und außerdem ist die Qualität des verwendeten Ginseng normalerweise nicht besonders gut.

Westlicher wilder Ginseng

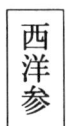

XĪ YÁNG SHĒN
SEI YŌ SAN

Kochen Sie Ginseng in einem Topf aus Emaille, feuerfestem Glas oder Ton. Chinesische Kräuterbehandler schneiden vor dem Kochen oft den oberen Teil der Wurzel ab. Meister Lew sagt, der obere Teil beeinflusse die Wirkstoffe im übrigen Teil der Wurzel, was nicht erwünscht ist. Wenn man den „Kopf" kocht und einnimmt, wirkt er wie ein Gegenmittel auf die Reaktionen, die der untere Wurzelteil hervorruft. Kochen Sie 30 Gramm Ginsengwurzel – ohne den oberen Teil – in einem Topf mit einer Wassermenge von eineinhalb bis zwei Tassen. Nach dem Aufkochen reduzieren Sie die Hitze und lassen das Ganze so lange weiter sieden, bis ein Drittel bis die Hälfte des Wassers verdampft ist. Die Flüssigkeit können Sie jeweils vor den Mahlzeiten warm trinken. Die Wurzel kann zu einem späteren Zeitpunkt zum Wiederaufkochen verwendet werden.

Steifer Nacken und steife Schultern

Chronische Nacken- und Schulterbeschwerden beginnen zuerst mit Schmerzen und Schwellungen in diesem Bereich. Im weiteren Verlauf treten dann ein Taubheitsgefühl und allmähliche Bewegungseinschränkung im Arm auf. Beschwerden wie diese zählen zu den Volkskrankheiten, die Hauptursache sind schlechte Haltungsgewohnheiten. Menschen, die zu lange vor dem Computer sitzen oder viele Stunden vor dem Fernseher verbringen, sind prädestiniert für Nacken- und Schulterverspannungen. Doch auch Kälte und unvorsichtiges Heben schwerer Gegenstände kann zu diesen Symptomen führen. Wer es mit dem Sport übertreibt, muss unter Umständen ebenfalls mit Entzündungen und Verspannungen in den Muskeln rechnen, besonders wenn bestimmte Muskelpartien längere Zeit nicht beansprucht wurden.

Energetik der chinesischen Medizin
Wenn die Schmerzen auf innerliche Ursachen zurückzuführen sind, handelt es sich meistens um eine Störung im Blutkreislauf, die mit dem Magen-/Milzsystem zusammenhängt. Es könnte sich auch um eine Nervenreizung handeln oder um Probleme mit dem Hals, den Ohren oder den Zähnen. Bei Frauen können sogar gynäkologische Störungen die Ursache sein.

1. Ungleichgewicht in der Leber
Nacken- und Schulterschmerzen treten häufig auf, wenn mit dem Lebermeridian etwas nicht in Ordnung ist. An erster Stelle steht Überarbeitung. Dadurch wird

die Leber belastet, die wiederum unter anderem für die Geschmeidigkeit der Sehnen und Muskeln zuständig ist. Stress, hoher Kaffee- und Alkoholkonsum sowie Überessen tragen zu überschüssiger Hitze in der Leber bei. Die Hitze steigt im Körper nach oben und manifestiert sich schließlich in den bekannten Erscheinungsbildern: steifer Nacken und steife Schultern. Darüber hinaus können weitere Symptome auftreten: gerötete Augen, Gereiztheit, Kopfschmerzen, gerötete Gesichtsfarbe und unter Umständen auch erhöhter Blutdruck. Wenn es erst einmal so weit gekommen ist, bezeichnet man den Zustand als chronisch, und dieser ist recht schwer zu behandeln. Normale Massage lindert zwar den Schmerz, richtet aber nichts gegen die Ursachen der Beschwerden aus. Akupunktur greift das Übel an der Wurzel an und kann das Gleichgewicht wiederherstellen.

SELBSTHILFE-MASSNAHMEN

Reduzierung der Hitze.
Das Gleichgewicht in der Leber wiederherstellen.
Stress und Überarbeitung abbauen.
Akupressur- und Akupunkturbehandlung von einem erfahrenen Therapeuten.

2. Der schmerzhafte Bereich legt Probleme im Lungenmeridian nahe.
Schmerzen in den Schultern deuten im Allgemeinen auf ein Ungleichgewicht in der Lunge und im Lungenmeridian hin.

Wenn der Schmerz wandert, also manchmal in den Schultern auftaucht, manchmal im unteren Teil des Rückens und manchmal auf der Rückseite der Beine, ist Wind mit im Spiel. Ein dumpfer Schmerz, der häufig an trüben oder regnerischen Tagen auftritt, verrät, dass Feuchtigkeit die Schmerzen mit verursacht.

SELBSTHILFE-MASSNAHMEN

Wiederherstellung des Gleichgewichts in der Lunge und im Dickdarm, dem entsprechenden Yang-Organ zur Lunge. Schützen Sie sich bei trübem und feuchtem Wetter.

3. Bei Frauen verursacht ein Blut- und Qi-Stau in der Leber überschüssige Hitze während der Menstruation.
Schulterschmerzen während der Menstruation sind keine Seltenheit. Sie sind in der chinesischen Medizin ein Hinweis für einen Qi- und Blutstau in der Leber.

SELBSTHILFE-MASSNAHMEN

Die Leber harmonisieren, Überarbeitung, Stress und Ärger vermeiden.
Einen Arzt oder Heilpraktiker aufsuchen, der etwas gegen die Stauung verschreibt.

4. Blutstau im Herzen
Ein Blutstau im Herzen äußert sich durch einen stechenden Schmerz, der von der linken Brustseite in die Schulter und in

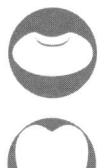

den oberen Rückenbereich schießt und sich bis hinunter zum linken Arm und in den kleinen Finger zieht. Die Schmerzen sind begleitet von Herzklopfen, Anspannung in der Brust, Erschöpfung, kalten Gliedmaßen und bläulicher oder blasser Färbung des Gesichts, der Lippen oder Fingernägel. Die Allopathie nennt diesen Zustand Angina pectoris.

Hier sind keine Selbsthilfe-Maßnahmen möglich!

Wenn Beschwerden wie diese auftreten, sollten Sie unbedingt sofort einen Arzt aufsuchen, denn es droht ein Herzinfarkt. Eine ergänzende Behandlung kann zu guten Ergebnissen führen. Gehen Sie immer zum Arzt bei Schmerzen, die von einem Beklemmungsgefühl in der Brust oder Kribbeln im Arm begleitet sind.

Allgemeine Richtlinien

SELBSTHILFE-MASSNAHMEN

In fast allen Fällen von innerlich verursachter Steifheit im Nacken und in den Schultern sollten die Giftstoffe in den Körperflüssigkeiten beseitigt und die Blockaden gelöst werden.
Achten Sie auf Ihre Ernährung, meiden Sie Nahrungsmittel, die Hitze erzeugen. Vermeiden Sie Überarbeitung und Stress. Bewegen Sie sich regelmäßig.

Innere Anwendungen
• Vermeiden Sie Nahrungsmittel, die die Leber belasten, und überessen Sie sich nicht (siehe Kapitel 3).

• Blutreinigende Mittel und solche, die als Bluttonikum wirken, sind zu empfehlen (siehe Kapitel 3).
• Nehmen Sie Nahrungsmittel zu sich, die den Qi- und Blutfluss in Gang setzen (siehe Kapitel 3).

Äußere Anwendungen
• Heiße Bäder und anschließende Massage mit Tigerbalsam oder Kampfersalbe entspannen den Nacken und die Schultern. Nehmen Sie abends ein heißes Bad, nachdem Sie eine halbe Stunde Atemübungen oder eine leichte körperliche Übungen gemacht haben, um die Blutzirkulation anzuregen und die Milchsäure abzubauen. Massagen sind in jedem Fall gut.
• Kompressen aus Ingwer oder Winterrettich, die auf den schmerzenden Bereich aufgelegt werden, regen die Durchblutung an. Raspeln Sie eine halbe Tasse Ingwer oder Winterrettich. Geben Sie 1½ Tassen Wasser in einen Topf und kochen Sie das Ganze bei mittlerer Hitze zehn bis 15 Minuten lang. Anschließend abtropfen lassen und ausdrücken, die Lösung wieder in den Topf gießen, abkühlen lassen. Sobald die Flüssigkeit angenehme Hauttemperatur hat, ein Baumwolltuch eintauchen, auswringen und auf die betroffenen Stellen auflegen. Decken Sie den Bereich mit einem trockenen Handtuch oder mit Plastikfolie ab und legen Sie ein Heizkissen darauf. Wichtig ist, dass die Kompresse eine Weile warm bleibt. Wenn Ihnen die Wärmebehandlung gut getan hat, dann machen Sie anschließend noch eine Moxa-Anwendung mit Stäbchen. Sanfte Massagen

auf den entzündeten Stellen sind angenehm. Die Massage sollte kein kräftiges Durchkneten sein, die Giftstoffe müssen nicht alle auf einmal herausgepresst werden.

Akupressur bei Nacken- und Schulter-schmerzen
(siehe Körperkarte, wo die Punkte genau angegeben und die Abkürzungen erklärt sind)

DÜD. 3 – Drücken und reiben Sie diesen Punkt einige Minuten lang.
BL. 10 – Mit Drücken und Reiben dieses Punktes lassen die Schmerzen im Nacken und in den Schultern nach.
BL. 60 – Drücken Sie diesen Punkt, um die Blockaden in der Blase aufzulösen, die sich bis nach oben in den Kopf hinein auswirken.
DD. 4 – Regt den Qi- und Blutfluss im ganzen Körper an.

Umgang mit Stress und Stärkung des Immunsystems

Vor nicht allzu langer Zeit gab es Menschen, die für ihre Leistungen bekannt waren, für ihre hohen Tugenden und für ihre Einsichten. Sie hatten einen Weg gefunden, sich anzupassen und mit dem Universum und den Jahreszeiten im Einklang zu sein.[1]
Aus dem *Inneren Klassiker des Gelben Kaisers*

Unsere Zeit ist so schnelllebig wie keine andere zuvor. Bei der Geschwindigkeit des technischen Fortschritts ist es schwierig für die Menschen, sich physisch und psychisch darauf einzustellen oder damit fertig zu werden. Auf der anderen Seite zeichnet sich ab, dass es Menschen, die sich dieser Entwicklung angepasst haben, gut gelingt, mit der Schnelllebigkeit und dem Stress unseres Jahrhunderts zurechtzukommen.

Das Erschöpfungs-syndrom

Shang-han Lun chin-shin (japanisch Sho Kan Ron) ist ein Buch über Kräuterheilkunde aus der späten Han-Dynastie (25 bis 220 n.Chr.). Es ist ein Klassiker der Kräutermedizin, in dem der Verlauf einer Krankheit in sechs Phasen oder Stadien unterteilt wird, welche den fortschreitenden Verlust von Yang (äußerlich) zu Yin (innerlich) beschreiben. Jede Phase ist durch bestimmte Symptome gekennzeichnet, die durch äußere Krankheitserreger (Wind, Kälte, Hitze, Feuchtigkeit und Trockenheit – siehe auch Kapitel 2) hervorgerufen werden und

Beschwerden, die durch Kälte entstehen

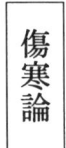

SHÀNG HÁN LÙN
SHÔ KAN RON

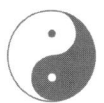

1 Aus dem *Inneren Klassiker des Gelben Kaisers*, Kapitel 1. Übers. Maoshing Ni (Boston, Shambhala Publications), 1995, S. 4

gegen die der Körper seine Abwehrkräfte (Wei-Qi und Ying-Qi – ausführliche Erläuterung im Verlauf dieses Kapitels) mobil macht.

Die Abwehrkräfte des Körpers sind in den Yang-Phasen noch relativ stabil und können die Krankheitserreger abwehren. Die Anzeichen dieses Abwehrkampfes machen sich äußerlich auf der Haut und in den Muskeln und Gelenken bemerkbar. Aber auch jene Bereiche, die in der chinesischen Medizin nicht als innerlich gelten – wozu der Atmungsapparat, der zur Haut gehört, und die Eingeweide zählen –, zeigen bestimmte Symptome. Diese Symptome können bei starken Krankheitserregern durchaus heftig sein. Lediglich eine stabile körperliche Konstitution hält sie in Schach, so dass es nicht zum sofortigen Ausbruch der Krankheit kommt. Im Volksmund heißt es oft, dass jemand mit stabiler Konstitution eine „Pferdenatur" habe und nie krank werde. In der chinesischen Medizin hingegen geht man davon aus, dass es gerade dann besonders schlimm kommt, wenn eine Krankheit einen ansonsten immer kerngesunden Menschen niederstreckt. Wenn dies eintritt, kann es sich nämlich nur um besonders aggressive Krankheitserreger handeln.

Schüttelfrost und Fieber beispielsweise sind Symptome, die gemeinsam auftreten und typisch für die erste Yang-Phase sind. Dieses Stadium (man nennt es Tai-Yang) ist ein oberflächlicher Zustand, weil das Fieber, wenn es in der ersten Yang-Phase auftritt, ein Zeichen für den Kampf des Körpers gegen die Krankheitserreger ist, der an der Oberfläche stattfindet (Wei-Qi oder schützendes Qi, das zwischen der Haut und den Muskeln fließt – genaue Erläuterungen dazu im Verlauf dieses Kapitels). Die Poren öffnen sich und setzen den Körper der Kälte aus, was wiederum den Schüttelfrost verursacht.

Fieber und Schüttelfrost unterscheiden sich grundlegend von ähnlichen Symptomen, die aber nicht gemeinsam auftreten. Wenn nur Schüttelfrost oder nur Fieber den Körper angreift, handelt es sich um Hitze oder Kälte, die jeweils tiefer im Organismus sitzt. Das Wei-Qi an der Oberfläche hat mit diesen Symptomen nichts mehr zu tun.

Im *Shang-han lun* heißt es, dass Menschen, die Symptome der ersten Yang-Phase zeigen (Tai-Yang), bessere Chancen haben, sich schnell wieder zu erholen, als jene, die nur schwache, aber chronische Symptome zeigen. Deshalb wird in der chinesischen Medizin so viel Wert darauf gelegt, dass der Körper durch Akupunktur, Heilkräuter, Massagen und Qi Gong-Übungen gestärkt und widerstandsfähig gemacht wird. Wer leistungsfähige Abwehrkräfte hat, braucht sich mit Tai-Yang-Symptomen nicht lange zu plagen. Die Behandlung hilft schnell.

In der chinesischen Medizin unterscheidet man zwischen zwei Arten von Widerstandskräften: dem bereits erwähnten Wei-Qi und dem Ying- (nicht Yin-) Qi. Unter Ying-Qi versteht man die Energie, die Nährstoffe zuführt und die in den Gefäßbahnen oder Meridianen fließt. Die Aufgabe dieser Energie ist es, die Organe und Teile des Körperinneren mit Nährstoffen zu versorgen und vor Krankheitserregern zu schützen.

Qi-Abwehrkraft

WÈI QÌ
E KI

Nährendes Qi

YÍNG QÌ
EI KI

Wenn der Krankheitserreger die Körperabwehr besiegt, dringt er immer tiefer in den Körper ein: Er schreitet dann über Yang (äußerlich) zu Yin (innerlich) fort. Je weiter der Krankheitserreger ins Körperinnere dringt, desto mehr schwächt er die Yang-Funktion.

Die Yang-Ming-Phase ist durch das Zusammentreffen von Krankheitserregern, die von den Eingeweiden herrühren, und dem Ying-Qi im Magen und in den Därmen gekennzeichnet. Diese Phase des Abwehrkampfes – Yang (aktiv) – findet tiefer im Körperinneren statt als im Tai-Yang-Stadium. Der Eintritt ins Yin (die Blutbahn) wird verhindert. Die Symptome dieses Krankheitsbildes sind Verstopfung, Fieber und ein aufgeblähter Bauch sowie Schmerzen, die normalerweise mit einer bakteriellen Infektion einhergehen. Die Yang-Ming-Phase stellt zugleich die größte Barriere zwischen Yang und Yin dar beziehungsweise zwischen dem aktiven Widerstand gegen eindringende Krankheitserreger und dem Versagen der Abwehrkräfte. Wenn diese Barriere überwunden ist, manifestiert sich die Krankheit viel tiefer im Körper, und der Widerstand von Yang ist so gut wie erschöpft. Wenn dieses Stadium erreicht ist, ist nicht nur die Yang-Funktion zerstört, sondern auch das Körpergewebe (Yin) ist von den Krankheitserregern angegriffen.

Der Unterschied zwischen Krankheiten im Tai-Yang- und im Yang-Ming-Stadium ist in der Allophathie vergleichbar mit dem Unterschied zwischen Krankheiten, die ausgelöst werden von über die Luft übertragenen und von innerlichen Infektionen. Die Allopathie unterscheidet zwischen Infektionen über den Atmungsapparat (Luftübertragung) und solchen, die über das Verdauungssystem (Eingeweide) in den Körper gelangen. Die Erklärungen für das Zustandekommen einer Krankheit in der Allopathie und in der chinesischen Medizin sind also ähnlich. Der Unterschied besteht lediglich darin, dass die Allopathie das Fortschreiten der Krankheit betont und die Bedeutung des Abwehrmechanismus vernachlässigt.

Das dritte Yang-Stadium nennt man in der chinesischen Heilkunde Shao-Yang, es lässt sich am besten als eine Art Zwischenphase beschreiben. Der Krankheitserreger ist in diesem Fall weder durch die äußeren Schutzschilde des Körpers abgehalten worden noch hat er tiefer ins Körperinnere vordringen können. Deshalb spricht man von einem „Halb-innen-halb-außen-Zustand". In der Allopathie ist hier der Begriff „schlafender" Krankheitserreger geläufig, der nämlich dann aktiv werden kann, wenn das Immunsystem geschwächt ist. Hierfür typische Krankheiten sind: Hepatitis, Herpes und Malaria.

Wenn der Krankheitserreger die zweite Abwehrlinie des Ying-Qi überwindet, greift die Erkrankung in den Yin-Bereich über. Der Übergang in die Yin-Phase ist klinisch gesehen von großer Bedeutung, weil der Patient von da an nicht mehr in der Lage ist, die Krankheit abzuwehren. Der Erreger ist in den Blutkreislauf gelangt und der Körper ist bereits ziemlich geschwächt. Die Krankheitssymptome sind in diesem Stadium nicht mehr sehr deutlich zu erkennen, weil der Abwehrkampf nachgelassen hat. Für den Patienten sieht die Prognose in diesem Stadium schlecht aus.

In der chinesischen Heilkunde oder Medizin ist der Krankheitsverlauf mit dem Auftreten ähnlicher Symptome definiert, die zudem nicht nur mit den geschwächten Organen einhergehen, sondern die gleichzeitig eine Verschlechterung des organischen Zellgewebes beinhalten. Im Endstadium der Krankheit, dem Jue-Yin (absolutes Yin), sind Yin und Yang so sehr geschwächt, dass kein Austausch zwischen den beiden Energieformen mehr stattfinden kann. In dem Moment, in dem die Verbindung zwischen Yin und Yang abbricht, tritt der Tod ein.

Dem Laien erscheinen die Symptome einer Krankheit im fortgeschrittenen Stadium wahrscheinlich gar nicht als so ernst. Typische Symptome sind chronisches Frösteln, erhöhte Temperatur, Durchfall, Appetitlosigkeit und Müdigkeit. Die Symptome der Yang-Phase wirken sich dramatischer aus: Hohes Fieber und Schmerzen am ganzen Körper sind spürbarer und werden deshalb ernster genommen. Ein Therapeut, der nach den Lehren der chinesischen Medizin behandelt, weiß jedoch sofort: Die Krankheit ist so weit fortgeschritten, dass bereits das erste Yin-Stadium erreicht ist. Die Krankheit ist in diesem Stadium schwierig zu behandeln, und es wird mit Sicherheit einige Zeit dauern, bis sich der Patient erholt hat. In der Allopathie bezeichnet man die Verlagerung von Yang nach Yin als Ausdehnung des Krankheitsbildes: Eine Infektionserkrankung dehnt sich zu einer Systemerkrankung aus, wobei das Körpersystem und das Gewebe betroffen sind.

Im Anfangsstadium tauchen beispielsweise bei chronischer Erschöpfung, deren Ursache bislang noch nicht völlig geklärt ist, ähnliche Symptome auf wie bei einer Grippe. Im weiteren Verlauf treten jedoch aufgrund der geschwächten Körperabwehr (Wei-Qi/Ying-Qi) zahlreiche Symptome auf, die auf eine Systemerkrankung deuten: Candida, Störungen im Zentralnervensystem, Müdigkeit, Bindegewebserkrankungen, Durchfall und schlechte Absorptionsfähigkeit.

Tiefer sitzende chronische Erkrankungen oder Systemerkrankungen führen zur Reduzierung aller Körperfunktionen, was viel schwerwiegender ist als einzelne Funktionsstörungen. Akupunktur dient dazu, den Fluss der Qi-Energie aufrechtzuerhalten und auf diese Weise die Leistungsfähigkeit der Organe positiv zu beeinflussen. Heilkräuter werden vorzugsweise verabreicht, wenn degenerative Krankheitsprozesse eingetreten sind, weil sie dem Organismus Stoffe mit stärkender Wirkung zuführen. Krankheiten in der Yin-Phase werden mit Akupunktur und Heilkräutern, insbesondere mit tonisierender Wirkung, behandelt.

Der Yang-Energie (Widerstandsfähigkeit in Gestalt von Wei-/Yin-Qi) kommt in der chinesischen Heilkunde eine besondere Bedeutung im Krankheitsverlauf zu. Auf die westliche Schulmedizin übertragen, würde die Yang-Energie der Funktion des Immunsystems entsprechen. In der chinesischen Medizin wird diese Funktion der Energie dem Dreifach-Erwärmer zugeordnet (genaue Erläuterung im Verlauf des Kapitels).

Zu den größten Gesundheitsproblemen unserer Zeit gehört der Stress im Alltag, der in erster Linie das Immunsystem stark belastet. Ärzte und Heilpraktiker, die mit den Methoden der chinesischen Medizin behandeln, beklagen vor allem, dass sich die Menschen zu wenig Zeit nehmen für körperlichen Ausgleich und sich häufig falsch oder mangelhaft ernähren. Beides – zu wenig Bewegung und falsche Ernährung – stört das Gleichgewicht der beiden Hauptquellen für die Energieversorgung des Körpers empfindlich: Die Lungen versorgen den Körper nicht mit genügend Sauerstoff, und die Energieverwertung durch die Nahrung ist unzureichend. Dies sind die Hauptgründe für die heute häufig geschwächten Abwehrkräfte des Körpers. Die Milz und der Magen spielen für das Verdauungssystem die größte Rolle. Ihre Funktion kann man stärken, indem man die Qi-Abwehrkraft stärkt. Das Gleiche gilt für die Lunge und die dazugehörigen Organsysteme. In China hat man im Krankheitsfall neben Akupunktur, Moxibustion und Heilkräutern immer auch zusätzlich die Ernährung und körperliche Bewegung in die Behandlung einbezogen. Traditionell gelten körperliche Bewegung und Ernährung als wichtige präventive Maßnahmen, um das Immunsystem zu stärken und den Körper vor Krankheiten zu schützen.

Eine umfassende Darstellung der „6-Phasen-Theorie" würde sicherlich weit über den Rahmen dieses Buches hinausgehen. Dennoch möchten wir Ihnen hier einige wichtige Aspekte vorstellen, die besonders für Menschen mit geschwächtem Immunsystem wertvoll sein können. Beschwerden und Krankheiten wie chronische Hepatitis, Herpes, Epstein-Barr, chronisches Erschöpfungssyndrom, AIDS und AIDS-ähnliche Erkrankungen (ARC) kann man sinnvollerweise ergänzend mit bestimmten Verfahren der chinesischen Heilkunde behandeln.

Die Stressreaktion

Der Körper reagiert auf Stress mit der Ausschüttung bestimmter biochemischer Stoffe. Der Vorgang wird als Stressreaktion bezeichnet. Stress kann verschiedene Ursachen haben. Umweltbedingte Einflüsse wie Lärm und Luftverschmutzung, aber auch Klimaanlagen können Stress auslösen, ferner Krankheiten, Verletzungen, Langeweile oder zu hohe Anforderungen im Beruf, Konfliktsituationen, gefühlsbedingte Traumata u.v.a.m. Bei Stress kommt es zu einer erhöhten Ausschüttung von Adrenalinhormonen, insbesondere von Kortikosteroiden und Katecholaminen. Diese schwächen das Immunsystem, weil sie eine Reduzierung der Zahl der weißen Blutkörperchen und eine Schrumpfung der Thymusdrüse bewirken. Die meisten Menschen der westlichen Welt stehen heutzutage ständig unter Stress und schwächen damit ihre Abwehrkräfte oder – wie es in der westlichen Medizin heißt – die Leistungsfähigkeit ihres Immunsystems.

Wenn die körperlichen Reserven aber erschöpft sind, kann es zum Zusammenbruch des Immunsystems kommen oder zu einer völligen Unfähigkeit, erhöhten Anforderungen standzuhalten.

Die Lebensweise den erhöhten Anforderungen anpassen

Bestimmte Faktoren setzen die Stress-schwelle herab. Stress ertragen zu können heißt: mit Stress umgehen können. Man muss Faktoren, die Stress unerträglich machen, erkennen und dann bereit sein, seine Lebensweise entsprechend zu ändern. In der östlichen Medizin liegt der Schlüssel zu einem stressfreien Leben in der Reduzierung der Hektik im Alltag und in einem einfacheren, schlichteren Leben. Mit ein bisschen mehr Askese und Einfachheit im Alltag können Sie so manche Klippe im Leben leichter und besser meistern.

Bei manchen Menschen verursacht schon der Gedanke an eine Vereinfachung ihrer Lebensweise Stress. Falls Sie zu diesen Menschen gehören, vergegenwärtigen Sie sich bitte, dass damit nichts Unmögliches verlangt wird. Lassen Sie sich Zeit, Sie müssen Ihr Leben nicht von heute auf morgen radikal umstellen. Sinnvoller sind ohnehin jene Veränderungen, die Schritt für Schritt erfolgen, weil sie meistens realistischer und damit effektiver sind. Wenn Sie sich zu viel auf einmal abverlangen, sind Sie womöglich nur frustriert, weil es nicht gleich so klappt, wie Sie es sich erhofft hatten. Statt sich neuen Stresssituationen auszusetzen, machen Sie anfangs lieber nur einen kleinen ersten Schritt in die richtige Richtung. Vertrauen Sie auf Änderungen in Ihrem Leben und auf das, was diese Ihnen bringen werden. Sobald der erste Schritt einmal getan ist, kommen die nächsten ganz von allein.

Wenn Sie meinen, einige Veränderungen in Ihrem Leben seien notwendig, werden sicher auch neue Anforderungen auf Sie zukommen. Fragen Sie sich dann zuerst, ob diese wirklich nötig sind. Wägen Sie immer von neuem ab, damit Sie den für Sie richtigen und gesunden Mittelweg nicht aus den Augen verlieren.

Anpassungsfähigkeit trainieren

■ *Meditative und physische Übungen*
Atemübungen, Meditation und körperliche Bewegung erhöhen enorm die Fähigkeit, mit Stress fertig zu werden. Alle Arten von Yoga, Qi Gong oder asiatischen Kampfkunstarten, aber auch ruhige Gebete und andächtige Momente sind zur Verringerung von Stress geeignet. Doch wenn Sie wirklich etwas davon haben wollen, müssen Sie dies regelmäßig tun, auch wenn Ihnen manchmal vielleicht nicht danach ist.

Körperliches Training stärkt den Körper, erhöht die Ausdauer, gleicht den Blutdruck aus und hat eine tonisierende Wirkung auf das parasympathische Nervensystem. Darüber hinaus fördert es die emotionale Ausgeglichenheit. Wer sich in einem stabilen seelischen Zustand befindet, ist weniger anfällig für negative äußere Faktoren. Wenn Sie sich nervös und depressiv fühlen, sind Übungen geeignet, die das Energieniveau erhöhen. Sie werden dadurch ruhiger und gelassener. Körperliches Training fördert auch die geistige Leistungsfähigkeit. Selbst in der größten Hektik behalten Sie dann leichter einen klaren Kopf.

▪ Positives Denken

Körperliches Training verändert auch die Einstellung zum Leben insgesamt. Eine positive Einstellung dem Leben gegenüber macht Sie weniger anfällig für negative Einflüsse. Arbeiten Sie daran, Sarkasmus, Zynismus oder negative Einstellungen zu vermeiden beziehungsweise in positives Denken umzuwandeln. Alles Negative raubt Ihnen Energie, die Sie für Ihr gesundheitliches Gleichgewicht viel nötiger brauchen. Denken Sie daran: Das Negative, das Sie aussenden, kommt als Bumerang zurück. Sie nutzen Ihre Energien besser, wenn Sie versuchen, Positives anzuziehen.

▪ Adaptogene – Natürliche Wirkstoffe gegen Stress

Wundert es Sie, dass die Natur die Lösungen parat hält, um mit dem Stress und den durch Stress verursachten Gesundheitsproblemen unserer Zeit fertig zu werden? In der Natur kommen unzählige Wirkstoffe vor, die zum Stressabbau eingesetzt werden können. In der östlichen wie in der westlichen Heilkunde wurde und wird das Gebiet der Kräuterheilkunde intensiv erforscht, um den Körper in Stresszeiten zu unterstützen. Astronauten und Athleten, Menschen, die starkem Stress ausgesetzt sind, profitieren von diesen Forschungen.

Der Begriff Adaptogen stammt von dem bekannten kanadischen Stressforscher Hans Selye, der als erster jene Faktoren entdeckte und beschrieb, welche die Stressresistenz des Körpers erhöhen. Es handelt sich dabei um Wirkstoffe pflanzlicher, tierischer oder synthetischer Art.

Doch gleichgültig, woraus sie gewonnen werden, in jedem Fall sind es immer nichttoxische Substanzen, die den Stressabwehrmechanismus des Körpers stärken. Obwohl diese Mittel in Pillenform sicher ihre Vorzüge haben, möchten wir die Pillenschluckerei, die so oft gesundheitliche Probleme zur Folge hat, eigentlich nicht unterstützen. Unser Anliegen konzentriert sich vielmehr darauf, das Immunsystem durch gesunde Lebensweise und Ernährung sowie ausreichenden Schlaf zu stärken. Wir haben uns nach anfänglichem Zögern aber doch entschlossen, einige Mittel im Hauptteil dieses Buches zu nennen, insbesondere jene, von denen wir glauben, dass sie einen schnellen Stressabbau bewirken.

Energetik der chinesischen Medizin

In der chinesischen Medizin nennt man das meridiane System, das mit der Widerstandsfähigkeit gegen Stress in Verbindung steht, den Dreifach-Erwärmer. Für dieses Yang- oder Feuer-Organsystem gibt es in der westlichen Medizin keine Entsprechung. Zu diesem Dreifach-Erwärmer gehören grundsätzlich die Stoffwechsel- und Ausscheidungsfunktionen. Aus neueren Forschungen über chinesische Heilkunde geht hervor, dass diese Vorgänge mit einer bestimmten Region des Zwischenhirns, dem Hypothalamus, zusammenhängen, von der aus die wichtigsten Funktionen des Organismus wie Hunger- und Sättigungsgefühl sowie die Wärmeregulierung des Körpers koordiniert werden.

Im Zusammenhang dieses Buches ist der Dreifache Erwärmer insofern wichtig,

Dreifacher
Erwärmer

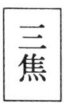

SĀN JIĀO
SAN SHŌ

als in dieser Zone zwei unterschiedliche Arten von Energien erzeugt werden: Ying-Qi und Wei-Qi. Ersteres, Ying-Qi, durchströmt die Meridiane und versorgt den Organismus mit Nährstoffen. Wei-Qi ist eine Energie, die unterhalb der Hautoberfläche durch das Muskelfleisch fließt und den Körper vor schädlichen äußeren Einflüssen wie Viren und Bakterien schützt.

Der Dreifache Erwämer besteht aus drei Energiezentren: dem Oberen Wärmebereich, der sich im thorakalen System, also im Brustkorb befindet und dem Herzen und der Lunge zugeordnet wird. Von hier aus wird die Körperenergie an den gesamten Organismus verteilt.

Der Mittlere Wärmebereich liegt im Unterleib: Er wird dem Magen und der Milz sowie allen damit zusammenhängenden Organen zugeordnet. Dieser Bereich ist für die Aufspaltung und Verwertung der Nahrung zuständig.

Der Untere Wärmebereich befindet sich in der Beckenhöhle und wird der Leber, den Nieren und der Blase zugeordnet. Dieser Bereich ist für die Aufnahme von Nährstoffen aus der Nahrung und für die Ausscheidung von Abfallprodukten zuständig sowie für die Energiespeicherung und die Fortpflanzungsfähigkeit.

Das Gleichgewicht in diesem Dreifach-Erwärmer ist entscheidend für die Gesundheit. Wenn Sie gut mit Stress und neuen Lebenslagen fertig werden, ist das ein Zeichen dafür, dass in diesem Bereich Ihres Körpers alles in Ordnung ist. Wenn Stress allerdings zu gesundheitlichen Problemen führt, sollten Sie dies als Warnung nehmen. Der entsprechende Wärmebereich und die Abwehrkraft des Qi sind in diesem Fall geschwächt.

In Stresszeiten kommt es immer wieder vor, dass irgendetwas im Organismus „verrückt spielt". Manche Menschen bekommen dann Sodbrennen oder Verdauungsprobleme, bei anderen sprießen plötzlich Pickel im Gesicht, wieder andere leiden unter Schlaflosigkeit. Manche Menschen verlieren den Kampfgeist und werden deprimiert. Bei Kindern kommt es in den Übergangszeiten des Jahres häufig zu Asthmaanfällen. Man sollte nicht vergessen, dass so etwas scheinbar Belangloses wie ein Jahreszeitenwechsel auch Stress verursachen kann und dass Menschen auf ganz unterschiedliche Weise darauf reagieren.

Innere Anwendungen: Stärkung des Immunsystems

• Verzichten Sie auf Nahrungsmittel, die eine betäubende Wirkung auf Körper und Geist haben und der Milz, der Leber und den Nieren schaden: Alkohol, Drogen, Nikotin, Kaffee, koffeinhaltige Getränke, zu scharfe Speisen, fettes, rotes Fleisch und fette Speisen, die in Öl schwimmen. Meiden Sie Nahrungsmittel mit Lebensmittelzusätzen und Konservierungsstoffen. Überessen Sie sich nicht.

• Vermeiden Sie zu viel Zucker und fettes Essen, denn Zucker und Fett schwächen die Leistungsfähigkeit des Immunsystems. Nur zwei Gramm Zucker – die Menge, die in zwei Keksen enthalten ist – beeinträchtigen bereits die Fähigkeit der weißen Blutkörperchen, gegen schädliche Substanzen in Ihrem Körper vorzugehen.

Fruchtzucker, Zucker in Säften, im Honig, in Ahornsirup sowie weißer und brauner Zucker sind sämtlich Kohlenhydrate, die entweder eingeschränkt oder am besten gar nicht zugeführt werden sollten. In den USA nimmt jeder Mensch durchschnittlich 150 Gramm Zucker pro Tag zu sich. Die fatale Folge ist, dass „die meisten Amerikaner an einem chronisch geschwächten Immunsystem leiden."[2] Zu fetthaltige Ernährung schwächt ebenfalls die Immunabwehr, weil dadurch die Produktion von Prostaglandinen gestört wird. Prostaglandine ist der Sammelbegriff für zahlreiche hormonähnliche Substanzen im Körper. Sie regulieren die Aktivität der für das Immunsystem wichtigen T-Zellen. Fett führt auch zu einer Schwächung der Lymphozyten, die Antikörper gegen schädliche Erreger bilden, und hindert zudem andere Abwehrzellen daran, schnell zu den betroffenen Bereichen des Körpers vorzudringen, um die Erreger unschädlich zu machen.[3]

• Sorgen Sie für proteinreiche Speisen in Ihrer Ernährung. Dazu gehören Gemüse und Hülsenfrüchte sowie Fleisch, Fisch und Milchprodukte. Proteine stärken die Immunabwehr. Sie werden im Kampf gegen Krankheitserreger in Aminosäuren umgewandelt und verbrannt. Bei einer Infektion nimmt die Zahl der weißen Blutkörperchen ab. Aminosäuren sind für die Bildung und Lebensdauer der weißen Blutkörperchen wichtig.

• Essen Sie möglichst viele Speisen, die eine stärkende Wirkung auf die Nieren haben (siehe Kapitel 3, „Einfluss der Nahrung"). Eine Störung der Nierenfunktion kann einen Stau in der Lunge nach sich ziehen. Nach der Fünfelementetheorie führt dies zu flacher Atmung, zu trockenem Mund und Hals sowie zu Trockenheit in der Nase. Es macht anfällig für Erkältungen und Husten und kann auch dazu führen, dass Sie zu häufig oder zu selten Wasser lassen. Wenn nichts dagegen unternommen wird, kann der Stau in der Lunge chronische Beschwerden der Atemwege mit sich bringen.

Der Verzehr von Schweinenieren hilft zur Stärkung geschwächter Nieren. (siehe „Zubereitung von Innereien" im Anhang.) Wenn die Nieren so weit vorbereitet sind, dass man sie kochen kann, geben Sie sie einfach in eine schmackhafte Brühe (Rezept siehe Anhang) und fügen Sie hinzu, was Sie gern mögen: Karotten, Schalotten, Bambussprossen, Klettenwurzeln, Kürbis oder Lotuswurzel. Wenn Sie möchten, können Sie auch noch einige vorgekochte Mungo-Bohnen hinzufügen. Zum Schluss runden Sie das Ganze mit gemahlenen japanischen Pfefferkörnern ab. Sie erhalten damit ein köstliches exotisches Gericht.

Schweinenierchen können Sie alternativ – ebenfalls als warme Speise – in klein geschnittene Scheiben servieren. Richten Sie mehrere kleine Portionen her und verfeinern Sie das Ganze mit einer Sauce aus Schalottenstückchen, grünem Pfeffer, Sojasauce, Sesamsamen, Öl, Ingwer und Essig.

Süßkartoffeln werden ebenfalls nierenstärkende Eigenschaften nachgesagt. Das

---

2 Michael Murray und Joseph Pizzorno, *Encyclopedia of Natural Medicine* (Rocklin, Ca.: Prima Publishing, 1991), S. 63
3 ebd.

Gleiche gilt für schwarze Sesamsamen, Stangenbohnen, Weiße Bohnen und Weizen. Weizen und Weizengluten enthalten jedoch Allergene und sollten deshalb nur in geringen Mengen verzehrt werden. Lycium-Beeren schmecken gut in Suppen, Eintöpfen und gedünsteten Gerichten. Wenn Sie die Beeren für eine Tunke oder Sauce verwenden möchten, müssen Sie sie zuvor in heißem Wasser, in Sake oder Wein aufweichen. Lycium-Beeren sind auch für die Leber gut.

Mungo-Bohnen und Weiße Bohnen sind wahre Energiespender für die Nieren. Sie sind schnell und leicht zubereitet. Es gibt sie vorgekocht entweder in Vakuum-Verpackungen oder in Dosen. Es ist empfehlenswert, einmal in der Woche ein Gericht mit diesen Bohnen zu kochen. (siehe Anhang, „Mungo-Bohnen in Brühe")

• Das Verdauungssystem, die Milz und den Magen stärken Sie mit warmer Brühe und frischem Gemüse, insbesondere mit gelben und orangefarbenen Kürbissorten, Wurzelgemüse, Hülsenfrüchten, Vollkornprodukten, kleinen Mengen an Tofu- und Sojabohnenprodukten sowie Fisch, Hühner-, Schweine- und Rindfleisch. Schränken Sie Ihren Konsum von Milchprodukten, Koffein, Weißmehl und Zucker möglichst ein.

• Die beiden Pilzsorten Reishi und Shiitake sollen eine besonders fördernde Wirkung für das Immunsystem haben. Sie erhöhen die Anzahl der T-Zellen und haben eine antibakterielle, tumorabbauende sowie vitalisierende Wirkung. Die schwer zu züchtenden Reishi-Pilze sind leider ziemlich selten, ihre Verwendung aber hat in der chinesischen Kräuterheilkunde eine lange Tradition. Sie enthalten den Wirkstoff Lentinan, den AIDS-Forscher in klinischen Tests gegen die Immunschwächekrankheit erproben. Forscher der Universität von Kobe fanden auch heraus, dass Shiitake den Wirkstoff Interferon enthalten – ein Wirkstoff, der die Abwehrzellen im Kampf gegen Virusinfektionen unterstützt.

• Viele Menschen sind in den Übergangszeiten besonders anfällig für Stress und Erkältungen. Ein Tee zum Wechsel der Jahreszeiten ist ein altes Mittel, um Beschwerden solcher Art vorzubeugen. Der Tee wird aus Kräutern mit tonisierenden Eigenschaften hergestellt, die man in China übrigens auch für die Zubereitung der täglichen Mahlzeiten verwendet. Die Kräuter eignen sich zum Mischen und Aufbrühen. Wann immer der Stress spürbar steigt, empfiehlt es sich, zweimal täglich eine Tasse zu trinken, am besten nach den Mahlzeiten. (siehe Rezept im Anhang.) Sie können die Kräuter aufheben und am nächsten Tag noch einmal aufbrühen.

• Sibirischer Ginseng ist ebenfalls für seine positive Wirkung bei Stress bekannt. In mehr als tausend Tests, die in den letzten dreißig Jahren in China, Japan und Russland mit dieser Pflanze gemacht wurden, stellte sich bei den Testpersonen, zu denen auch Astronauten, Olympia-Wettkämpfer und Profi-Segler gehörten, immer wieder heraus, dass Sibirischer Ginseng den Körper in allen akuten und dauerhaften Stresssituationen unterstützt. Untersuchungen mit Arbeitern und Athleten an einem Institut für biologische Forschungen in Wladiwostock haben zuerst gezeigt, dass Sibirischer Ginseng tonisierende und stimulierende Eigenschaften besitzt. Später konnten die Ergebnisse differenziert werden. Dabei stellte sich heraus, dass die Pflanze nicht nur vor Krankheit schützt, sondern auch den Genesungsprozess beschleunigt, wenn es bereits zu einer Krankheit gekommen ist. Darüber hinaus fördert Sibirischer Ginseng die seelische Ausgeglichenheit und ist deshalb bei Ängstlichkeit, Depressionen oder Gereiztheit zu empfehlen. Die Pflanze stabilisiert überdies die Stoffwechselfunktionen.

• Sibirischer Ginseng ist für Menschen mit Bluthochdruck nicht geeignet und sollte nur unter Aufsicht eines Arztes oder Heilpraktikers eingenommen werden. Anzeichen für Bluthochdruck sind plötzlich auftretendes Nasenbluten, bei Frauen sehr starke Menstruationsblutungen sowie häufiges Hitze- und Trockenheitsgefühl. (siehe Anmerkungen zu Ginseng im Abschnitt „Sexualität".)

• Bei niedrigem Blutdruck ist Ma huang wegen seiner tonisierenden und stimulierenden Wirkung angebracht. Ma huang wirkt sich positiv aus bei Asthma, Bronchialkrämpfen, Erkältungen, Heuschnupfen und Problemen mit den Nasennebenhöhlen. Für Menschen mit Bluthochdruck sind die Wirkstoffe dieser Pflanze auf keinen Fall geeignet. Ma huang sollte grundsätzlich nur gelegentlich gebraucht werden. Es hat einen ziemlich austrocknenden Begleiteffekt (siehe Anhang).

• Wenn Sie sich erschöpft fühlen und Ihr Blutdruck ziemlich niedrig ist, bereiten Sie sich doch einem Kräutersud aus Chinesischem Zimt, Ingwer, getrockneten Mandarinenschalen und geriebener Süßholzwurzel. Die Mischung wirkt zugleich verdauungsanregend. Geben Sie jeweils drei bis fünf Gramm der Kräuter in einen feuerfesten Tontopf, den Sie mit einem oder drei viertel Liter Wasser auffüllen. Lassen Sie die Kräutermischung so lange auf kleiner Flamme köcheln, bis ein Drittel des Wassers verkocht ist. Teilen Sie den Rest in zwei oder drei Portionen auf und trinken Sie diese zwei- oder dreimal am Tag, bis sich Ihr Zustand bessert.

• Achten Sie auf genügend Vitamine und Mineralstoffe in der Nahrung. Sie sind für ein starkes Immunsystem unerlässlich. Nahrungsmittel mit „Vitamin- oder Mineralstoffbomben" stärken das Immunsystem. Folgende Nahrungsmittel enthalten diese wertvollen Substanzen für Ihre Abwehrkräfte:

Vitamin A (Beta-Karotin)
Brokkoli, Karotten, Löwenzahnblätter, Fischlebertran, Knoblauch, Kohl, Senfblätter, Innereien vom Huhn, Rind und Schwein, Petersilie, roter Paprika, Süßkartoffeln, Mangold, Kohlrabi, Gelber Kürbis, Wasserkresse

Vitamin B
Rindfleisch, Kleie, Bierhefe, brauner Reis, Leber, Eier, Fisch, grünblättriges Gemüse, Hülsenfrüchte, Leber, Milch, Melasse, Geflügel, Sojabohnen, ungemahlener Weizen und andere Vollkornprodukte

Vitamin C
Rosenkohl, Bundgemüse, Winterrettich, grüne Erbsen, Kohl, Zitronen, Senfblätter, Zwiebeln, Orangen, Rettich, Spinat, Erdbeeren, Tomaten, Wasserkresse

Vitamin E

Brauner Reis, dunkelgrünes Blattgemüse, getrocknete Bohnen, kaltgepresstes Speiseöl, Maismehl, Hülsenfrüchte, Nüsse und Samen, Vollkornprodukte, Getreidegerichte

Bioflavonoide*

Schwarze Johannisbeeren, Buchweizen, Zitrusfrüchte, Paprika

Kalzium

Grünblättriges Gemüse, Sardinen, Meeresfrüchte, Sesamsamen

Kalium

Aprikosen, Avocados, Bananen, Sirupmelasse, brauner Reis, Datteln, Trockenobst, Feigen, Knoblauch, Nüsse, Kartoffeln, Rosinen, Weizenkleie, Winterkohl, Yamswurzel

Selenium

(ein Antioxidans, das im Boden vorkommt)

Bierhefe, Brokkoli, brauner Reis, Hühnerfleisch, Milchprodukte, Knoblauch, Leber, Melasse, Zwiebeln, Lachs, Meeresfrüchte, Tunfisch, die meisten Gemüsesorten, Weizenkeime, Vollkornprodukte

Zink

Blütenpollengranulat, Fisch, Hülsenfrüchte, Fleisch, Austern, Geflügel, Meeresfrüchte, Vollkornprodukte

• Blütenpollen enthalten sehr viel Protein. Sie stabilisieren den Stoffwechsel und stärken das Immunsystem. Durch den hohen Proteingehalt wird die Bildung von Gammaglobulin gefördert. Die meisten Antikörper, die der Körper bildet und braucht, sind Gammaglobuline. Blütenpollen regen den Appetit an, liefern Energie und fördern so auch den Genesungsprozess.

• Chaparral – die Bitterstoffe dieser Pflanze fangen freie Radikale – ist als Antioxidans bekannt. Zudem besitzt es krebsbekämpfende Eigenschaften. Die Pflanze wird außerdem zur Schmerzlinderung, Entspannung der Blutgefäße und Steigerung des Ascorbinsäurehaushalts in den Nebennieren eingesetzt.

• Chinesisches Süßholz – nicht zu empfehlen bei Wasserstau im Körper und bei Bluthochdruck – regt die Verdauung an und hat eine heilsame Wirkung bei Geschwüren. Es steigert die Vitalität, wirkt entgiftend und eignet sich zur Behandlung von Beschwerden des Atemsystems, insbesonders bei Halschmerzen, Husten und trockenem Reizhusten.

• Echinacea gehört zu den bekanntesten das Immunsystem stärkenden Mitteln. Seine antibiotischen und virustötenden Eigenschaften helfen bei Infektionen und Entzündungen. Michael Tierra hat Echinacea in seinem Buch *Planetary Herbology* als „eines der wirkungsvollsten Mittel gegen alle Arten von bakteriellen und virusbedingten Erkrankungen" hervorgehoben.[4]

• Knoblauch regt den Stoffwechsel und die Verdauung an. Das Lauchgewürz eignet sich auch zur Behandlung von Rückenschmerzen im Lendenwirbelbereich, bei Gelenkbeschwerden, Problemen der

---

* Quercetin gehört zu den flavonoiden Stoffen, die in blaugrünen Algen vorkommen und ergänzend zu Bromelin eingenommen werden können. Beide Substanzen haben eine synergetische Wirkung. Blaugrüne Algen sind in getrockneter Form in Asien-, Kräuter- und speziellen Naturkostläden erhältlich oder können auch über Kräutergroßhändler bezogen werden.

4 Michael Tierra, *Planetary Herbology* (Santa Fe, NM: Lotus Press 1988), S. 191

Harn- und Geschlechtsorgane sowie bei Lungen- und Bronchialinfekten.

• Ginkgo werden positive Wirkungen auf die Gedächtnisleistung und Gehirnfunktionen nachgesagt. Ginkgo wirkt aber auch schleimlösend und hat einen regulierenden und tonisierenden Einfluss auf Nieren- und Jing-Funktion.

• Goldsiegelwurzel – am besten als Tinktur zu verwenden – wirkt infektionshemmend und kann bei Erkältung und Grippe eingesetzt werden. Die Goldsiegelwurzel (Gelbwurz) besitzt außerdem blutreinigende Eigenschaften und regt die Verdauung an.

• Lecithin hat eine vitalisierende Wirkung und unterstützt den Umwandlungsprozess von Fett in Flüssigkeit, die vom Körper ausgeschieden wird.

• Propolis besteht aus Pflanzenharz, Absonderungen von Bäumen und Baumknospen. Es gilt als Qi-Tonikum und regt die Tätigkeit der Fresszellen an. Die antibiotischen und virusbekämpfenden Eigenschaften eignen sich zur Behandlung von Infektionen im Mund- und Halsbereich. Darüber hinaus fördert Propolis die Heilung von Hautverletzungen und Geschwüren. Bienen verwenden Propolis und Bienenwachs zum Bau ihrer Waben und um den Eingang des Bienenstocks vor Eindringlingen zu schützen.

• Royalgelee (Gelee royal) ist ebenfalls ein Qi-Tonikum und enthält alle Vitamine, die zum B-Komplex gehören. Royalgelee stärkt die Abwehrkräfte.

• Shiitake und Reishi sind ausgezeichnete Immunstärkungsmittel. Beide Pilze steigern die Bildung und Tätigkeit der T-Zellen und werden deshalb bei allen Immunschwächeerkrankungen einschließlich AIDS und des chronischen Erschöpfungssyndroms eingesetzt. Sie besitzen darüber hinaus antibakterielle und virustötende Eigenschaften. Sie hemmen die Bildung von Geschwüren und verfügen generell über eine verjüngende Wirkung.

• Spirulina enthält eine hohe Konzentration an Nährstoffen, hat eine schützende Wirkung auf das Immunsystem und reduziert den Cholesterinspiegel.

• Quecke findet bei vielen Arten von Beschwerden Anwendung. Sie verleiht Spannkraft sowie ein positives Lebensgefühl.

Folgende Pflanzen der chinesischen Kräuterheilkunde stoßen in der wissenschaftlichen Forschung zunehmend auf Interesse:

• Tragant soll die Lebenserwartung von Krebspatienten nach einer Chemotherapie erhöhen.[5] Diese Heilpflanze regt die Verdauung und den Stoffwechsel an, stärkt das Immunsystem und fördert die Wundheilung. Tragant eignet sich für die Behandlung chronisch geschwächter Atemwege, bei Energiemangel, Organprolaps (Vorfall), Schweißausbrüchen, chronischen Funktionsstörungen verschiedener Organe und Körperteile sowie bei Ödembildung aufgrund von Mangelerscheinungen.

• Codonopsis besitzt ähnliche Eigenschaften wie der Koreanische Ginseng. Es erhöht die Leistungsfähigkeit, fördert die Umwandlung weißer Blutkörperchen in

---

5 *Nutrition News*, Vol. IX, Nr. 9, 1986

T-Zellen und erhöht damit die Abwehrkräfte gegen Krankheitserreger.

• Ginseng ist ein bewährtes Tonikum. Diese Pflanze verbessert den gesamten Energiehaushalt des Körpers und stimuliert somit auch die sexuelle Energie. In der chinesischen Medizin wird Ginseng zur Behandlung von Funktionsstörungen der Organe und Meridiane eingesetzt. Ginseng hebt die Stimmung und wirkt sich positiv auf die „Drei Schätze" des Körpers aus (Jing, Qi und Shen). Ginseng gilt als Verjüngungsmittel und ist für Männer und Frauen gleichermaßen geeignet (siehe Nebenwirkungen von Ginseng im Abschnitt „Sexualität").

• Schizanthus-Beeren haben adstringierende Eigenschaften und wirken als Tonikum. Sie fördern die geistige Leistungsfähigkeit und haben eine beruhigende, ausgleichende Wirkung, die sich besonders bei Schlaflosigkeit bewährt hat.

• Weiße Atractylodes-Wurzel wird bei überschüssiger Feuchtigkeit im Körper eingesetzt und um den Magen zu beruhigen sowie die Verdauung und den Appetit anzuregen. Sie hat sich auch bei Erschöpfungszuständen, Unruhe und Schwindelgefühlen bewährt.

• Liguster-Beeren werden als Yin-Tonikum eingesetzt sowie bei kräftezehrenden Krankheiten. Sie verlangsamen den Ergrauungsprozess der Haare und helfen bei Schmerzen im Lendenwirbelbereich, Schwindel, verschwommener Sicht, Tinnitus wie auch bei Knie- und Gelenkschmerzen.

Positive äußere Einflüsse

• Lachen ist die beste Medizin. Dies hat die Speicheluntersuchung von Studenten gezeigt, nachdem diese am Western New England College von Springfield, Massachusetts, ein Video gesehen hatten, das sie zum Lachen brachte. Die Speichelproben wiesen eine Erhöhung des Immunoglobulin-A-Anteils auf. Patienten aus San Francisco und Umgebung konnten ihre Dosis von Schmerzmitteln herabsetzen, nachdem sie an einem vierwöchigen Spielprogramm teilgenommen hatten, bei dem sie sich gegenseitig zum Lachen bringen sollten.[6]

• Ausreichend Bewegung und körperliches Training steigern die Abwehrkräfte. Aus Studien geht hervor, dass die Ausschüttung von Endorphinen die Tätigkeit der T-Zellen anregen kann. Bewegung stimuliert außerdem das Wachstum der Thymusdrüse. Diese Drüse ist für alle Abwehrvorgänge im Körper äußerst wichtig, weil sie die im Blut vorkommenden Lymphozyten auf ihre Funktion als T-Zellen vorbereitet. Gesundheitsfördernde Sportarten erwärmen den Körper, was die Auswertung von Vitamin A und D verbessert. Bei Menschen, die sehr viel sitzen, verdoppelt sich der Interferonspiegel, wenn sie regelmäßig nur eine halbe Stunde Sport treiben.

---

6 *Nutrition News*, Vol. XI, Nr. 1, 1988

Verdauungsstörungen

Verstopfung, Durchfall, Blähungen, Magenverstimmung, Magenschmerzen, Magenschleimhautentzündung, Übelkeit, Erbrechen, Lebensmittelvergiftung, Magen- und Zwölffingerdarmgeschwüre, Sodbrennen/Säurerückfluss, Appetitmangel, Völlegefühl

Chronische Verdauungsbeschwerden gehören heutzutage sicherlich zu den häufigsten Beschwerden vieler Menschen. Die Hälfte von Peters Patienten leidet an Verdauungsstörungen und den damit zusammenhängenden Problemen. Die häufigsten Beschwerden sind Verstopfung, Durchfall und Blähungen mit Begleiterscheinungen wie Blähbauch, Schmerzen vor und nach dem Essen, Säurerückfluss oder Sodbrennen. Es gibt zahlreiche Ursachen für diese Beschwerden, die aber alle mit chinesischen Heilkräutern, Akupunktur und anderen Selbsthilfe-Maßnahmen in Verbindung mit einer Umstellung der Ernährungsweise zu behandeln sind.

Funktionsstörungen des Verdauungsapparats hängen normalerweise entweder mit einem Mangel oder einem Überschuss an Energie in dem Organsystem Magen/Milz und Leber zusammen. Wir werden darauf im Einzelnen näher eingehen.

Die Ernährung und die Umstände, unter denen wir Nahrung zu uns nehmen, spielen für die Verdauung eine große Rolle. Die häufigsten Fehler, die Menschen bei der Ernährung machen, sind, dass sie essen, wenn sie frustriert sind, zu viel in sich hineinschlingen, spät abends schwer verdauliche Speisen essen und zu den Mahlzeiten Unmengen von Flüssigkeit trinken, die direkt aus dem Kühlschrank kommt. Die Leber und die Lebermeridiane sind bereits belastet, wenn man wütend oder verstimmt ist. In diesem Zustand greift es das Qi der Leber zusätzlich an, wenn man Nahrung in sich hineinschlingt. Der Qi-Fluss muss die Nahrung in den Magen und zur Milz weitertransportieren, wo sie gespalten und weiterverwertet wird. Über den Hunger zu essen belastet die Leber ebenfalls zusätzlich. Wer spät abends noch üppige Mahlzeiten zu sich nimmt, gönnt seinem Verdauungssystem nicht die nötige Pause während der nächtlichen Ruhephase. Die Leber ist zwischen 23 Uhr und 3 Uhr morgens aktiv. In diesem Zeitraum regeneriert sich das Organ und sollte besonders jetzt nicht durch die Verdauung beeinträchtigt werden.

Versuchen Sie einen 12-Stunden-Rhythmus zwischen der letzten Mahlzeit und der ersten Mahlzeit des nächsten Tages einzuhalten. Naschen Sie möglichst nach dem Mittag- oder Abendessen keine kleinen Happen mehr. Die Nacht ist zum Fasten da, deshalb sollten Sie besonders nach dem Abendessen auf weitere kleine Nachtmahlzeiten verzichten.

Eisgekühlte Getränke belasten den Magen und die Milz. Dies gilt insbesondere im Winter, wenn eigentlich kein Bedürfnis nach kalten Getränken besteht, sondern nur aus Gewohnheit ein kaltes Getränk aus dem Kühlschrank genommen wird. Kaltes Mineralwasser, Tee und Limonade zu den Mahlzeiten füllen den Magen mit kalter Flüssigkeit und entziehen der Nahrung die wärmenden Eigenschaften. Darüber hinaus wird die Produktion an Magensäure herabgesetzt, wodurch Magen und Bauchspeicheldrüse die doppelte Arbeit übernehmen müssen, um die Nahrung aufwärmen und spalten zu können. Der Verdauungsvorgang wird damit erheblich erschwert. Zusätzlich kann bei bereits bestehenden Beschwerden das Feuer in der Milz und im Magen so stark herabgesetzt werden, dass Schmerzen, mangelhafte Verdauung und Rückfluss der Magensäure die Folgen sind.

Versuchen Sie statt kalter Geränke ein wenig Oolong-Tee zu einem chinesischen oder vegetarischen Gericht aus gedünstetem Gemüse zu trinken. Auch ein bisschen Wein zum Essen schadet nicht, um die Magensäfte anzuregen.

Allgemeines zum Thema Verdauung

• *Die Einnahme von Antiacida (gegen Magensäure wirkende Mittel) macht das Unbehagen nicht besser, sondern schlimmer.*
Bei chronischen Verdauungsbeschwerden wirkt die Einnahme solcher Mittel nach dem Essen auf Dauer belastend. Ältere Menschen beispielsweise produzieren nicht mehr so viel Magensäure wie jüngere. Bei Magenbeschwerden greifen sie schnell zu solchen Ersatzstoffen, wenn das Problem nicht von zu viel, sondern von zu wenig Magensäure herrührt.

• *Wer Probleme mit dem Stuhlgang hat, sieht die Lösung oft in Abführmitteln – mit dem Ergebnis, dass der Darm noch träger wird und sich ohne Abführmittel überhaupt nicht mehr bewegt.*
Abführmittel haben eine gesundheitsschädigende Wirkung, besonders wenn der körperliche Energiehaushalt ohnehin schon geschwächt ist. Der Organismus kann die Nahrungsrückstände nicht aus dem Körper schaffen. Die Einnahme von Abführmitteln eröffnet einen Teufelskreis, denn die Darmmuskeln werden nicht angeregt, sondern im Gegenteil zusätzlich geschwächt. Der Zustand verschlimmert sich durch Einnahme von noch mehr Abführmitteln. Ein Ausweg ist nur möglich, wenn das Verdauungssystem mit entsprechend faserreicher Nahrung gestärkt und angeregt wird. Rechnen Sie damit, dass ein träger Darm nicht sofort wieder aktiv wird. Haben Sie deshalb am Anfang der Nahrungsumstellung ein wenig Geduld, bis die Darmtätigkeit wieder reguliert ist.

Verstopfung

1. Feuchtigkeit und Hitze beeinträchtigen die Milz.
Zu viel Feuchtigkeit in der Milz wandelt sich in Hitze um und wird durch Genuss von zu viel Alkohol, fettem, üppigem Essen und Süßigkeiten zum Problem. Wer über einen längeren Zeitraum seinen Magen und die Milz mit diesen Nahrungsmitteln belastet, muss damit rechnen, dass sich zuviel Feuchtigkeit und Hitze ansammelt und damit auch die Leber und Gallenblase in Mitleidenschaft zieht. Symptome sind Appetitlosigkeit, Übel-

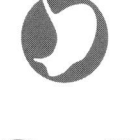

keit, Erbrechen, Fieber, Durst (oder kein Verlangen nach Flüssigkeit), ein bitterer (Gallenblase) oder süßlicher, fauliger (Milz) Geschmack im Mund, Blähbauch, ein unangenehmes Gefühl in der Magengrube, Gelbsucht oder bleiche Gesichtsfarbe, Verstopfung oder faulig riechender Durchfall, dunkler und wenig Urin. Wenn diese Symptome nicht behandelt werden, kann es – mit den Begriffen der westlichen Medizin ausgedrückt – zu einer akuten Pankreasentzündung (Pankreatitis) oder akuter Hepatitis, Cholestase (Leberträgheit) und Leberzirrhose kommen.

SELBSTHILFE-MASSNAHMEN

Um die Hitze und Feuchtigkeit zu reduzieren, suchen Sie einen Arzt oder Heilpraktiker auf, der die Symptome behandelt, Milz und Magen stärkt und die Leber und Gallenblase reinigt und stärkt.

2. Feuer im Lebersystem

Feuer im Leberkanal wird durch übermäßigen Alkoholkonsum, Nikotin, fettes Essen, chronisch depressive Zustände oder extrem emotionale Zustände hervorgerufen. Die Symptome können Verstopfung sein, die im Zusammenhang mit Migräne auftritt, Benommenheit oder Schwindelgefühl, gerötetes Gesicht, rote, schmerzende Augen, Bindehautentzündung, Summen in den Ohren, das sich wie Wellenrauschen anhört, Gereiztheit mit Wutausbrüchen, Durst, trockener Mund und bitterer Geschmack, Erbrechen von saurer oder bitterer Flüssigkeit, Schlaflosigkeit, Unruhe, erhöhter Blutdruck und – wenn der Zustand bereits ernst ist und die Blutgefäße betroffen sind – häufiges Nasenbluten.

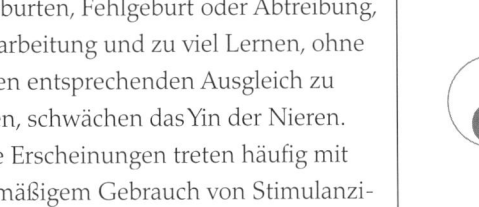

SELBSTHILFE-MASSNAHMEN

Suchen Sie einen Arzt oder Heilpraktiker auf.
Die Behandlung sollte darauf ausgerichtet sein, das Feuer zu beseitigen und die Leberfunktion zu regulieren.

3. Qi-Mangel in den Nieren

Lang anhaltende Erkrankung, exzessives Sexualleben, eine Frühgeburt oder zu viele Geburten, Fehlgeburt oder Abtreibung, Überarbeitung und zu viel Lernen, ohne für den entsprechenden Ausgleich zu sorgen, schwächen das Yin der Nieren. Diese Erscheinungen treten häufig mit übermäßigem Gebrauch von Stimulanzien bei gleichzeitigem Genuss von beruhigenden Mitteln wie Kaffee und Alkohol auf, was zu folgendem klassischen Beschwerdebild führt: Verstopfung, chronische Hör- oder Ohrenprobleme, schlechtes Gedächtnis, Hexenschuss, Schmerzen im unteren Beinbereich oder in den Fersen, Durst, trockener Hals, Nachtschweiß, erhöhte Libido, nachmittägliche Fieberhitze, erhöhter Blutdruck, Zuckerkrankheit und chronische Nierenentzündung. Hinzu kommen unter Umständen Ängstlichkeit und Schlafstörungen (Involvierung der Herzenergie), trockene Augen, verschwommene Sicht, Kopfschmerzen, Menstruationsprobleme (Leber), trocke-

ner Husten, Halsentzündung und Blutspucken (Lunge).

SELBSTHILFE-MASSNAHMEN

Lassen Sie von einem Arzt oder Heilpraktiker den Mangel an Feuer (Durst,
trockene Augen, Reizbarkeit, erhöhte
Temperatur oder Fieber) behandeln,
stärken Sie das Yin der Nieren und
bauen Sie Yin auf.

4. Qi-Stau im Dickdarm

Nahrung, die im Darm nicht weitertransportiert wird, Parasiten und Blutstau führen zu Dickdarmverstopfung. Der aufge-
blähte Bauch schmerzt, wenn man darauf
drückt. Der Qi-Stau kann das Qi des
Magens beeinflussen, das im Körper emporsteigt und Schwindel und Erbrechen
erzeugt. Eine Qi-Blockade kann aber
auch durch einen Stau von Qi und Blut
zustande kommen, beispielsweise wenn
man zu üppig gegessen hat oder sich bei
einem Wetterumschwung nicht richtig
angezogen hat. Der Unterleib reagiert mit
Schmerzen, Verstopfung oder Durchfall.
Auch Fieber und Erbrechen können mögliche Folgen sein.

SELBSTHILFE-MASSNAHMEN

Es gilt, den Qi-Fluss anzuregen und Blockaden durch Blut oder Nahrung aufzulösen, üppige Mahlzeiten zu meiden
und das Qi des Magens zu beruhigen.

Innere Anwendungen

• Meiden Sie Speisen, die die Leber
angreifen, Feuchtigkeit im Magen und in
der Milz produzieren und die Nieren
belasten. (siehe Teil I, Kapitel 3).

• Trinken Sie morgens nach dem Aufstehen ein Glas warmes Wasser mit
einem Löffel Honig, um den Darm in
Schwung zu bringen. Warten Sie eine
Stunde mit dem Frühstück.

• Trinken Sie morgens nach dem Aufstehen und abends vor dem Schlafengehen jeweils ein Glas warmes Wasser mit
einem Löffel Schwarzdornsirup.

• Trinken Sie morgens vor dem Frühstück ein Glas warmes Wasser mit Meersalz. Meersalz enthält viel Magnesium
und regt die Darmtätigkeit an, sollte aber
nicht regelmäßig eingenommen werden.
Für Menschen mit Herzproblemen ist
dieser Guten-Morgen-Trunk nicht geeignet. Essen Sie möglichst kalziumreiche
Nahrung, wenn Sie morgens dieses Salzwasser trinken, zum Beispiel Brokkoli,
Spargel, Collards, Krauskohl und Petersilie.

• Ein wirkungsvolles Darm-Tonikum
ergeben: der Saft einer halben Zitrone,
2 Tl. Olivenöl und eine Prise Cayenne-
Pfeffer. Diese Mischung ist besonders geeignet, die Gallentätigkeit anzuregen.

• Bereiten Sie Speisen aus Mungo-Bohnen und Kombu. Mungo-Bohnen gelten
in China als Wundermittel gegen Darm-
verstopfung. In Japan werden folgende
Nahrungsmittel mit der gleichen Wirkung
empfohlen: brauner Reis, Mungo-Bohnen,
Klettenwurzeln, Hijiki (Seetang), Sojabohnen, Okara (Abfälle bei der Tofu-Her-
stellung) und Yamswurzeln. Knoblauch,

chinesischen Lauch (Nira) und Schalotten sollten Sie täglich essen, kombiniert mit kleinen Mengen fermentierter Nahrungsmittel wie Miso, Sojasauce, Nattô und eingelegte Umeboshi-Pflaumen.

Äußere Anwendungen

• Ein Bad mit Winterrettich regt die Durchblutung im Unterleib an und stimuliert Leber und Nieren. Es hilft auch gegen Verstopfung und bei Durchfall.

• Regelmäßige Bewegung und Stretching sind besonders hilfreich, um die Darmbewegungen anzuregen.

• Machen Sie folgende Yoga-Dehnübungen, achten Sie dabei aber darauf, das Rückgrat nicht zu überanspruchen und die Muskeln nie zu überdehnen:

1. Vornüberbeugen

Stellen Sie sich aufrecht hin, den Kopf gerade halten.

Strecken Sie die Arme gerade nach oben über den Kopf, anschließend in der Hüfte einknicken und die Arme nach unten auf den Boden führen.

Versuchen Sie, wenn möglich, mit den Handflächen den Boden neben den Füßen zu berühren. Tief atmen, den Unterleib beim Atmen einbeziehen.

Stellen Sie sich vor, in Ihrem Unterleib befänden sich zwei Luftballons, die sich vom unteren Rand des Brustkorbs bis zum Bereich der Nieren und weiter zu den Beckenknochen (Darmbein) hin aufblähen.

Schließen Sie die Augen halb, atmen Sie tief ein und aus und stellen Sie sich vor, wie die Luft in die Ballons ein- und ausströmt. 20-mal ein- und ausatmen.

2. Drehung

Setzen Sie sich auf den Boden. Strecken Sie die Beine gerade. Stützen Sie sich mit den Händflächen hinten auf dem Boden ab.

Heben Sie das rechte Bein und überkreuzen Sie damit das linke. Das Bein anwinkeln und den Fuß auf der Außenseite des linken Knies auf den Boden bringen. Drehen Sie den Körper nach rechts. Stützen Sie den linken Ellbogen gegen die Außenseite des rechten Knies, damit Sie nicht nach rechts zurückweichen. Wenn nötig, stabilisieren Sie Ihre Haltung, indem Sie sich mit der rechten Hand am Boden abstützen.

Versuchen Sie Ihre Wirbelsäule mit der Kraft des Unterleibs gerade zu biegen. Den Kopf so weit wie möglich nach oben in Richtung Decke strecken. Versuchen Sie, nicht nach vorn zu kippen.

3. Drücken Sie die Brust heraus.

Atmen Sie tief ein und aus und stellen Sie sich vor, wie die Luft in die Ballons in Ihrem Unterleib strömt. Stellen Sie sich vor, wie Sie die Luft beim Ausatmen aus den Ballons herausdrücken. Zehnmal wiederholen und anschließend die Seite wechseln.

Durchfall

Durchfall kann viele Ursachen haben. Häufig liegt jedoch eine allgemeine Schwäche des Magen-Milz-Systems vor. Probleme dieser Art können verursacht sein durch Ängstlichkeit, zu hohe Aufnahme von Nahrungsmitteln mit abführender Wirkung, Konsum von zu viel Bier, eine Bakterien- oder Virusinfektion

oder manchmal auch durch extreme Erschöpfung. Bei Kleinkindern und Babys führt Lebensmittelunverträglichkeit gelegentlich zu Durchfall und ist häufig ein Hinweis auf eine Allergie gegen Milchprodukte. Auch Antibiotika können Durchfall verursachen.

Durchfall führt immer zu einem Verlust an Kalium und Magnesium und entzieht dem Körper Flüssigkeit. Deshalb ist es wichtig bei Durchfall möglichst viel klare Flüssigkeit zu trinken, um einer Dehydration (Austrocknen) vorzubeugen. Am besten eignen sich abgekochtes, warmes Wasser, Tees ohne Koffeingehalt und klare Brühe.

Durchfall gehört häufig auch zu den typischen Begleiterscheinungen einer Fernreise. Der Organismus besitzt keine Antikörper gegen manche Bakterien, die in fremden Ländern vorkommen. Diese Art von Durchfall ist jedoch meist nicht besorgniserregend und nach einem Tag meist schon überstanden, wenn man ein bisschen fastet, koffeinfreien Tee oder Brühe trinkt.

Chronischer Durchfall allerdings sollte von einem Arzt oder Heilpraktiker behandelt werden, der die nötige Kräuterformel und Ernährung zusammenstellen kann.

1. Herabgesetztes Magen-Milz-Qi

Die häufigsten Ursachen für Magenschwäche und einen damit verbundenen Durchfall sind zu viele kalte Speisen und Getränke, unregelmäßige Essgewohnheiten, Stress, extreme Sorgen oder eine lange Krankheit. Wenn das Qi der Milz herabgesetzt ist, sieht man bleich aus, hat keinen Appetit, der Bauch und der Unterleib sind nach jeder Mahlzeit unangenehm aufgebläht, man fühlt sich abgespannt und hat Durchfall. Möglicherweise besteht bereits ein Gebärmutter-, Rektal- oder Eingeweideprolaps (Vorfall). Der gesamte Körper ist schlapp und träge. Unter Umständen leidet der Betreffende an Hämorrhoiden.

2. Yang-Mangel in der Milz

Dieser Zustand ist im Grunde eine Weiterentwicklung von Punkt 1. Er ist auch auf zu viele kalte und roh verzehrte Speisen zurückzuführen oder auf eine schwache Yang-Energie in den Nieren, wodurch das Feuer in den Nieren nicht in der Lage ist der Milz ausreichend Wärme zuzuführen. Die Symptome gleichen denen, die in Punkt 1 beschrieben wurden. Die Schmerzen und das Kältegefühl im Unterleib können mit Auflegen einer Wärmflasche oder mit Moxibustion gelindert werden. Der Stuhlgang ist locker und weich und enthält unverdaute Speisereste. Betroffene klagen über geistige und körperliche Erschöpfung, Ödeme, Magen- oder Zwölffingerdarmgeschwür, chronische Gastritis, nervösen Magen, Appetitlosigkeit, chronischen Darmkatarrh und chronischen Durchfall.

3. Herabgesetztes Feuer in der Milz

Auch hieran ist der übermäßige Konsum kalter Speisen und Getränke schuld. Das Feuer in der Milz sorgt normalerweise für den Stoffwechsel. Wenn sich zu viel Flüssigkeit ansammelt und mit Kälte vermischt, kommt es zu Durchfall. Weitere Symptome sind Blähbauch, Blähung im

Bereich der Magengrube, Übelkeit, Erbrechen, kalte Gliedmaßen, Angst vor Kälte, Schüttelfrost, Weißfluss, Abgespanntheit und Schweregefühl im Unterleib.

SELBSTHILFE-MASSNAHMEN

Stärken Sie den Magen und die Milz. Regulieren Sie die Kälte und Feuchtigkeit im Körper.
Achten Sie auf einen ausgeglichenen Gemütszustand und vermeiden Sie Überarbeitung.
Suchen Sie einen Arzt oder Heilpraktiker auf.

Innere Anwendungen

• Vermeiden Sie oder reduzieren Sie den Verzehr von Speisen, die den Magen und die Milz, die Leber und die Nieren sowie deren Meridiansysteme belasten. (siehe Teil I, Kapitel 3 unter Einflüsse der Nahrung.) Kaffee und Zucker reizen die Eingeweide. Essen Sie nach Möglichkeit keine tropischen Früchte und Speisen. Diese entziehen dem Körper Hitze und sind deshalb im tropischen Klima ideale Nahrungsmittel. Doch in unseren Breitengraden sind dem Organismus besonders im Winter langkochende Speisen zuträglicher wie Klettenwurzeln, Karotten oder Rüben. Mineralstoffreiche Speisen wie Seetang (Hijiki) und Braunalgen (Kombu) speichern die Wärme im Körper und fördern die Darmbewegungen.

• Reduzieren Sie den Konsum eisgekühlter Getränke sowie gefrorener oder gekühlter Speisen und Nahrungsmittel, die Feuchtigkeit produzieren. (siehe Teil I, Kapitel 3 unter Einflüsse der Nahrung). Hierzu zählen Algen und Tofu. Solange Sie hin und wieder Algen essen, um den Mineralstoffvorrat Ihres Körpers aufzufüllen oder gekochten Tofu der Suppe beifügen, schadet es nichts. Bedenken Sie bitte, dass diese Hinweise als Richtlinie gedacht sind und nicht als unumstößliche Regel.

• Nehmen Sie vermehrt Nahrungsmittel zu sich, die die Darmmuskeltätigkeit fördern und die Feuchtigkeit aufnehmen. (siehe Teil I, Kapitel 3 unter Einflüsse der Nahrung).

• Essen Sie Lebensmittel, die viel Magnesium und Kalium enthalten wie Fisch, Fleisch, Avocados, Bananen, Schwarzdornmelasse und braunen Reis.

• Sei Ro Gan ist ein japanisches Kräuterpräparat in Pillenform, das in ganz Asien erhältlich ist und gegen Durchfall hilft.

• Ein anderes beliebtes japanisches Hausmittel wird aus Kuzu hergestellt, das in jedem Naturkostladen erhältlich ist. Das aus dieser heilsamen Bergwurzel hergestellte Getränk stellt das Darmgleichgewicht wieder her. Nehmen Sie einen gehäuften Teelöffel des weißen Pulvers und lösen Sie es in zwei bis drei Teelöffeln kaltem Wasser auf. Geben Sie eine Tasse Wasser hinzu und kochen Sie das Ganze auf kleiner Flamme unter ständigem Rühren zwei bis drei Minuten, bis die Flüssigkeit dick und durchsichtig wird. Geben Sie das Fruchtfleisch einer kleinen Umeboshi-Pflaume hinzu.

Äußere Anwendungen

• Körperliche Bewegung treibt die überschüssige Flüssigkeit mit dem Schweiß aus dem Körper. Massagen fördern die Nährstoffaufnahme und regen den Qi-Fluss an. Schränken Sie trotzdem weiterhin die Flüssigkeitsaufnahme ein, bis das Gleichgewicht wiederhergestellt ist.

• Legen Sie morgens und abends 15 bis 20 Minuten eine Ingwerkompresse auf den Bauch, um die Eingeweide zu wärmen (siehe Teil I, Kapitel 4 unter Anleitung zu Ingwerkompresse).

• Yoga-Übungen stärken den Bauch und mit Kopfständen wird die Verdauungsfunktion angeregt und ein Prolaps korrigiert. Kopfstände sollte man jedoch nur unter Anleitung eines erfahrenen Yoga-Lehrers machen.

• Sitzbäder stimulieren die Durchblutung in den Eingeweiden.

Moxibustion bei Durchfall
(Auf der Körperkarte sind die Punkte genau angegeben und die Abkürzungen erklärt.)
MAG. 36 und MI. 6 – Verwenden Sie drei kleine Moxakegel für alle 4 Punkte, um die Eingeweide zu beruhigen.

Blähungen

1. Überschuss in der Leber greift die Milz an.
Störungen im Verdauungstrakt schwächen die Milz und reizen die Leber. Dadurch werden Gase erzeugt, die Blähungen verursachen.
Blähungen sind ein Hinweis für ein Ungleichgewicht zwischen den Leber- und

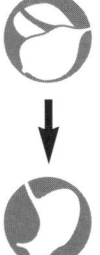

Milzmeridianen und den organischen Systemen. In der chinesischen Medizin heißt es, dass Holz (die Leber) die Erde (die Milz) angreift. Normalerweise wird Erde durch Holz reguliert, doch bei Blähungen schießt die Leber über. Eine Zirkulationsstörung zwischen dem Milz-Qi und dem Leber-Qi entsteht, wenn das Milz-Qi geschwächt ist. Dies wird verursacht durch Aufnahme vieler verschiedener Speisen durcheinander, falsche Nahrungmittel, zu viel Trinken während der Mahlzeiten oder durch schwer verdauliche Speisen. Ungleichgewicht in der Leber entsteht durch Stress, falsche Ernährung oder Ärger, wodurch das Yang in der Leber ansteigt und den Magen angreift. Die Folgen sind Blähungen und Aufstoßen. Unverdaute Nahrung im Dünndarm, die vom Blut nicht aufgenommen wird, lagert dort und beginnt zu gären, was zu Blähungen führt.

SELBSTHILFE-MASSNAHMEN

Beruhigen Sie das Qi der Leber. Kräftigen Sie das Qi der Milz, schränken Sie den Zuckerkonsum ein und sorgen Sie für regelmäßigen Stuhlgang.

Innere Anwendungen

• Schränken Sie den Verzehr von Lebensmitteln ein, die den Magen und die Milz belasten. Essen Sie vermehrt Magen und Milz stärkende Speisen (siehe Teil I, Kapitel 3 Einflüsse der Nahrung).

• Schwer verdauliche Speisen können Blähungen hervorrufen. Doch welche

Nahrungsmittel schwer verdaut werden, ist individuell verschieden. Dem einen macht es nichts aus Schweinefleisch mit Bohnen, Würstchen, Suppe mit schwarzen Bohnen und Kichererbsen zu essen. Ein anderer bekäme davon einen Blähbauch. Der eine verträgt scharfe Peperoni, der andere verträgt keine Nüsse. Wer häufig an Blähungen leidet, sollte versuchen herauszufinden, gegen welche Stoffe eine Überempfindlichkeit besteht.

• Dennoch kann man Blähungen vorbeugen, am besten durch eine einfache Ernährungsweise mit hauptsächlich frischen, gut gegarten Lebensmitteln. Manche Dinge brauchen länger als man denkt: Brauner Reis und Auberginen werden häufig nicht lange genug gekocht. Legen Sie Bohnen vor der Zubereitung über Nacht in Wasser ein und fügen Sie einen Teelöffel Bicarbonat hinzu. Schöpfen Sie den Schaum beim Kochen ab und lassen Sie die Bohnen so lange kochen, bis sie butterweich sind. Eventuell fügen Sie ein wenig Kombu (Braunalgen) hinzu, um die Darmtätigkeit durch den Mineralstoff zusätzlich anzuregen.

• Kauen Sie die Nahrung sorgfältig und warten Sie nach dem Abendessen zwei bis drei Stunden mit dem Schlafengehen, damit sich keine Gase bilden.

• Eine Tasse warmes Wasser mit einem Teelöffel Ingwerpulver hilft gegen Darmkrämpfe.

Äußere Anwendungen

Versuchen Sie Körper und Geist vor den Mahlzeiten ein wenig zu beruhigen. Lockern Sie den Gürtel und atmen Sie tief ein und aus. Setzen Sie sich dabei gerade auf den Stuhl und atmen Sie durch die Nase, wobei Sie den Bauch aufblähen. Beim Ausatmen ziehen Sie den Bauch wieder ein. Nehmen Sie sich vor dem Essen für diese Atemübung zehn Minuten Zeit. Sie stärken damit die Bauchmuskulatur und fördern die Verdauung.

• Ein Umschlag aus Ingwer und Senf hilft gegen Bauchschmerzen, Blähungen, Gasbildung, schmerzende, steife Schultern und Schweregefühl im Kopf. Raspeln Sie dafür ein ca. zwei Zentimeter langes, ungeschältes Stück Ingwerwurzel und fügen Sie etwas japanischen gelben Senf hinzu (Karashi ist in asiatischen Lebensmittelläden erhältlich). Beides gut verrühren und in ein Taschentuch geben, das Sie in der Mitte mit einem Band oder einer Kordel zubinden. Dieses Säckchen kochen Sie in einem Topf mit zwei Tassen Wasser kurz auf und lassen es dann zehn Minuten lang auf kleiner Flamme weiterköcheln. Tauchen Sie kleine Handabtrockentücher in den Sud und legen Sie sich die Tücher auf den Bauch. Legen Sie über die vollgesogenen Tücher ein trockenes Handtuch und darauf eine Wärmflasche. Die Tücher sollten Sie ein- oder zweimal wechseln und insgesamt 30 Minuten auf dem Bauch liegen lassen.

Magenverstimmung, Bauchschmerzen und Stomatitis (Entzündung der Mundschleimhaut)

Die meisten Magenschmerzen werden durch ein Ungleichgewicht im Milzkanal verursacht (siehe Ausführungen zu diesen Beschwerden im vorigen Abschnitt).

Innere Anwendungen

• Wer zu Magen- und Bauchschmerzen neigt, sollte regelmäßig Knoblauch zu sich nehmen. Bräunen Sie zwei bis drei Knoblauchzehen samt Haut in einer Pfanne an und essen Sie sie zum Abendessen. Sie schmecken angenehm nussartig und helfen bei jeder Art von Verdauungsproblemen.

• Eine Tasse grüner Tee (Bancha) oder eine Tasse Ingwer mit Pflaumenextrakt helfen gegen Bauchschmerzen.

• Bauchschmerzen, die von Stress herrühren, vergehen, wenn Sie viel Nahrung zu sich nehmen, die Schleim produziert. Die Magenschleimhäute sollten nicht überreizt werden, um der Entstehung eines Magengeschwürs vorzubeugen. Andere japanische Nahrungsmittel, die dagegen helfen, sind: Konnyaku, Nattô, Taro und Yamswurzel.

• Verrühren Sie einen Teelöffel Honig mit warmem Wasser und warten Sie nach der Einnahme mit dem Essen. Die Honiglösung lindert Entzündungen und reduziert die Hitze im Magen.

Äußere Anwendungen

• Ein heißer „Salzstein" beruhigt einen verstimmten Magen, lindert Bauchschmerzen und hilft gegen Blut im Urin. Füllen Sie Salz in eine Tasse, erhitzen Sie es und geben Sie es anschließend in ein Taschentuch. Dieses wird an den Enden zu einem Säckchen zusammengeknotet und auf die betroffene Stelle aufgelegt, die damit leicht massiert wird.

• Gönnen Sie sich nach dem Essen eine kleine Verdauungspause. Legen Sie sich auf die rechte Seite mit der rechten Hand unter dem Kopf. Diese Lage fördert die Verdauung und erleichtert den Transport der Nahrung in den Zwölffingerdarm.

• Ingwerkompressen helfen gegen Bauchschmerzen. Raspeln Sie ein zwei bis drei Zentimeter langes, geschältes Ingwerstückchen klein und kochen Sie es in zwei bis drei Tassen Wasser, bis sich das Wasser dunkel färbt. Anschließend tauchen Sie ein sauberes Baumwolltuch in die Flüssigkeit und wringen es aus. Sobald es leicht abgekühlt ist, legen Sie es auf den schmerzenden Bereich. Decken Sie ein trockenes Handtuch darüber und legen Sie eine Wärmflasche darauf.

• Eine leichte Bauchmassage hilft bei Schmerzen, die durch Blähungen verursacht sind, sowie bei Verstopfung durch Nahrung im Dick- und Dünndarm. Legen Sie die linke Hand über die rechte und fahren mit kreisenden Bewegungen über den Unterleib. Atmen Sie dabei tief ein und aus. Beginnen Sie am Nabel und bewegen Sie die Hände zuerst nach links, dann nach unten über den Unterleib und wieder nach oben in Richtung Bauchnabel. Wiederholen Sie dies 50-mal. Versuchen Sie sich dabei vorzustellen, wie die Reibungsenergie den Verdauungstrakt entspannt.

Akupressur bei Magenkrämpfen
(Auf der Körperkarte sind die Punkte genau angegeben und die Abkürzungen erläutert.)
BL. 17 – Stimulieren Sie mit dem Daumen beide Seiten des siebten Zervikalwirbels, dann dessen oberen und unteren Rand. Wiederholen Sie den Druck zwei- bis dreimal, um das Magen-Qi zu beruhigen.

Uranaitei – Nehmen Sie Moxakugeln gegen Magenkrämpfe, nervösen Magen und Magenverstimmung.

Übelkeit und Erbrechen

Feuer, das im Magen hochsteigt
Wenn das Feuer im Magen hochsteigt, ist das meist eine Folge von zu hastigem Essen, zu fetten Speisen oder Überessen. Aufsteigendes Feuer verursacht Aufstoßen, Aufsteigen saurer Flüssigkeit und Brennen in der Magengrube.
Auch ein Grippe- oder Erkältungsvirus kann Übelkeit erzeugen, ebenso Bakterien, verfaulte Nahrung oder eine Störung der inneren Organe durch kalte Feuchtigkeit in der Milz, wie im Abschnitt Durchfall beschrieben, rufen Übelkeit hervor.

SELBSTHILFE-MASSNAHMEN

Achten Sie darauf, welche Speisen Sie essen und unter welchen Umständen Sie die Mahlzeiten einnehmen. Lassen Sie sich Zeit und essen Sie möglichst weniger. Setzen Sie die Hitze des Magen-Qi herab.

Innere Anwendungen
• Wenn Sie sich bereits übergeben mussten, trinken Sie anschließend einen Tee aus Ingwer mit einem Teelöffel Extrakt aus japanischen Pflaumen (Ume).
• Trinken Sie eine Tasse grünen japanischen Tee (Bancha) mit einem Teelöffel Sojasauce. Bei Übelkeit verbunden mit Bauchschmerzen fügen Sie dem Tee das Fruchtfleisch einer Umeboshi-Pflaume hinzu oder trinken Sie eine Tasse warmen Bancha mit einem Teelöffel Pflaumenessig und ein wenig ausgepresstem Ingwersaft. Trinken Sie den Tee unmittelbar, nachdem Sie sich übergeben mussten.
• Wenn Ihr Körper durch Übelkeit und Erbrechen geschwächt ist, stärken Sie Ihr Verdauungssystem mit braunem Reisbrei (siehe Rezeptvorschläge im Anhang) und dem Fruchtfleisch von Umeboshi-Pflaumen. Die Pflaumen enthalten verdauungsfördernde Enzyme. Miso-Suppe mit Schalotten und ein wenig brauner Reis als Beilage haben den gleichen Effekt. Einige Scheiben eingelegter Rettich (Takuan – siehe Glossar) sind ebenfalls hilfreich.

Akupressur bei Erbrechen
(Auf der Körperkarte sind die Punkte genau angegeben und die Abkürzungen erläutert.)
MAG. 36 – Dieser Punkt reguliert die Milz-Magenfunktion.
KG. 12 – Der Punkt beruhigt den Magen und unterdrückt die aufsteigende Qi-Energie.

Lebensmittelvergiftung

• Wenn die Lebensmittelvergiftung durch Fisch oder andere Meeresfrüchte (was häufig der Fall ist) verursacht wurde, bereiten Sie einen Tee aus frischen Perilla-Blättern zu und machen Sie einen Absud daraus. Trinken Sie den Aufguss oder essen Sie die rohen Blätter.

• Raspeln Sie ein daumengroßes Stück Lotuswurzel, fügen Sie drei Tassen Wasser hinzu und lassen Sie es kurz aufkochen, anschließend zehn Minuten auf kleiner Flamme kochen lassen und heiß trinken.

• Bereiten Sie ein Getränk aus Winterrettich und frischem Ingwer. Hobeln Sie den Rettich, bis die Menge ungefähr $1/3$ einer Tasse ergibt; fügen Sie zwei Teelöffel frischen Ingwer sowie einen Schuss Sojasauce hinzu. Mischen Sie das Ganze mit heißem Bancha oder heißem Wasser und trinken Sie dreimal am Tag davon.

Magen- und Zwölffingerdarm-Geschwüre

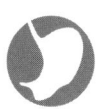
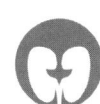

Qi-Mangel in der Milz und Yang-Mangel in den Nieren, der nicht behandelt wurde
Wenn der Mangel an Qi in der Milz weiter fortschreitet (was zu Magenverstimmung führt, wie in diesem Kapitel bereits erwähnt), erhöht sich die Kälte in diesem Organ. Der Schmerz lässt bei Wärmezufuhr nach. Wenn die Symptome unbehandelt bleiben, kann es zur Bildung von Geschwüren, zu chronischer Gastritis, nervösem Magen, chronischem Darmkatarrh und Ruhr kommen.
Der Mangel an Qi in der Milz, hervorgerufen durch kalte Speisen und Getränke, sowie die Yang-Schwäche in den Nieren können zusammen zu höchst unerfreulichen Beschwerden führen. Außer den Bauchschmerzen – verursacht durch unverdaute Nahrungsreste im weichen Stuhl – empfindet der Patient Kälte und Schwere in den Armen und Beinen, fühlt sich körperlich erschöpft, klagt über

Ödembildung und wenig Wasserlassen und hat womöglich einen Prolaps. Geschwüre bilden sich bevorzugt bei unter Stress stehenden Menschen. Falls dies auf Sie zutrifft und Sie sich fragen, wie und warum sich das Geschwür gebildet hat, versuchen Sie sich daran zu erinnern, was Sie getan haben, als die ersten Magenbeschwerden auftraten. Hat Stress Ihr Leben beeinflusst? Hat dieser Stress über einen längeren Zeitraum angehalten? Haben die Magenprobleme fortbestanden oder sind sie sogar schlimmer geworden? Wenn der Stress zunimmt, ist der Magen nicht mehr in der Lage, Nahrung aufzunehmen. Die Magenzellen produzieren nicht mehr genügend Magensäure, die Nahrung kann nur noch unvollständig verdaut werden. Die Folge ist eine Gewichtsabnahme.
Schwefelhaltige Medikamente oder Antibiotika, die über einen längeren Zeitraum eingenommen werden, können ebenfalls die Darmbakterien angreifen und zerstören. Das natürliche Gleichgewicht des Darms wird so gestört, was zur Entwicklung von Geschwüren führen kann.

SELBSTHILFE-MASSNAHMEN

Suchen Sie einen Arzt oder Heilpraktiker auf. Sie sollten diesen Zustand ernst nehmen und entsprechend sorgfältig behandeln lassen. Eine Behandlung mit Heilkräutern ist sinnvoll.
Stärken Sie die Milz und wärmen Sie den Mittleren Wärmebereich.

Innere Anwendungen

• Essen Sie nicht zu viel auf einmal und meiden Sie Zucker, tierische Fette, Nahrungsmittel mit Lebensmittelzusätzen und Konservierungsmitteln.

• Versuchen Sie Stress durch regelmäßige Entspannungsübungen abzubauen.

• Essen Sie faserhaltige Lebensmittel wie Hafer, braunen Reis und Bohnen.

• Shiitake beruhigen die Magenschleimhaut. Essen Sie viel von diesen Pilzen.

• Sesam-Öl enthält Vitamin E und beschleunigt die Wundheilung. Geben Sie Sesam-Öl an leicht gedünstete Gemüsegerichte und an vorgekochte Salate.

• Propolis ist ebenfalls ein bewährtes Mittel bei Geschwüren. Halten Sie sich an die Einnahmeempfehlung auf dem Beipackzettel (siehe auch den Abschnitt Umgang mit Stress und Stärkung des Immunsystems im Teil II).

Sodbrennen, Säurerückfluss und Schleimhautentzündung

1. Aufsteigendes Qi im Magen
Durch zu viel, zu üppiges oder zu hastiges Essen bleibt unverdaute Nahrung im Magen zurück. Die Folge ist, dass die Qi-Energie im Magen rebelliert und ansteigt, was sich als Aufstoßen und Säurerückfluss bemerkbar macht.

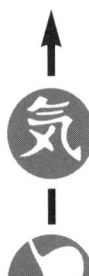

SELBSTHILFE-MASSNAHMEN

Essen Sie kleinere Portionen, weniger fette Speisen und lassen Sie sich Zeit. Verringern Sie die Hitze im Magen.

2. In der Leber (Holz) aufgestautes Qi dringt in die Milz (Erde) ein
Aufstoßen und Säurerückfluss sind daher häufig auf einen Stau von Qi in der Leber zurückzuführen: Das Qi steigt an und dringt in den Magen ein. Die Folgen sind Übelkeit und Schmerzen in der Magengrube. Geschwüre im Mund sind ein Hinweis für zu viel Hitze im Magen.

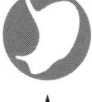

SELBSTHILFE-MASSNAHMEN

Es gilt, den Stau des Leber-Qis aufzulösen und das allgemeine Qi zu tonisieren. Essen Sie keine fetten Speisen, reduzieren Sie die Hitze im Magen und stärken Sie die Milz.

Innere Anwendungen

• Trinken Sie warmen Bancha mit einem Teelöffel Pflaumenextrakt (Ume).

• Die Hitze und Säure im Magen wird verringert durch geraspelten Winterrettich mit einem Schuss Sojasauce.

• Essen Sie ein kleines Stück leicht angebräunten Kombu (Braunalgen) und kauen Sie es gründlich.

• Essen Sie regelmäßig Sesamsamen mit braunem Reis.

• Gegen Sodbrennen hilft lange eingelegter Rettich (Takuan – siehe Glossar). Er ist in Asienläden erhältlich.

• Trinken Sie einen Monat lang nach jedem Essen eine Tasse Enzian-Tee. Tun Sie dies regelmäßig. Trinken Sie den Tee nicht auf leeren Magen.

Appetitverlust

• Essen Sie, wenn Sie hungrig sind, und nicht, wenn die Uhr es Ihnen vorschreibt. Wenn der Darm verstopft und überlastet ist, wird die Nahrung nicht absorbiert. Zusätzliche Nahrungsaufnahme macht den Zustand nur noch schlimmer. Lenken Sie sich ab, während andere am Tisch sitzen und essen. Gehen Sie dem Essen aus dem Weg, wenn Sie einfach nichts herunterbringen können.

• Trinken Sie Bancha-Tee mit leicht gerösteten Getreidekörnern und braunem Reis, einen Teelöffel voll Pflaumenextrakt (Ume) in warmem Wasser und einen Absud aus Ketsumeishi, den Sie in Asienläden erhalten, die Naturprodukte führen. Probieren Sie braunen Reisbrei (Rezept im Anhang). Er ist leicht, nahrhaft und stärkt die Milz und den Magen.

• Suppe aus braunem Reis wirkt ebenfalls appetitanregend. (Hinweis am Ende des Kapitels).

Äußere Anwendungen

• *Moxibustion mit Knoblauch hilft bei schwacher Konstitution mit Appetitverlust*
Nehmen Sie eine große Knoblauchzehe, schälen Sie sie und schneiden Sie eine drei Millimeter dicke Scheibe ab. Legen Sie diese auf ihren Bauchnabel (der Bauchnabel ist eigentlich der Punkt Konzeptionsgefäß 8). Rollen Sie ein kleines Stück Moxa zusammen und legen Sie es genau auf die Mitte des Knoblauchscheibchens. Das Moxastück muss klein genug sein, damit es nicht übersteht und womöglich die Haut verbrennt.

Zünden Sie das Moxastückchen an und lassen Sie es abbrennen.
Der Knoblauch wird ziemlich heiß. Entfernen Sie ihn, wenn es unangenehm werden sollte. Wiederholen Sie die Anwendung fünf- bis zehnmal, bis sich eine Empfindung einstellt und der Bereich stimuliert ist.
Es heißt, durch diese Anwendung werde das Verdauungsfeuer angeregt. Sie ist auch für Kinder geeignet.
Moxibustion mit Knoblauch kann auch genau über den schmerzenden Muskeln angewendet werden, ebenso am Rücken und an den Hüften. Getrocknete Moxa in grober Form, die in Tüten abgepackt ist, eignet sich hierfür besser als Moxa-Stäbchen oder gerollte Moxa.

Völlegefühle durch Überessen

• Trinken Sie heißen Tee und Brühe, um die Verdauung anzuregen. Aber trinken Sie nicht zu viel, denn auch zu viel Flüssigkeit kann das Verdauungsystem belasten und Magen und Milz angreifen.

• Die Bitterstoffe des Enzians erleichtern dem Magen, der Milz und der Leber die Verdauungsarbeit. Enzian wurde in Japan in der Mitte des 19. Jahrhunderts eingeführt und gilt seitdem als bewährtes Hausmittel aus dem westlichen Heilkräuterschrank.

• Essen Sie so oft wie möglich leicht gedünstete oder ausgepresste Blätter des Kale-Kohls, Klee- oder Chrysanthemenblätter. Sie enthalten viel Chlorophyll, wirken blutreinigend und aufbauend. Löwenzahn enthält ebenfalls Bitterstoffe, die der Leber gut tun.

• Nehmen Sie einige Tage leichte Mahlzeiten zu sich, beispielsweise gekochten Fisch mit Koriander, frisch geraspelten Ingwer oder gehobelten Winterrettich. Als Beilage eignet sich ein wenig brauner Reis, damit Ihr Körper sich schnell regenerieren kann. Naschen Sie nicht zwischen den Mahlzeiten.

Rezept: Braune Reissuppe

Brauner Reis in Gemüsebrühe ist leicht verdaulich und besonders bei Magengeschwüren und Säurerückfluss zu empfehlen. Geben Sie der Suppe Gerste bei, wenn Sie Durchfall haben. Bei Verstopfung ist Hafer angezeigt.

Gemüsebrühe können Sie nach Belieben mit folgenden Gemüsesorten zubereiten: Klettenwurzeln, Karotten, Sellerie, Winterrettich, Winterkohl, Auberginen, dunkelblättrigem Salat und Petersilie.

1 El. Brauner Reis pro Suppenteller

Zubereitung:

Drücken Sie das Gemüse, bevor Sie es kochen, in einem Tuch aus.

Geben Sie den Reis in die Brühe und lassen das Ganze so lange kochen, bis der Reis weich ist.

Wer weniger Verdauungsprobleme hat, kann die Brühe mit der gleichen Menge Gemüse und Reis zubereiten.

Zwanghafte, suchtähnliche Störungen

Energetik der chinesischen Medizin

Sucht oder Abhängigkeit sind Bezeichnungen für ein zwanghaftes Verlangen nach bestimmten Mitteln. In der chinesischen Medizin deutet man dieses Verhalten als Zerstörung der Shen-Energie. Shen ist die geistige, seelische Energie im Körper. Wenn sie gestört ist, werden – je nach Art des Suchtverhaltens – der Herzmeridian und andere Energiesysteme im Körper aus dem Gleichgewicht gebracht. Die Folgen sind schwere emotionale Störungen.

Behandlungsverlauf

In der Regel schlägt der Therapeut folgenden Behandlungsablauf vor:

• Akupunktur, um das Gleichgewicht des Herzmeridians und anderer Systeme wiederherzustellen. Akupunktur ist eine direkte, einfache und sanfte Art, ein Shen-Ungleichgewicht zu behandeln. Der Betroffene hat dabei die Möglichkeit die Energie seines Körpers in ruhiger, freundlicher Umgebung zu erfahren. Es bedarf keiner intellektuellen Anstrengung sich mit den eigenen Gefühlen auseinanderzusetzen. Man kann sich stattdessen auf sehr intime und zurückgezogene Weise auf sich selbst konzentrieren. Auf diese Weise hilft die Behandlung, dass man selbst etwas für seine Genesung tut. Das Tempo und die Abfolge bestimmt der Patient ebenfalls selbst.

• Akupressur, Massage und Heilkräuterbehandlung: Menschen, die ihr emotionales Gleichgewicht verloren haben, sprechen in der Regel gut auf diese Behandlungsarten an.

Wenn die ersten Hürden der somatischen Therapie erfolgreich genommen sind, versucht der Behandler, den Patienten behutsam einen Schritt weiterzuführen. Dies kann auf folgenden Wegen geschehen:

• Den gesunden Mittelweg suchen. Zu viel von einer Sache schadet dem seelischen und körperlichen Gleichgewicht. Deshalb alles in Maßen: Sport, Essen, Trinken, Sex.

• Um selbstzerstörerische Verhaltensmuster wie Nägelkauen, Drogenkonsum oder Alkoholmissbrauch zu überwinden, muss der Betroffene bereit sein mitzuarbeiten. Er braucht außer der therapeutischen Führung zusätzlich Unterstützung durch seine Umgebung. Er muss durch neue, konstruktive Gewohnheiten lernen alte, schädliche Muster abzulegen.

• Positive Verhaltensweisen zu fördern und zu pflegen, die den Bedürfnissen des Patienten entgegenkommen, kann den Umstellungsprozess beschleunigen und damit das Suchtmuster leichter auflösen helfen.

In einem nächsten Behandlungsschritt versucht der Akupunkteur vielleicht den Patienten seelisch zu stärken und zu ermutigen.

• Sie können wählen.

Für den Patienten ist es wichtig, dass er seine Wahlmöglichkeiten erkennt. Er kann sein Verhalten ändern, wenn er sich konsequent beim ersten Glas Alkohol oder beim ersten Stück Kuchen die Frage stellt, ob er es jetzt wirklich will und braucht. Dieser leichte Druck führt dazu, dass er nach und nach sein Verhalten und sein vermeintlich zwanghaftes Verlangen zu ändern vermag. Es genügt bereits sich zu sagen: Ich trinke oder esse es nicht jetzt – erst in einer Stunde, wenn ich dann noch Lust darauf habe. Es ist gut möglich, dass Sie später kein Verlangen mehr danach haben, besonders wenn Sie anfangen, sich mit etwas anderem zu beschäftigen.

Zum Suchtverhalten gehört auch, dass viele Betroffene behaupten, sie könnten nichts anderes tun und denken, bevor sie ihre Sucht befriedigt haben. Mit Meditation kann man den Geist trainieren und den Verzicht verlängern. Meditation gehört zu den besten Mitteln Suchtmuster aufzulösen.

• In Ihnen selbst liegt die Kraft – nicht in dem Mittel, nach dem Sie greifen. Suchtmittel wie Alkohol, Drogen, Essen und Suchtverhalten wie Spielsucht und Verlangen nach Sex sind für sich genommen nichts Schlechtes. Die Einstellung diesen Mitteln und Verhaltensweisen ist das Verhängnis. Alkohol wird dann zum Problem, wenn der Mensch nicht mehr in der Lage ist, seinen Konsum zu kontrollieren, und wenn Alkoholmissbrauch dazu dient sich selbst zu betäuben. Der Grund dafür liegt in der Störung des Shen-Gleichgewichts. Wenn die Gründe für die Sucht erkannt und behandelt werden, lässt sich die Abhängigkeit nach und nach sogar ganz überwinden.

• Machen Sie Visualisierungsübungen. Versuchen Sie sich ein Leben ohne das Suchtmittel vorzustellen. Wie sieht Ihr Tag aus, morgens, wenn Sie aufstehen bis zum Abend, wenn Sie zu Bett gehen? Versuchen Sie sich in die Situationen hineinzuversetzen, die Ihnen normalerweise Schwierigkeiten bereiten. Wie gehen Sie damit um? In Ihrem Kopf können Sie nach Möglichkeiten suchen neue Wege zu finden, einem Menschen oder einer Situation neu und anders zu begegnen. Atmen Sie tief und regelmäßig, sagen Sie sich immer wieder, dass Ihnen nichts geschehen kann. Sie können sich sicher und geborgen fühlen. Wenn Sie die Vorstellungen zu sehr bedrücken, rufen Sie einen Freund oder eine Freundin an, sprechen Sie darüber. Wenn Sie sich selbst in Situationen hineinversetzen, in denen Sie mit Schwierigkeiten fertig werden können, bahnen Sie sich selbst den Weg mit Ihren Problemen fertigzuwerden. Sie haben die Kraft dazu bereits in sich.

• Machen Sie sich die Dinge bewusst: Jede Form von Meditation, Yoga, Qi Gong, Tai Chi und Karate helfen Ihnen, das Verlangen nach Suchtmitteln wie Alkohol, Drogen oder Essen abzubauen. Solche Übungen helfen auch, sich seiner selbst und vieler Dinge bewusst zu werden.

• Konzentrieren Sie sich auf Positives: Was kann ich haben oder was kann ich tun? Richten Sie nicht all Ihre Kraft auf das, was Sie nicht haben können oder dürfen. Damit lenken Sie Ihre Konzentration noch stärker auf das Suchtmittel. Konzentrieren Sie sich stattdessen auf das, was positiv für Sie ist.

Mit dieser Selbsthilfe-Maßnahme erreichen Sie viel, wenn Sie sie regelmäßig anwenden. Beschäftigen Sie sich nicht länger mit dem, was Sie als Verlust empfinden und allem, was damit zusammenhängt. Stellen Sie sich vor, wie Sie Ihre neu gewonnene Zeit nutzen können. Gehen Sie aus, machen Sie einen Kurs, suchen Sie nach Menschen, die ähnliche oder dieselben Interessen haben wie Sie. Langsam bildet sich so ein neuer Kreis von Menschen um Sie. Oder versuchen Sie Ihr Suchtverhalten abzulegen, indem Sie sich einer Gruppe von Menschen anschließen, die ebenfalls aktiv daran arbeiten, sich emotional und geistig weiterzuentwickeln. Sie erfahren durch die Gemeinschaft einen neuen Energieschub und lernen Menschen kennen, die Ihnen vielleicht Anregungen geben, an die Sie nie gedacht hatten.

• Stress, Ärger und Ängste abbauen: Für manche Menschen ist die Sucht ein Mittel, Stress oder andere emotionale Spannungen abzubauen, für die sie sonst kein Ventil finden. Suchen Sie nach Wegen, angestauten Frust loszuwerden. Gehen Sie Tanzen oder Joggen, trommeln Sie gegen einen Sandsack, machen Sie eine Kampfsportart, singen Sie laut – machen Sie alles, von dem Sie glauben, dass es Ihnen hilft. Gestehen Sie sich selbst mehr zu: Seien Sie kreativ, spontan, fahren Sie mal richtig aus der Haut. Eine Frau in Tokio wirft immer Eier gegen die Rückwand ihres Haus, wenn sie sich irgendwie Luft verschaffen muss! Wenn es sein muss, stellen Sie sich für den Notfall eine Liste zusammen, was Sie bei Stress tun können.

Kampf bedeutet, dass sich die Energie in Ihnen staut. Ein Streit ist das beste Beispiel dafür. Wenn man in der Hitze des Wortgefechts so richtig kocht und auf seiner Meinung beharrt, ändert sich gar nichts. Beide Parteien müssen zuhören, miteinander reden und versuchen die Gefühle und Argumente des anderen zu verstehen. Nur so kommt man zu einer Lösung. Lassen Sie sich selbst und andere so, wie sie sind, und der Ärger wird sich verflüchtigen. Halten Sie nicht an Verstimmungen fest. Denken Sie immer daran, dass nichts wichtiger ist als Ihr Seelenfrieden.

• Suchen Sie nach neuen Wegen Schwierigkeiten zu meistern.

Wir kommen nun zum Thema Akzeptieren, insbesondere zur Selbstakzeptanz. Zwanghafte Verhaltensmuster lassen sich überwinden, wenn der Betreffende erkennt, dass sein Verhalten einen bestimmten Zweck erfüllt. Die Sucht hat die Funktion eine unerträgliche Situation mit Hilfe des Suchtmittels zu überstehen.

Was man braucht, um das selbstzerstörerische Verhalten zu ändern, ist ein Mittel mit der Situation auf andere Weise fertigzuwerden oder bestimmte Dinge, die das Suchtverhalten auslösen grundsätzlich aus seinem Leben zu bannen. Die herkömmlichen Gesprächstherapien oder neue Methoden wie Hypnotherapie und Neurolinguistische Programmierung (NLP) können dabei sehr hilfreich sein.

• Sie müssen es wirklich wollen!

Alle Menschen, die ihre Sucht erfolgreich bekämpfen konnten, haben eines gemeinsam: Sie wollten sich von ihrer Sucht um jeden Preis befreien. Sie haben Rückschläge hingenommen, aber haben sich nie geschlagen gegeben. Sie waren bereit ihr Leben zu ändern und Opfer zu bringen, um an ihr Ziel zu kommen – die Befreiung von der Sucht.

Äußere Anwendungen

• Machen Sie Atemübungen, wenn Sie das zwanghafte Verlangen nach Essen oder Alkohol verspüren.

• Suchen Sie nach einem Behandler, der nach den Lehren der chinesischen Medizin praktiziert. Er hilft Ihnen einen Ernährungsplan aufzustellen, der den Bedürfnissen Ihres Körpers entgegenkommt. Sie finden auf diese Weise zu Ihrem Gleichgewicht zurück, ohne den Körper auf physischer Ebene weiter zu schädigen, was durch die Sucht ohnehin schon schlimm genug sein kann.

• Das Verlangen nach Zucker behandeln:
1. In der chinesischen Medizin heißt es, dass bittere Geschmacksstoffe das Verlangen nach Süßem verhindern. Zu den Nahrungsmitteln, die in die Kategorie bitter eingeordnet werden, gehören beispielsweise Mandeln, Endivien, Rettichsprossen, Römischer Lattich (Salat), Roggen und Rüben. Der bittere Geschmack stimuliert die Bauchspeicheldrüse, die direkt mit der Milz zusammenhängt.
2. Proteinreiche Nahrungsmittel reduzieren ebenfalls das Verlangen nach Süßem. Dazu gehören Nüsse, Bohnen und Hülsenfrüchte, Sojabohnen und Sojabohnen-Produkte wie Tofu, Sojamilch und Miso. Viele Menschen, die sich am liebsten von Süßem ernähren, nehmen nicht genü-

gend Proteine zu sich. Dünne Menschen mit starkem Verlangem nach Süßem sollten wenig Kohlehydrate essen, aber viel Milch trinken und Milchprodukte essen.

Ein Freund von mir, der sich selbst eine Diät aus braunem Reis, Soba-Nudeln, etwas Tofu und gedünstetem Gemüse verordnet hat, weil er glaubte, dass dies gut für ihn sei, entwickelte daraufhin ein starkes Verlangen nach Zucker. Er hatte außerdem viel Luft im Körper, sein Leib war aufgebläht, sein Stuhlgang war locker und er verlor Gewicht. Nachdem er seine Ernährungsweise auf mehr protein- sowie einige fetthaltige Nahrungsmittel umgestellt und die Palette der Gemüsesorten beispielsweise um Löwenzahnblätter und Endiviensalat erweitert hatte, ließ das Verlangen nach Süßem nach. Der Stuhlgang normalisierte sich, er hatte nicht mehr so viel Luft im Körper und sein Leib war nicht mehr aufgebläht. Er fühlte sich viel wohler und vor allem vitaler. Das Beispiel dieses Freundes zeigt, dass nicht alles gut für uns ist, von dem wir glauben, dass es das sei.

3. In Japan sagt man, dass der saure Geschmack von Umeboshi-Pflaumen dem Verlangen nach Süßem ein Ende macht.

Akupressur gegen starkes Verlangen nach Essen und Alkohol
(Auf der Körperkarte sind die Punkte genau angegeben und die Abkürzungen erläutert.)
G.B. 2 – Drücken Sie die Vertiefung neben dem fleischigen Höcker vor dem Ohr bei der Kerbe am oberen Rand der knorpeligen Erhebung vor dem Gehörgang.
S.I. 19 – An der Stelle zwischen dem Höcker am Ohr und dem Kinnbackengelenk bildet sich eine Vertiefung, wenn der Mund weit geöffnet ist.

Körperkarte

Deutsch/Chinesisch/Japanisch
(Chinesische Transliteration
in Pin-Yin-Schreibweise.)

Lunge 肺經
LU. 6 - *Kongzui, Kôsau* 孔最 – Der Punkt
liegt auf Speichenseite auf der Innen-
fläche des Unterarms, ungefähr vier
Fingerbreit unterhalb der Ellbogenfalte.
Stimulierung dieses Punktes hilft bei
Husten und Asthma.
LU. 7 - *Lieque, Rekketsu* 列缺 – Der Punkt
liegt in der Furche an der Handgelenks-
wölbung ungefähr zwei Fingerbreit zwi-
schen Elle und Speiche. Stimulierung
dieses Punktes hilft bei Husten, Asthma
und Halsentzündungen.
LU. 11 - *Shaoshang, Shoshô* 小商 –
Drücken Sie auf den Punkt auf der
Radialseite des Daumens am Rand des
Nagelbetts. Das hilft bei Husten, Hals-
entzündung und Asthma.

Dickdarm 大腸經
DD. 4 - *Hegu, Gokoku* 合谷 – Der Punkt
liegt in der Vertiefung vor der Gelenks-
verbindung von Daumen und Zeigefinger. Er aktiviert das Qi im ganzen Körper und hilft bei Kopfschmerzen, geröteten und geschwollenen Augen, bei Nasenbluten, Halsentzündung, Schmerzen
im Arm und Herzschmerzen.
DD. 10 - *Shousanli, Tesanri* 手千里 –
Knicken Sie den Arm im 90-Grad-Winkel
mit der Handfläche in Richtung Taille.
Drei Fingerbreit unterhalb der Mitte der
Ellbogenfurche können Sie einen weichen Punkt ertasten. Drücken dieses
Punktes hilft bei Bauchschmerzen, Erbre-
chen, Durchfall, Schulterschmerzen und
Schmerzen im Oberarm.
DD. 11 - *Quchi, Kyokuchi* 曲池 – Knicken
Sie den Arm im 45-Grad-Winkel mit der
Handfläche in Richtung Taille. Drücken
Sie auf den Punkt in der Mitte der Ellbo-
genfurche. Hilft bei Hitze-Erkrankungen
wie geröteten, geschwollenen Augen,
Halsentzündungen, Schmerzen im Ober-
arm, in den Schultern, im Nacken und bei
trockener Haut.
DD. 20 - *Yinsiang, Geikô* 迎香 – In der
Vertiefung neben und auf Höhe der
Nasenlöcher. Hilft bei verstopfter Nase,
Nasenbluten, Anschwellung des Ge-
sichts.

Milz 脾經
MI. 6 - *Sanyinjiao, Saninkô* 三陰交 – Der
Punkt liegt vier Fingerbreit oberhalb des
Fußgelenks auf der Innenseite hinter dem
Schienbein. Stimulierung dieses Punktes
harmonisiert die Nieren- und Leberenergie, stärkt die unteren Yin-Bahnen, beruhigt die Seele und regt und den Qi- und
Blutfluss an.
MI. 9 - *Yinlingquan, Inryôsen* 陰陵泉 –
Dieser Punkt liegt am unteren Rand des
mittleren Gelenkhöckers des Schien-
beins. Hilft bei überschüssiger Feuchtigkeit im Mittleren und Unteren Wärmebereich und löst Flüssigkeitsstagnation
auf.

Magen 胃經

MAG. 6 - *Jiache, Kyôsh* 頰車 – Beißen Sie die Zähne aufeinander und versuchen Sie den harten Muskel vor dem Kiefergelenksknochen zu ertasten. Entspannen Sie die Mund- und Kieferpartie wieder, Sie fühlen nun eine Hohlstelle. Diesen Punkt drücken Sie, wenn Sie Zahnschmerzen oder Schmerzen im Nacken haben.

MAG. 7 - *Xiaguan, Gekan* 下關 – Drücken Sie mit Zeige- und Mittelfinger gegen die Vorderseite des Ohrläppchens, der Mittelfinger sollte in der Rinne unterhalb des Wangenknochens liegen. Drücken dieses Punktes hilft bei Ohren- und Zahnschmerzen.

MAG. 25 - *Tianshu, Tensu* 天樞 – Der Punkt liegt ungefähr drei Fingerbreit horizontal neben dem Bauchnabel. Stimulierung dieses Punktes hilft bei Bauchschmerzen, aufgeblähtem Bauch, Durchfall, Ödemen, Menstruationsunregelmäßigkeiten.

MAG. 36 - *Zusanli, Ashisanri* 足三里 – Vier Fingerbreit unter dem Knie auf dem seitlichen Schienbeinrand kann man ca. 2 cm vom Schienbeinkamm entfernt eine kleine, weiche Stelle ertasten. Drücken dieses Punktes reguliert die Magen-/Milzfunktionen, stärkt den ganzen Körper und reguliert Herzschlag und -rhythmus. Stimulierung dieses Punktes hilft auch bei Bauchschmerzen, Völlegefühl, Verdauungsbeschwerden, Erbrechen, Schmerzen im Knie und im Schienbein, geschwollenen Füßen, Blockaden im Zwerchfellbereich oder im Hals.

Herz 心經

HE. 7 - *Shenmen, Shinmon* 神門 – Der Punkt liegt auf der Ellenseite der inneren Handgelenksfurche, wo man den Puls fühlen kann. Eine Stimulierung dieses Punktes hilft bei Unregelmäßigkeiten des Blut- und Qi-Flusses und beruhigt die Shen-Energie.

Dünndarm 小腸經

DÜD. 3 - *Houxi, Gokei* 後溪 – Der Punkt liegt auf der Ellenseite der Hand. Wenn Sie eine schwache Faust machen, bildet sich auf der Außenseite der Hand eine kleine Rinne. Der Punkt liegt am Ende dieser Rinne. Stimulierung dieses Punktes hilft bei Fieber am Nachmittag, bei Nachtschweiß und hemmt Ödembildung.

DÜD. 19 - *Tinggong, Shikuyû* 聽宮 – Der Punkt liegt zwischen dem Ohrhöcker und dem Unterkieferknochen. An dieser Stelle bildet sich eine Vertiefung, wenn der Mund weit geöffnet ist. Stimulierung dieses Punktes hilft bei Schmerzen, Tinnitus, Taubheitsgefühl und Wutanfällen.

Nieren 腎經

NIE. 3 - *Taixi, Taikei* 太溪 – Der Punkt liegt in der Vertiefung hinter dem inneren Fußgelenksknochen und vor der Achillessehne. Stimulierung dieses Punktes baut die Yin-Energie in den Nieren auf und stärkt die Yang-Energie der Nieren. Man drückt diesen Punkt bei Halsentzündungen, Taubheit in den Ohren, Asthma, unregelmäßiger Periode, Schlaflosigkeit, Impotenz, häufigem Wasserlassen, Schmerzen in der Lendengegend.

Blase 膀胱經

BL. 2 - *Zanzhu, Sanchiku* 攢竹 – Der Punkt liegt in der Kerbe am Innenwinkel der Augenbraue. Stimulierung dieses Punktes hilft bei Kopfschmerzen, verschwommener Sicht, geröteten und schmerzenden Augen, Zucken der Augenlider.

BL. 10 - *Tianzhu, Tenchû* 天柱 – Der Punkt liegt auf dem Trapezbeinmuskel, der auf den unteren Rand des Schädels stößt. Stimulierung dieses Punktes hilft bei Nacken- und Schulterschmerzen und bei Tai-Yang-Kopfschmerzen.

BL. 12 - *Fengmen, Fûmon* 風門 – Der Punkt liegt zwei Fingerbreit seitlich des zweiten Brustwirbels. Stimulierung dieses Punktes hilft bei Husten, Fieber, Kopfschmerzen, steifem Nacken, Rückenschmerzen und Schmerzen im Lendenwirbelbereich.

BL. 17 - *Geshu, Kakuyu* 膈俞 – Der Punkt liegt auf der imaginären Linie von der Spitze des Schulterblattknochens zu der Stelle unter dem siebten Brustwirbel. Tasten Sie zwei Fingerbreit weiter seitlich neben dem Rückgrat, um diesen maßgeblichen Punkt zur Anregung der Blutzirkulation zu drücken.

BL. 18 - *Ganshu, Kanyu* 肝俞 – Der Punkt liegt zwei Fingerbreit seitlich des unteren Randes des neunten Brustwirbels. Stimulierung dieses Punktes hilft bei hypochondrischen Schmerzen, verschwommener Sicht, geröteten Augen und geistiger Verwirrung.

BL. 23 - *Shenshu, Jinyu* 腎俞 – Der Punkt liegt auf der imaginären Linie von der Spitze der zwölften Rippe zu der Stelle unterhalb des zweiten Lendenwirbels, ungefähr zwei Fingerbreit seitlich des Rückgrats. Drücken dieses Punktes bewirkt Blutbildung durch Jing-Energie.

BL. 30 - *Baihuanshu, Hakkannyu* 白環俞 – Der Punkt liegt ungefähr zwei Fingerbreit von der Mittellinie des Rückens auf der Höhe des vierten Kreuzbeinlochs. Eine Stimulierung dieses Punktes hilft bei unregelmäßigem Zyklus, zum Samenausstoß sowie bei Schmerzen im Lendenwirbelbereich und im Rippenbereich.

BL. 40 - *Weizhong, Ichû* 委中 – Der mittlere Punkt auf der Innenseite der Kniebeuge. Stimulierung dieses Punktes hilft bei Knieschmerzen und Schmerzen im Lendenbereich. Moxibustion ist hier nicht angebracht.

BL. 60 - *Kunlun, Konron* 崑崙 – Der Punkt liegt in der Vertiefung hinter dem äußeren Fußgelenksknochen vor der Achillessehne. Stimulierung dieses Punktes hilft bei Kopfschmerzen, steifem Nacken, Schulterschmerzen und Schmerzen in der Lendengegend.

Leber 肝經

LEB. 3 - *Taichong, Taishô* 太衝 – Der Punkt liegt in dem Hohlraum vor der Verbindung von großem Zeh und Mittelzeh. Durch Drücken dieses Punktes wird die Leberfunktion harmonisiert, es hilft bei Kopfschmerzen am Scheitelpunkt und bei Völlegefühl im Magen.

LEB. 14 - *Qimen, Kimon* 神門 – Der Punkt liegt im sechsten Rippenzwischenraum, zwei Rippen unterhalb der Brustwarze. Stimulierung dieses Punktes hilft bei Brustschmerzen und bei Schmerzen unter den Rippen.

Gallenblase 膽經

GB. 2 - *Tinghui, Chôe* 聽會 – Der Punkt liegt in der Vertiefung vor dem Ohr, wo man den Puls fühlen kann. Drücken dieses Punktes öffnet die Ohren, regt den Qi-Fluss an, vertreibt Wind.

GB. 3 - *Shangguan, Jôkan* 上關 – Der Punkt liegt über dem Knochen vor dem Ohr, wo sich bei weit geöffnetem Mund ein Hohlraum bildet. Stimulierung dieses Punktes macht die Hohlbahnen frei, verbessert das Gehör, hilft bei Kopfschmerzen, Taubheit, Tinnitus und Zahnschmerzen.

GB. 20 - *Fengchi, Fûchi* 風池 – Der Punkt liegt in dem Hohlraum am Schädelansatz zwischen dem Trapezbeinknochen und dem Sternocleiddomastoid-Muskel. Er liegt seitlich von GB. 10. Vertreibt Wind aus dem Körper und befreit den Kopf von Kälte, hilft bei verstopfter Nase und bei Kopfschmerzen.

Herzbeutel 心包經

HB. 6 - *Neiguan, Naikan* 内關 – Der Punkt liegt rund drei Fingerbreit oberhalb der Handgelenksfurche auf der Innenseite zwischen den beiden dicken Sehnen und dem Unterarm. Er liegt dem Punkt DFB. 5 Waiguan gegenüber. Die Stimulierung dieses Punktes hilft bei Tinnitus, bei Schulter- und Nackenschmerzen, bei Steifheit im oberen Teil des Rückens und des Nackens sowie bei Erbrechen.

Konzeptionsgefäß 任脈

KG. 3 - *Zhongji, Chûkyoku* 中極 – Der Punkt befindet sind in der Mitte des Unterleibs ungefähr einen Daumenbreit oberhalb des Schambeinanfangs.

Drücken dieses Punktes reguliert die Blasenfunktion.

KG. 4 - *Guanyuan, Kangen* 關元 – Der Punkt liegt in der Mitte des Unterleibs vier Fingerbreit unterhalb des Nabels. Moxibustion über dieser Stelle stärkt das Lebens-Qi (Yuan), stärkt die Yang-Energie und das Qi im ganzen Körper.

KG. 9 - *Shiufen, Suibun* 水分 – Der Punkt liegt in der Mitte des Unterleibs einen Daumenbreit über dem Nabel. Stimulierung dieses Punktes regt die Gallentätigkeit an, löst Flüssigkeitsstauungen auf, wirkt abführend und wärmt den Mittleren Wärmebereich.

KG. 12 - *Zhongwan, Chûkan* 中脘 – Der Punkt liegt auf der Mittellinie direkt im Zentrum der imaginären Linie zwischen dem Nabel und der Stelle unterhalb des Brustbeins, wo die Rippen aufeinanderstoßen. Stimulierung dieses Punktes wärmt und stärkt die Verdauungsorgane, reguliert das zentrale Qi, wärmt den Mittelteil des Körpers und stärkt den ganzen Körper.

KG. 17 - *Shanzhong, Danchû* 檀中 – Der Punkt liegt in der Mitte des Brustbeins zwischen den Brustwarzen und auf einer Höhe mit dem vierten Rippenzwischenraum. Stimulierung dieses Punktes befreit die Lunge, löst Schleim und befreit das Zwerchfell.

KG. 22 - *Tiantu, Tentotsu* 天突 – Der Punkt liegt auf der Mittellinie oberhalb des Brustbeins, in dem Hohlraum unterhalb des Adamsapfels. Stimulierung dieses Punktes bewirkt Schleimlösung und löst Blockaden im Hals, hilft bei Asthma und lindert Husten.

Lenkergefäß 督脈

LG. 1 - *Changqiang, Chôkyô* 長強 – Moxibustion über der Spitze des Steißbeinknochens stärkt das Qi der Eingeweide, beseitigt Durchfall, lindert Schwellungen und Schmerzen.

LG. 4 - *Mingmen, Meimon* 命門 – Der Punkt liegt auf dem Rückgrat unterhalb des zweiten Lendenwirbels. Der Punkt hilft bei der Beseitigung von Kopfschmerzen und Tinnitus, lindert Schmerzen in der Wirbelsäule und im Lendenbereich, hilft bei Ausfluss, Darmkrämpfen, bei Rektalvorfall und bei verschiedenen Formen innerer Blutungen.

LG. 14 - *Dazhui, Taishô* 大椎 – Der Punkt liegt auf der Wirbelsäule in der Vertiefung zwischen dem siebten Halswirbel (kräftiger, vorstehender Wirbel). Stimulierung dieses Punktes regt das Yang-Qi im ganzen Körper an, macht dem Herzen Luft, harmonisiert Shen und Qi. Hilft bei gewöhnlichen Erkältungen, Husten, Steifheit im Nacken und in den Schultern.

LG. 20 - *Baihui, Hyakue* 風池 – Der Punkt liegt auf dem Kopfscheitel an der Schnittstelle zweier imaginärer Linien: die eine führt vom Scheitelpunkt auf beiden Seiten des Kopfes hinunter zum Ansatz der Ohren; die zweite Linie zieht sich auf der Mittellinie des Schädels entlang. Stimulierung dieses Punktes befreit den Kopf von Wind und Hitze, hilft bei Nasenbeschwerden, regt geschwächte Yang-Qi-Energie wieder an und „richtet die Mitte des Körpers wieder" im Fall von Organvorfall und Hämorrhoiden.

Dreifacher Erwärmer 陽池

DW.4 - *Yangchi, Yôchi* 外關 – Der Punkt liegt in der Vertiefung auf der Rückseite des Handgelenks. Tasten Sie von der Mitte der Handwurzel in gerader Linie zurück zum Handgelenk. Hilft bei Schmerzen im Handgelenk, im Arm, in den Schultern, bei Halsschmerzen, Tinnitus, geschwollenen Augen und Nackenschmerzen.

DW. 5 - *Waigun, Gaikan* 外關 – Der Punkt liegt drei Fingerbreit oberhalb der äußeren Handgelenksfurche, in dem Hohlraum zwischen den Ellen- und Speichenknochen, die vom Unterarm kommen.

DW. 17 - *Yifeng, Efû* 翳風 – Der Punkt liegt hinter dem Ohrläppchen, in der Vertiefung zwischen Unterkiefer und Warzenfortsatz des Schläfenbeins. Bei Druck entsteht ein Schmerz im Ohr. Hilft bei Tinnitus, Taubheit, Kieferverrenkungen, Wangenschwellung.

DW. 21 - *Ermen, Jimon* 耳門 – Der Punkt liegt in der Vertiefung bei dem fleischigen Höcker vor dem Ohr, in der Kerbe knapp oberhalb des Tragus (Erhebung vor dem Gehörgang). Hilft bei Tinnitus, Absonderungen aus dem Ohr, Zahnschmerzen.

Extrapunkt, *Yintang, Indô* 印堂 – Liegt zwischen den Augen oberhalb der Nasenwurzel, hilft bei Kopfschmerzen, heftigem Nasenbluten und Sehstörungen.

Extrapunkt, *Uranaitei* 内關 – Drücken Sie die Mittelzehe nach unten auf die Fußsohle. Der Punkt liegt an der Stelle, wo die Zehe die Fußsohle berührt. Hilft bei Verdauungsstörungen, Magenproblemen und Ausschlag. Machen Sie eine Moxibustions-Anwendung.

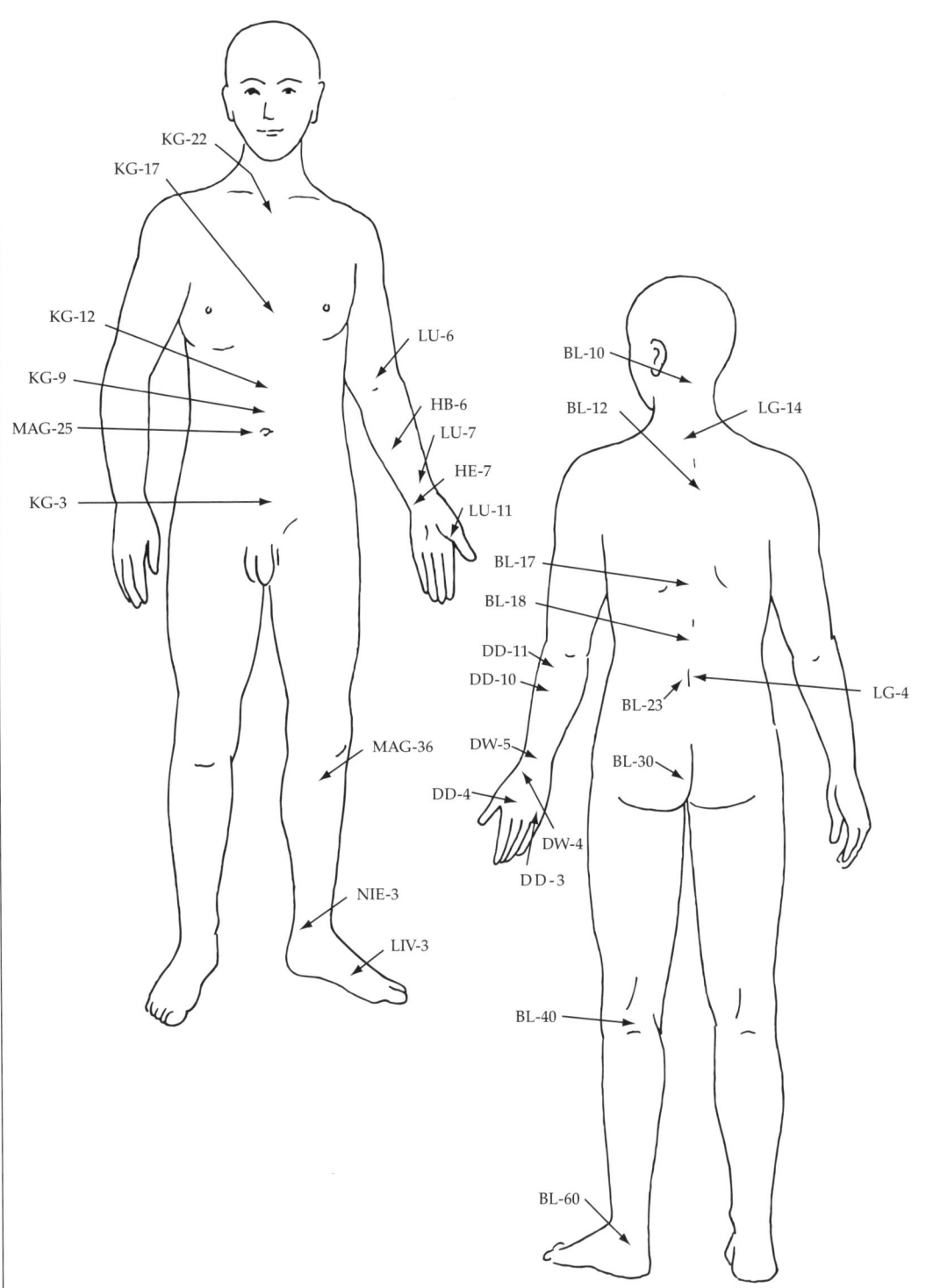

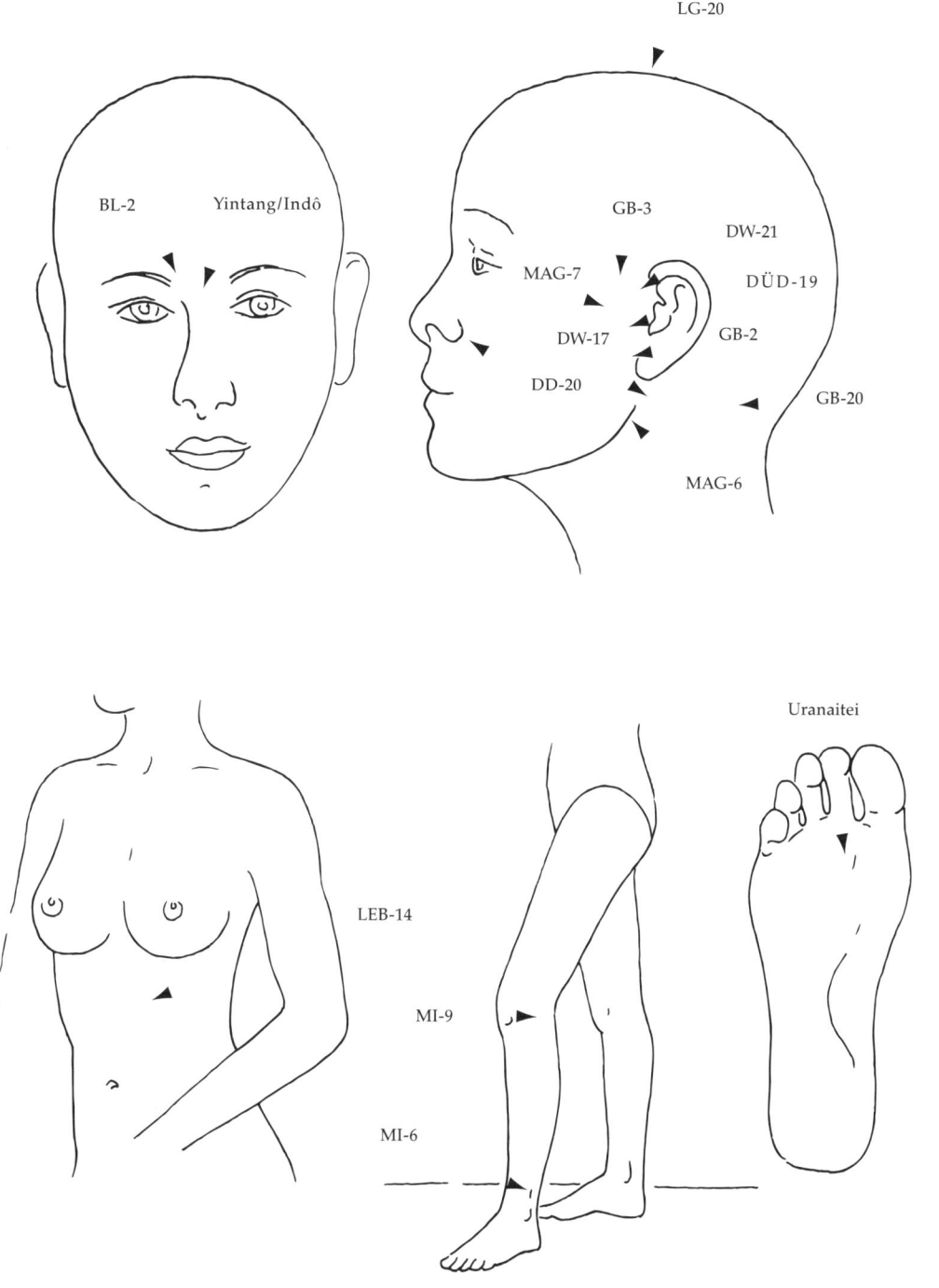

LG-20

BL-2   Yintang/Indô

GB-3

DW-21

MAG-7   DÜD-19

DW-17   GB-2

DD-20   GB-20

MAG-6

Uranaitei

LEB-14

MI-9

MI-6

Anhang

I. Hausapotheke für Notfälle

Von all den Vorschlägen, die wir Ihnen in diesem Buch vorgestellt haben, ist eine kleine Hausapotheke als Erste-Hilfe-Maßnahme für Notfälle vielleicht das, was Ihnen im Alltag am meisten nützt. Eine kleine Schachtel, in der Sie das Nötigste aufbewahren, was die Naturmedizin zu bieten hat, ist so praktisch für die kleinen Beschwerden des Alltags, dass Sie sich fragen werden, warum Sie nicht schon früher auf die Idee gekommen sind. Stellen Sie sich zusätzlich eine kurze Liste mit den Arzneien zusammen, die Sie am wahrscheinlichsten brauchen. Sie können Ihre Hausapotheke auch mit einigen Heilkräutern auffüllen, von denen Sie denken, dass Sie oder jemand in der Familie davon Gebauch machen könnte. Sinnvoll ist es, alle Döschen und Fläschchen zu kennzeichnen, damit Sie immer alles schnell zur Hand haben, und sei es mitten in der Nacht. Auch kommerziell vertriebene chinesische Medizin können Sie gut mit Ihren eigenen Anmerkungen versehen.

Was in die Hausapotheke gehört
- Elastische Bandagen
- Klebeband
- Bambusfilter
- Keramiktopf
- Baumwollkugeln
- Feuerfester Tontopf
- Tuch zum Auswringen, alte, zurechtgeschnittene Geschirrhandtücher
- ätherische Ole: Eukalyptus, Lavendel
- Stoffbeutel oder kleines Stoffsäckchen zum Einfüllen der Kräuter für die Badewanne
- Heizkissen
- Wärmflasche
- Kräuterkocher
- große Plastikwanne für Sitzbäder
- Massagelotion mit Kampfer
- Musselin, Baumwolltuch
- Moxibustions-Stäbchen
- Fußbadewännchen
- Gazeband
- Schere
- Plastikumschlag
- Raspel oder Hobel für Wurzelkräuter und Gemüse
- Fön
- White-Flower-Öl oder Kwan-Loong-Öl

Chinesische Heilkräuter aus dem Asienladen*
- Erkältung, Halsentzündung, Fieber, Verstopfung: Yin Chiao Chieh Tu
  Einnahmeempfehlung:
  Bei den ersten Anzeichen von Erkältung, 6 Tabl. alle 3 Stunden
- Erkältung, Muskelschmerzen, Schüttelfrost, Kopfschmerzen: Zhong Gan Ling
  Einnahmeempfehlung:
  6 Tabl. alle 3 Stunden
- trockener Husten: Lo Han Hustensaft

---

* Diese Mittel sind bei verschiedenen Herstellern erhältlich, siehe Einkaufsempfehlungen.

- Husten mit gelblichem Schleim, der schlecht abzuhusten ist, oder Husten mit sehr viel glasigem Schleim: Pinella Expectorant
- Allergie der Atemwege und Heuschnupfen-Symptomen: Bi Yan Pian
  Einnahmeempfehlung:
  6 Tabl. 4 x am Tag; über einen längeren Zeitraum: 10 Tabl. 2 x am Tag
- PMS-Beschwerden: Blähsucht und Krämpfe, Stimmungsschwankungen, unregelmäßiger Zyklus:
  Wu Chi Pai Feng
  Einnahmeempfehlung:
  10 Pillen 2 x am Tag
  Bei akuter Erschöpfung:
  10 Pillen 4 x am Tag
- Schlaflosigkeit: Healthy Brain Pills
- Migränekopfschmerzen:
  Corydalis Yan Hu Suo Analgesic
- Kater, Übelkeit, Verdauungsprobleme, Durchfall: Pill Curing
  Einnahmeempfehlung:
  2 Fläschchen alle 4 Stunden

Die wichtigsten Nahrungsmittel für die Küche:

Gerste, schwarze und weiße Pilze (getrocknet), Zwiebeln, Schalotten, Lauchzwiebeln, Cayenne-Pfeffer, Chinesischer Zimt, Chinesische Süßholzwurzel, Chinesische Rote Datteln, Knoblauch, Ingwer, Honig, Reis (brauner und süßer Reis), Reisessig, Salz, Sesamöl, Sesamsamen (schwarze und weiße), Shiitake-Pilze (getrocknet), Sojasauce, scharfer Japanischer Gelber Senf, Sonnenblumenkerne, Hiobstränen, Tees: Oolong, Chrysanthemen-Tee, schwarzer, grüner Tee, Löwenzahn-Tee, Jasmin-Tee, fermentierter Hiobstränen-Tee (hatomugi-cha), Kombu-Seealgen, Umeboshi (eingelegte Pflaumen), Limonen, Walnüsse, Lotussamen, Lycium-Beeren, Miso-Paste, Vollkornmehl, Wasabi.

II. Zubereitung von Innereien

Innereien sind in diesem Buch bei den Empfehlungen zur gesunden Ernährung häufig angegeben. Die meisten Menschen essen relativ selten Innereien, weil sie glauben, es sei gerade in Bezug auf die Gesundheit besser, auf Innereien zu verzichten. Letztendlich ist es auch eine Geschmacksfrage, die natürlich Ihnen überlassen bleibt. Falls Sie doch mehr Innereien zu sich nehmen möchten, kaufen Sie bitte Innereien nur von Freiland-Tieren, die aus ökologischer Aufzucht stammen. Wir empfehlen Ihnen, die unten angegebenen Methoden zur Säuberung der Organe zu befolgen. Leber, Nieren, Lunge sind die Filter- und Entgiftungsorgane der Tiere. Auch Herzmuskelfleisch sollte gründlich gesäubert werden.

In Salz einlegen

Kaufen Sie Innereien so frisch wie möglich, am besten von einem Metzger, der selber schlachten lässt oder der Ihnen sagten kann, wo die Tiere her kommen. Säubern Sie das Fleisch. Leber, Lunge und Herz in Scheiben schneiden. Nieren teilen und die weißen Sehnen in der Mitte entfernen. Streuen Sie Salz über die Innereien, dann abdecken und über Nacht in den Kühlschrank stellen. Auf diese Weise werden alle Giftstoffe aus den Poren gezogen. Vor dem Kochen gründlich waschen.

Innereien dämpfen

Ritzen Sie die Oberfläche von Leber, Lunge oder Herz etwas auf oder schneiden Sie das Fleisch in mundgerechte Teile. Bei den Nieren wie oben beschrieben das weiße Gewebe in der Mitte entfernen. Das Fleisch in einen Dampfkochtopf legen und 30 bis 45 Minuten erhitzen. Gründlich abspülen, bevor Sie Innereien an andere Gerichte wie Suppen, Eintöpfe oder gedünstete Speisen geben.

III. Beschwerden, die mit Akupunktur zu behandeln sind

Wie schon in der Einleitung erwähnt, kann man mit den Heilrezepten der chinesischen Medizin fast alle gesundheitlichen Störungen heilen oder lindern. Dr. Felix Mann zufolge, einer der ersten, der die Wirkungsweise der chinesischen Medizin erforschte, lassen sich folgende Beschwerden und Erkrankungen mit Akupunktur behandeln:

• Kopf: Neuralgie, Kopfschmerzen, Migräne, Ohnmachtsanfälle, Muskelzucken, Krämpfe, Zerebral-Arteriosklerose, die Senilität erzeugt (im Frühstadium).

• Gliedmaßen und Muskulatur: Fibrositis, Muskelrheumatismus, Ischias, Hexenschuss, Schwellungen, Entfärbungen, Krämpfe, kalte Hände und Füße, Ödeme, Schreibkrampf, Schwächegefühl, einige Formen von Zittern, Neuralgien der Schultern und Arme, Tennisellbogen, Rheuma- oder Osteoarthritis, Schwäche-

oder Schweregefühl in den Gliedmaßen, kalte Schultern.

• Verdauungsapparat: Zwölffingerdarm- und Magengeschwüre, Übersäuerung, Gastritis, Dyspepsie, Unfähigkeit, normale Speisen zu essen, Appetitlosigkeit, unverdaute Nahrung im Stuhl, heller Stuhl, Aufstoßen, Blähungen, Aufblähung des Bauches, schlechter Atem, trockener Mund, schlechter Geschmack im Mund, Sodbrennen, Krämpfe im Magenausgang, Übelkeit, Erbrechen, Atonie, Perianale Schmerzen oder Jucken, Hämatome, Unterfunktion der Leber, empfindliche Leber, Hepatitis, chronische Entzündung der Gallenblase, ulcerative Entzündung des Dickdarms, Pankreatitis, Morgenübelkeit, Kältempfinden im Bauch.

• Atemwege: Asthma, Bronchitis, Entzündung der Luftröhre, Kurzatmigkeit, Lungenstau, Lungenödeme, wiederkehrende Erkältungen, Husten und leichte Lungeninfektionen.

• Herzgefäßsystem: Angina pectoris, Pseudo-Angina-pectoris, Schmerzen oder Drücken im Herzbereich, Herzklopfen, Herzjagen, langsame Herztätigkeit, Herzrhythmusstörungen, Herzinsuffizienz, Herzklappendefekte, zu hoher oder zu niedriger Blutdruck, Arterienkrämpfe, Venenentzündung, Hämorrhoiden, Entzündung der Lymphbahnen, Drüsenentzündung, Blässe, Ziehen und Reißen, schlechte Durchblutung, Ohnmachtsanfälle, chronisches Kältegefühl in den Gliedmaßen oder im ganzen Körper.

• Harnwege: Nieren-Insuffizienz, Nierenbeckenentzündung, Zystitis, einige Arten von Nierenkoliken, Hexenschuss, Blasenreizungen und -krämpfe, Bettnässen, Inkontinenz, frühe prostatische Hypertrophie.

• Fortpflanzungssystem: Schambeinschmerzen, Menstruationsschmerzen, unregelmäßige Menstruation, heftige Blutung, Ausfluss, Vaginaschmerzen, Jucken, Wechseljahrbeschwerden, Hitzewallungen, Schmerzen in den Eierstöcken, Impotenz, Frigidität, Sterilität, mangelnde Libido, Nymphomanie, Mastitis, Haarausfall während der Wechseljahre*.

• Augen: Schwaches Augenlicht, müde, überanstrengte Augen, schwarze Punkte, Zickzacklinien vor den Augen, Schmerzen hinter oder um die Augen, Bindehautentzündung, Entzündung der Lidränder, Regenbogenhautentzündung*, Grüner Star*.

• Hals, Nase, Ohren: Heuschnupfen, Nesselsucht, Nasenbluten, Niesen, Verlust des Geruchssinns*, Nasennebenhöhlenbeschwerden, Katarrh, Gingivitis, Mandelentzündung, Kehlkopfentzündung, Stimmverlust, Tinnitus, Entzündung im Rachenbereich.

• Haut: Akne, Jucken, Ekzeme, Nesselsucht, Abszesse, Herpes, Neurodermitis.

• Nervensystem, psychische Formen: Nervosität, Depressionen, Ängstlichkeit, Furcht, Zwangsvorstellungen, Schüchternheit, Bühnenangst, Neurastenie, Todessehnsucht, Aufgeregtheit, Temperamentsausbrüche, extreme Redseligkeit, Schlaflosigkeit, nächtliche Angstzustände, Gesichtslähmung, Neuralgie nach Gürtelrose*, Zittern.

– Allgemein: Blutarmut, Müdigkeit, Mattigkeit, starkes Schwitzen, starkes Schlafbedürfnis, extremes Jammern, Empfindlichkeit bei Temperaturschwan-

kungen, Reisekrankheit, Schwächezustände nach Operationen und schweren Krankheiten.

Zu dieser Liste möchten wir die zahlreichen Immunschwächeerkrankungen hinzufügen, die eine große Rolle bei der Fähigkeit des Körpers spielen, bestimmte Erreger zu erkennen und zu bekämpfen, zum Beispiel: schimmelartige Bakterien, (Hefeinfektionen oder Candida albicans), Pilze, Parasiten, Viren (Epstein-Barr oder Herpes simplex), Allergien und Krebs.

IV. Warnung

• Ma huang. Im November 1994 hat die Lebensmittel- und Medikamenten-Behörde die Verbraucher vor Produkten gewarnt, die Ma huang (*Ephedra sinica Stapf.*) oder Kola-Nüsse enthalten. Die Warnung bezog sich auf Produkte, die von der Alliance USA of Richardson, Texas, vertrieben werden. Nachdem über 100 Berichte über Kontraindikationen eingegangen waren, hat die Behörde der Firma angeordnet diese Produkte aus dem Verkehr zu ziehen. Das Problem dabei scheint ein falsches Mischverhältnis der Inhaltsstoffe zu sein. (Quelle: FDA Consumer Information Report, 28. Februar 1995.) Ma huang ist in der chinesischen Medizin ein altes und bewährtes Kräuterheilmittel. Es hat jedoch stimulierende und austrocknende Eigenschaften. Lassen Sie sich von Ihrem Arzt oder Heilpraktiker beraten.

---

* Akupunktur ist hilfreich bei einigen dieser Symptome, aber nicht bei allen. Bitte lassen Sie sich von einem Arzt oder Heilpraktiker beraten.

• Kampfer: Seit 1985, berichtet die zuvor genannte Behörde weiter, seien mindestens sieben Fälle von Lebererkrankungen aufgetreten, die mit der Einnahme von Kampfer in Verbindung gebracht werden, wobei ein Fall tödlich endete. Kampfer enthält Pyrrolizindin-Alkaloide, die, wenn sie über einen langen Zeitraum hinweg eingenommen werden, zu Leberzirrhose führen können. Bei dem Todesfall handelte es sich um eine drastische Überdosierung von Kampfer, die ohne die Aufsicht eines Arztes erfolgte. Nach unserem Kenntnisstand sind nie Fälle von Leberschäden oder Krebs aufgetreten, wenn Kampfer in kleinen Mengen über einen kurzen Zeitraum eingenommen wurde. Die Standarddosis ist: 1 Tl. getrocknete Kampferblätter oder 2 Tl. zerstampfte Blätter (nicht die Wurzel) in 250 ml heißem Wasser 15 Minuten ziehen lassen und ausdrücken. Trinken Sie eine Tasse am Tag über einen Zeitraum von maximal zehn Tagen. Kampfer hilft bei Bronchialbeschwerden, löst Schleim in der Lunge und lindert Geschwüre. Fragen Sie vor der Einnahme von Kampfer Ihren Arzt, Heilpraktiker oder Apotheker. Nehmen Sie Kampfer nicht, wenn Sie Leberprobleme haben.

• Chinesisches Süßholz: Eine chinesische Heilpflanze, die sehr häufig eingesetzt wird. Sie ist ein Qi-Tonikum, wirkt schleimlösend, regt die Verdauung an, hilft bei Magen- und Zwölffingerdarmgeschwüren und bei Bauchschmerzen, bei Husten und Erkältungen. Die Pflanze wirkt entgiftend und harmonisiert mit anderen Kräutern. Sie hat leitende Eigenschaften, das heißt, sie führt die Wirkstoffe dorthin, wo sie gebraucht werden. Chinesisches Süßholz ist nicht geeignet bei: Herzbeschwerden und Ödembildung im Zusammenhang mit Herzbeschwerden. Chinesisches Süßholz wirkt trocknend und darf deshalb nicht regelmäßig über einen längeren Zeitraum eingenommen werden.

• Shou Wu Chih: Das Ressort Gesundheitsschutz der kanadischen Gesundheitsbehörde hat die Verbraucher vor der Einnahme dieses von einem chinesischen Hersteller vertriebenen Produktes gewarnt. Das Mittel ist eine dunkelbraune Flüssigkeit, die in hellgrünen 500-ml-Flaschen mit helloranger Verpackung verkauft wird. Es soll digitalisähnliche (Fingerhut) Wirkstoffe in unbestimmter Menge enthalten, die in drei bekannt gewordenen Fällen Herzklopfen verursachten und schwere adversive Reaktionen hervorriefen. Den amerikanischen Gesundheitsbehörden liegen derartige Berichte nicht vor (Stand Juni 1995).

V. Rezepte (alphabetisch)

Azuki-Bohnen-Brühe
Die Bohnen kochen und 1 l Wasser zusätzlich hinzugießen. Wenn sie weich sind, die Bohnen herausnehmen und das Wasser im Kühlschrank aufbewahren. Ein- bis dreimal am Tag davon trinken und vor dem Trinken jeweils erwärmen. Die Brühe stärkt die Nieren, wirkt abführend und reguliert die Körperflüssigkeiten.

Braune Reiskrem

Dieses Rezept hilft bei Darmträgheit, Magenschmerzen, Appetitverlust, Übelkeit und Erbrechen.

1 Tasse brauner Reis
7 Tassen Wasser
Den Reis in der Bratpfanne mit Öl leicht anbräunen.
Im Verhältnis 1 : 7 mit Wasser auf kleiner Flamme kochen.
Wenn der Reis ganz weich ist (probieren), durch einen Seiher drücken, damit die Fasern und Klumpen entfernt werden.

Brauner Reisbrei

Reisbrei ist wärmend und tonisierend. Er ist für alle Arten von Beschwerden geeignet. Bestimmte Zutaten können nach den jeweiligen Symptomen individuell hinzugefügt werden (siehe Abschnitt zur Selbsthilfe im Teil II). Den gewaschenen, vorgekochten Reis in einem schweren Topf oder in einem Reiskocher im Verhältnis 1 : 8 mit Wasser auf kleiner Flamme kochen. Kräuter, Fleisch, getrocknete Garnelen oder Kammmuscheln von Beginn an hinzugeben. Innereien vor dem Kochen in Salz einlegen oder mit Wasserdampf behandeln. Vor dem Servieren den zerkleinerten Klee, Schalotten, Winterrettich-Sprossen, Wasserkresse und/oder geschnittenen Ingwer hinzugeben. Mit einer Prise Salz oder Sojasauce abrunden.

Tee für die Übergangszeiten[1]

2–3 g Tragant
2–3 g Codonopsis
2–3 g Dioscorea
2–3 g Lycium-Beeren

Die Kräuter mit 1 1/2 Tassen Wasser kochen, bis ein Drittel des Wassers verkocht ist. Trinken Sie den Tee, wenn Sie unter Stress stehen, sich matt fühlen oder während der Übergangszeiten, wenn das wechselhafte Wetter dem Immunsystem stark zusetzt.

Dang-gui-Brühe

Machen Sie eine Suppe mit frischem Wurzelgemüse, Tofu oder Tempeh, mit Fleisch, wenn Sie mögen und mit den Gewürzen, die Sie am liebsten haben. Die Kräuter zu kochen ist vielleicht die wirksamste Weise, um ihre Inhaltsstoffe zu gewinnen, und das schmeckt oft besser als der Tee aus diesen Kräutern. Dang gui schmeckt hervorragend zu Gerichten mit Hühnerfleisch. Kochen Sie die Speise mit Knoblauch, Zwiebeln, Ingwer, Hokkaido-Kürbis, Winterkohl, Gelben Kohlrüben, Weißen Rüben oder mit Karotten. Eine energiespendende Suppe oder Eintopf für den Körper und das Blut.

2–3 g Dang gui
2–3 g Codonopsis
2–3 g Dioscorea
2–3 g Chinesische Rote Datteln
2–3 g Pfingstrosen-Wurzel nach Belieben
Jeweils 2–3 Gramm der Kräuter in einen großen Topf (möglichst aus Ton) geben und zum Kochen bringen, die Hitze reduzieren und 10–15 Minuten lang sieden lassen. Ausdrücken.

---

1 Das angegebene Rezept wird im Fernen Osten häufig verschrieben und steht in vielen Büchern über Kräutermedizin. Dieses Rezept stammt jedoch aus Ron Teegartens Buch *Chinese Tonic Herbs*, New York, Japan Publications, Inc., 1984, S. 105.

Dashi-Brühe

Ein klassisches Rezept, das die am häufigsten verwendeten Zutaten der japanischen Küche enthält. Dashi ist die Basis für fast alle gedünsteten Gerichte, scharfe Nudeln, Dressings und Salate. Dashi schmeckt mild und verleiht jeder Speise eine japanische Note. Die Zutaten können kombiniert werden, auch wenn sie in den Rezepten einzeln angegeben sind. Sie können die Brühe vorkochen und bis zu einer Woche lang im Kühlschrank aufbewahren.

1 Tasse Wasser
3–4 Stückchen Kombu oder
2 getrocknete Shiitake-Pilze oder
3 g (ein kleines Päckchen) Makrelen-Flocken oder
5–10 g Fischpaste (für eine deftigere Brühe) pro Tasse Wasser und pro Person

Falls Sie getrocknete Shiitake-Pilze verwenden, die Pilze zuerst einweichen. Wenn die Pilze weich sind, auf mittlerer Hitze zum Kochen bringen. Die Hitze reduzieren und das Ganze 5–7 Minuten sieden lassen. Die Pilze abseihen, die Stengel abschneiden.
Wenn Sie Kombu verwenden, geben Sie Wasser in einen Topf, auf mittlerer Hitze kochen. Abseihen. Bei Verwendung von Makrelen-Flocken Wasser zum Kochen bringen, die Flocken hinein geben, die Hitze reduzieren und die Flocken 5–10 Minuten ziehen lassen. Abseihen. Dickere Fischflocken sollten 8–10 Minuten im heißen Wasser bleiben.
Die kräftigere Brühe ist am besten für Soba und Udon geeignet. Eine Tasse Wasser pro Person verwenden.

Di-Huang-Schnaps

Das Getränk wirkt blutreinigend und blutbildend; es stärkt das Herz und die Nieren.

100 g Di huang
30 g granulierten Zucker oder Honig
1 l Wodka (oder ein anderer 45-prozentiger Alkohol)
1/2 Tasse Portwein (nach Belieben)
Füllen Sie allen Zutaten in einen Topf und lassen Sie sie einen Monat lang stehen, bis die Flüssigkeit eine satte, dunkelbraune Farbe annimmt. Ein- bis zweimal am Tag 20 ml davon trinken.

Die Vier-Gemüse-Suppe

Für 4 Personen
10 g Di huang (gekocht)
10 g Dang gui
10 g Ligusticum
1/2 l klare Gemüsebrühe
3–4 getrocknete Shiitake-Pilze
150 g Taro oder Sato-imo-Kartoffeln
10 g Pfingstrosen-Wurzel
2 Tl. Salz (oder nach Geschmack)
1 Bund Bok choy
3 El. Sake

Die Kräuter mit 5 Tassen Gemüsebrühe auf kleiner Flamme kochen, bis die Hälfte der Flüssigkeit verkocht ist.
Zwei weitere Tassen Brühe und die Pilze hinzufügen. Die Taro oder Kartoffeln schälen und in mundgerechte Stücke schneiden. In einem Extratopf kochen, bis sich eine stärkehaltige Flüssigkeit bildet. Abseihen und in die Suppe geben.
Bok choy klein schneiden und in heißem Salzwasser 1 Minute kochen lassen.

Schnell herausnehmen und unter kaltem Wasser abspülen. Das Wasser aus den Blättern herausdrücken.

Die Brühe mit Salz und Sake würzen. Kurz vor Ende des Kochens die Pilze herausnehmen, die Stengel abschneiden, in Scheiben schneiden und wieder in die Suppe geben. Vor dem Servieren an jede Portion Blattgemüse geben.

Ei-Essenz

Die Ei-Flüssigkeit schmeckt extrem bitter. Mit 5 bis 15 Tropfen Wasser verdünnen und täglich trinken. Ei-Essenz hilft bei Blutarmut, Nieren- und Leberbeschwerden, schwacher Konstitution, niedrigem Blutdruck, Hämorrhoiden und Vaginalbeschwerden.

Eidotter-Essenz gewinnt man aus 10 bis 20 Eidottern folgendermaßen:
Stellen Sie zwei Schüsseln bereit. In die eine geben Sie das Eiweiß, die andere brauchen Sie später für die Ei-Essenz.
Die Eidotter geben Sie direkt in die Pfanne und erhitzen sie darin langsam. Gut verrühren und mit einem Holzlöffel ständig wenden, bis die Masse dunkel wird. Die Herdplatte abstellen und weiter umrühren, bis die Dotter eine sägemehlartige Konsistenz haben.
Weiterkochen, bis sich eine ölige Flüssigkeit absondert, die Sie mit einem Löffel rasch aufnehmen und in die Schüssel füllen. Zwanzig Eier ergeben ungefähr eine halbe Tasse Flüssigkeit. Das ständige Umrühren ist sehr wichtig, und halten Sie unbedingt eine Schüssel parat, in die Sie die Flüssigkeit abschöpfen, sobald sie sich gebildet hat. Sie verdunstet sehr schnell.

Die Zubereitung dauert ungefähr eine halbe Stunde.

Kabocha-Kürbis und Azuki-Bohnen-Eintopf

Hokkaido-Kürbis und Azuki-Bohnen sind sich in Farbe, Oberfläche und Geschmack so ähnlich, dass man dieses Gericht „Cousins ersten Grades" nannte.

Für 5–6 Personen
360 g Azuki-Bohnen
1 kleiner Winterkohl oder Eichelkohl
6 Tassen Dashi-Brühe
1 Tl. Sojasauce
4 Tl. Honig
1/2 Tl. Salz

Die Azuki-Bohnen über Nacht einweichen, dann kochen, bis sie weich sind. Den Kürbis schälen und in mundgerechte Stücke schneiden. Mit der Dashi-Brühe in einen großen Topf geben und auf mittlerer Stufe kochen.
Azuki-Bohnen, Sojasauce, Honig und Salz hinzugeben. Die Hitze reduzieren und alles sieden lassen, bis die Hälfte der Flüssigkeit verdampft ist.
Nach Belieben ein paar Gramm wärmende und tonisierende Kräuter hinzufügen, beispielsweise Dang gui, Codonopsis, Tragant, Pfingstrosen-Wurzel, Chinesische Rote Datteln und/oder Zimt. Die chinesischen Gewürze verleihen dem Eintopf ein wundervoll exotisches Aroma.

Knoblauch-Schnaps

Das Getränk stärkt die sexuelle Energie, den Magen und die Eingeweide, wärmt die Hände und die Füße und schützt vor

Erkältungen. Die antiseptischen Wirkstoffe helfen bei Infektionen.

800 g Knoblauch
1 Tasse Honig
3–4 Lorbeerblätter
1 l 45-prozentigen Alkohol

Den Knoblauch schälen und leicht zerdrücken, Honig, Lorbeerblätter und den Alkohol hinzufügen. Der Schnaps ist nach drei Monaten wirksam, doch erst nach einem Jahr haben die Wirkstoffe des Knoblauchs den Alkohol ganz durchdrungen. Trinken Sie nicht mehr als 20 ml nach den Mahlzeiten (nicht auf leeren Magen!). Vorsicht: Zu viel von dem Getränk kann den gegenteiligen Effekt hervorrufen, das Blut schwächen und die Haut austrocknen.

Tee für die Leber und für die Genesung
3 g Lycium-Beeren
3 g Pfingstrosen-Wurzel
3 g Dang gui
3 g Dioscorea

Die Zutaten mit 1½ Tassen Wasser in einem Tontopf oder einem chinesischen Kräuterkocher kochen, bis ein Drittel des Wassers verdampft ist. In zwei Portionen teilen und zweimal am Tag warm trinken. Der Tee ist ein Tonikum für die weiblichen Fortpflanzungsorgane. Der Tee kann im Kühlschrank aufbewahrt werden, um ihn am nächsten Tag wieder zu erwärmen. Auch die Kräuter können Sie ein zweites Mal verwenden. Aus diesen Kräuterzutaten kann man auch eine Brühe machen:

Die Kräuter in 2 l Wasser kochen, dann sieden lassen, bis die Dioscorea gar ist. Die Kräuter abseihen, die Brühe für Suppen oder Eintöpfe verwenden.

Schnaps gegen Stimmungsschwankungen
Das Getränk ist willkommen bei einem Kater, hilft bei Bluthochdruck, müden Augen, Kopfschmerzen und fördert allgemein den Genesungsprozess.

100 g getrocknete Chrysanthemen-Blätter
½ Tasse Honig
1 l 45-prozentigen Alkohol
Alle Zutaten in einen Krug füllen und zwei bis drei Monate stehen lassen. Einmal am Tag nach dem Essen 20 ml davon trinken. Wenn Ihnen das Getränk zu bitter schmeckt, können Sie nach Belieben mehr Honig nehmen.

Schnaps aus Roten Datteln
Rote Datteln sind ein Tonikum und besitzen leitende Eigenschaften. Sie sind energetisch Süß und Neutral und reinigen die „Neun Tore", verbessern die Durchblutung, wirken beruhigend und entspannen die weiche Muskulatur.

1 Tasse Rote Datteln
(mit oder ohne Kernen)
750 ml 45-prozentigen klaren Alkohol
½ Tasse Honig
Alle Zutaten in einen Krug füllen und einen Monat an einem dunklen, trockenen Platz stehen lassen. Regelmäßig schütteln. Trinken Sie einmal täglich nach dem Essen 20 ml davon. Der Schnaps

hilft bei Schlaflosigkeit, Kopfschmerzen, Ängstlichkeit, Neurosen, Unruhe, Depressionen und bei allgemeiner Nervosität. Das Getränk ist nicht geeignet bei Kopfschmerzen, die von Verstopfung begleitet sind, und auch nicht bei Gallensteinen.

Safran-Schnaps
Das Getränk hilft bei Blutarmut, schwacher oder Kühler/Kalter Körperkonstitution, bei Zyklusproblemen und anderen Beschwerden, die mit dem Blut zusammenhängen.

1 Tl. Safran
1 l 45-prozentigen Alkohol
Nach Belieben: $1/2$ Tasse Honig oder granulierten Zucker
Die Zutaten in einem Gefäß eine Woche stehen lassen, danach 20 ml nach der Abendmahlzeit trinken.

Glossar

(Kursiv gedruckte Wörter erscheinen in der Reihenfolge der japanischen, chinesischen, lateinischen Bezeichnung.)

Agar – Durchsichtige Haut oder weißes Pulver, das in kaltem Wasser eindickt und sich in heißem Wasser auflöst. Wird aus Extrakten einer roten Algensorte gewonnen. Enthält Masse, die bei Verstopfung hilft, und Stabilisatoren, die Speisen gelieren lassen. Wird auch chinesische oder japanische Gelatine oder Kanten genannt; agar-agar in Malaysia.

Amazake – Ein süßes, weißes Getränk, das aus Wasser und Koji hergestellt wird. Warm und Süß in den Eigenschaften, unterstützt Yang, reguliert, tonisiert und nährt Qi, wirkt durchblutungsanregend und als Qi-Tonikum, löst Blutstauungen auf, vertreibt Kälte und erzeugt Flüssigkeiten. In Naturkostläden erhältlich.

Anma – Die älteste bekannte Massageform in Japan. Wurde aus China nach Japan eingeführt. Siehe Tui na.

Astragalus (Tragant) – *Ogi, Huang Ch'i, Astragalus membranaceous.* Wurzel mit wärmenden Eigenschaften, Tonikum für den ganzen Körper. Gibt Körperenergie nach außen frei, stärkt die Arme und Beine, schützt das Immunsystem, Lungen- und Bluttonikum, reguliert den Stoffwechsel und hemmt Ödembildung. In Kombination mit Ginseng für das Atmungssystem eingesetzt, in Kombination mit Dang gui für die Durchblutung.

Azuki-Bohnen – Energetisch Süß/Sauer, kleine rote Bohnen, in Geschmack und Aussehen ähnlich wie Weiße Bohnen. Neben Sojabohnen die beliebteste Bohnenart in Japan. Sie wird in Desserts, Kuchen, Suppen verwendet; die Kerne kann man Salat oder Suppen beigeben.

Bancha – Sammelbegriff für grüne, unfermentierte Tees aus Japan.

Beifuß – *Yomogi, Ai Ye, Folium Artemisia.* Eine bittere, scharfe Pflanze, deren Blätter für die chinesische Moxibustion verwendet werden. Kann auch als Tee getrunken werden. Sie ist ein Frauen-Heilkraut und soll die Gebärmutter wärmen und den Fötus schützen, wenn die Schwangerschaft durch Blutungen gefährdet ist. Lindert zyklusbedingte Bauchschmerzen und wird bei Unfruchtbarkeit eingesetzt, um die Gebärmutter zu wärmen. Vorsichtig verwenden, wenn Hitze im Blut und Yin-Mangel vorliegen.

Bok choy – *pak choi* auf Chinesisch; *Chingensai; Brassica rapa va. Chinensis.* Blattgemüse mit grünen oder weißen Stängeln, die Stängelansätze sehen suppenlöffelartig aus. Wird in einem Bund verkauft, das man Rosette Bok choy nennt. Kann angebraten werden, passt zu Suppen, Fleisch und Nudelgerichten.

Bonito-Flocken – *Katsuobushi* auf Japanisch. Flocken von Makrelenfischen, die getrocknet und gesalzen vorverpackt verkauft werden.

Bupleuri – *Saikô, Chai Hu, Radix Bupleuri.* Löst Leber-Qi-Stau mit Schwindel, Brust- und Seitenschmerzen, emotionaler Unausgeglichenheit oder Menstruationsproblemen. Hilft bei Disharmonie zwischen Leber und Milz, Schmerzen in der Magengrube und in den Seiten, Beklemmungsgefühl in der Brust, aufgeblähtem Bauch, Übelkeit und Verdauungsstörungen. Wird eingesetzt bei Hämorrhoiden und bei Anal- oder Harnblasenprolaps sowie bei Durchfall. Kann mit vielen Kräutern kombiniert werden, sollte aber unter Aufsicht eines Arztes oder Heilpraktikers eingenommen werden.

Butterbur – *Fuki, Petasites japonicus.* Ein winterhartes Gewächs aus Japan mit dicken Stängeln und breiten Blättern. Wird auch in England kultiviert. Die Blüten werden für Tempura und Suppen verwendet. Die Stängel werden in Sojasauce, Mirin oder Sake gedünstet oder in Wasser gekocht.

Codonopsis – *Tôsan, Tang Shen, Radix Codonopsis.* Chinesische Kräuterpflanze, ein Tonikum, das den Körper stärkt und wärmt. Wird häufig als Ersatzmittel für Ginseng genommen, wenn Ginseng zu stark wirkt. Tonikum für den Verdauungsapparat und die Atemwege, wirkt blutbildend und blutreinigend, schleimlösend. Klärt Hautunreinheiten und wird stillenden Müttern verabreicht.

Löwenzahn-Kaffee – *Tampopo kôhi.* Kann in japanischen Lebensmittelläden gekauft oder bestellt werden. Ein hervorragender Kaffee-Ersatz und ein Leber-Tonikum.

Dang gui Dong quai – *Tôki, Radix Angelicae sinensis.* Die chinesische Frauen-Heilkräuterpflanze, auch für Männer als Blut-Tonikum geeignet. Fördert die Durchblutung, reinigt die Haut, beschleunigt die Wundheilung, beruhigt sanft die Nerven.

Dashi – Eine Brühe aus Wasser mit Bonito-Flocken, Kombu und/oder Shiitake-Pilzen. Die Brühe wird abgeseiht und für viele japanische Gerichte und Suppen verwendet.

Di huang – *Jiô, Rehamnnia glutinosa.* Die gekochte Wurzel hat Süße, leicht Warme Eigenschaften. Sie wird zur Behandlung von Blutarmut, Schwindelanfällen, Blässe, Harnhämorrhagie und Schlaflosigkeit eingesetzt. Nährt das Nieren-Yin. Getrocknet oder frisch reguliert sie Mangel an Yin-Hitze, entzündliche Vorgänge wie Tuberkulose und andere zehrende Krankheiten. Die Pflanze ist sehr ölhaltig, nichts für empfindliche Mägen.

Dioscorea – *Sanyaku, Shan Yao, Radix Dioscorea oppsitae.* Wird häufig als getrocknete, Wilde Bergwurzel und Chinesische Yamswurzel übersetzt, im Handel unter der Bezeichnung Jinenjo zu kaufen. Ein Sekundärtonikum, energetisch Kühlend, wird als Yin-Tonikum verwandt, nährt den Geist, fördert die Gewichtszunahme, erhöht die geistige Leistungsfähigkeit und soll zu einem langen Leben beitragen. Tonikum für den Magen, die Milz und die Lungen, unterstützt Nieren-Qi. In Japan nennt man das rohe Gemüse Yamaimo, *Japanische Bergwurzel, Chinesischer Yams.* Klettergewächs, das seltsam aussehende Knollen mit einer zähen Konsistenz hervorbringt, die man roh essen kann. Geschält und gehobelt gibt man sie an schwarze Nudelsuppen oder vermischt sie mit rohen Eiern und Sojasauce und isst sie zu scharfem Reis. In Längsrichtung aufschneiden und mit asiatischem Dressing aus Zitrone, Sesamöl und zerkleinerten Perilla-Blättern essen.

Dit Dat Jao – Auch Kung-Fu-Lotion genannt. Eine Kräuterlotion, die auf die Haut aufgetragen wird, um die Zirkulation von Qi und Blut anzuregen. Beschleunigt die Heilung von Hautverletzungen, Prellungen und Verstauchungen.

Dokudami – *Gyôseisô, Yu Xing Cao, Houttuynia cordata Thunb.* Eine scharfe, energetisch Kühle Kräuterpflanze, die Hitze eliminiert und entgiftend, ödemhemmend, abschwellend und harntreibend wirkt. Hilft bei Abzessen oder bei Husten aufgrund von Lungen-Hitze mit zähflüssigem, gelblich-grünem Auswurf. Hat antimikrobielle und virushemmende Wirkung, schützt vor Lungenentzündung durch Streptokokken und vor anderen Viruserkrankungen. Hat sich in vielen Tests gegen bakterielle Lungenentzündung bewährt, bei Lungenabzessen, chronischen Lungenkrankheiten, bei Hautproblemen und bei Herpes simplex.

Ginkgo-Nüsse – *Ginko biloba.* Nuss mit harter, heller Schale von Ginkgo-Bäumen. Die grünliche, weiche Substanz im Inneren kann man kochen oder anbraten. Sie sind frisch oder in Dosen erhältlich.

Goldsiegelwurz – *Hydrastic canadensis; Ranunculaceae.* Eine bittere, austrocknende Pflanze mit antibakteriellen Eigenschaften. Trocknet die Schleimhäute, verhindert übermäßige Schleimabsonderung, lindert Schwellungen und Entzündungen. Hilft zur Regulierung des Zyklus, vermindert zu starke Blutungen, wirkt blutreinigend und verdauungsanregend. Wird außerdem zur Behandlung von Lebererkrankungen eingesetzt, bei Hämorrhoiden, bei Hefepilzinfektionen in der Scheide und bei Ruhr. Erkältungs- und Grippemittel.

Habu-cha – *Ketsumeishi, Jue Ming Tzu, Foetid Cassiasamen; Cassia tora L.* Bei Verstopfung durch trockene Eingeweide wird ein Aufguss aus den Samen und Dang gui gemacht. In anderer Kombination wird das Mittel zur Eliminierung von Leber-Feuer eingesetzt, ist wohltuend bei geröteten Augen, hilft bei Halsentzündung, Schmerzen im Nacken und in den Schultern, bei Kopfschmerzen und bei Symptomen, die mit Hochsteigendem Leber-Yang zusammenhängen. Reduziert überschüssige Wind-Hitze mit Beschwerden wie juckende, gerötete und schmerzende Augen und Lichtempfindlichkeit. Wirkt blutdrucksenkend und antibiotisch, erhöht die Umwandlung von Fetten.

Hatomugi – Die wörtliche Übersetzung lautet „Taubengerste", der in Japan geläufige Name für Hiobstränen *(Coix Lacryma-jobi; Coicis lachryma-jobi)*. Wird mit braunem Reis gekocht oder als Korn gegessen. Wird auch angebraten und dann zu Tee bereitet, der energetisch Kühlende Eigenschaften besitzt. Dieser Tee wird meist im Sommer getrunken; er wirkt blutreinigend und hautklärend. Kann auch als äußere Anwendung bei Hautproblemen aufgetragen werden. Hatomugi hat nichts mit weiterverarbeiteter Gerste zu tun.

Hijiki – Eine lange, braune Algensorte mit vielen Mineralstoffen und hohem Eisengehalt. Wird zu salatähnlichen Gerichten mit Gemüse gegessen oder mit Tofu, Sojabohnen, Sojasauce und Mirin sowie auch zu Suppen.

Hiobstränen (siehe Hatomugi)

Japanischer Enzian (siehe Semburi)

Ketsumeishi (siehe Habu-cha)

Kleeblatt – *Mitsuba, Cryptotaenia japonica*, wird auch Japanischer Kerbel oder Japanische wilde Petersilie genannt. Wörtlich übersetzt: „Dreiblatt", stammt aus Japan, hat aber Ähnlichkeit mit der Cryptotaenia canadensis, die einst die Indianer in Nordamerika sammelten. Kleeblätter haben einen frischen Geschmack, der gut zu Japanischer Eierkrem (Chawann-mushi) und Sukiyaki passt. Erst am Ende des Kochvorgangs hinzufügen.

Komatsuna Brassica rapa var. Komatsuna. Senfspinat. Ein grünblättriges Gemüse aus der Brassica-Familie, das weder eine Spinat- noch eine Senfgemüsesorte ist. Die Blätter sind dick und fest, sattgrün mit zartem Duft. Wird wie Spinat zubereitet: gedämpft und bei Kurzgebratenem am Ende des Kochvorgangs zugegeben; oder halbgar gekocht, das Wasser wird dann ausgedrückt und mit einem Dressing aus Sojasauce, Sesamöl und Zitrone gegessen.

Konnyaku – Wird missverständlich auch als Pfeilkraut bezeichnet. Eine Gelatine-Speise, die aus Stärke der Teufelzungen-Wurzel gemacht wird. Wird normalerweise in Würfeln, Bällchen oder in Nudelform verkauft; passt zu gedünsteten Gerichten und an Suppen. Kommt in fast allen Winter-Suppen vor, Nabemono genannt. Hält die Eingeweide geschmeidig und verhindert Verstopfung. Ist in japanischen oder asiatischen Lebensmittelläden erhältlich.

Kuzu, Kudzu-Wurzel – *Puerariae lobata et thunbergiana, Leguminosae.* Eine Wurzel, die in der makrobiotischen japanischen Küche zur Gewinnung von Stärke verwendet wird. Wird mit Bancha-Tee, Ingwerwurzel und eingelegten Umeboshi-Pflaumen als Heilmittel gegen Erkältungen, Grippe, Fieber und bei Verdauungsproblemen eingesetzt.

Ligusticum – *Kôhon, Gao Ben, Rhizoma et Radix Ligustici sinensis.* Eine scharfe, energetisch Wärmende chinesische Heilpflanze, die ätherische Öle enthält sowie Harz, das die Schleimhäute etwas reizt. Regt die Durchblutung und den Stoffwechsel an, wärmt die inneren Organe. Hilft bei Kopfschmerzen, steifem Nacken, Zahnschmerzen und akuten Schmerzen im Lendenwirbelbereich (Symptome von Wind/Kälte).

Litschi – *Raichi, Reishikaku, Li Zhi H.* Die süße, wärmende Frucht lindert Schmerzen und regt den Qi-Fluss an. Wird bei Bauchschmerzen verabreicht, die durch Qi-Stau in der Leber verursacht sind, und bei Magenschmerzen sowie Schmerzen in der Magengrube, die durch Magen-/Milzstörungen zustande kommen. Hilft bei Schluckauf, Durst, Bauchschmerzen, Lymphknotentuberkulose und bei Zahnschmerzen.

Longan – Getrocknete Lychee-Früchte, die gewöhnlich in chinesischen Lebensmittelläden und in Apotheken erhältlich sind. Sie sind Warm, Süß in der Energie, ein Blut- und Qi-Tonikum, haben beruhigende Wirkung, werden zur Behandlung von Schwäche eingesetzt, bei Blutarmut, Schlaflosigkeit, Gedächtnisschwund, Vergesslichkeit, Schwindel, Zuckungen und Angstzuständen, die mit einer Störung im Herzmeridian zusammenhängen. Nicht geeignet bei Zuständen mit Schleimbildung und Feuchtigkeit.

Lotuswurzel – *Renkon, Lian Qu.* Der Wurzelstock der im Wasser lebenden Pflanze ist hart und rau, mild, süß und Kühlend. Die Wurzel wird geschält, eingeweicht und zu Kurzgebratenem gegeben, mit Fleisch vermischt, gepresst und in Tempura fritiert. Wurde früher gezuckert zum Tee gegessen.

Lycium-Beeren – *Kukôshi, Gou Qi Zi, Lycii chinensis Mill.* In China ein bekanntes Leber- und Bluttonikum. Die Beeren erhöhen die Vitalität, machen die Augen glänzend, kräftigen die Beine, beruhigen das Herz und das Nervensystem und sind gut für die Gesichtsfarbe. Geben Sie reife, getrocknete Beeren an Suppen und gedünstete Gerichte; als Zutat für Salate vorher in heißem Wasser oder Sake einweichen. Die Beeren können auch als Tee mit Schizandra oder Rehmannia (Di huang) verwendet werden. Sie sind nicht geeignet bei Milzstörungen mit Feuchtigkeit und bei überschüssiger Hitze.

Ma huang – *Maô, Ephedrae sinensis.* Eine warme, trocknende Heilpflanze, die schleimlösend und stimulierend wirkt. Ma huang wird weltweit gegen Asthma eingesetzt. Sie erhöht die Aufmerksamkeit, beruhigt aber zugleich und baut Stress ab. Chinesische Mönche nahmen sie deshalb, um während ihrer Nachtmeditationen wach zu bleiben. Sie sollte nur in sehr kleinen Dosen eingenommen werden und in Kombination mit Yin-Kräutern. Überdosierung kann zu Hyperaktivität des Atmungssystems führen. Lassen Sie sich vor der Einnahme von Ihrem Arzt oder Heilpraktiker beraten.

Mirin – Gesüßter Sake, der zum Kochen verwendet wird.

Matsutake-Pilz – *Tricolma matsutake.* Große, braune Pilze, die in Japan den

Herbst ankündigen. Sie gelten als Delikatesse und sind ziemlich teuer. Matsutake isst man zu süßem Reis mit Gemüse, Mirin und einem Schuss Sojasauce.

Mochi – Klebriger Reis, der gehärtet und getrocknet verkauft wird und den man über dem Feuer oder in der Pfanne anbräunt und in Sojasauce dippt; passt wie Klöße zu Suppen oder Eintöpfen. Der Reis ist energetisch Süß, Wärmend, ein Qi- und Bluttonikum, gibt Kraft und baut Muskeln auf.

Myoga – *Zingiber mioga*. Der Japanische Ingwer wird wegen seiner jungen Blätter geschätzt, man erntet die zartrosa Pflanze, noch bevor die Knospen geöffnet sind. Myoga wächst wild in den feuchten Bergregionen Japans und wird auch angepflanzt. Man isst ihn roh oder in Scheiben an Salat, zu Tofu und als Fisch-Gewürz. Die Knospen kann man mit Sojasauce dünsten oder mit Mirin und Zitrone. Oder geben Sie ihn am Ende des Kochvorgangs in eine Suppe. Fördert die Verdauung.

Napa-Kohl – Ebenfalls ein Brassica-Gemüse, das man auch Chinakohl nennt. Wird häufig in Suppen und zu Kurzgebratenem verwendet.

Nori – Eine smaragdgrüne oder grünschwarze Seealge, die energetisch Kalte, Salzige und Süße Eigenschaften hat. Ein Qi-, Blut- und Yin-Tonikum, reduziert Hitze, wirkt entspannend und harntreibend. Wird zur Behandlung von Kropf, Ödemen, Dysurie, Husten und bei zu niedrigem Blutdruck eingesetzt.

Ôbako – *Shazenshi, Che Qian Zi, Semen plantaginis.* Sie wirken harntreibend, helfen bei Herzbeschwerden und Schwellungen, Harnwegs- oder Blasenbeschwerden und bei Durchfall (Feuchte Hitze); Ôbako reinigt die Augen, wirkt schleimlösend und lindert Husten mit gelblich-grünem Auswurf. Das Mittel sollte nicht bei Mangel von Yang-Qi genommen werden und nicht während der Schwangerschaft.

Ohitashi – So nennt man grünblättrige Gemüsesorten, die halb gegart, abgeseiht und ausgedrückt werden. Sie werden mit Sojasauce oder anderen Gewürzen gegessen.

Okara – Die Überreste von Tofu. Okara ist weiß in der Farbe, sehr faserreich, ist mild im Geschmack und hat die Konsistenz von zerdrückten Kartoffeln. Ist in den meisten asiatischen Lebensmittelläden erhältlich. Wird mit ein wenig Sojasauce und Mirin gekocht. Dazu frisches Gemüse, leicht gedünstet und abgeschreckt, ergibt zusammen eine salatähnliche Speise.

Perilla – *Shiso, ao shiso, aka shiso auf japanisch, Zi Su Ye, Folium Perillae frutescentis,* auch Rindfleischblätter genannt. Hilft bei Erkältung, Fieber, Schüttelfrost, Kopfschmerzen, verstopfter Nase und Husten. Regt die Durchblutung an und harmonisiert das Verdauungssystem. Wird zur Behandlung von Funktionsstörungen der Milz eingesetzt: Verdauungsbeschwerden, Übelkeit, Erbrechen, Appetitmangel, Beklemmungsgefühl in der Brust oder im

Bauch. Hilft bei Morgenübelkeit und bei Fischvergiftungen. Die Pflanze hat ein besonderes Aroma. Wird zusammen mit Sushi gegessen, um Parasiten im rohen Fisch abzutöten. Sie gehört zu den ersten Pflanzen, deren Essenz als Arznei verwendet wurde. Am Ende des Kochvorgangs in die Suppe geben, oder noch besser roh essen zu Fisch oder Tofu.

Pfingstrosen-Wurzel – *Shaku yaku, Bai Shao, Radix Paeonia albiflora.* Eine energetisch Bitter/Saure, Kalte Wurzel. Sie ist in der chinesischen Medizin fast so beliebt wie die Frauen-Heilpflanze Dang gui. Wirkt als Bluttonikum, reguliert Zyklusstörungen oder andere Menstruationsbeschwerden, beispielsweise Krämpfe und Nervosität.

Pflaumen-Extrakt – *Bainiku Ekisu.* Der Auszug wird aus frischen, grünen Pflaumen gewonnen, die man zerdrückt und auspresst. Der Saft wird zu einem dicken Sirup verkocht. Hilft bei Magenproblemen und Lebensmittelvergiftung.

Pflaumenessig – Die salzige, saure Lake wird aus eingelegten Prunus mume zur Herstellung von Umeboshi gewonnen. In der makrobiotischen Küche verwendet man diesen Extrakt anstelle von Essig. Er soll eine ähnliche medizinische Wirkung haben wie Ume-Erzeugnisse (Pflaumenprodukte). Regt die Verdauung und Darmfunktionen an.

Poria – *Bukuryô, FúuLing, Scelerotium Poriae Cocos.* Die Pflanze wird in der chinesischen Medizin eingesetzt, um Feuchtigkeit aus dem Körper zu eliminieren; sie vermindert Wasserretention, stärkt die Milz, beruhigt das Herz und Shen.

Rote Datteln – *Taisô, Da Zao, Ziziphus jujube.* Sie stärken Qi und Blut, wirken beruhigend, fördern die Gewichtszunahme, geben Kraft, erhöhen die Lebenserwartung und harmonisieren Kräuterformeln, in denen sie als Yin-Gegenspieler zu Yang-Tonika (Ginseng) fungieren. Gedämpfte, Schwarze Datteln sind ein Milz-Tonikum.

Saflorblüten (Färberdistel) – *Kôka, Hong Hua, Flos Carthami tinctorii.* Eine energetisch Scharfe, Warme Kräuterpflanze, die als Tee zur Regulierung des Zyklus beiträgt. Wird bei Ausbruchkrankheiten wie Masern eingesetzt und bei Fieber, aber normalerweise zur äußeren Anwendung bestimmt bei Verbrennungen, Schürfwunden und anderen Verletzungen. Nicht während der Schwangerschaft einnehmen und nur unter Einschränkung bei Qi- und Blutmangel oder starken Menstruationsblutungen.

Sanshô – oder auch Kashô genannt, Sezuan-Pfeffer, Japanischer Pfeffer, *Zanthoxylum pipertum.* Wird manchmal in die Arten der Gelbholzbäume eingeordnet (*Zanthoxylum americanum; Rutaceae*). Gehört zur Spezies der Zitrus Mikan Familie. Sanshô bezog sich ursprünglich auf die Beeren des in Japan heimischen Japanischen Asakura zansho. Der heute in Japan und in der ganzen Welt verwendete Sanshô stammt aus China. Als Arznei wird er wegen seiner magenstärkenden, harntreibenden und antiseptischen Eigenschaften verwendet. Er regt den Stoffwechsel an, hilft bei Magenprolaps, Magenparasiten, vergrößertem Magen und Kälte im Magen. Wirkt wärmend und durchblutungsfördernd.

Schizandra – *Gomishi, Wu Wie Zu, Fructus Schisandrae chinensis.* Eine energetisch Saure, Warme Beere, die bei Husten und Keuchen hilft, die Nieren stärkt und bei Spermatorrhöe, Leukorrhöe und häufigem Wasserlassen Verwendung findet. Vermindert zu starkes Schwitzen, beruhigt Shen und wird bei Schlaflosigkeit und Vergesslichkeit eingesetzt.

Seitan – Weizengluten. Energetisch Kühlend und Süß, hat absteigende Energie, Qi- und Bluttonikum, unterstützt das Herz, beruhigt Yang, harmonisiert das Verdauungssystem, wirkt fiebersenkend und löscht Durst. Kann als Fleischersatz genommen werden und kommt deshalb häufig in der vegetarischen und makrobiotischen Küche vor.

Semburi – Auch Tôyaku, japanischer Enzian genannt, *Swertia japonica.* Eine extrem bittere Pflanze, die für ihre magenfreundlichen Eigenschaften bekannt ist und zur Behandlung von Tuberkulose eingesetzt wird. Tees können auch äußerlich verwendet werden zur Massage und Stimulierung der Kapillarbewegungen unter der Haut.

Sennesblätter – *Banshayô, Fan Xie Ye, Cassia angustifolia Vahl.* Wörtlich übersetzt: „Abführblätter der Barbaren".

Sennesblätter entleeren den Darm und werden bei Verstopfung durch Hitzeansammlung in den Eingeweiden verwendet. Tee aus Sennesblättern trinkt man auch im Sommer, um weniger abgespannt und matt zu sein, wenn die Sonne sticht. Darf während der Schwangerschaft und Menstruation nicht eingenommen werden und ist ebenfalls nicht geeignet für Menschen mit schwacher Konstitution, chronischer Verstopfung oder für stillende Mütter. Sennesblätter nicht regelmäßig einnehmen, da eine Überdosierung Bauchschmerzen, Übelkeit und Erbrechen hervorrufen kann.

Seri – *Shui qin, Oenanthe Stolonifera.* Wird als chinesischer Sellerie übersetzt. Er kommt ursprünglich aus China, wo er heute noch in zahlreichen Gerichten, Suppen, gedünsteten Speisen und als Beilage zu Fleisch und Fisch Verwendung findet.

Soba – Normaler Buchweizen, der für Soba-Nudeln verwendet wird. Das Mehl wird auch für Soba-Crêpes genommen. Es hat wenig Kalorien, ist reich an Bioflavonoiden und enthält Vitamin E. Die Nudeln kann man kalt oder warm essen mit einer Sauce auf Soja-Basis. Achten Sie darauf, dass Sie hundertprozentiges Buchweizenmehl verwenden, und seien Sie vorgewarnt, dass die Nudeln länger kochen müssen und ziemlich viel Stärke abgeben. Manche Nudeln sind in fünf bis sieben Minuten gar, andere brauchen doppelt so lange. Probieren Sie es aus.

Süßer Reis – Klebriger, weißer, kurzkörniger Reis, auch Klebereis (Klebreis) genannt. Er ist energetisch Süß und Warm und hat absteigende Energie. Wird für Mochi verwendet.

Takuan – Wurzel des Winterrettichs, die mindestens drei Monate in einer Mischung aus Kleie und Salz eingelegt ist. Wirkt verdauungsfördernd und regt die Darmbewegungen an.

Taro – *Sato imo, Kyôimo, Colocasia esculenta*. Wird bei uns auch unter der Bezeichnung Albi verkauft. In Asien gibt es rund ein halbes Dutzend Taro-Knollen. Sie haben eine kugelförmige oder zylindrische Form und sind mit einer dicken, pelzigen braunen Haut überzogen, der Innenteil ist weiß wie Stärke. Schälen und kochen Sie die Knollen wie Kartoffeln und geben Sie an das Wasser ein wenig Sojasauce. Dann rühren Sie den Sud in Suppen und Eintöpfe. Sie können auch halbgaren Zuckererbsen dazu mischen. Die Knollen sollen nicht roh gegessen werden.

Tei-Kuan-Yin-Tee – *Tekkannon.cha.* Die wörtliche Übersetzung lautet: „Eiserne Göttin der Gnade". Ein teilweise fermentierter (40-prozentiger) Tee, der zu den Oolong-Sorten gehört. Sein Aroma ist jedoch kräftiger als viele andere Oolong-Tees, und dieser wird bei uns gern getrunken. Er hat eine leicht Wärmende Energie und kann das ganze Jahr über getrunken werden. Im Sommer sind jedoch nichtfermentierte chinesische grüne Tees zu bevorzugen.

Tôchû-Tee – *Du Zhong* auf Chinesisch. Ein Kräutertee, der aus der Eucommia-Rinde gemacht wird. Er ist energetisch Süß, Scharf, leicht Wärmend und wirkt als Nieren- und Lebertonikum. Seine Wirkstoffe stärken die Sehnen und Knochen. Der Tee wird zur Behandlung von Schmerzen im Lendenwirbelbereich und in den Knien eingesetzt, bei Erschöpfung, Spermatorrhöe, häufigem Wasserlassen. Unterstützt den harmonischen Fluss von Qi und Blut im Körper und regt die Durchblutung an. Wird auch zur Vorbeugung gegen Fehlgeburten oder Abgänge verschrieben, wenn der Fötus „ruhelos" ist und die Schwangere starke Rückenschmerzen hat. Einnahme des Tees ist nicht geeignet bei Symptomen mit Yin-Mangel mit Hitze-Anzeichen: gerötete Gesichtsfarbe, heißer Körper, gerötete Augen, steifer Nacken und steife Schultern, Gereiztheit, hitziges Temperament.

Tui na – Traditionelle chinesische Massagemethode, zu der mehr als 13 Varianten gehören. Die Techniken sind ähnlich wie bei der Schwedischen Entspannungsmassage bis hin zu Tiefengewebsmassagen, Akupressur und Korrektur der Knochenstellung.

Umeboshi – Eine salzig-saure Aprikosenart (*Prunus mume*), die in rote Shiso-Blätter eingelegt wird. Den Kern kann man entfernen, um das Fruchtfleisch zu zerdrücken und es zum Kochen verwenden, beispielsweise über weißem Reis oder als Füllung in Reisbällchen. Bitte nicht mit Pflaumen-Extrakt Ume ekisu (siehe S. 346) verwechseln. In vielen Volksrezepten werden diese Aprikosen Bancha-Tee beigegeben. Sie wirken verdauungsfördernd, und wenn man täglich eine isst, sollen sie vor Erkältungen schützen.

Wakame – Eine Meeresalgensorte, die in Japan häufig verwendet wird. Sie hat lange, dunkelgrüne Blattstreifen, die frisch, gesalzen oder getrocknet verkauft werden und die man in Suppen oder Salaten isst. Die Alge hat Kalte und Salzige Energie, sie reduziert Hitze, ist ein Yin-Tonikum, lindert Verspannungen, wirkt schleimlösend und wird in der Regel zur Behandlung von Ödemen, aufgeblähtem Bauch und bei Kropf eingesetzt.

Wasabi – *Shan ou cai, Wasabia japonica,* wird auch Japanischer Meerrettich genannt. Er wächst wild in Bergregionen und wird für den Massenkonsum angepflanzt. Die grünen Wurzeln werden frisch verwendet, fein geraspelt und als Gewürz zu Sushi, Sashimi und an Suppen gegeben. Wasabi gibt es getrocknet in Pasten und ist überall erhältlich. Hat ein beißendes, scharfes Aroma.

White-Flower-Öl – Ein Kampferöl, das in Hong Kong und in den asiatischen Vierteln großer Städte verkauft wird. Es löst Blockaden auf, hilft bei Kopfschmerzen, bei verstopfter Nase und Muskelschmerzen. Kwan-Loong-Öl (in Singapur hergestellt), ein schmerzlinderndes Aromaöl, das Menthol sowie andere Kräuter enthält, hat eine ähnliche Wirkung.

Yamaimo (siehe Dioscorea)

Yuzu – Eine Zitrusfrucht mit besonderem Duft und Geschmack. Man gibt sie an Miso und isst sie im Winter zu gedünsteten Nabe-Gerichten. Darüber hinaus ein wohltuender Badezusatz in kalten Wintermonaten.

Einkaufs- und Bestellmöglichkeiten

Natürlich gibt es in den USA und Kanada viele Naturkost- und Gesundheitsläden, die chinesische Lebensmittel, Heilkräuter und Arzneien anbieten. Wir möchten Ihnen hier einige vorstellen, die uns besonders empfehlenswert scheinen. Viele der in diesem Buch genannten Nahrungsmittel und Kräuter finden Sie sicher auch in dem Naturkostladen „bei Ihnen um die Ecke". Was dort nicht erhältlich ist, können Sie sich von einigen Herstellern und Großhändlern per Post liefern lassen. Hier eine kleine Auswahl von Adressen:

Angelica's, 147 First Ave., New York, N.Y. 10003, USA, Tel. (219) 529-4335. Ein Geschäft mit großem Sortiment und guter Beratung. Der Laden hat außerdem eine kleine Bibliothek mit Heilkräuterbüchern, in denen man schmökern kann und in denen man gewiß das eine oder andere Interessante findet.

Kam Man Food Products, Inc., 200 Canal St., New York, N.Y., USA, Tel. (21) 571-0171. Der Laden hat eines der vielfältigsten Angebote an chinesischen Speisen, Gewürzen, Kräutern und im Handel befindlichen chinesischen Heilmitteln der gesamten amerikanischen Ostküste. Hier finden Sie auch Kochutensilien, Teetöpfe und viele preisgünstige Tees. Fragen Sie einfach nach Ming. Das Geschäft bietet auch einen Mail-order-Service an.

Great China Herb Company, 857 Washington St., San Francisco, Ca. 94108, USA, Tel. (414) 982-2195. Der ganze Laden ist voll von riesigen Säcken und Behältern mit Kräutern. Hier kann man sich stundenlang aufhalten.

Katagieri & Co., Inc., 224 East 59th St., New York, N.Y. 10022, USA, Tel. (212) 755-3566, Fax (212) 752- 4197; Filiale Los Angeles: 865 East Sandhill Ave., Carson, Ca. 90746, USA, Tel. (310) 323-1817, Fax (310) 1730; Filiale Vancouver: 1239 Odlum Drive, Vancouver B.C., Kanada, V5L 3L8, Tel. (604) 253-453-4336, Fax (604) 729-4868. Das Unternehmen hat ein großes Angebot an japanischen Lebensmitteln und Tees zu „japanischen" Preisen. Mail-order auf Wunsch möglich.

Ten Ren Tea and Ginseng Co., Inc., 75 Mott St., New York, N.Y. 10013, USA, Tel. (212) 349-2286, Fax (21) 349-2180. Filialen des Unternehmens gibt es in Flushing (New York), Toronto (Kanada) und in Yokohama (Japan). In dem eleganten New Yorker Laden werden qualitativ besonders hochwertige Tees in Zinnkanistern aufbewahrt. Es gibt aber auch abgepackte Tees, Teebecher und andere

Tee-Utensilien. Hier kann man den Tee kosten, bevor man ihn kauft. Mail-order ist möglich. Eine Preis- und Produktliste können Sie anfordern unter der Rufnummer 1-800-292-2049.

In England oder Australien empfehlen wir folgende Läden:

Number One Herb Company East-West Herbs Ltd., 36, Bankhurst Rd., Langston Priory Mews, London SE6 4XN, Kingham, Oxfordshire OA4 6UP, England, Tel./Fax (0181) 690-4840; Tel. (01608) 658-862, Fax (01608) 658-816. Der Laden führt abgepackte und lose Kräuter, Tinkturen und Tees.

China Herb Co., Australia, Pty. Ltd., 82-84, George St., Red Fern, NSW 2016, Tel. (2) 698-5555, Fax (02) 698-5755. Das Geschäft führt Körner, Tabletten und chinesische Arzneimittel.

Mail-order-Service:

BLT Supplies, Inc., 3501 Queen Boulevard, Long Island City, N.Y. 11101, USA, Tel. (718) 392-5671 und (800) 322-2860.

Chinese Herb Suppliers, San Francisco, Ca. 94108, USA, Tel. (415) 982-2195. Alle Kräuter, die in diesem Buch zum Kochen und für Tees empfohlen werden, sind von hier zu beziehen.

East West Products, P.O. Box 1210, New York, N.Y. 10025-1210, USA, Tel. (212) 864-1342. Lieferbar sind Tees aus biologischem Anbau, Tee-Tonika für das Meridiansystem, chinesische Kräuter, Kräutersuppenmischungen, Dit Dat Jow,

Baumblüten-Öl, Kräuterheilmittel, Kräutermischungen für Bäder, Shiitake und Reishi-Pilze, Sibirischer Ginseng sowie einzelne spezielle Kräuterextrakte.

Eden Foods, 701 Tecumseh Rd., Clinton, MI. 49246, USA, Tel. (517) 456-7424, Fax (517) 456-7025. Das makrobiotische und japanische Lebensmittelsortiment umfasst auch Soba, Udon, Meeresalgen, Kuzu, Wasabi, Miso-Paste und Umeboshi. Eine Gratislieferung einer kleinen Sammlung japanischer Rezepte ist möglich.

Four Seasons Health Products, 1801 Lincoln Boulevard, Suite 261, Venice, Ca. 90291, USA, Tel. (310) 392-2559. Der Laden führt Kräuter- und Ginseng-Kocher für Mengen von 3 bis 6 Tassen, alle tonisierenden chinesischen Kräuter, die in diesem Buch genannt sind, sowie zahlreiche Kräuterrezepturen.

Frontier, Inc., 2901 N.E. Blakeley St., Seattle, WA 98105, USA, Tel. (06) 525-0051, Fax (800) 717-4372. Das Sortiment umfasst Kräuter aus der ganzen Welt, die getrocknet, frisch oder als Tinktur verkauft werden, ferner auf natürlicher Basis hergestellte Hautpflegemittel, die umweltfreundlich verpackt werden.

Granum, Inc., 2901 N.E. Blakeley St., Seattle, WA 98105, USA, Tel. (206) 523-9750. Das Sortiment umfasst makrobiotische und japanische Lebensmittel sowie Tees aus biologischem Anbau, Gewürze, Sesamöl, braunen Reisessig, Kuzu, getrockneten Tofu, getrocknete Shiitake,

Mirin (süßer Reiswein), getrocknete Algen, Miso-Paste, Ume-Extrakt und Umeboshi.

Lotus Fulfillment Services, P.O. Box 1008, 1100 Lotus Dr., Solver Lake, WI 53170, USA, Tel. 414-889-8501, Fax (414) 889-8591. Das Sortiment umfasst abge-packte Kräuter, Kräuterextrakte, Räucher-stäbchen, chinesische und ayurvedische Heilmittel und Bücher.

Okada Yakkyoku, 2-14-2 Taishido, Setagayo-ku, Tokyo 154, Japan, Tel./Fax (03) 3418-1010. Mail-order von Dokudami und Sei-Ro-Gan-Tabletten. Die Bestellung sollte auf japanisch erfolgen (Gesamtkatalog erhältlich).

Isukura Yakkyoku, 2-9-5 Nihonbashi, Chiyoda-ku, Tokyo 103, Japan, Tel. 3273-7331, Fax 3273-6334. Mail-order der durchblutungsfördernden chinesischen Kräutermedizin Gangenkaryû. Der Katalog ist nur japanisch.

Spezialgeschäft für Moxibustion:
Oriental Medical Supplies, 1950 Washing-ton St., Braintree, MA 02184, USA, Tel. 1-800-323-1839, Fax (617) 335-5779. Lieferbar sind Moxibustion-Utensilien, Räucherstäbchen und Haramaki-Bauch-binden zum Warmhalten von Bauch und Nieren.

Empfohlene Lektüre

Blues, William S., *Preventive Health, Immune Strength, Allergies Dufty*, New York, Warner Books, 1975. Dieser Klassiker ist noch immer interessant und aktuell.

Morningstar, Gagnon, Daniel und Amadea, *Breathe Free: Nutrition and Herbal Care for Your Respiratory System*, Wilmot, Ws: Lotus Press 1991
Dieses Buch ist allen Menschen mit Atemwegsproblemen zu empfehlen. Die Autoren vermitteln auf verständliche Weise Grundlagen asiatischer und westlicher Ganzheitsmedizin.

Muramoto, Naboru, *Healing Ourselves*, Avon: Swan House Publishing Co. 1973
In diesem Klassiker der chinesischen Medizin lassen sich leicht häufig verwendete Kräuterrezepturen und Teemischungen nachschlagen. Das Werk ist auch stark von der Makrobiotik beeinflusst.

The Natural Medicine Collective, *The Natural Way of Healing: Asthma and Allergies*, New York: Dell Publishing 1995. Die Veröffentlichungen dieser ganzheitlich orientierten Gruppe sind sehr klar und ausführlich. Sie verbinden westliche Kräuterheilkunde mit einigen Aspekten der chinesischen Medizin.

Weil, Andrew, *Natural Health, Natural Medicine: A Comprehensive Manual for Wellness and Self-Care*, Boston: Houghton Mifflin Co. 1990. Das Werk zeigt, wie man selbst zur Gesunderhaltung seines Körpers beitragen kann.

Zur Chinesischen Medizin

Theorie und Philosophie
Beinfield, Harriet und Korngold, Efrem, *Between Heaven and Erath*, New York: Ballantine Books 1991. Dieser Klassiker stellt Theorie und Praxis der chinesischen Medizin sachlich und leicht verständlich dar.

Chue, Lamm Kam, *The Way of Energy: Ein Gaia Original*, New York: Fireside/Simon & Schuster 1991

Connely, Deanne M., *Traditional Acupuncture: Law of the Five Elements*, Columbus, Md.: The Traditional Acupuncture Institute 1994

Flaws, Bob. *Endometriosis, Infertility and Traditional Chinese Medicine*, Boulder, Col.: Blue Poppy Press 1989. Frauen mit Menstruationsproblemen oder Beschwerden der Fortpflanzungsorgane ist dieses Buch besonders zu empfehlen.

Kaptchuk, Ted J., *The Web That Has No Weaver*, New York: Congdon & Weed 1983. Dieser Klassiker stellt die Grundlagen der traditionellen chinesischen Medizin klar und verständlich dar.

Manaka, Yoshio und Urquhart, Ian A., *The Layman's Guide to Acupuncture*, New York: Weatherhill 1972. Das Werk ist eine übersichtliche Einführung in die Akupunktur.

Wolfe, Honara Lee, *The Breast Connection: A Laywoman's Guide to the Treatment of Breast Disease by Chinese Medicine*, Boulder, Col.: Blue Poppy Press 1989. Die Autorin zeigt die Störungen, die zu Brustkrebs führen, vom Auftreten der ersten Symptome bis zur Diagnose.

Wolfe, Honora, *Menopause: A Second Spring*, Boulder, Col.: Blue Poppy Press 1992. Das Buch zeigt, wie man mit den unangenehmen Begleiterscheinungen der Wechseljahre mit traditioneller chinesischer Medizin fertigwerden kann.

Ernährung
Flaws, Bob und Wolfe, Honora, *Prince Wen Hui's Cook*, Brookline, Mass.: Paradigm Publications 1983. Das Werk richtet sich an Therapeuten und erläutert die Behandlung von Krankheiten mit Hilfe von Nahrungsmitteln.

Flaws, Bob, *Arisal of the Clear*, Boulder, Col.: Blue Poppy Press 1991. Eine Einführung in die Kunst, das gesundheitliche Gleichgewicht durch richtiges Kochen wiederherzustellen. Vorlage dieses Buches war das Gesundheitskochbuch des Prinzen Wen Hui, was sich für Laien jedoch als nicht sehr praktikabel erwies. Flaws hat es entsprechend adaptiert.

Larkcom, Joy, *Oriental Vegetables: The Complete Guide for the Gardening Cook*, New York: Kodansha International 1991. Das Buch bietet eine Übersicht über die Einteilung, Kultivierung und Zubereitung fernöstlicher Gemüsesorten.

Lu, Henry C., *Chinese System of Food Cures: Prevention & Remedies*, New York: Sterling Publishing Co. 1991. Ni, Maoshing und McNease, Cathy, *The Tao of Nutrition*, Santa Monica, Ca: Seven Star Communications 1987

Kräutermedizin
Reid, Daniel P., *Chinese Herbal Medicine*, Boston: Shambala Publications 1987. Das Werk enthält alles, was Sie zu diesem Thema wissen müssen. Es ist auch für Laien geeignet.

Teegarten, Ron, *Chinese Tonic Herbs*, New York: Japan Publications 1984. Das Werk enthält viele wertvolle Informationen über tonisierende Kräuter und macht die Prinzipien des Gebrauchs chinesischer Heilkräuter auch dem Laien verständlich.

Tierra, Lesley, *The Herbs of Life: Health and Healing Using Weter and Chinese Techniques*, Freedom, Ca.: The Crossing Press 1992. Das gut lesbare Buch verbindet die Vorzüge der westlichen mit denen der fernöstlichen Heilkunde.

Tierra, Michael, *Planetary Herbology: An Integration of Western Herbs into the Traditional Chinese and Ayurvedic Systems*, Santa Fe, N.M.: Lotus Press 1988

Green, James, *The Male Herbal: Health Care for Men and Boys*, Freedom, Ca.: The Crossing Press 1991. Dies ist ein ausführlicher Ratgeber für die Verwendung von Heilkräutern bei Gesundheitsproblemen von Männern.

Massage, Akupunktur und Reflexzonenmassage

Dougans, Inge, unter Mitarbeit von Ellis, Susan, *The Art of Reflexology*, Rockport, Mass.: Element 1992

Kuan, Hin, *Chinese Massage and Acupressure*, New York: Bergh Publishing, Inc. 1992

Serizawa, Katsusuke, *Tsubô: Vital Points for Oriental Therapy*, Briarcliff Manor, N.Y.: Japan Publications (USA) 1976

Young, Jacqueline, *Self-massage: The complete 15-minutes a day massage system for health and self-awareness*, New York: Thorsons/HarperCollins 1992

Young, Jacqueline, *Acupressure for Health*, New York: Thorsons/HarperCollins 1994.

Qi Gong, Tai Chi und Yoga

Iyengar, B.K.S., *Light on Yoga*, New York: Schocken Books 1979. Dies ist eine „Bibel" für alle, die Hatha-Yoga praktizieren.

Kilman, Christopher S., *The Five Tibetans*, Rochester, Vt.: Healing Arts Press 1994. Das Werk zeigt einfache Yoga-Übungen.

Liao, Waysun, *Tai Chi Classics*, Boston: Shambala Publications 1990. Das Buch enthält unter anderem eine Einführung in die Theorie und Philosophie des Tai Chi.

Deng, Ming-Dao, *Scholar Warrior: An Introduction to the Tao in Everyday-Life*, San Francisco: HarperCollins 1990. Es ist mehr als nur ein Buch über Kampfsportarten: Es gibt Einblicke in die Lebensweise eines Kampfsport-Schülers.

Yang, Jwing-Ming, *Qi Gong for Arthritis*, Jamaica Plain, Mass.: YMAA Publications Center (38 Hyde Park Ave., Jamaica Plain, MA 02130) 1991

Körper und Seele

Gawain, Shakti, *Creative Visualization*, New York: Bantam Books 1988

Hammer, Leon, *Dragon Rises Red Bird Flies: Psychology and Chinese Medicine*, Barryton, N.Y.: Station Hill 1980

Moyers, Bill, *Healing and the Mind*, New York: Doubleday 1993

Requena, Yves, *Character and Health: The Relationship of Acupuncture and Psychology*, Brookline, Mass.: Paradigm Press 1989

Sex

Chang, Jolan, *The Tao of Love and Sex*, New York: Arkana 1991

Reid, Daniel P., *The Tao of Health, Sex & Longevity: A modern Practical Guide to the Ancient Way*, New York: Fireside/Simon and Schuster 1989.

Schmerzen

Chaitow, Leon, *The Book of Natural Pain Relief,* New York: HarperCollins 1993

Chaitow, Leon, *The Acupuncture Treatment of Pain,* Rochester, Vermont: Healing Arts Press 1990

The Natural Medicine Collective unter Mitarbeit von Theresa Digeronimo, *The Natural Way of Healing: Chronic Pain,* New York: Dell Publishing 1995

Adressen

Bundesverband deutscher Ärzte
für Naturheilverfahren e.V.
Hainstraße 9
96047 Bamberg

Gesellschaft für Naturheilkunde
Deutschland e.V.
Postfach 402027
80720 München

Natur und Medizin
Fördergemeinschaft für
Erfahrungsheilkunde e.V.
Am Michaelshof 6
53177 Bonn

Die Trager® Körper- und
Bewegungsschulung
Informationen unter
Tel./Fax: 02 21 / 97 4 30 39

SMS Internationale Gesellschaft für
chinesische Medizin e.V.
Franz-Joseph-Straße 38
80801 München
Fax 33 73 52

Deutsche Gesellschaft für Traditionelle
Chinesische Medizin
(DGTCM)
Rohrbacher Straße 155
69126 Heidelberg
Tel./Fax 0 62 21 / 37 45 46

Kontaktadresse für klassische Akupunktur
DÄGFA
Deutsche Ärztegesellschaft für
Akupunktur e.V.
Raglovichstr. 14
80637 München
Tel. 0 89 / 1 59 68 88, Fax 0 89 / 1 59 62 55

Freie Heilpraktiker e.V.
Sternwarte 42
40223 Düsseldorf
Tel. 02 11 / 90 17 29 - 0
Fax 02 11 / 39 82 71 0
Internet www.freieheilpraktiker.com
e-mail BRSFH@t-online.de

Bibliografie

Veröffentlichungen in Zeitschriften

„Acupuncture," Consumer Reports, Januar 1994, S. 54–59.

„Blood Sugar Blues," Nutrition News 14, Nr. 2 (1991).

„Brain Boosters," Nutrition News 16, Nr. 9 (1992).

„Dance Down the Primrose Path," Nutrition News 17, Nr. 12 (1993).

Eisenberg, David M., Ronald C. Kessler, Cindy Foster, Frances E. Norlock, David R. Calkins und Thomas L. Delbanco. „Unconventional Medicine in the United States: Prevalence, Costs, and Patterns of Use." New England Journal of Medicine, 328, Nr. 4 (28. Januar 1993): S. 246–252.

„The Facts on Fats and Oils," Nutrition News 9, Nr. 6 (1986).

Food and Drug Administration, „FDA Warns Consumers Against Nature's Nutrition Formula One," FDA Consumer Information, U.S. Department of Health and Human Services, Brooklyn, New York, 28. Februar 1995.

Food and Drug Administration, „Legislative Summary of the ,Dietary Supplement Health and Education Act of 1994'", FDA Consumer Information, U.S. Department of Health and Human Services, Brooklyn, New York, 3. März 1995.

Farley, Dixie. „Dietary Supplements" Nachdruck aus FDA Consumer, November 1993.

„Ginseng," Nutrition News 3, Nr. 12 (1980).

„Grant Hospital offers alternative care," Health Care Strategic Management 13, Nr. 3 (März 1995): S. 6.

Graves, Jacqueline M. „Growing Pains for Alternative Cures." Fortune, 20. März 1995, S. 16.

Hamlin, Suzanne. „Green Tea: More Than Just a Soothing Brew." New York Times, 15. Juni 1994.

„Immune Fitness," Nutrition News 11, Nr. 1 (1988).

Jahnke, Roger. „Ancient Futures." IHFN News, Frühling/Sommer 1994, S. 4–5.

„Menopause," Nutrition News, Special Edition, 1992.

„Omega-3 Oils," Nutrition News 8, Nr. 9 (1985).

„Opening Your Heart," Nutrition News 8, Nr. 2 (1993).

„Sleep Well," Nutrition News 10, Nr. 1 (1987).

„What to do about Colds & Flu," Nutrition News 12, Nr. 2 (1989).

„Wild Siberian Ginseng," Nutrition News 11, Nr. 2 (1988).

Bücher

Achterberg, Jeanne, Barbara Dossey und Leslie Kolkmeier. Rituals of Healing: Using Imagery for Health and Wellness. New York: Bantam Books, 1994.

Balch, James F. und Phyllis A. Balch. Prescriptions for Nutritional Healing.

New York: Avery Publishing Group, 1990.

Beinfield, Harriet und Efrem Korngold. Between Heaven and Earth: A Guide to Chinese Medicine. New York: Ballantine Books, 1991.

Bensky, Dan und Andrew Gamble, mit Ted Kaptchuck. Chinese Herbal Medicine: Materia Medica. Seattle: Eastland Press, 1986.

Blofeld, John, ed. & trans. I-Ching: The Book of Changes. New York: Arkana/Viking Penguin, 1991.

Chaitow, Leon. The Acupuncture Treatment of Pain. Rochester, Vt: Healing Arts Press, 1990.

Chopra, Deepak. Ageless Body, Timeless Mind. New York: Harmony Books, 1993.

Chopra, Deepak. Quantum Healing: Exploring the Frontiers of Body, Mind, Medicine. New York: Bantam, 1990.

Connelly, Dianne M. Traditional Acupuncture: Law of the Five Elements. Columbus, Md: The Traditional Acupuncture Institute, 1994.

Ellis, Andrew, Nigel Weisman und Ken Boss. Fundamentals of Chinese Acupuncture. Brookline, Mass.: Paradigm Publications, 1988.

Flaws, Bob. Endometriosis, Infertility and Traditional Chinese Medicine. Boulder, Col.: Blue Poppy Press, 1989.

Flaws, Bob, and Honora Wolfe. Prince Wen Hui's Cook. Brookline, Mass.: Paradigm Publications, 1983.

Frawley, David und Vasant Lad. The Yoga of Herbs: An Ayurvedic Guide to Herbal Medicine. Santa Fe, N.M.: Lotus Press, 1986.

Gagnon, Daniel und Amadea Morningstar. Breathe Free: Nutritional and Herbal Care for Your Respiratory System. Wilmot, Wis.: Lotus Press, 1971.

Gawain, Shakti. Creative Visualization. New York: Bantam, 1988.

Gladstar, Rosemary. Herbal Healing for Women. New York: Fireside/Simon & Schuster, 1993.

Green, James. The Male Herbal: Health Care for Men and Boys. Freedom, Ca.: The Crossing Press, 1991.

Hammer, Leon. Dragon Rises Red Bird Flies: Psychology and Chinese Medicine. Barrytown, N.Y.: Station Hill, 1980.

Hin, Kuan. Chinese Massage and Acupressure. New York: Bergh Publishing, 1994.

Iyengar, B.K.S. Light on Yoga. New York: Schocken Books, 1979.

Juhan, Deane. Job's Body: A Handbook for Bodywork. Barrytown, N.Y.: Station Hill Press, 1987.

Kaptchuck, Ted J. The Web That Has No Weaver. New York: Congdon & Weed, New York, 1983.

Kushi, Michio. Ed. Marc Van Cauwenberghe. Macrobiotic Home Remedies. New York: Japan Publications, 1985.

Lark, Susan. PMS Self-Help Book. Berkeley: Celestial Arts, 1984.

Lark, Susan. The Menopause Self-Help Book. Berkeley, Celestial Arts, 1992.

Larkcom, Joy. The Complete Guide for the Gardening Cook. New York: Kodansha International, 1991.

Lu, Henry C. Chinese System of Food Cures: Prevention & Remedies. New York: Sterling Publishing Co., 1986.

Manaka, Yoshio und Ian A. Urquhart. The Layman's Guide to Acupuncture. New York: Weatherhill, 1972.

Ming-Dao, Deng. Scholar Warrior: An Introduction to the Tao in Everyday Life. San Francisco: HarperSF/Harper-Collins, 1990.

Ming-Dao, Deng, 365 Tao Daily Meditations. San Francisco: HarperSF/HarperCollins, 1992.

Mitchell, Stephen, trans. Tao Te Ching. New York: HarperCollins, 1989.

Muramota, Naboru. Healing Ourselves. New York: Swan House Publishing, 1973.

Murray, Michael und Joseph Pizzorno. Encyclopedia of Natural Healing. Rocklin, Ca.: Prima Publishing, 1991.

Ni, Maoshing, mit Cathy McNease. The Tao of Nutrition. Santa Monica, Ca.: Seven Star Communications, 1987.

Ni, Maoshing, trans. The Yellow Emperor's Classic of Medicine. Boston: Shambhala, 1995.

Porter, Bill. Road to Heaven: Encounters with Chinese Hermits. San Francisco: Mercury House, 1993.

O'Connor, John und Dan Bensky, trans. and ed. Acupuncture: A Comprehensive Text: Shanghai College of Traditional Medicine. Chicago: Eastland Press, 1981.

Reid, Daniel P. Chinese Herbal Medicine. Boston: Shambhala Publications, 1987.

Reid, Daniel P. The Tao of Health, Sex & Longevity: A Modern Practical Guide to the Ancient Way. New York: Fireside/Simon & Schuster, 1989.

Serizawa, Katsusuke. Tsubô: Vital Points for Oriental Therapy. Briarcliff Manor, N.Y.: Japan Publications, 1976.

Teegarden, Ron. Chinese Tonic Herbs. New York: Japan Publications, 1984.

Tierra, Lesley. The Herbs of Life: Health and Healing Using Western and Chinese Techniques. Freedom, Ca.: The Crossing Press, 1992.

Tierra, Michael. Planetary Herbology: An Integration of Western Herbs into the Traditional Chinese and Ayurvedic Systems. Santa Fe, N.M.: Lotus Press, 1988.

Unschuld, Paul, ed. Introductory Readings in Classical Chinese Medicine. Netherlands: Kluwer Academic Publishers, 1989.

Weil, Andrew, Natural Health, Natural Medicine: A Comprehensive Manual for Wellness and Self-Care. Boston: Houghton Mifflin Company, 1990.

Wolfe, Honora. The Breast Connection: A Laywoman's Guide to the Treatment of Breast Disease by Chinese Medicine. Boulder, Col.: Blue Poppy Press, 1989.

Wolfe, Honora. Menopause: A Second Spring. Boulder, Col.: Blue Poppy Press, 1992.

Japanischsprachige Bücher

Gakken, ed. Kanpoh Jitsuyô Daijiten (A Dictionary of Herbal Medicine for Actual Practice). Tokyo: Gakken. 1990.

Hyôdô, Masayoshi. Itami no Hanashi (Plain Talk on Pain). Tokyo: Kenyûkan, 1992.

Kenmoto, Yoshio. Minkanyaku Hyakka (A Hundred Types of Folk Medicine). Tokyo: Kenyûkan, 1990.

Marumoto, Yoshio. Oishiku Naosô (Curing Ourselves Tastefully). Tokyo: Bungei Shunchû, 1989.

Morishita, Kenichi und Yasushi Satô, Yasôcha de Utsukushiku Kenko ni naru Hô (How to become Beautifully Healthy with Herbal Tea) Tokyo: Pegasus, 1983.

Nôbunkyô, ed. Minkan Ryôhô (Folk Medicine). Tokyo: Nôbunkyô, 1981.

Ôumi, Jun. Yakutô: Shinkin na Yasô de Kenko furo (Medicinal Baths: Healthy Baths with Local Herbs) Tokyo: Nôbunkyô, 1994.

Shigeno, Tekkan und Shizuo Ôta. Kampô wo Taberu (Eating Herbal Medicine). Tokyo: San-Ichi Shobo, 1985.

Tanimoto, Yôzô. Chûkokucha no Miryoku (The Charm of Chinese Tea). Tokyo: Shibata Shoten, 1990.

Tôjô, Yuriko. Kenko de Dekiru Shizen Ryôhô (Do-able Natural Medicine with Health). Tokyo: Anata to Kenkosha, 1978.

Wenwei, Miao. Ishikawa Tsuyako, trans. Chûkoku Yasô Monogatari (Tales of Chinese Herbs). Tokyo: Toban Shoken, 1992.

Yamada, Terutane und Shinichi Yamanouchi. Kampô to Minkan Ryôhô (Herbal Medicine and Folk Medicine). Tokyo: Nagaoka Shoten, 1992.

Register

Abhängigkeit 318
Absteigende Tendenz 69
Absud 80, 111
Abtreibung 187
Abura 57
Adaptogene 296
Adrenalinhormone 294
Ähnlichkeitsregel 20, 135
Ahornsirup 297, 72
AIDS 72
Akne 213 f
Aktivphasen 40
Akupressur 75, 76, 98, 62, 72, 98
Akupunktur 213, 332
Alexander 273
Algen 258
Alkohol 52, 67, 124, 144, 157, 258, 320
Alkoholmissbrauch 319
Allergene 125
Allergien 124, 257
Allergischer Juckreiz 128
Allopathie 77, 178
Aloe vera 207, 222, 254
Alter 113
Alterungsprozess 39, 42, 45
Alzheimer 174
Amazakae 191
Amenorrhoe 193
Amerikanischer Ginseng 286
Aminosäuren 55, 175
Analhämorrhagie 210
Anämie 15, 132, 232
Ananas 200
Androgen 256
Anenorrhoe 132
Angina 31
Angina pectoris 230, 289
Angst 52
Ängste 320
Angstgefühle 125
Anhang 330
Anma 75
Anorexie 198
Antiacida 305
Antibaby-Pille 165, 157
Antibakterielle Wirkung 83
Antibiotika 214
Anticonvulsia 165

Antidepressiva 150, 157, 165
Antihistamin-Präparate 165
Antihistamine 257
Antikoagulans 157
Antikörper 298
Antioxidantien 192
Antriebsschwäche 168
Anus 38, 52
Apfelessig 170
Aphasie 233
Aphrodisiaka 280
Appetitlosigkeit 37, 59, 151, 179
Appetitmangel 167, 198, 304
Appetitverlust 317
Ärger 52, 320
Armen 102
Aromastoffe 67
Aromatherapie 150
Artemisiagewächse 74
Arthritis 20, 102, 125
Arzt 116
Aspirin 125, 129, 157
Astenie 232
Asthma 39, 41, 78, 125, 141, 300
Astragalus 92
Atem 52
Atemnot 141
Atemübungen 295
Atemwege 141
Ätherische Öle 151
Atherosklerose 230
Atmen 103
Atractylodes-Wurzel, weiße 303
Aufgeblähtheit 52
Aufguss 81
Aufsteigende Tendenz 69
Aufstoßen 38, 40
Augen 35, 40, 102, 146
Augen, gerötete 147
Augeninfektionen 147
Augentrost 147
Ausfluss 249
Ausscheidungsorgane 139
Ausschlag 213, 221
Austern 234, 283
Azuki-Bohnen 226, 234, 279

B 6 175
Bachblüten 119
Bak Choyy 135
Bakterien 49
Ballststoffe 55
Bancha-Tee 160, 229
Bauchknurren 251
Bauchschmerzen 179, 251, 312
Beifuß 139, 161, 191
Beifuß-Tee 170
Bemühen 31
Bergamotte 151
Bergamotteöl 150
Bergpfeffer 172
Bestellmöglichkeiten 350
Bettnässen 262
Beulen 174
Bi 138
Bibergeil 224
Bicarbonat 312
Bienenpollen 176, 258, 283
Bindehautentzündung 147
Biotin 207, 208
Bitter 66, 71
Bitterstoffe 317
Black-Chicken-Pillen 191
Blähbauch 167
Blähungen 304
Blase 36, 38, 40, 52, 241
Blasenentzündung 40
Blasensteine 260
Blockade 97
Blut 40, 41, 42, 65, 132, 175
Blutarmut 132
Blutdruck 53, 181
Blutdrucksenkende Mittel 165
Blütenpollen 125, 301
Blutergüsse 38
Blutfluss 134
Blutgefäße 38
Bluthochdruck 31, 230, 233, 257, 300
Blutkreislauf 38
Blutspucken 233
Blutsturz 42, 52, 55
Blutzuckerspiegel 134, 229
Bohnen 183, 196
Bonitoflocken 57
Borretschöl 192

Bromelin 160
Bronchialasthma 142
Bronchialbeschwerden 141
Bronchialhusten 144
Bronchialkrämpfe 300
Bronchitis 141
Brust 52
Brust-Qi 53
Brustkrebs 187, 253
Buddha 33
Buddhismus 119
Bursitis 137

Candida albicans 167, 199
Canolaöl 131, 144, 237
Cayennepfeffer 61
Chakren 13
Chaparral 301
Chemotherapie 208
Chili 272
Chinesische Rote Datteln 183
Chinesischer Zimt 136
Chinesisches Süßholz 130, 160
Chlorophyll 136
Cholestase 306
Cholin 175
Chrysantementee 156
Chrysanthemenblätter 172, 130
Chrysanthemenblüten 235
Chymus 41
Codonopsis 21, 92, 134, 284, 302
Cornus officinalis 282
Crohn-Krankheit 167
CV 4 110
CV 12 110

Da huang 172
Dang gui 21, 134, 201, 222, 282, 283
Dankbarkeit 121
Darmentzündung, chronische 179
Darmflora 207
Darmkatarrh 315
Darmprobleme 221
Darmreizung 167, 125
Darmzotten 207
Dashi 183
Datteln 134, 203
DD 4 102, 110
Degenerationsprozess 174
Dehydration 309
Delirium 48, 50, 52, 53

Depression 148, 125, 165, 201
Dermatitis 125, 206
Di huang 21, 134, 135, 170, 191, 217
Diabetes 20, 208, 256
Dickdarm 36, 37, 124, 152
Dickdarmgeschwüre 125
Dit Dat Jao 76
Divertikulitis 167
Dokudami 136, 235
Dokudami-Tee 226, 264
Drachenaugen, getrocknete 135
Drei Schätze 177
Dreifach-Erwärmer 36, 293, 296
Drogen 320
Drogenkonsum 319
Drüsenfieber 167
Du zhong 207
Dünndarm 36, 38, 241
Durchfall 37, 39, 50, 52, 133, 152, 167, 198, 251, 271, 304, 308
Durchfall, chronischer 179
Durst 50
Dysmenorrhoe 185, 193, 251

Echinacea 130, 301
Eicheln 61
Eierstockzysten 14, 200
Eiflüssigkeit 136
Eindringende Gefäße 201
Einkaufsmöglichkeiten 350
Eisen 136
Eisenhut 170
Eisenmangel 208
Ekzeme 141, 213, 218
Elemente, Fünf 277
Endiviensalat 61
Endokrines System 109
Endometriose 185, 187, 197
Endophine 148
Energetik 63
Energieblockaden 82
Energiefluss 35
Energiegleichgewicht 39
Energiemangel 180
Energiezonen 35
Entspannungsübungen 171
Enzian 184, 317
Enzyme 130, 137
Epstein-Barr 294
Erbrechen 38, 40, 233, 304
Erde 43, 88
Erdnüsse 200

Erfrierungserscheinungen 83
Erkältungen 49, 54, 152, 165, 300
Ernährungstherapie 79
Erschöpfung 165, 168, 198
Erschöpfungssyndrom 290
Erschöpfungssyndrom, chronisches 165, 294
Essig-Inhalationen 161
Essigreis 236
Esskastanien 191

Falten 175
Färberdisteln 140, 191, 196
Fehlgeburten 187
Fenchel 269
Fettleber 247, 251
Fettleibigkeit 230
Feuchtigkeit 49, 51, 61
Feuer 39, 41, 43, 48, 88
Fibroma 185, 200
Fieber 152, 249, 291
Fingerhut 135
Fingernägel 40
Fisch 183
Fischlebertran 216
Fischtran 235
Fleisch 58
Flimmern 133
Fluor 264
Flüssigkeiten 41
Flüssigkeitshaushalt 39
Folsäure 151
Fortpflanzungsfähigkeit 39
Fortpflanzung 42
Fötus 39, 105
Freude 52, 95
Frostbeulen 226
Frösteln 48, 180
Frühling 49, 88, 91
Frustration 52
Fünf Elemente 42, 51, 89, 153
Fünf Geschmacksrichtungen 66
Funktionsstörung 48
Furunkel 213, 216
Füße, wunde 172
Fußmassagen 173
Fußnägel 40
Fußpilzerkrankungen 172

Gallenblase 36, 41, 249
Gallenflüssigkeit 40
Gallensteine 247, 252
Garnelen 204
Gartenkürbis 147

Gastritis 179, 315
Gebärmutter 38, 187, 194
Gebärmutterhals-Dysplasie 200
Gebärmutterhalskrebs 253
Gebärmutterkrebs 187
Gebete 33, 150, 177
Geburt 39, 52, 95
Geburten 187
Gedächtnis 174
Gedächtnisschwäche 39
Gedächtnisverlust 174
Gefühle 51
Gehirn 39, 174, 176, 230, 261
Gehirnschlag 233
Gehör 261
Gelbsucht 40, 232, 248
Gelenk 137
Gelenkflüssigkeit 137
Gelenkschmerzen 201
Genmai-Tee 183
Geranium 151
Gereiztheit 228, 232
Gerste 55
Gerstenkorn 147
Geruchsempfinden 37
Geschlechtshormone 214
Geschlechtsorgane 261
Geschlechtsreife 133
Geschlechtsverkehr 188, 256
Geschwüre 20, 257
Gesicht 49, 52
Gesichtslähmung 233
Gesichtsnerven 138
Gesprächstherapien 171
Gewichtsprobleme 178
Gewichtsschwankungen 178
Gewichtsverlust 167
Ginkgo-Nüsse 131, 130, 144, 176
Ginkgo-Nussöl 144
Ginseng 170, 176, 282 f., 285, 302
Gleichgewicht 24, 31
Gleichgewichtssinn 269
Globussymptom 162
Glossar 340
Glykoside 135
Goldsiegelwurz 160, 211, 217, 302
Gram 52
Granatapfel 172
Graunuss 61, 49
Grippe 171
Grüner Tee 156, 313
Gurken 225

Gürtelrose 213
Gute-Laune-Wein 192

Haar 37
Haaranalyse 206
Haarausfall 180, 208, 228
Haare 206
Haarverlust 175
Habuchatee 226
Hahnenfuß 61
Halluzinationen 151, 49
Hals 287
Halsentzündung 152, 160
Halsschmerzen 256
Hämoglobin-Bildung 136
Hämorrhagie 228
Hämorrhoiden 209, 188, 199
Harnblasenentzündung 259
Harnblockade 260, 181
Harnröhre 52, 257
Harnvergiftung 259
Hatomugi 144
Hausapotheke 75, 330
Haut 35
Hauterkrankungen 125
Hautfarbe 38
Hautirritation 213, 222
Hautprobleme 213
Hautunreinheiten 216
Hefepilze 167
Hefepilzinfektion 199, 185
Heilbäder 82, 99
Heiler 116
Heilkräuter 181
Heilkräuterbehandlung 62
Heiltees 80
Heilungsprozess 35
Hepatitis 247, 248, 292, 294
Hepatitis A 248
Hepatitis B 130, 248
Herbst 49, 88
Hernie 254
Herpes 292, 294
Herz 36, 38, 52, 64, 230, 281
Herzbeutel 36
Herzbeutelkanal 282
Herzerkrankungen 227
Herzgefäßerkrankungen 230
Herzinfarkt 289
Herzkanal 38
Herzklopfen 232
Herzorgan 177
Herzrasen 50
Herzschmerzen 102
Heuschnupfen 125, 141, 300
Hexenschuss 232, 256, 283

Hijiki 207, 208, 258, 307
Hiobs-Tränen 139, 144, 172, 216
Hitze 49, 152
Hitzewallungen 201
Ho shou wu 207
Hoden 250, 256
Hodensack 258
Hokaido-Kürbis 258
Holz 43, 88, 91, 248
Homöopathie 119
Honig 160, 297
Hormonschwankungen 150
Hörprobleme 232
Hörvermögen 39
Hühnerfleisch 61
Hülsenfrüchte 59
Hungerdiät 182
Husten 51, 152, 155
Hustenwein 164
Hydrotherapie 82
Hyperaktivität 125
Hypoglykämie 227, 229
Hypothalamus 296
Hyptonie 166
Hysterie 52

Immunsystem 20, 153
Impotenz 39, 133, 175, 255, 283
Ingwer 56, 57, 61, 102, 139, 144, 269, 276, 283, 312
Ingwerkompressen 313
Ingwerwurzel 161
Inhalation 157
Innereien 331
Innerer Glaube 33
Inositol 207
Inulin 220
Ischias 75, 275
Ischiasschmerzen 138
Iyengar-Yoga 273

Jahreszeiten 88
Japanischer Rettich 130
Jasmin-Tee 192, 244
Joggen 203
Juckender Hautausschlag 128
Junk-Food 176

Kabocha 134
Kadmium 134
Kaffee 56, 67, 124, 144, 258
Kalendula 211
Kalium 231, 310
Kalt 63

Kälte 49, 152
Kalzium 148, 202, 231
Kamille 150, 151
Kampfer 211
Kampfersalbe 289
Kampfsport 34
Kampô 77
Kanten 215
Kapern 200
Kapillarsystem 82
Kardamom 61, 202, 269
Karotten 61
Kartoffelbinden 147
Kassiaschoten 183
Kassiesamen 250
Katecholamine 294
Keime 49
Klarheit 35
Klettenwurzel 161, 217, 307
Klimakterium 150, 185
Klingeln 52
Knie 112
Kniegelenk 39
Knoblauch 56, 61, 130, 144,
    147, 153, 160, 172, 301, 307
Knochen 39
Knochenheilung 75
Knochenkorrektur 75
Knochenmark 39, 132, 169,
    174, 193
Knorpel 137
Kodeinhaltige Mittel 165
Koffein 52, 78, 133
Kohlrabi 203
Kohlrüben 61
Kola-Nüsse 333
Kolitis 167
Koma 53, 233
Kombu 183, 207, 208, 236,
    258, 312
Kompressen 82
Konnyaku 68, 140, 210
Konstitution 57
Konzentrationsschwächen
    106
Konzentrationsstörungen 97
Konzeptionsgefäß 36
Kopf 49
Kopfhaar 261
Kopfschmerzen 50, 52, 27,
    102, 125, 194, 199, 232, 239
Koreanischer Ginseng 78,
    257, 286
Koriander 61
Körpergeruch 242
Körperkarte 323

Körperpunkte 36
Körpertypen 45
Körperwärme 39
Kortikosteroide 294
Krampfadern 188, 245
Krämpfe 48, 49, 82
Kräuter 67
Kräuterabsud 80
Kräuteraufguss 80
Kräuterheilkunde 76
Kräutermedizin 213
Kräutertees 60
Kräuterwein 163, 94, 86
Kreislauferkrankungen 227
Kummer 52, 106
Kumquat 163
Kung Fu 15
Kürbiskerne 278
Kurzatmigkeit 168, 232
Kuzu 218

Lachanfälle 52
Lähmung 37
Langzeitgedächtnis 176
Lao-tse 33
Lauch, chinesischer 308
Lauchzwiebeln 154
Lavendel 151
LEB 3 102,103
Lebenserwartung 45
Lebensmittel, heiße 64
Lebensmittel, kalte 63
Lebensmittel, kühle 63
Lebensmittel, neutrale 64
Lebensmittel, warme 64
Lebensmittelallergie 167
Lebensmittelvergiftung 304,
    314
Lebensmittelzusätze 128
Lebensphasen 45
Lebensweise 30
Leber 35, 36, 40, 52, 65, 91,
    146, 187, 194, 221, 251, 311
Leberflecke 225, 253
Leberfunktionsstörungen 243
Leberprobleme 247
Leberträgheit 247
Leberzirrhose 247, 251, 306
Lecithin 176, 246, 302
Lendenwirbelbereich 138
Lendenwirbelsäule 39
Lenkergefäße 201
Leukorrhoe 188, 195, 198
Libido 188, 248
Libidomangel 283
Libidoverlust 133

Liebe 33
Liguster-Beeren 303
Liliaceae 246
Lippen 38
Lippen, blasse 228
Longan 171, 191, 210, 234
Longan-Früchte 135
Loquat-Blätter 222
Lotus 144
Lotuswurzel 78, 145, 163
Löwenzahn 136, 254
Löwenzahnblätter 134
Lunge 36, 49, 51, 55, 64, 124,
    152, 167
Lungen 206
Lungenentzündung 141
Lungenprobleme 221
Lycium-Beeren 183, 207, 215,
    263, 201, 282
Lymphflüssigkeit 41
Lymphozyten 298
Lymphsystem 174

Ma huang 21, 78, 102, 158,
    300
MAG 36 110
Magen 36, 64, 124, 190
Magenschmerzen 304
Magengeschwür 31, 179, 304,
    315
Magengrippe 49
Magenprobleme 221
Magenschleimhautentzün-
    dung 304
Magenschmerzen 103
Magenverstimmung 27, 304,
    312
Magnesium 231, 310
Mai 260
Majoran 220
Malaria 292
Malz 225
Mandarine 151, 154
Mandeln 61
Mandelöl 172
Mannansäuren 55
Mantra 150
Mark 42
Massage 72, 75
Mattigkeit 52
Maulbeeren 200
Medikamente 114
Meditation 295
Meerrettich 156
Meersalz 101, 147, 244
Melanin 225

Melasse 136
Menière-Syndrom 254
Meningitis 167
Menopause 201
Menstruation 39, 40, 133
Menstruationsblut 188
Menstruationsgeruch 243
Menstruationsprobleme 39
Menstruationsschmerzen 174
Menstruationsstörungen 23
Menstruationsblutungen 38
Menstruationskrämpfe 194, 101
Meridian 73
Meridiane 20, 36, 134
Meridianisches System 35
Metall 43, 88, 152
Metalle 125
Metaphern-Methode 20
MI 102
Migräne 125, 151, 240, 253
Milz 36, 37, 52, 64, 106, 124, 149, 167, 178, 190, 195, 249, 271, 277, 305, 311
Mineralstoffe 151, 206
Mirin 205, 261, 131
Miso-Suppe 57, 314
Mochi 170, 191
Moxa 74, 196
Moxibustion 72, 74, 98, 101, 159, 213, 265
Müdigkeit 151
Multivitamintabletten 151
Mundgeruch 244
Mundgeschwüre 179
Mungo-Bohnen 153, 307
Muscheln 263
Muskatnuss 202
Muskelentspannungsmittel 165
Muskeln 37
Myalgische Enzephalomyelitis 165

Nachtkerze 192
Nacken 52
Nagaimo 263
Nagelkauen 319
Nährstoffe 59
Nahrungsverwertung 39
Nasenbluten 102, 232
Nasennebenhöhlen 52, 67, 152, 155, 300
Nattô 68, 210, 308
Natur 32
Nebennierenrinde 285

Negativ-Ione 93
Neroli 151
Nervenschmerzen 141
Nervöser Magen 315
Nesselkraut 136
Nesselsucht 128, 125, 73, 125
Neuralgien 138
Neuroliguistische Programmierung 321
Neurose 232
Niacin 139
Nieren 36, 39, 52, 65, 105, 106, 143, 146, 153, 167, 215, 231, 257, 261, 277
Nierenentzündung 256, 260
Nierenfunktionsstörungen 111, 242
Nierenorgan 285
Nierensteine 260, 264
Nikotin 257, 258
Nocturia 226
Nori 207, 258

Ödembildung 181
Ödeme 37, 50, 52, 41, 188, 260, 265
Ohnmacht 233
Ohnmachtsanfälle 133
Ohr 39
Ohren 52, 261, 287
Ohrenprobleme 267
Ohrläppchen 39
Okara 140, 307
Öle 202
Olivenöl 211
Orange 151
Orangen 163
Organismus 30, 42
Organstärkende Speisen 64
Organvorfall 38
Osteoarthritis 137
Osteoporose 201
Östrogen 285
Ovarialzysten 253

Pankreatitis 306
Paprika 56
Paranoia 52
Parasiten 307
Penicillin 125
Perilla-Blätter 130, 163
Periphere Systeme 54
Pfeffer 140, 141, 145, 156
Pfingstrose 134
Pfirsichblätter 154
Pflaster 145, 211

Pflaumen 160
Phobie 52
Pille 151
Pilzinfektionen 172
Pinienkerne 200
PMS 189
Pollen 93
Polung 30
Polyurie 226, 283
Positiv-Ione 93
Positives Denken 295
Postnatalen Depressionen 150
Prämenstruelle Syndrome 68, 150
Primäre Hypertonie 230
Propolis 302, 316
Prostaglandinen 298
Prostata 257
Prostataentzündung 258
Prostatitis 254, 257
Psyche 96

Qi 36, 27, 36, 40, 41, 65
Qi Gong 13, 15, 105, 108, 177, 196
Qi-Stau 149
Quecke 302
Quittenschnaps 164

Reflexzonen-Behandlung 127
Reflexzonen-Massage 173
Reflexzonentherapie 171
Regel 39
Reis-Mochi 266
Reisbrei 57, 86, 134
Reisekrankheit 269
Reisessig 170
Reishi 299, 302
Reiskleie 216, 222
Rekonvaleszenz 167
Rettich 57
Rezepte 334
Rheuma 102
Rheumatische Arthritis 137
Rindfleisch 61
Rippenfellentzündung 152
Roggen 61
Rolfing 149, 273
Rosenöl 150
Rote Bete 200
Rote Datteln 279
Roter Ginseng 286
Roter Pfeffer 161
Royalgelee 302
Rübsamenöl 144
Rückenmark 39, 174

Rückenschmerzen 270
Ruhr 315
Ruhr, chronische 179

Saccharin 208
Safran 136, 234
Safran-Schnaps 229
Sake 140, 203
Salat 61
Salz 71
Salzig 66, 71
Salzlösung 161
Salzstein 313
Samenerguss 133
Sanshô 172
Saphylokokken 219
Sarsapaarillwurzel 257
Sauer 66, 71
Sauerfluss 249
Sauerstoff 168
Säurerückfluss 304
Schamlippen 199
Scharf 66, 71
Scheide 199
Scheidensekretion 133, 175
Schilddrüsenerkrankung 208
Schilddrüsenfunktion 182
Schilddrüsenunterfunktion
    256
Schizanthus 303
Schlaf 30, 45
Schlaflosigkeit 52, 125, 133,
    151, 165, 228, 232, 277
Schlaftabletten 165
Schlaganfall 49
Schlechten Atem 179, 242
Schleimproduktion 61
Schmerz 95
Schmerzen 96
Schmerzstillende Mittel 157
Schock 53
Schokolade 124
Schrecken 52
Schultern 49, 52
Schuppen 206
Schüttelfrost 142, 152, 271,
    291
Schütteres Haar 208
Schwangerschaft 39, 208
Schwarze Bohnen 144
Schwarze Johannisbeeren 192
Schwarzer Tee 161
Schweinenieren 153
Schweinenieren 195
Schweißabsonderung 37
Schwertlilie 83

Schwindel 50, 232
Schwindelanfälle 229, 254
Schwingungen 35
Schwitzen 41, 50, 142, 264
Seealge 183
Sehnen 40
Sehstörungen 228, 232
Sehvermögen 41
Sei Ro Gan 310
Seifen 125
Sekundärtonikum 54
Senf 312
Senilität 132, 262
Sennatee 147
Sennesblätter 226
Sesam-Öl 316
Sesamsamen 139, 200, 207
Sex 29, 111
Sexualität 280
Shao-Yang 292
Shen 38, 53, 105, 319
Shen-Energie 50, 149, 176
Shiatsu 14
Shiitake 154, 299, 302, 316
Shou Wu Chih 135
Sibirischer Ginseng 257, 283,
    286, 299
Sirup-Melasse 231
Sirupmelasse 191
Sitzbäder 83, 225
Sodbrennen 53, 102, 304
Sojabohnen 60
Sojasauce 57
Solarplexus 50, 179
Sommer 88
Sommerhitze 49, 50
Sommersprossen 225
Sorgen 52
Spannung 52
Spasmen 82
Speichel 41
Speichelproduktion 38
Speicherfähigkeit 53
Spermatorrhoe 283
Spermien 257
Spirulina 191, 260, 302
Sport 108, 109, 151
Sprechstörungen 38
Spurenelemente 151, 206
Stau 39
Steife Schultern 287
Steifer Nacken 287
Steptokokken 130
Steroide 142, 157, 285
Steroidhormone 55
Stimulantia 77

Stirnhöhlen 125
Stoffwechsel 30, 37
Stomatitis 312
Stottern 38
Stress 29, 165, 190, 320
Stressreaktion 294
Stuhl 37, 40
Stuhlgang 55
Sucht 318
Suchtverhalten 319
Sufismus 119
Suppen 94
Süß 66, 71
Süßholz, chinesisches 301
Süßholzwurzel 201
Süßholzwurzel, chinesische
    282
Süßkartoffeln 61
Sydium-Beeren 92
Synovialmembran 137

Tageszeit 181
Tai Chi 13, 15, 27, 45, 108, 177,
    196, 203
Tai-Yang 291
Tai-Yang-Kopfschmerz 241
Talgabsonderung 206
Tamari 145
Tannin 133
Tao 18, 26, 41
Tao-Shen-Meditation 177
Tao-te-king 33
Taoismus 119
Taro 68, 210
Tatarpaste 160
Taubheitsgefühl 228, 233
Tee 56, 92, 133
Teebaumöl 172
Tendinitis 137
Testosteron 256, 285
Therapeut 117
Thunfisch 55
Tigerbalsam 76, 99, 172, 265,
    289
Tinnitus 133, 200, 233, 254,
    262, 267
Tôchû-Tee 235
Tod 95, 105, 113
Tofu 56
Tonika 77
Tragant 170, 302
Tränen 41
Tränensäcke 52
Tranquilizer 165
Traurigkeit 52, 95

Trichomoniasis, chronische 130
Trockene Augen 147, 228
Trockenheit 49, 153
Tui Na 75
Tumore 20, 200

Übelkeit 38, 50, 179, 251, 304, 314
Überfunktion 44
Ultraschalluntersuchung 252
Umeboshi 145, 308
Umschläge 86
Unfruchtbarkeit 39, 185, 188, 193
Ungleichgewicht 27, 47
Unterfunktion 44
Unterleib 40
Unterleibskrämpfe 125
Unterleibsschmerzen 50
Uranaitei 128
Urethritis 271
Urin 38
Urinblockade 266
Uterus 14, 186
Uterusfibrositis 253

Vaginalinfektionen 185
Vaginalsekrete 199
Vaginitis 199
Venen 245
Verdauungsbeschwerden 101, 198
Verdauungsprobleme 39
Verdauungsstörungen 36, 304
Verdauungstrakt 36
Vergesslichkeit 106
Verletzungen 112
Verstopfung 37, 152, 232, 233, 245, 304

Vier Lebensphasen 58
Vier Tore 102
Viren 49
Viruserkrankung 167
Visualisierung 103
Vitalität 95, 105
Vitamin B 6 151
Vitamin B 12 134, 151
Vitamin B 151
Vitamin C 151, 157
Vitamin E 151, 246
Vitamine 300
Vitaminmangel 208
Volksheilmittel 78
Völlegefühl 52, 151, 103, 179, 304, 317
Vollkorn 209

Wachstum 45
Wakame 208
Walnüssen 140
Warzen 213, 223
Wasabi 272
Waschpulver 125
Wasser 43, 88
Wasserkresse 162
Wasserlassen 38, 40
Wegerich 211
Weinen 52
Weißfluss 39, 198
Weizengras 136, 191
Wermut 222
White-Flower-Öl 172
Wilde Yamswurzel 54, 134, 153, 183, 210, 257
Wind 49, 142, 152
Winter 88
Winterrettich 145, 78
Winterkürbis 61
Wohlbefinden 54
Wok 131
Wut 51
Wutanfälle 49

Yamaimo 263
Yamaino-Kartoffeln 215
Yamswurzel 68, 92, 307
Yang 25, 39, 45
Yang-Ming-Phase 292
Yin 25, 39, 45
Yoga 13, 45, 108, 177, 196, 203
Yôjokon 57
Yuppie-Grippe 166
Yuzu 82

Zähne 287
Zahnverlust 175
Zazen 177
Zerebrogefäß-Unfall 233
Zigaretten 134
Zimt 203
Zimt, chinesischer 282
Zitrone 151, 160
Zitronensaft 173
Zitteranfälle 49
Zucker 56
Zuckungen 49
Zunge 35
Zwanghafte Störungen 318
Zwangsvorstellungen 52
Zwischenblutungen 253
Zwischenrippen-Hernie 138
Zwölffingerdarmgeschwüre 31, 179, 304, 315
Zyklus 185
Zysten 56, 185, 200
Zystitis 271

Im FALKEN Verlag sind zahlreiche Titel zum Thema „alternative Medizin"
erschienen. Überall erhältlich, wo es Bücher gibt.

Dieses Buch wurde auf chlorfrei gebleichtem
und säurefreiem Papier gedruckt.

Der Text dieses Buches entspricht den Regeln
der neuen deutschen Rechtschreibung.

Die deutsche Bibliothek – CIP-Einheitsaufnahme

In Gedenken an:
Donald Michael Lembitz
1933–1976
D. A.

Für meine Mutter
und meinen Vater
P. Y.

ISBN 3 8068 7381 X

© der deutschen Ausgabe 1998 by FALKEN Verlag GmbH, 65527 Niedernhausen/Ts.
© der englische Originalausgabe „Back to Balance" 1996 by Kodansha International,
Ltd. Published by arrangement with Kodansha International, Ltd.
Die Verwertung der Texte und Bilder, auch auszugsweise, ist ohne Zustimmung des
Verlags urheberrechtswidrig und strafbar. Dies gilt auch für Vervielfältigungen, Über-
setzungen, Mikroverfilmung und für die Verarbeitung mit elektronischen Systemen.

Umschlaggestaltung: Elisabeth Berthauer
Titelbild: TONY STONE IMAGES, Kevin Anderson, Hamburg
Foto Umschlagrückseite: IFA-Bilderteam, Aberham, München
Fotos: Paxmann/Teutsch, München
Zeichnungen: Ada Forster, München
Layout: Ohl Design, Wiesbaden
Übersetzung: Ellen Küppers, München

Die Ratschläge in diesem Buch sind von Autoren und Verlag sorgfältig erwogen
und geprüft, dennoch kann eine Garantie nicht übernommen werden. Eine Haftung
der Autoren bzw. des Verlags und seiner Beauftragten für Personen-, Sach- und
Vermögensschäden ist ausgeschlossen.

Satz: Paxmann/Teutsch, München
Druck: Westermann Druck Zwickau GmbH

817 2635 4453